Baxmann (Hrsg.)

FESTSITZENDE APPARATUREN ZUR KLASSE-II-THERAPIE

Martin Baxmann (Hrsg.)

FESTSITZENDE APPARATUREN ZUR KLASSE-II-THERAPIE

Bewährte Methoden und neueste Entwicklungen

Mit Beiträgen von:
J. Anđelić, A. Bumann, N. Drinkuth, J. Franke, G. Göz, N. Heinig, B. A. Jung, T. Krey, M. Kunkel,
H. Madsen, J. Mah, A. P. Muchitsch, M. Nitka, N. Popović, U. Richter, F. Richter, V. Richter,
A. Sabbagh, Ch. Sander, H. C. Sander, M. Schön, D. E. Toll, J. E. Vlachojannis, H. Wehrbein,
K. B. Wiemer, B. Wilmes, C. Winsauer, H. Winsauer

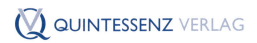

QUINTESSENZ VERLAG

Berlin, Chicago, Tokio, Barcelona, Istanbul, London, Mailand, Moskau, Neu-Delhi, Paris, Peking,
Prag, São Paulo, Seoul, Singapur und Warschau

Bibliografische Informationen der Deutschen Nationalbibliothek
Die Deutsche Nationalbibliothek verzeichnet diese Publikation in der Deutschen Nationalbibliografie; detaillierte bibliografische Daten sind im Internet über <http://dnb.ddb.de> abrufbar.

ISBN: 978-3-86867-051-6

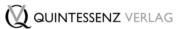 QUINTESSENZ VERLAG

Quintessenz Verlags-GmbH
Ifenpfad 2–4
12107 Berlin
www.quintessenz.de

Lektorat: Stefan Fischer, Berlin
Herstellung und Reproduktionen: Quintessenz Verlags-GmbH, Berlin
Druck: AZ Druck und Datentechnik GmbH, Berlin

Printed in Germany

Ein kurzes Geleitwort

Die Angle-Klasse II stellt statistisch gesehen unter Mitteleuropäern die mit Abstand häufigste Okklusionsabweichung dar, zu deren Korrektur eine kieferorthopädische Therapie durchgeführt wird. Dies ist sicherlich auch einer der Gründe für die lange Tradition in der Beschäftigung mit funktionskieferorthopädischen Geräten im Bereich der deutschen Kieferorthopädie, und die Anzahl der publizierten erfolgreichen Fallberichte in Zeitschriftenartikeln und Lehrbüchern ist beeindruckend. Wozu brauchen wir dann eigentlich noch die festsitzenden Apparaturen zur Klasse-II-Therapie?

Historisch gesehen wurden bereits von Edward Angle oder später beispielsweise von Emil Herbst Behandlungsgeräte entwickelt, welche die Nachteile der stark Compliance-abhängigen herausnehmbaren funktionskieferorthopädischen Geräte durch festsitzende Varianten vermeiden sollten. Insbesondere mit den Arbeiten von Hans Pancherz in den 1970er-Jahren sowie mit der Entwicklung der Möglichkeiten einer skelettalen Verankerung in jüngerer Zeit, hat sich dann allerdings geradezu ein Boom von Neuentwicklungen in diesem Bereich ergeben, der es dem einzelnen Behandler in seiner Praxis immer schwerer macht, den Überblick zu bewahren.

Mit dem vorliegenden Buch haben es sich der Herausgeber und zahlreiche Mitautoren zur Aufgabe gemacht, ihr jeweils individuelles Detailwissen zu den unterschiedlichen Aspekten der Klasse-II-Therapie mit festsitzenden Apparaturen zusammenzutragen und in einen größeren Kontext zu stellen. Dargestellt werden neben aktuellen Aspekten einer modernen Diagnostik und Behandlungsplanung die verschiedenen Varianten der festsitzenden Klasse-II-Apparaturen sowohl als bimaxilläre als auch als monomaxilläre Geräte mit und ohne skelettale Verankerung. Dabei sollen zugleich diagnostische und therapeutische Leitlinien vermittelt werden, die den aktuellen Anforderungen an eine empirisch belegte „evidenzbasierte Kieferorthopädie" standhalten können. Gleichzeitig sind der Text jedes einzelnen Kapitels sowie die dargestellten Abbildungen und Fallbeispiele allesamt getragen von der Grundidee, die Behandlung unserer Patienten in der täglichen Praxis erfolgreicher zu gestalten.

Das Buch wendet sich dabei primär an einen Kreis von Kolleginnen und Kollegen, die auf der Basis einer fundierten kieferorthopädischen Ausbildung ihr Wissen bzw. ihr therapeutisches Spektrum im Bereich der Therapie von Klasse-II-Anomalien aktualisieren oder erweitern wollen. Ich wünsche dem Buch, dass es seine Zielgruppe erreicht, und dass sein Verbreitungsgrad der Aktualität seines Themas entsprechend sein wird.

Bonn, im Mai 2012   Prof. Dr. Andreas Jäger

Vorwort

„Gras wächst nicht, wenn man daran zieht!" – Aber der Kiefer? Lange Zeit wurden die Behandlungsmethoden der Klasse-II-Therapie kontrovers diskutiert. Lange Zeit war der Kieferorthopäde auf die Mitarbeit der Patienten angewiesen – sei es bei der Anwendung herausnehmbarer funktionskieferorthopädischer Apparaturen, sei es bei der Verwendung des Headgears. Dabei war und ist der Einfluss der deutschsprachigen Kieferorthopädie in der Therapie der Klasse II stets unbestritten. Insbesondere bei der Entwicklung immer neuer festsitzender Apparaturen wurde diese Tradition fortgesetzt und sie hält bis heute an. Interessanterweise existierte jedoch bis zum jetzigen Zeitpunkt kein deutschsprachiges Lehrbuch, das sich speziell und detailliert diesem Thema widmet. Diese Lücke soll hiermit geschlossen werden.

Grundanliegen dieses Buches ist, dem Praktiker eine Übersicht an die Hand zugeben, auf deren Basis er selbst entscheiden kann, welche Apparatur ihm unter Berücksichtigung der jeweiligen klinischen Situation des Patienten am geeignetsten erscheint. Dabei soll keine vollständige Sammlung aller weltweit verfügbaren Apparaturen vorgelegt werden. Vielmehr geht es darum, dem Leser die Bandbreite der unterschiedlichen Ideen anhand ausgewählter Geräte vor Augen zu führen. Und wer könnte dafür besser geeignet sein als der Erfinder, ein langjähriger Referent oder ein anerkannter Spezialist? In jedem Kapitel beschreiben deshalb Experten eine Apparatur bzw. eine Behandlungsmethode. Dabei wurde den Autoren der größtmögliche Freiraum eingeräumt und auf unnötige Einengungen durch den Herausgeber verzichtet, um eine möglichst hohe Authentizität bei der Beschreibung des individuellen Spezialthemas gewährleisten.

Das Buch ist in drei Teile gegliedert: Es beginnt mit einer Einführung zu Themen wie Diagnostik, Bildgebung, Behandlungsplanung und Evidenz der Therapie. Der zweite Teil beschreibt bimaxilläre Apparaturen aufgeteilt nach federnden und starren Elementen. Die Gruppe der monomaxillären Apparaturen wird im dritten Teil beschrieben. Neben den schleimhautgetragenen Geräten liegt hier der Schwerpunkt klar auf skelettal getragenen Behandlungsmöglichkeiten. Die rasante Entwicklung in diesem Bereich bietet viele spannende neue Möglichkeiten.

Allen interessierten Lesern möge dieses Buch einen übersichtlichen Einstieg bieten, sie immer wieder Details finden lassen, die zur Nachahmung anregen, und ihnen nicht zuletzt viele praktische Tipps zur erfolgreichen Klasse-II-Therapie an die Hand geben.

Kempen, im April 2012

Martin Baxmann, Herausgeber

Danksagung

Als Herausgeber gilt mein größter Dank zu allererst allen mitwirkenden Autoren für die sehr gute Zusammenarbeit und die vielen hervorragenden Beiträge. Außerdem möchte ich mich bei all jenen bedanken, die darüber hinaus an diesem Buch mitgearbeitet haben. Ich danke Herrn Professor Dr. Jäger für das Verfassen des Geleitwortes. Für die langjährige Unterstützung möchte ich Herrn Professor Dr. Bourauel und Herrn Professor Dr. McDonald danken. Abschließend danke ich dem Verlag sehr für die Möglichkeit, dieses Projekt realisieren zu können, und für die ausgezeichnete Umsetzung.

Autorenverzeichnis

Herausgeber

Prof. Dr. Martin Baxmann
Gastprofessor
Abteilung für Kieferorthopädie
und Kinderzahnheilkunde
Universität Sevilla
Fachpraxis für Kieferorthopädie
Arnoldstrasse 13b, 47906 Kempen
Nordwall 59, 47608 Geldern

Koautoren

Doc. Dr. Jasminka Anđelić
Universität von Montenegro,
Medizinische Fakultät
Kruševac bb, 81000 Podgorica/Montenegro

Prof. Dr. Axel Bumann
Ihre Kieferorthopäden in Berlin
Georgenstrasse 25, 10117 Berlin

Dipl.-Biol. Nicole Drinkuth
Praxisgemeinschaft für Kieferorthopädie
Toll & Popović
Kronberger Str. 10, 65812 Bad Soden am
Taunus

Dr. Johanna Franke
Kieferorthopädische Fachpraxis
Westerwaldstr. 11, 35745 Herborn

**Prof. Dr. med. Dr. med. dent.
Gernot Göz**
Ärztlicher Direktor
Poliklinik für Kieferorthopädie
Eberhard Karls Universität Tübingen
Osianderstr. 2–8, 72076 Tübingen

Dr. med. dent. Nina Heinig
Kieferorthopädische Fachpraxis
Olgastrasse 55, 73240 Wendlingen

Priv.-Doz. Dr. Britta A. Jung
Ärztliche Direktorin der Abteilung
für Kieferorthopädie
Klinik für Zahn-, Mund-
und Kieferheilkunde
Universitätsklinikum Freiburg
Hugstetter Str. 55, 79106 Freiburg

Dr. Torsten Krey
Kieferorthopädische Fachpraxis
Westerwaldstr. 11, 35745 Herborn

Univ.-Prof. Dr. Dr. Martin Kunkel
Direktor der Klinik für Mund-,
Kiefer- und plastische Gesichtschirurgie
Ruhr-Universität Bochum
Knappschaftskrankenhaus
Bochum-Langendreer
In der Schornau 23–25, 44892 Bochum

Dr. Henning Madsen
Kieferorthopädische Fachpraxis
Ludwigstr. 36, 67059 Ludwigshafen

Dr. James K. Mah, D.D.S.
Professor of Clinical Sciences
University of Nevada
1001 Shadow Lane, Las Vegas, NV 89106

Dr. Alfred Peter Muchitsch
Oberarzt Klinische Abteilung
für Kieferorthopädie
Universitätsklinik für Zahn-,
Mund- und Kieferheilkunde
Universität Graz
Auenbruggerplatz 12, 8036 Graz

Margarita Nitka
Ihre Kieferorthopäden in Berlin
Georgenstrasse 25, 10117 Berlin

Dr. stom. (Univ Belgrad)
Nenad Popović
Praxisgemeinschaft für Kieferorthopädie
Toll & Popović
Kronberger Str. 10, 65812 Bad Soden
am Taunus

Dr. Franz Richter
Kieferorthopädische Fachpraxis
Beim Grafeneckart 13, 97070 Würzburg

Dr. Uta Richter
Kieferorthopädische Fachpraxis
Beim Grafeneckart 13, 97070 Würzburg

Dr. Vincent Richter
Ihre Kieferorthopäden in Berlin
Georgenstrasse 25, 10117 Berlin

Dr. Aladdin Sabbagh
Kieferorthopädische Gemeinschaftspraxis
Sabbagh & Wirth
Apothekergasse 2, 91054 Erlangen

Priv.-Doz. Dr. Christian Sander
Kieferorthopädische Fachpraxis
Eversbuschstr. 107, 80999 München

Dr. Heike Charlotte Sander
Kieferorthopädische Fachpraxis
Eversbuschstr. 107, 80999 München

ZTM Michael Schön
life-dental
Westerwaldstr. 11, 35745 Herborn

Douglas Edward Toll, D.D.S.
Praxisgemeinschaft für Kieferorthopädie
Toll & Popović
Kronberger Str. 10, 65812 Bad Soden am
Taunus

Dr. Julia Eloide Vlachojannis
Fachpraxis für Kieferorthopädie
und Parodontologie
Lofou 4a, Ekali 14578, Attiki (Athen)

Univ.-Prof. Dr. Dr. Heiner Wehrbein
Direktor der Poliklinik für Kieferorthopädie
Universitätsmedizin der
Johannes-Gutenberg-Universität Mainz
Augustusplatz 2, 55131 Mainz

Dr. Kerstin Birgitta Wiemer
Ihre Kieferorthopäden in Berlin
Georgenstrasse 25, 10117 Berlin

Priv.-Doz. Dr. Benedict Wilmes
Poliklink für Kieferorthopädie
Westdeutsche Kieferklinik, UKD
Moorenstr. 5, 40225 Düsseldorf

Cand. med. dent. Clemens Winsauer
Ampfererstr 22, 6020 Innsbruck

Dr. Heinz Winsauer
Kieferorthopädische Fachpraxis
Belruptstraße 59, 6900 Bregenz,
Österreich

INHALT

Einführung

INHALT

EINFÜHRUNG

BIMAXILLÄRE APPARATUREN

MONOMAXILLÄRE APPARATUREN

DEFINITION UND VORKOMMEN DER KLASSE-II-ANOMALIEN

Martin Baxmann

1

Die Kieferorthopädie beschäftigt sich mit der Diagnostik und der Therapie von Anomalien der Kiefer- und Zahnstellungen. Diese werden als Dysgnathie oder Malokklusion bezeichnet. Der größte Teil der Weltbevölkerung (70 %) zeigt Merkmale dreier Typen von Malokklusionen, der sogenannten Angle-Klassen I, II und III[6] (Abb. 1-1). Sie gehen auf Edward H. Angle zurück, der bereits 1899 die klassischen, sagittalen Okklusionsabweichungen definierte. Er betrachtete die Lagebeziehung des unteren ersten Molaren relativ zum oberen ersten Molaren. Damit wurde eine grundlegende Beschreibung von Malokklusionen geschaffen, die aus der Kieferorthopädie nicht mehr wegzudenken ist[1].

Edward Angle unterschied folgende vier Klassen (Abb. 1-1):
- Angle-Klasse I: Neutralbiss: Der mesio-bukkale Höcker des oberen ersten Molaren beißt in die Furche zwischen dem mesio- und dem mediobukkalen Höcker des unteren ersten Molaren.
- Angle-Klasse II: Distalbiss: Der Unterkiefer ist in Relation zum Oberkiefer nach distal verschoben.
- Angle-Klasse II,1: Distalbiss mit Labialstand der Oberkiefer-Frontzähne.
- Angle-Klasse II,2: Distalbiss mit Steilstand der Oberkiefer-Frontzähne.
- Angle-Klasse III: Mesialbiss: Der Unterkiefer ist relativ zum Oberkiefer nach mesial verschoben.

Epidemiologische Studien zur Beschreibung der Häufung der Malokklusionen ergaben eine Verteilung der Klasse-II-Formen innerhalb der Bevölkerung von 20 bis 30 %[3,5]. Innerhalb der Patienten, die zur Kieferorthopädie überwiesen werden, stellt die Klasse II mit 28 bis 63 % die größte Gruppe der Malokklusionen dar[2,8]. Dies bedeutet, dass ein bedeutender Schwerpunkt der kieferorthopädischen Therapie in der Korrektur dieser Malokklusion besteht. Dabei tritt nach Stahl und Grabowski[7] eine Distalokklusion mit einer vollständigen Prämolarenbreite in nur 12 % der Angle-Klasse II-Fälle auf. Die partielle Klasse II überwiegt somit deutlich. Eine Einteilung erfolgt dem Ausmaß der Abweichung entsprechend in Viertelschritten der Prämolarenbreite (z. B. ¼ Pb, ½ Pb, ¾ Pb) und wird beidseits gemessen.

Da Abweichungen von der Normokklusion sowohl skelettaler als auch dentoalveolärer Natur sein können, ist eine präzisere Lokalisation des Problems notwendig (Abb. 1-2 bis 1-5). Sind die Kieferbasen zueinander verschoben, liegt ein primär skelettales Problem vor. Bei der Klasse II liegt dann eine Prognathie der Maxilla oder eine Retrogenie der Mandibula vor. Besteht eine Protrusion des zahntragenden Kieferanteils im Oberkiefer oder eine Retrusion im Unterkiefer, liegt ein primär dentales Problem vor. Die Befunde treten in der Regel in Kombinationen auf.

Zusätzlich sind darüber hinaus weitere Befunde wie z. B. vertikale und transversale Abweichungen sowie Zahngrößen-Kiefergrößen-Diskrepanzen mit resultierenden Engständen oder Lücken denkbar. Zur eindeutigen Diagnose der skelettalen und dentoalveolären Situation ist ein Fernröntgenseitenbild (FRS) mit Analyse indiziert. Als häufigste transversale Komponente der Klasse II kann ein schmaler Oberkiefer angesehen werden, der auch durch den eingeengten Zahnbogen ein physiologisches Wachstum des Unterkiefers nach anterior verhindern kann (Abb. 1-6 und 1-7).

Als typische Befunde bei der Analyse des Gesichtsprofils bei Patienten mit einer Klasse II gelten ein fliehendes Kinn, eine groß erscheinende Nase, ein tendenziell eher konvexes Profil und ggf. eine evertierte Unterlippe.

Abb. 1-1 Grafische Darstellung der Angle-Klassen I bis III (nach Hoffmann-Axthelm[4]).

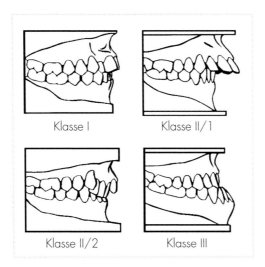

Klasse I

Klasse II / 1

Klasse II / 2

Klasse III

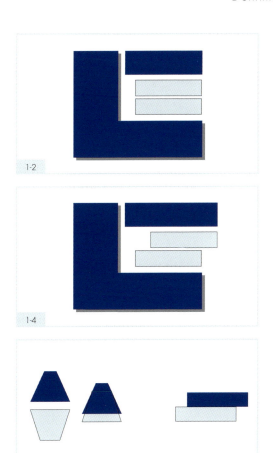

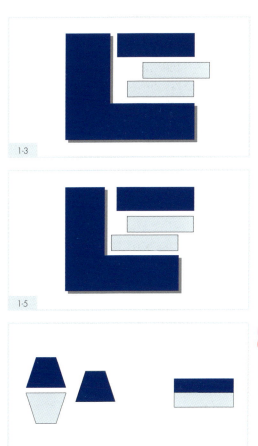

Abb. 1-2 Neutrale Kieferbasen und neutrale dentoalveoläre Strukturen: Klasse I.

Abb. 1-3 Primär dentale Form der Klasse II durch dentoalveoläre Protrusion in der Maxilla bei gleichzeitig neutralen Kieferbasen.

Abb. 1-4 Klasse II durch eine mandibuläre Retrogenie als primär skelettale Ausprägungsform. Die jeweiligen dentoalveolären Komplexe befinden sich in neutraler Position auf der jeweiligen Kieferbasis.

Abb. 1-5 Prognathie der Maxilla. Auch diese Ausprägungsform ist primär skelettal.

Abb. 1-6 Bei anteriorer Enge des maxillären Zahnbogens wird die anteriore Entwicklung des Unterkiefers gehemmt. Dies führt zu einer sagittalen Diskrepanz der Kieferlagen, der Klasse II.

Abb. 1-7 Sind die Zahnbögen von Ober- und Unterkiefer gut aufeinander abgestimmt und nahezu deckungsgleich, kann die sagittale Diskrepanz aufgehoben und die Klasse II erfolgreich therapiert werden.

Behandlungsziele sind daher eine Korrektur des Distalbisses, das Herstellen einer gesicherten Okklusion mit physiologischer Frontzahnstufe sowie die Harmonisierung des Gesichtsprofils und ein entspannter Lippenschluss. Da durch eine Klasse-II-Therapie auch der „pharyngeal airway space" (PAS) erweitert werden kann, ist eine Verbesserung des Gesundheitszustandes bei diagnostizierter Schlafapnoe möglich.

Die Therapiemaßnahmen ergeben sich entsprechend der jeweiligen Diagnose und beinhalten verschiedene Möglichkeiten der Wachstumshemmung des Oberkiefers, Wachstumsförderung des Unterkiefers, der Distalisierung der oberen Zahnreihe, die dentoalveoläre Kompensation durch Extraktionstherapie oder die kieferorthopädisch-chirurgische Kombinationstherapie.

Literatur

1. Angle EH. Classification of malocclusion. Dent Cosmos 1889;41:248–264, 350–357.
2. Burgersdijk R, Truin GJ, Frankenmolen F, Kalsbeek H, van't Hof M, Mulder J. Malocclusion and orthodontic treatment need of 15-74-year-old Dutch adults. Community Dent Oral Epidemiol 1991;19:64–67.
3. Ehmer U. Klassifikation der kieferorthopädischen Befunde. In: Diedrich P, Hrsg. Praxis der Zahnheilkunde, Bd 11/I, Kieferorthopädie I. München Jena: Urban & Fischer; 2000.
4. Hoffman-Axthelm W. Lexikon der Zahnmedizin, Berlin: Quintessenz; 2000.
5. Lippold C, van den Bos L, Hohoff A, Danesh G, Ehmer U. Interdisciplinary study of orthopedic and orthodontic findings in pre-school infants. J Orofac Orthop 2003; 64:330–340.
6. Proffit WR, Hrsg. Contemporary Orthodontics. St. Louis: Mosby; 1992.
7. Stahl F, Grabowski R. Orthodontic findings in the deciduous and early mixed dentition--inferences for a preventive strategy. J Orofac Orthop 2003;64:401–416.
8. Willems G, De Bruyne I, Verdonck A, Fieuws S, Carels C. Prevalence of dentofacial characteristics in a Belgian orthodontic population. Clin Oral Investig 2001;5:220–226.

DIE GESCHICHTE DER FESTSITZENDEN KLASSE-II-THERAPIE

Martin Baxmann

2

2.1 Die Funktions-kieferorthopädie

Das Anliegen der Funktionskieferorthopädie (FKO) ist es, durch therapeutische Apparaturen (herausnehmbar oder festsitzend) skelettale und dentoalveoläre Umbauvorgänge zu bewirken. Die Geschichte der FKO reicht bis zum Ende des 19. Jahrhunderts zurück. Prägenden Einfluss auf die Funktionskieferorthopädie hatte dabei der US-Amerikaner Norman William Kingsley (1829–1913). 1897 führte er den Begriff „jumping the bite" für eine anteriore Verlagerung des Unterkiefers mit herausnehmbaren Platten (Unterkiefer-Platte mit schiefer Ebene) ein. Somit war Kingsley auch einer der Ersten, der die Rücklage des Unterkiefers kausal zu behandeln versuchte. 1902 beschrieb der Franzose Robin (1867–1950) zuerst eine Platte mit Dehnschraube und Drehgelenk zur fächerförmigen Dehnung des Oberkiefers. Es folgte in einer weiteren Arbeit ein neues Gerät zur gleichzeitigen Erweiterung beider Kiefer, der sogenannte Monobloc.

Dieses Gerät wird auch als Vorläufer des Aktivators bezeichnet. Der Däne Viggo Andresen (1870–1950) und der Österreicher Karl Häupl (1893–1960) gelten durch ihre Arbeit in den 30er-Jahren des 20. Jahrhunderts als Begründer des klassischen Behandlungskonzeptes der FKO mit ihrem „Andresen-Häupl-Aktivator" (herausnehmbares bimaxilläres Gerät). Häupl versprach sich von dieser Apparatur, dass bei korrekter Anwendung des Aktivators bestimmte Muskelgruppen aktiviert würden. Dadurch sollten entscheidende Impulse zum Gewebeumbau und somit zur Behebung der Fehlstellung von Kiefer und/oder Zähnen gegeben werden.

2.2 Festsitzende bimaxilläre Geräte

Bei der Behandlung mit herausnehmbaren Apparaturen ist die Mitarbeit des Patienten ein entscheidender Faktor. Es ist nicht immer möglich, den Impuls zum Gewebeumbau durch herausnehmbare Apparaturen zu geben. Daher kam es zur Entwicklung von festsitzenden Apparaturen, sogenannten Non-Compliance-Geräten. Neben der resultierenden besseren Kontrolle des Behandlers über den Therapieverlauf spielt auch der Gedanke einer effektiveren Behandlungsweise, durch eine nahezu zeitgleiche Behandlung dentaler und skelettaler Fehlstellungen, eine wichtige Rolle. Im Laufe der letzten Jahrzehnte wurde demzufolge eine große Anzahl an Non-Compliance-Apparaturen und Techniken vorgestellt, um bei einer Klasse-II-Malokklusion, entweder durch einen Vorschub der Mandibula oder durch Distalisation der Oberkiefer-Molaren, eine Neutralokklusion zu erreichen. Man kann dabei zwischen intramaxillär verankerten und intermaxillär verankerten Non-Compliance-Geräten unterscheiden. Letztere lassen sich wie folgt einteilen[15]:

- starre/rigide Apparaturen (z. B. Herbst®-Scharnier, Baxmann Mini Teleskop) (Abb. 2-1),
- biegbare/flexible Apparaturen (z. B. Jasper Jumper™, Flex Developer, Bite Fixer),
- Hybridform-Apparaturen (Mischform aus starr und flexibel) (z. B. Sabbagh Universal Spring, Forsus™-Fatigue-Resistant Device, Titanium Twin Force® Bite Corrector) (Abb. 2-2).

Die erste, bekannteste und heute noch gebräuchliche festsitzende, funktionell wirkende Apparatur stellte der Zahnarzt Emil Herbst

Abb. 2-1 Das Baxmann Mini Teleskop (BMT) zählt zu den starren Klasse-II-Apparaturen.

Abb. 2-2 Kommen gleichzeitig starre und federnde Elemente zum Einsatz wie bei diesem BMT, können diese als Hybrid-Apparaturen bezeichnet werden.

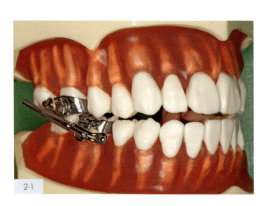

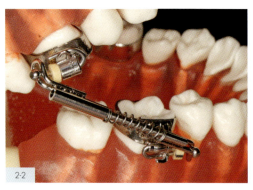

Einführung

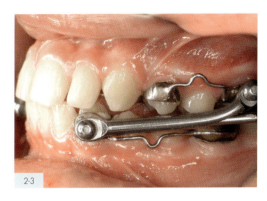

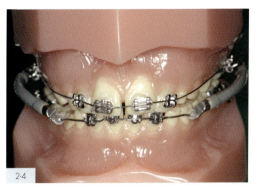

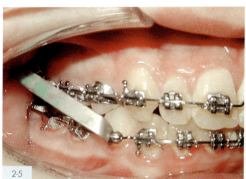

Abb. 2-3 Das „Herbst-Scharnier" leitete eine Vielzahl von Entwicklungen in der Klasse-II-Therapie ein und zählt auch heute noch zu den wichtigsten kieferorthopädischen Apparaturen.

Abb. 2-4 Der Jasper Jumper™ wurde nach seinem Erfinder J. Jasper benannt und zählt zu den federnden bimaxillären Apparaturen.

Abb. 2-5 Eine weitere federnde Apparatur ist die Forsus™-Feder.

(1872–1940) anlässlich des 5. Internationalen Zahnärzte-Kongresses in Berlin im Jahre 1905 vor. Er zeigte die von ihm entwickelte Apparatur („Scharnier"), die den Unterkiefer als ganzen und in einem Schritt vorverlagern konnte. Weiterhin konnte der Unterkiefer nicht die therapeutische Lage verlassen, wodurch das Kiefergelenk gezwungen wurde, sich den neuen Kauverhältnissen anzupassen[9]. Dieses „Retentions-Scharnier" bildet eine gelenkige Verbindung zwischen Ober- und Unterkiefer, weshalb es auch als sogenanntes künstliches Kiefergelenk bezeichnet wird (Abb. 2-3).

Der eigentliche Durchbruch des „Herbst-Scharniers" ließ allerdings bis 1970 auf sich warten, als Pancherz[13,14] es wieder aufnahm, weiterentwickelte und auf eine wissenschaftlich gesicherte Basis stellte. Heute existiert eine Vielzahl von Variationen der Herbst®-Apparatur, die von verschiedenen Firmen angeboten werden. Im Jahre 1987 entwikkelte und patentiert James J. Jasper den sogenannten Jasper Jumper™ (Abb. 2-4). Der Name reflektiert das funktionskieferorthopädische Gedankengut von Kingsley[10] („jumping the bite"). Im Gegensatz zu der rigiden, teleskopierenden Herbst-Apparatur, die nur in begrenztem Maße Seitwärtsbewegungen zulässt, sollte die flexible Schraubendruckfeder des Jasper Jumpers™ eine größere Bewegungsfreiheit ermöglichen.

Allerdings wurden auch zunehmend Nebeneffekte der Klasse-II-Apparaturen beschrieben. In einer Studie von Weiland und Bantleon[21] zeigten die Autoren, dass der Jasper Jumper™ eine zu 40 % skelettale und zu 60 % dentoalveoläre Veränderung bewirkte. Dies führte zu einer Retroinklination der oberen Frontzähne und einer Proklination der unteren Frontzähne.

Eine weitere Entwicklung auf dem Gebiet der festsitzenden Klasse-II-Korrektoren ist die Forsus™ Nitinol Flat Spring, später weiter modifiziert zum Forsus™ Fatigue Resistant Device, die von dem Kieferorthopäden William Vogt[19] patentiert wurde (Abb. 2-5). Heinig und Göz[8] prüften im Rahmen einer klinischen Studie die Forsus™ Nitinol Flat und verglichen sie mit verschiedenen Vorgängern. Auch hier kamen die Autoren zu dem Ergebnis, dass im Laufe der Behandlung mit der Forsus™-Feder die obere Front retrudierte und die untere Front protrudierte. Dies wurde auch durch andere Studien über das Herbst-Scharnier und den Jasper Jumper™ belegt[2,12,18,21]. 1995 präsentierte Williams (Royal Dental College, Universität Aarhus, Dänemark) zum ersten Mal eine Alternativ-„Jumping-the-bite"-Apparatur, bei der die mit Kunststoff überzogene Feder des Jasper Jumpers™ durch ein unzerbrechliches Polyamid-Mini-Stäbchen ersetzt wurde. Diese Apparatur wurde auch als „Williams Sagittal Developer" bezeichnet. 1997 nahm Winsauer (Österreich) dieses Konzept wieder auf und optimierte es mit mehr als 18 Neuerungen. Diese Apparatur wurde Flex Developer® genannt (Abb. 2-6). Ende 2001 brachte Dentau-

Abb. 2-6 Der Flex Developer® wurde von Winsauer entwickelt.

Abb. 2-7 Zu den Hybrid-Apparaturen zählt die Sabbagh Universal Spring (SUS²).

Abb. 2-8 Eine Besonderheit des Elasto Harmonizers ist das anteriore Kugelgelenk, das die Bewegungsfreiheit des Patienten optimieren soll.

Abb. 2-9 Ein völlig anderes Konzept verfolgt die MARA-Apparatur. Sie zählt zu den starren Apparaturen, aber anstelle eines Teleskopes wird hier das Prinzip der schiefen Ebene umgesetzt.

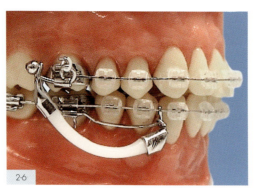

2-6

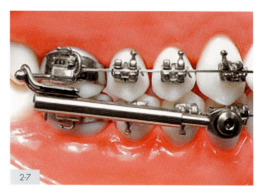

2-7

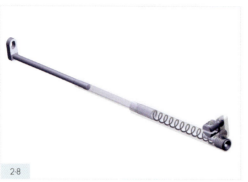

2-8

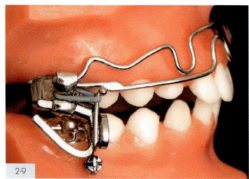

2-9

rum (Ispringen) ein weiteres „Herbst-Hybrid" auf den Markt, die Sabbagh Universal Spring (Abb. 2-7).

Auch bei Ormco (Orange, CA/USA) wurde der Gedanke von Herbst wieder aufgegriffen und der Bite Fixer, entwickelt. Hier wird ebenfalls von der unerwünschten Nebenwirkung der proklinierten Unterkiefer-Front berichtet[1]. Neuere Produkte stellen der an der Universität von Connecticut (Farmington, CT/USA) entwickelte Titanium Twin Force® Bite Corrector (Ortho Organizers, San Marcos, CA/USA), der das Konzept des Herbst®-Scharniers mit dem des Jasper Jumpers™ kombiniert, sowie der von Sander entwickelte Elasto Harmonizer, eine Variation der SUS, dar (Abb. 2-8).

Rothenberg et al.[17] benennen auch hier dieselben dentalen Auswirkungen wie bei den anderen festsitzenden funktionellen Apparaturen. Im Gegensatz zu den meist teleskopierenden oder federnden bimaxillären Apparaturen beruhen die von Toll bekannt gemachte MARA-Apparatur und der Functional Mandibular Advancer (FMA) auf dem Prinzip der

schiefen Ebene (Abb. 2-9). Die Funktionsweise ist hierbei mit einem festsitzenden Twin-Block vergleichbar.

Mittlerweile sind derartig viele Modifikationen etablierter Apparaturen von unterschiedlichen Herstellern auf dem Markt, dass hier nicht alle erwähnt werden können. Auch bei diesen Geräten wird im Laufe der Therapie eine Unterkiefer-Frontzahnprotrusion ausgelöst, die in der Fachliteratur generell als Problem betrachtet wird, da so primär eine dentoalveoläre Kompensation der Klasse-II-Anomalie erreicht wird und nicht eine kausale Therapie mit einer körperlichen Verlagerung des Unterkiefers nach ventral.

2.3   Festsitzende monomaxilläre Geräte

Im späten 19. Jahrhundert war es selbstverständlich, bei einer Klasse II das Wachstum des Mittelgesichts durch Druck auf die Maxilla zu hemmen. Hierzu wurde ein Headgear verwendet. Um die Jahrhundertwende geriet der

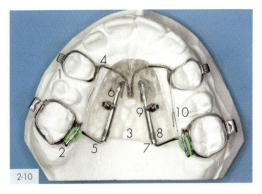

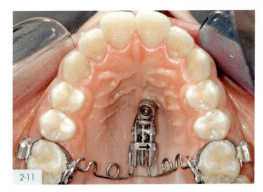

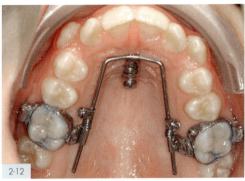

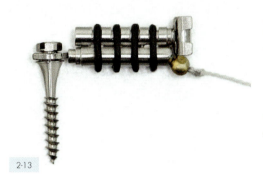

Abb. 2-10 Bei vielen monomaxillären Klasse-II-Apparaturen liegt die anteriore Verankerungseinheit, wie bei diesem Distal-Jet, auf der palatinalen Schleimhaut auf.

Abb. 2-11 Da die Verankerungsqualität der schleimhautgetragenen monomaxillären Klasse-II-Apparaturen immer wieder kritisch betrachtet wird, wird immer häufiger eine skelettale Verankerung eingesetzt.

Abb. 2-12 Der Beneslider. Für die skelettale Verankerung können neben osseointegrierten Implantaten auch kieferorthopädische Miniimplantate verwendet werden.

Abb. 2-13 Auch beim Top Jet erfolgt eine skelettale Verankerung. Diese erfolgt in der Regel mit zwei paramedian inserierten Miniimplantaten.

Headgear dann zunächst in Vergessenheit, da elastische Gummizüge und eine anteriore Verlagerung der Mandibula als vorteilhafter angesehen wurden. Mit der Etablierung der Vermessung von Fernröntgenbildern wurden diese Maßnahmen jedoch kritischer hinterfragt. Dies führte zum einen dazu, dass der heutzutage bekannte Effekt der Protrusion der Unterkieferfront bei der Protraktion der Mandibula nahezu unausweichlich ist; zum anderen, dass die Unterscheidung, ob skelettale oder dentale Probleme vorliegen und ob eher die Lage der Maxilla oder der Mandibula zu korrigieren sei, differenzierter betrachtet werden konnte.

Man konnte nachweisen, dass der Headgear nicht ausschließlich dentoalveolär wirkte[22] und es folgte die Entwicklung einer Vielzahl monomaxillärer Apparaturen zur Distalisation der oberen Zahnreihe. Gemeinsam haben sie noch heute eine Abstützung in der anterioren Maxilla, entweder schleimhautgelagert oder zahngetragen. Die Kraftübertragung erfolgt dabei über Federarme, gleitende Federn oder Schrauben. Die bekanntesten Vertreter sind die Pendulum-Apparatur[5,7,11], der Jones-

Jig[4,16] und das Distal-Jet[3,6,7] (Abb. 2-10). Allerdings kann es auch hier zu unerwünschten Nebeneffekten, wie der Einlagerung der schleimhautgetragenen Pelotte, oder zu ausgeprägten Verankerungsverlusten und Rezidiven nach dem Entfernen der Apparatur kommen. Die neuesten Entwicklungen sehen eine implantatgetragene anteriore Verankerungseinheit vor. Hierbei können osseointegrierte Implantate in der Mittellinie des Gaumens ebenso wie orthodontische Miniimplantate parallel zur medianen palatinalen Sutur angewendet werden[20] (Abb. 2-11 bis 2-13).

Literatur

1. Awbrey JJ. The Bite Fixer - A more reliable Class II Corrector. Clinical Impressions. Published by Ormco, Orange, CA/USA 1999;8:10–17.
2. Blackwood HO. Clinical management of the Jasper Jumper. J Clin Orthod 1991;25:755–760.
3. Bowman SJ. Modifications of the distal jet. J Clin Orthod 1998;32:549–556.
4. Brickman D, Sinha PK, Nanda RS. Evaluation of the jones jig appliance for distal molar movement. Inf Orthod Kieferorthop 2001;33:193–204.
5. Burkhardt DR, McNamara JA, Baccetti T. Maxillary molar distalization or mandibular enhancement: A cephalometric comparison of comprehensive orthodontic treatment including the

pendulum and the Herbst appliance. Am J Orthod Dentofacial Orthop 2003;123:108–116.

6. Carano A, Testa M. The distal jet for upper molar distalization. J Clin Orthod. 1996;30:374–380.

7. Chiu PP, McNamara JA Jr, Franchi L. A comparison of two intraoral molar distalization appliances: distal jet versus pendulum. Am J Orthod Dentofacial Orthop 2005;128:353–365.

8. Heinig, N, Göz G. Clinical application and effects of the Forsus spring. A study of a new Herbst hybrid. J Orofac Orthop 2001;62:436–450.

9. Herbst E. Dreißigjährige Erfahrungen mit dem Retentionsscharnier. Zahnärztliche Rundschau 1934;43:1513–1523, 1561–1568, 1609–1616.

10. Kingsley NW. Adenoid growths, mouth breathing and thumb sucking in their relation to deformities of the jaws and irregular teeth. Dent Cos 1892;34:16–22.

11. Ludwig B, Glas B, Kinzinger G, Lisson J. Skeletal K-Pendulum - A Non-Compliance Appliance with Skeletal Anchorage for Maxillary Molar Distalization. Inf Orthod Kieferorthop 2009; 41:129–137.

12. Mc Namara JA. Components of Class II malocclusion in children 8–10 years of age. Angle Orthod 1981;51:177–202.

13. Pancherz H, Ruf S. Herbst-Apparatur. In: Kieferorthopädie II, Praxis der Zahnheilkunde, 4. Auflage. München Jena: Urban und Fischer; 2000. S. 281–297.

14. Pancherz H, Hansen K. Mandibular anchorage in Herbst treatment. Eur J Orthod 1988;10:149–164.

15. Papadopoulos MA. Orthodontic treatment of the Class II noncompliant patient: Current principles and techniques. Edinburgh: Mosby; 2006.

16. Patel MP, Janson G, Henriques JF, de Almeida RR, de Freitas MR, Pinzan A, et al. Comparative distalization effects of Jones jig and pendulum appliances. Am J Orthod Dentofacial Orthop 2009;135:336–342.

17. Rothenberg J, Campbell ES, Nanda R. Class II correction with the Twin Force Bite Corrector. J Clin Orthod 2004;38:232–240.

18. Stucki N, Ingervall B. The use of the Jasper Jumper for the correction of Class II malocclusion in the young permanent dentition. Eur J Orthod 1998;20:271–281.

19. Vogt W. The Forsus Fatigue Resistant Device. J Clin Orthod 2006;40:368–377.

20. Wehrbein H, Glatzmaier J, Mundwiller U, Diedrich P. The Orthosystem - a new implant system for orthodontic anchorage in the palate. J Orofac Orthop 1996;57:142–153.

21. Weiland FJ, Bantleon HP. Treatment of Class II malocclusions with the Jasper Jumper appliance - a preliminary report. Am J Orthod Dentofacial Orthop 1995;108:341–350.

22. Wieslander L. The effect of orthodontic treatment on the concurrent development of the craniofacial complex. Am J Orthod 1963;39:15–27.

GRÜNDE FÜR DIE BEHANDLUNG EINER ANGLE-KLASSE-II-ANOMALIE

Martin Baxmann

3

Ist eine Angle-Klasse II nicht erst ab einer sagittalen Frontzahnstufe von 6 mm behandlungsbedürftig? Zumindest scheinen die kieferorthopädischen Indikationsgruppen dies zu suggerieren. Denn immer wieder wird der Kieferorthopäde mit dieser Frage von gesetzlich versicherten Patienten konfrontiert. Was sind also, abgesehen von einem scheinbar frei gewählten Messwert, die Behandlungsgründe?

Trauma

Bei einer Angle-Klasse II mit vergrößerter sagittaler Frontzahnstufe besteht ein erhöhtes Risiko eines Frontzahntraumas. Årtun et al.[2] untersuchten 795 Mädchen und 788 Jungen und zeigten, dass bei den durchschnittlich 13,2 Jahre alten Kindern die Gefahr des Frontzahntraumas insbesondere bei Jungen mit 19,3 % etwa doppelt so hoch war wie bei Mädchen (9,7 %). 63,0 % dieser Frontzahntraumata entstanden im Alter von 10 Jahren und älter.

Die Autoren stellten dar, dass mit jedem zusätzlichen Millimeter Overjet die Gefahr eines Frontzahntraumas um 13 % stieg. Gemäß der Stellungnahmen der Deutschen Gesellschaft für Kieferorthopädie (DGKFO) von 1996 und 2000 zur kieferorthopädischen Frühbehandlung besteht eine Indikation zur Frühbehandlung bei Angle-Klasse-II-Anomalien mit hohem Ausprägungsgrad und Gefahr eines Frontzahntraumas sowie dysfunktionell bedingter Progredienz. Koroluk et al.[7] berichteten in ihrer Klasse-II-Studie, dass 29,1 % der Patienten mit einem Overjet größer als 7 mm im Alter von 9 Jahren ein Frontzahntrauma hatten. Auch wenn die Effektivität hinsichtlich der gesamten Behandlungsdauer

möglicherweise eingeschränkt ist, erscheint sie somit zumindest zur Trauma-Prophylaxe geeignet und sinnvoll (Abb. 3-1).

Kraniomandibuläre Dysfunktionen

Seit vielen Jahren wird kontrovers diskutiert, ob die Kieferorthopädie zur Prävention oder Therapie kraniomandibulärer Dysfunktionen (CMD) geeignet ist. Unter Praktikern ist die Auffassung weit verbreitet, dass ein Tiefbiss bei der Angle-Klasse II,2 ursächlich mit Funktionsstörungen einhergeht. Allerdings konnte dies bisher weder eindeutig wissenschaftlich bestätigt noch widerlegt werden. Nichtsdestotrotz scheint ein Zusammenhang zwischen vergrößertem Overjet, wie bei der Angle-Klasse II,1, und einer CMD zu bestehen.

Das theoretische Modell zur kieferorthopädischen Therapie mittels bimaxillärer Klasse-II-Apparaturen bei der CMD bezieht sich meist auf die Idee, die Kondylus-Diskus-Fossa-Relation therapeutisch zu verändern. Dadurch sollten Störungen im Ablauf der Gelenkfunktion behoben werden. Dabei stellt sich die Frage, ob durch diese Therapie eine Verbesserung der Situation im Falle einer anterioren Diskusverlagerung möglich ist. Dieser Therapieansatz wurde schon von Herbst[5] aufgegriffen. Er verwendete sein Retentionsscharnier unter anderem zur Therapie von Kiefergelenkknacken. Auch in Studien der heutigen Zeit wurde ein positiver Einfluss der Herbst-Apparatur auf Kiefergelenke, in denen der Diskus verlagert war, bestätigt (O'Brien et al.[9]; Richter et al.[12]; Pavlow et al.[11]). Zum einen ist damit die Verbesserung der Diskus-Kondylus-Relation gemeint, zum anderen kommt es durch die therapiebedingte Kondylenvorverlagerung zu einer Entlastung der bilaminären Zone und somit zu einer Schmerzfreiheit der betroffenen Patienten.

Vermeidung des Voranschreitens der Anomalie

Da Pangrazio-Kulbersh et al.[10] keine Selbstheilungstendenz der Klasse II sahen, dagegen eher ein Voranschreiten beobachteten, rieten sie zu einer möglichst frühzeitigen Behand-

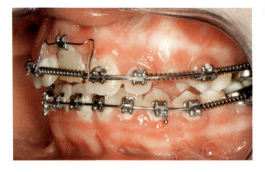

Abb. 3-1 Die Einstellung eines traumatisierten Zahnes stellt in der Regel eine erhebliche Herausforderung dar. Hier wird ein nach Trauma ankylosierter Frontzahn mithilfe einer Segmentosteotomie und Kieferorthopädie eingestellt.

lung. King et al.[6] gaben dabei als Vorteil an, dass Kinder nach der ersten Phase der kieferorthopädischen Behandlung eine weniger komplexe Anomalie mit niedrigerer Behandlungspriorität besaßen als die unbehandelte Kontrollgruppe (Abb. 3-2 bis 3-10). Ahn et al.[1] nannten daher folgende Argumente für eine Frühbehandlung:

- Reduktion von Dauer und Komplikationen bei der nachfolgenden Therapie,
- Verbesserung der Funktion und Gesichtsästhetik,
- weniger Extraktionen,
- geringe Behandlungsrisiken,
- beständige und voraussagbare Ergebnisse und
- ein verbessertes Selbstbewusstsein[1].

Die Frage, ob eine tatsächlich effektivere Behandlung durch einen frühen Beginn erzielt werden kann, wird in den Kapiteln 4 und 5 aufgegriffen.

Psychische Faktoren

Psychologische Gründe sprechen ebenfalls für eine Therapie und häufig für einen frühen Therapiebeginn. So zeigten Helm et al.[4], dass ein vergrößerter Overjet mit einer ungünstigen Wahrnehmung der Zahnattraktivität verbunden ist. Shaw et al.[13,14] berichteten von Patienten mit einem Overjet größer als 7 mm, die vermehrt gehänselt wurden. Tung und Kiyak[15] untersuchten bei im Durchschnitt 10-jährigen Phase-I-Patienten den psycholo-

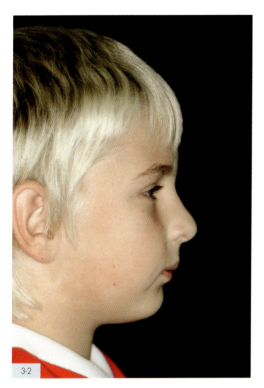

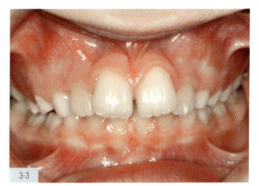

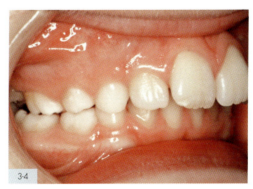

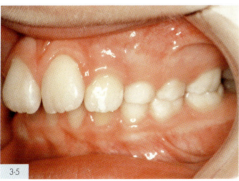

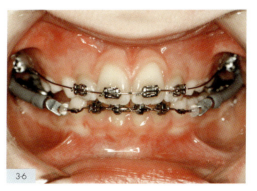

Abb. 3-2 bis 3-10 Durch eine Frühbehandlung kann in vielen Fällen eine deutliche Verbesserung der Ausgangsituation geschaffen werden. Dies senkt den Schwierigkeitsgrad einer möglichen Folgebehandlung und reduziert das Traumarisiko ebenso wie die psychische Belastung der Patienten.

Abb. 3-7 bis 3-10

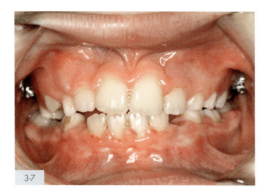

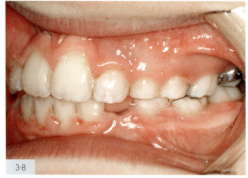

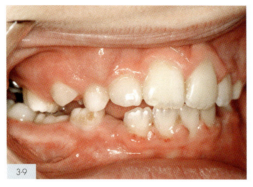

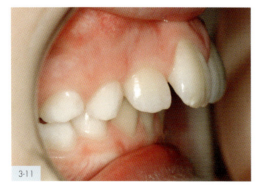

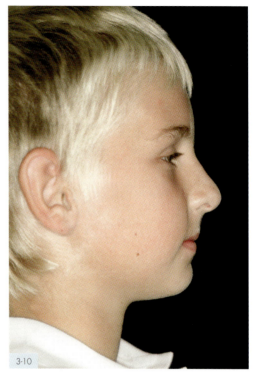

Abb. 3-11 Kinder mit einem Overjet größer 7,0 mm werden häufig Opfer von Hänseleien. Gleichzeitig ist das Risiko eines Frontzahntraumas signifikant erhöht.

gischen Einfluss auf den Therapiestart und konnten demonstrieren, dass frühe kieferorthopädische Behandlungen hauptsächlich aufgrund von Zahnengständen und vergrößertem Overjet begonnen wurden (Abb. 3-11). In der oben genannten Arbeit bezeichneten die Autoren Kinder im Alter zwischen 9 und 12 Jahren als ideale Kandidaten für eine kieferorthopädische Behandlung und erklärten diese Empfehlung mit der besonderen psychosozialen Stärke dieser Patientengruppe. Die Ergebnisse von O'Brien et al.[9] zeigten, dass eine Frühbehandlung der von ihnen untersuchten Patientengruppe mit Twin-Block-Apparaturen positive psychosoziale Auswirkungen hatte, wie eine verbesserte Selbstwahrnehmung und weniger negative soziale Erlebnisse.

Schnarchen und Schlafapnoe

Bei der Schlafapnoe handelt es sich um eine Atmungsstörung, bei der die extrathorakalen Atemwege wiederholt verlegt sind. Diese Verlegung kann teilweise oder vollständig auftreten und tritt während des Schlafes auf.

Ein Therapieansatz besteht darin, die pharyngealen Luftwege mechanisch offen zu halten sowie die Position des Hyoids zu verbessern und somit eine Verlegung der Atemwege zu verhindern.

Als zahnmedizinisch-therapeutische Möglichkeit werden in der Literatur (beispielsweise von Eckhart[3] und Lowe[8]) verschiedenste intraorale Geräte beschrieben. Am häufigsten werden dabei Apparaturen verwendet, die sich vom Konstruktionsprinzip her von funktionskieferorthopädischen Geräten ableiten.

Literatur

1. Ahn SJ, Kim JT, Nahm DS. Cephalometric markers to consider in the treatment of Class II Division 1 malocclusion with the bionator. Am J Orthod Dentofacial Orthop 2001;119:578–586.
2. Årtun J, Behbehani F, Al-Jame B, Kerosuo H. Incisor trauma in an adolescent Arab population: prevalence, severity, and occlusal risk factors. Am J Orthod Dentofacial Orthop 2005;128:347–52.
3. Eckhart JE. Comparisons of oral devices for snoring. J Calif Dent Assoc 1998;26:611.
4. Helm S, Kreiborg S, Solow B. Psychosocial implications of malocclusion: a 15-year follow-up study in 30-year-old Danes. Am J Orthod Dentofacial Orthop 1985;87:110–118.
5. Herbst E. Dreißigjährige Erfahrung mit dem Retentionsscharnier. Zahnärztliche Rundschau 1934;43:1515–1523.
6. King GJ, Wheeler TT, McGorray SP, Aiosa LS, Bloom RM, Taylor MG. Orthodontists' perceptions of the impact of phase 1 treatment for class II malocclusion on phase 2 needs. J Dent Res 1999;78:1745–1753.
7. Koroluk LD, Tulloch JF, Phillips C. Incisor trauma and early treatment for Class II Division 1 malocclusion. Am J Orthod Dentofacial Orthop 2003;123:117–125.
8. Lowe A. Dental appliances for the treatment of snoring and obstructive sleep apnea. In: Kryger MRT, Dement W. Principles and practice of sleep medicine, 3. Aufl. Philadelphia: Saunders; 2000.
9. O'Brien K, Wright J, Conboy F, Sanjie Y, Mandall N, Chadwick S et al. Effectiveness of early orthodontic treatment with the Twin-block appliance: a multicenter, randomized, controlled trial. Part 1: Dental and skeletal effects. Am J Orthod Dentofacial Orthop 2003;124:234–243.
10. Pangrazio-Kulbersh V, Kaczynski R, Shunock M. Early treatment outcome assessed by the Peer Assessment Rating index. Am J Orthod Dentofacial Orthop 1999;115:544–50.
11. Pavlow SS, McGorray SP, Taylor MG, Dolce C, King GJ, Wheeler TT. Effect of early treatment on stability of occlusion in patients with class II malocclusion. Am J Orthod Dentofacial Orthop 2008;133:235–244.
12. Richter U, Richter F. Die Behandlung der Angle Klasse II mit dem Herbstscharnier unter Berücksichtigung der Auswirkung auf das Kiefergelenk. Teil II: Untersuchung zu Lageveränderungen der Fossa-Kondylus-Beziehung bei Diskusverlagerung. Eine MRT-gestützte Auswertung. Inf Orthod Kieferorthop 2002;34:43–55.
13. Shaw WC, Addy M, Ray C. Dental and social effects of malocclusion and effectiveness of orthodontic treatment: a review. Community Dent Oral Epidemiol 1980;8:36–45.
14. Shaw WC. The influence of children's dentofacial appearance on their social attractiveness as judged by peers and lay adults. Am J Orthod 1981;79:399–415.
15. Tung AW, Kiyak HA. Psychological influences on the timing of orthodontic treatment. Am J Orthod Dentofacial Orthop 1998;113:29–39.

DIAGNOSTIK EINER KLASSE-II-ANOMALIE

Martin Baxmann

4

Die Basisdiagnostik in der Klasse-II-Therapie besteht wie bei jeder anderen kieferorthopädischen Behandlung aus folgenden Abschnitten:
1. Anamnese
2. klinischer Befund (extraoral, intraoral)
3. CMD-Screening
4. Modellbefund
5. Fotoanalyse
6. Röntgenbefund (OPG und FRS)

Dieses Verfahren sollte je nach Befund um weitere Schritte ergänzt werden:
7. vollständige Funktionsuntersuchung ggf. inklusive eines orthopädischen Screenings
8. dreidimensionale bildgebende Verfahren
9. interdisziplinäre Konsile

Im Folgenden sollen die entsprechenden Schritte kurz und zusammenfassend dargelegt werden.

Anamnese

Um eine kieferorthopädische Behandlung planen zu können, spielen je nach Ausgangsbefund verschiedene Faktoren eine Rolle. Am Anfang erfolgt die Anamnese, z. B. um Vorerkrankungen, Traumata, Beschwerden (z. B. CMD), aber auch schädliche Angewohnheiten wie Habits oder Bruxismus zu erfragen. Auch eine familiäre Häufung einer vorliegenden Problematik ist zu beachten. Ebenso ist es wichtig, die Wünsche des Patienten in den Vordergrund zu stellen. Was ist die Motivation für eine kieferorthopädische Therapie? Vorliegende Beschwerden oder eher die Ästhetik?

Klinischer Befund

Extraoral

Der klinische Befund beginnt extraoral und meist schon während des Patientengespräches. Bereits hier lassen sich erste Hinweise auf logopädische Probleme finden, wie z. B. den Sigmatismus. Auch Lippendyskinesien, Habits wie Fingernägel kauen oder Mundatmung lassen sich im Gespräch vor der eigentlichen Untersuchung feststellen.

Das Gesichtsprofil wird zusammen mit dem Lippenprofil ebenso dokumentiert wie Hinweise auf Asymmetrien. Hinweise auf Asymmetrien sollten eine vollständige Funktionsuntersuchung (z. B. manuelle Strukturanalyse) inklusive eines orthopädischen Screenings[1–3,5] (Abb. 4-1 und 4-2).

Intraoral

Intraoral erfolgt dann die zahnmedizinische Standarddiagnostik, wie Zahnzahl, Karies, gingivale und parodontale Gesundheit, Prüfung der Schleimhäute, Bänder, Zunge etc.

Die kieferorthopädische Befunderhebung konzentriert sich auf die Angle-Klassifikation, Overjet, Overbite, Kreuzbiss, Scherbiss, Rotationen, Kontaktpunktabweichungen, Neigungen der Kauebene und Symmetrie.

In der Regel erfolgt eine Einstufung gemäß den kieferorthopädischen Indikationsgruppen (KIG). Bestehen Asymmetrien oder ist eine Bisslage erforderlich, ist eine vollständige

Abb. 4-1 Bei Vorliegen einer Klasse II existieren häufig auch orthopädische Befunde. Mithilfe einer computergestützten und standardisierten Vorgehensweise ist eine Dokumentation dieser Befunde auch für Kieferorthopäden und Zahnärzte leicht möglich.

Abb. 4-2 Zusammenhänge zwischen den Kiefergelenken und der Halswirbelsäule sind bekannt. Insbesondere bei Asymmetrien wie der unilateralen Klasse II ist ein kurzes HWS-Screening hilfreich.

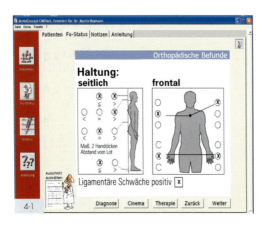

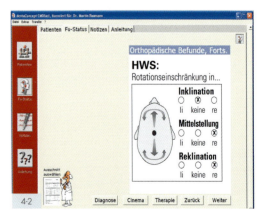

Funktionsuntersuchung (z. B. manuelle Strukturanalyse) inklusive eines orthopädischen Screenings[1–3,5] empfehlenswert (Abb. 4-2).

CMD-Screening

Das CMD-Screening umfasst die Dokumentation von Befunden wie Limitationen, Deviationen und Deflektionen, Gelenkgeräuschen, Schmerzen bei Bewegung oder Palpation der Muskulatur oder der Kiefergelenke (Abb. 4-3). Eine kurze und hilfreiche Dokumentationsmöglichkeit eines CMD-Screenings bieten je nach gewünschtem Umfang die Computerprogramme CMDcheck und CMDfact nach Ahlers und Jakstat[3,4] (Abb. 4-4). Wird eine erhöhte CMD-Wahrscheinlichkeit festgestellt, sollte eine vollständige Funktionsuntersuchung (z. B. manuelle Strukturanalyse) inklusive eines orthopädischen Screenings erfolgen[1,5].

Modellbefund

Der Modellbefund sichert und erweitert den intraoralen Befund. Eine Vermessung sollte im Zeitalter des Qualitätsmanagements digital an standardisierten und kalibrierten Digitalfotos erfolgen (Abb. 4-5).

Fotoanalyse

Die Fotoanalyse sichert und erweitert den extraoralen Befund. (Abb. 4-6). Hier können zusätzlich Messungen wie die Ästhetik-Linie oder der Nasolabialwinkel erfolgen[6,8] und die faziale Symmetrie beurteilt werden.

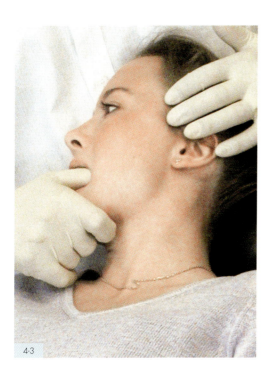

4-3

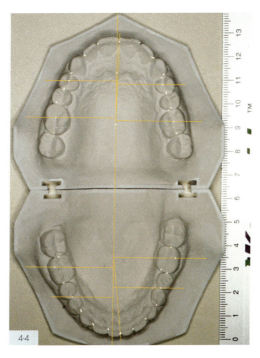

4-4

Abb. 4-3 Wenn eine umfangreiche Bissumstellung – wie bei der Therapie einer Klasse II – geplant ist, gehört eine Funktionsuntersuchung zu einer vollständigen Diagnostik. (Mit freundlicher Genehmigung von Aladin Sabbagh)

Abb. 4-4 Eine sehr übersichtliche und leicht verständliche Übersicht der palpatorisch ermittelten Befunde bietet die Software CMDfact.

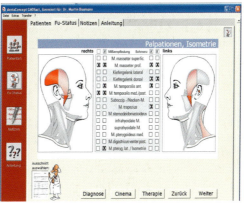

Abb. 4-5 Eine gute Praxissoftware ermöglicht heute die Kalibrierung digitaler Fotos und eine präzise Auswertung der Modelle am Computer mit geringen Messfehlern.

Abb. 4-6 Die Fotoanalyse ist ein wichtiges diagnostisches Mittel, weil sie u. a. unabhängig von Modellen und Röntgenbildern den Behandlungswunsch der Patienten nachvollziehbar machen kann.

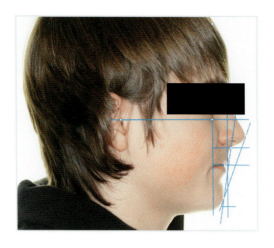

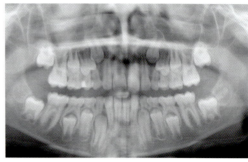

Abb. 4-7 Die Überprüfung von Zahnentwicklung, Zahnzahl und die Prognose verlagerter Zähne gehören neben zahnärztlichen Standardbefunden zu den wichtigsten kieferorthopädischen Befunden.

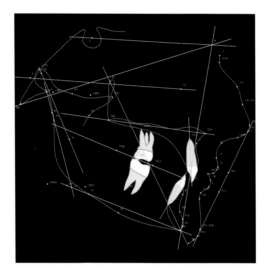

Abb. 4-8 Zeichnerische Darstellung der Auswertung eines FRS.

Röntgenbefund

Orthopantomogramm

Am Orthopantomogramm (OPG) erfolgt die zahnärztliche Standarddiagnostik[7] (Abb. 4-7).

Fernröntgenseitenbild

Bei der Auswertung von Fernröntgenseitenbildern (FRS) steht mittlerweile eine nahezu unzählbare Menge verschiedenster Möglichkeiten zur Verfügung. Hier sollte eine möglichst weitverbreitete Analyse gewählt werden, die dem Kieferorthopäden eine über-

schaubare Menge an Messpunkten für die benötigten Parameter liefert (Abb. 4-8 und 4-9). Wichtig hierbei sind vor allem Werte zur Lage der Kiefer (anterior, posterior, rotiert), separat wie relativ zueinander, Werte, die Aufschluss über die Wachstumsrichtung geben, sowie die Frontzahnangulation sowohl in Relation zum jeweiligen Kiefer als auch zu den Antagonisten. Insbesondere bei der Beurteilung der Kieferlage sollte das Ausmaß an vorliegendem Wachstum sowie Veränderungen der Messwerte, die auch ohne Therapie durch natürliches Wachstum erfolgen, Berücksichtigung finden. Ggf. kann eine Weichteilanalyse erfolgen, wenn dies nicht bereits in der Fotoanalyse erfolgt ist. Auch eine orthopädische Befundung der Halswirbelsäule kann anhand eines FRS erfolgen (Abb. 4-10 und 4-11). Die meisten Praxen verfügen mittlerweile über computergestützte Analyseverfahren digitalisierter Bilder. Hier sind individuelle Analysen in der Regel einfach einzurichten. Weiterhin kann eine langfristige Entscheidung für ein Analyse-Verfahren empfohlen werden, um eine Fehlerkorrektur anhand zurückliegender oder vergleichbarer Behandlungsfälle zu ermöglichen[9,11].

Dreidimensionale Röntgenverfahren

Gerade im Bereich der Klasse-II-Therapie gewinnt durch die neuen Behandlungsmittel die 3-D-Diagnostik an Wert. Dies liegt je nach Verfahren zum einen an der guten Beurteilbarkeit der Strukturen im Kiefergelenksbereich[10]. Zum anderen ermöglichen diese Verfahren eine sehr gute Vorhersagbarkeit, ob und wie der Einsatz von Miniimplantaten möglich ist.

Variable	Norm	Auswertung 12.01.2010	Differenz	Standardabweichung 5 4 3 2 1 0 1 2 3 4 5	verbale Einschätzung
Overbite	2,5±2,0 mm	2,3 mm	-0,2mm		
Konvexität von A	0,6±2,0 mm	0,8 mm	+0,2mm		
			-12,3°		
OK6-PTV - Strecke	18,0±2,0 mm	16,7 mm	-1,3mm		
OK1 - Protrusion	3,5±2,3 mm	1,2 mm	-2,3mm		
			-2,4°		
OK1 - Inklination	28,0±4,0 °	13,6 °	-14,4°		
			+2,8mm		
Okkl.ebene Inklination	25,5±4,0 °	10,5 °	-15,0°		
Oberlippenlänge	24,0±2,0 mm	22,5 mm	-1,5mm		
			3,8mm		
Fazialtiefe	89,0±3,0 °	84,0 °	-5,0°		
			+9,5°		
Fazialspitze	68,0±3,5 °	79,1 °	+11,1°		
Maxillatiefe	90,0±3,0 °	84,8 °	-5,2°		
			-1,6°		
Palatalebenenwinkel	1,0±3,5 °	3,7 °	+2,7°		
Basislänge anterior	55,0±2,5 mm	62,5 mm	+7,5mm		
Ramusposition	76,0±3,0 °	56,4 °	-19,6°		
			-7,2mm		
Mandibularbogen	29,5±4,0 °	34,7 °	+5,2°		
			+1,8mm		

Abb. 4-9 Tabellarische Darstellung der Messwerte der FRS-Analyse.

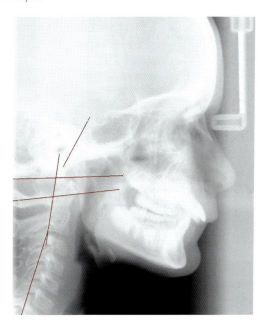

Abb. 4-10 Orthopädische HWS-Analyse nach Baxmann.

Abb. 4-11 Tabellarische Auswertung der HWS-Analyse.

Variable	Norm	Auswertung 22.11.2007	Differenz	Standardabweichung 5 4 3 2 1 0 1 2 3 4 5	verbale Einschätzung
Winkel Halswirbelsäule					
Cliviusebene - McGregorebene	62,2±4,0 °	59,6 °	-2,6°		
McGregorebene - dors.Densbegr	95,7±5,0 °	80,2 °	-15,5°		
McGregorebene - Atlasebene	16,3 °	4,2 °	-12,1°		Atlas superior
Atlasebene - dors. Densbegr.	76,3±6,0 °	104,1 °	+27,8°		
Dors. Densbegr. - Cliviusebene	149,7±10,0 °	159,4 °	+9,7°		
Dors. Densbegr. - Bogensehne	165,0±8,0 °	170,5 °	+5,5°		

Literatur

1. Ahlers MO, Freesmeyer WB, Göz G, Jakstat HA, Koeck B, Meyer G et al. Klinische Funktionsanalyse (Stellungnahme der DGZMK und der AFDT). Zahnärztl Mitt 2003;93:1742

2. Ahlers MO, Jakstat HA. Kraniomandibuläre Dysfunktion- Identifikation funktionsgestörter Patienten. Zahnmedizin up2date 2008;2:143–155.

3. Ahlers MO, Jakstat HA. Klinische Funktionsanalyse. Interdisziplinäres Vorgehen mit optimierten Befundbögen. Hamburg: dentaConcept; 2000.

4. Ahlers MO, Jakstat HA. Clinical functional analysis as the first step of a diagnostic cascade - Computer-aided individualized assessment, treatment planning and patient information. CMF – Journal of CranioMandibular Function 2009;1:57–76.

5. Danner HW, Sander M. Orthopädische und physiotherapeutische Konsiliarbehandlung bei CMD. ZM 2004;22:72–81.

6. Downs WB. Analysis of the dentofacial profile. Angle Orthod 1956;26:191–121.

7. Drescher D. Fernröntgenanalyse. In Diedrich P, Hrsg. Kieferorthopädie I. Praxis der Zahnheilkunde. Bd. 11/I. 4. Aufl. München: Urban & Fischer, 2000. S. 361–391.

8. Hausser E. [Variation combinations in the structure of the facial bones]. J Orofac Orthop 1971;32:425–436.

9. Hofrath H. Die Bedeutung von Röntgenfern- und Abstandsaufnahme für die Diagnostik der Kieferanomalien. Fortschr Orthodont. 1931;1:232–238.

10. Krisjane Z, Urtane I, Krumina G, Zepa K. Three-dimensional evaluation of TMJ parameters in Class II and Class III patients. Stomatologija. 2009;11:32–36.

11. Schwarz AM. Die Röntgenostatik. München Wien Baltimore: Urban & Schwarzenberg; 1958.

MODERNE RÖNTGENOLOGISCHE VERFAHREN IM RAHMEN DER KIEFERORTHOPÄDISCHEN BEHANDLUNGS-PLANUNG

Axel Bumann, Margarita Nitka, Vincent Richter, Kerstin Wiemer, James Mah

5

5.1   Einleitung

Ebenso wie sich in den letzten Jahrzehnten das Spektrum der kieferorthopädischen Behandlungsmöglichkeiten verändert hat, haben sich in den letzten drei Jahren auch die Möglichkeiten der Bildgebung für die kieferorthopädische Behandlungsplanung dramatisch verändert. Und wie so häufig, wenn es einen Paradigmenwechsel in einer Disziplin gibt, treten anfänglich immer zwei extreme Lager auf: bedingungslose Befürworter und prinzipielle Gegner. Häufig fehlt aufgrund von Berührungsängsten in dieser ersten „emotionalen Phase" eine differenzierte fachliche Diskussion.

Ähnlich wie viele andere diagnostische Methoden stehen auch die bildgebenden Verfahren für den niedergelassenen Kieferorthopäden im Spannungsfeld zwischen wissenschaftlicher Indikation, forensischer Indikation sowie den dokumentativen Erfordernissen einer qualitätsorientierten Aus- und Weiterbildung im Bereich der Kieferorthopädie. Obwohl manche Verwaltungsgremien zwischen wissenschaftlicher und forensischer Indikation unterscheiden, ist diese Trennung in der täglichen Praxis unmöglich. Ein Kliniker muss bei jedem Patienten immer beide Aspekte bedienen, um sowohl fachlich als auch forensisch unangreifbar zu sein. Zudem gibt es in Deutschland Diskrepanzen zwischen der Anzahl erforderlicher Röntgenbilder für eine qualitätsorientierte kieferorthopädische Behandlung und dem Erstattungsverhalten der Kostenträger. Bereits diese verwaltungstechnischen und forensischen Aspekte machen eine sinnvolle Anwendung bildgebender Verfahren in der täglichen kieferorthopädischen Praxis besonders schwierig.

5.2   Entwicklung bildgebender Verfahren in der Kieferorthopädie

Mit dem Gnathostat-Verfahren konnte Simon bereits 1919 die anatomischen Beziehungen zwischen Zahnreihen und Schädel rekonstruieren[104]. Die ersten Röntgenaufnahmen des Schädels wurden von Pacini und Carrera im Jahr 1922 angefertigt. Unter dem Begriff „Kephalometrie" versteht man das Vermessen der äußeren und inneren Strukturen des Kopfes. Die röntgenologische Kephalometrie wurde unabhängig voneinander 1931 von Broadbent[11] in den Vereinigten Staaten und Hofrath[48] in Deutschland für die Kieferorthopädie eingeführt. Seit der Einführung versuchen Kieferorthopäden und Kieferchirurgen die Beziehungen zwischen Zähnen, Knochen und Gesichtsweichteilen zu analysieren. Ziel einer kephalometrischen Analyse ist die Gegenüberstellung der dentofazialen Relationen eines Patienten und einer Vergleichsgruppe, um die Abweichungen eines individuellen Patienten von einer Normgruppe darzustellen. Das seitliche Fernröntgenbild ist eine zweidimensionale Abbildung eines dreidimensionalen Gebildes. Schon aus diesem Grund geht eine Vielzahl von Informationen über den räumlichen Aufbau des Schädels verloren[33]. Die wichtigsten Abbildungsfehler sind Vergrößerungen, Distorsionen, Doppelkonturen und Abbildungsunschärfen. 1959 bezeichnete Korkhaus das Fernröntgenseitenbild als das „einzige und vollkommenste Mittel, um in das Wesen der Abweichungen vorzudringen"[64]. Diese Aussage wurde erst 40 Jahre später durch die Einführung der digitalen Volumentechnologie wieder relativiert. 1948 publiziert Downs eine umfassende Analyse, um dentofaziale Beziehungen zu erfassen und eine profilorientierte Auswertung durchzuführen[32]. Der Analyse lagen Mittelwerte von 20 Kindern mit exzellenter Okklusion zugrunde. Es folgten zahlreiche weitere Analysen wie z. B. nach Steiner[105], Tweed[112], Sassouni[98], Ricketts[95] und Jarabak[56], die auch überwiegend auf Mittelwerten von „Normpatienten" basierten. Im Gegensatz dazu bedient sich die Bergen-Analyse im Sinne der individualisierten Kephalometrie fließender Normen und wird somit den individuellen Eigenheiten hinsichtlich der kraniofazialen (Dis-)Harmonie des einzelnen Patienten deutlich gerechter[44].

Die ersten Panoramaschichtaufnahmen wurden bereits 1922 von Zulauf und 1933 von Numata in Form der Pantografie angefertigt[76]. Das Verfahren wurde 1939 von Heckmann theoretisch weiter entwickelt[100]. Das erste funktionstüchtige Gerät wurde 1949 von Paatero entwickelt[86]. 1961 wurde das erste serienreife Orthopantomografie-Gerät produziert[76]. Die Digitalisierung der zahnärztlichen

Röntgenaufnahmen wurde 1987 von Mouyen et al. eingeleitet[82]. Die Nachteile der Panoramaschichtaufnahme bestehen in der Unschärfe durch die Schichtaufnahmetechnik, der eingeschränkten Detailerkennbarkeit, der uneinheitlichen Objektvergrößerung und der Überlagerung anatomischer Strukturen. Zahlreiche wissenschaftliche Studien der letzten Jahre belegen, dass die diagnostische Aussagekraft der Panoramaschichtaufnahme deutlich schlechter ist als jahrelang angenommen wurde[5,9,51,71,75,77,78,90,91].

Die Computertomografie (CT) wurde erstmals 1973 von Hounsfield vorgestellt[52,53]. In der Zahnmedizin wurde die CT zunächst für die Kiefergelenke eingesetzt[54]. Die neue dreidimensionale Darstellung von Knochenstrukturen führte in der Folge zur Diagnostik von Anomalien der Kiefer-, Gesichts- und Schädelknochen[47]. Die CT-Daten ermöglichten schon Anfang der 1990er-Jahre dreidimensionale Operationsplanungen und Modellplanungen[57,69]. Fuhrmann et al. beschrieben bereits 1995 die Möglichkeit, dass dreidimensionale Analysen von Schädelstrukturen mit einem PC durchführbar sind[36]. Trotz der vielfältigen klinischen Möglichkeiten stand die sehr hohe Strahlenbelastung der CT einer routinemäßigen Anwendung in der Kieferorthopädie bis heute entgegen.

Mit der digitalen Volumentechnologie (DVT) wurde 1998 eine neue Aufnahmetechnik in die Zahnmedizin eingeführt, die der CT vergleichbare Darstellungsmöglichkeiten mit Rekonstruktionen in verschiedenen Ebenen ermöglichte[4,83,111]. Durch die kontinuierliche Verbesserung des Field of View (FOV) und der Bildqualität sowie der Dosisreduktion bei den Geräten gibt es für die DVT ein breites Indikationsspektrum in der Kieferorthopädie. Damit ist die DVT auf dem besten Weg zu einem wesentlichen Bestandteil der kieferorthopädischen Behandlungsplanung zu werden[45]. Zahlreiche wissenschaftliche Untersuchungen – insbesondere aus den vergangenen zwei Jahren – belegen einerseits die Eignung der DVT für die kieferorthopädische Behandlungsplanung und andererseits die Überlegenheit über bisherige konventionelle Techniken[1,3,10,12,23,24,31,61,66,72,74,81,84,93,110]. Es konnte auch gezeigt werden, dass es statistisch signifikante sowie klinisch relevante Unterschiede zwischen konventionellen Aufnahmen und DVT gibt[114,115]. Durch die zuvor genannten Studien wird auch die Geschwindigkeit des wissenschaftlichen Erkenntnisgewinns im Bereich DVT deutlich. Mit der wissenschaftlichen Stellungnahme der DGKFO vom Oktober 2008 wurde neben der allgemeinen Akzeptanz der DVT die Notwendigkeit einer weiteren wissenschaftlichen Untermauerung des klinischen Potenzials der DVT angemahnt. Jedoch nur anderthalb Jahre nach deren Veröffentlichung ist diese Forderung schon überholt.

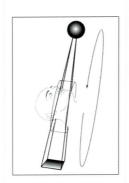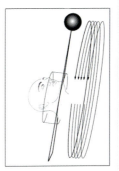

Abb. 5-1 Schematische Darstellung des Funktionsprinzips der DVT im Vergleich zur CT. Bei der CT werden einzelne Schichten mit zahlreichen Umdrehungen aufgenommen und bei der DVT ein Volumen mit einer Umdrehung.

5.3 Besonderheiten der digitalen Volumentechnologie

Bei einer Computertomografie (CT) werden sehr dünne Einzelschichten eines Körperteils aufgenommen. Anschließend setzt ein Computer die Einzelschichten zu einem 3-D-Objekt zusammen. Im Gegensatz zur CT wird bei der DVT das Volumen des aufzunehmenden Bereiches durch ein kegelförmiges Strahlenbündel erfasst (Abb. 5-1). Dieses Verfahren basiert auf der sogenannten Cone Beam Technologie und wird daher auch CBCT genannt[42,43]. Im deutschsprachigen Raum wurde in den ersten Jahren vornehmlich der Begriff „Digitale Volumentomografie" verwendet. Seit einigen Jahren findet man auch den Terminus „Dentale Volumentomografie" in der einschlägigen Literatur. Streng genommen sind beide Begriffe falsch, weil es sich beim DVT nicht um eine Tomografie handelt.

Es werden primär keine Schichten (= Tomografien) aufgenommen, sondern ein Volumen. Dieses Volumen kann man dann sekundär mithilfe einer Software in unterschiedlichsten Schichten darstellen. Damit ist das Prinzip bei der DVT exakt umgekehrt zum Vorgehen bei der CT. Aus diesen Gründen ist es nicht nur terminologisch korrekt, sondern auch klinisch sinnvoll, von „digitaler Volumentechnologie" zu sprechen. Dies hat zugleich den Vorteil, dass man im deutschsprachigen Raum die Abkürzung DVT beibehalten kann. Für die sinnvolle klinische Anwendung der DVT in der Kieferorthopädie ist ein ausreichendes Field of View (FOV = Ausschnitt, den ein Gerät maximal darstellen kann) essenziell. Das FOV sollte für kieferorthopädische Behandlungsplanungen die Abmessungen von 13 x 16 cm (Höhe x Tiefe) nicht unterschreiten.

In Deutschland kann jeder Behandler einen Patienten zu einem DVT überweisen. Nach § 23 der Röntgenverordnung darf die rechtfertigende Indikation zu einem DVT aber nur ein „fachkundiger Behandler" (= eine Person, die die spezielle DVT-Fachkunde erworben hat) stellen. Die Anfertigung eines DVT darf ebenfalls nur ein „fachkundiger Behandler" vornehmen; dazu muss der Fachkundige den Patienten persönlich untersuchen können. Wenn ein Gutachter einer Versicherung keine DVT-Fachkunde besitzt und einen Patienten nicht persönlich untersuchen kann, darf er demzufolge auch keine Kontraindikation bzw. keine Ablehnung dieser Leistung aussprechen. Jedes DVT muss medizinisch befundet werden. Eine Befundung kann ebenfalls nur ein Fachkundiger vornehmen. Alle anderen Behandler dürfen die Aufnahmen nur „betrachten". Nach der Röntgenverordnung wird also akribisch zwischen „Befundung" und „Betrachtung" unterschieden. Dies wirkt sich auch auf das Anforderungsprofil der einzusetzenden Technologie aus. Computer und Monitore zur Befundung von DVT müssen weitaus höhere technische Spezifikationen erfüllen als solche zur Betrachtung und sind dementsprechend teurer. Derjenige, der ein DVT erstellt, muss die Daten bis zu 10 Jahre bzw. bei Jugendlichen 10 Jahre nach Abschluss des 18. Lebensjahres revisionssicher und lesbar aufbewahren. Die Größe der einzelnen Datensätze verschiedener Hersteller schwankt erheblich und reicht von 45 bis 1 800 Megabyte.

Für das Erreichen des sogenannten „Break Even" sind bei Berücksichtigung aller Nebenkosten und versteckten Hintergrundkosten in Abhängigkeit von den Anschaffungskosten eines DVT-Gerätes bei einem Einzelbetreiber drei bis sechs Aufnahmen pro Werktag erforderlich. Durch die Entwicklungen im Gesundheitssystem und die extrem hohen Betriebskosten wird in Zukunft nicht jede Einzelpraxis über ein DVT-Gerät verfügen. Vielmehr wird es zahnärztliche Röntgeninstitute geben, in denen diese Aufnahmen von spezialisiertem Personal in täglicher Routine erstellt werden. Dies hat darüber hinaus den Vorteil, dass Patientenabwanderungen von Überweisern nicht befürchtet werden müssen.

5.4   Indikationen und Strahlenbelastung

Heutzutage muss ein Behandler nachweisen, dass er im Rahmen der Behandlung ordnungsgemäß diagnostiziert bzw. befundet hat. Daraus ergibt sich die Notwendigkeit für Zahnärzte, Diagnoseverfahren einzusetzen, die die größtmögliche Sicherheit bieten. Die Befunderhebung mittels DVT genügt dem rechtlichen Anspruch, dass der Arzt bei mehreren zur Verfügung stehenden Untersuchungsmethoden diejenige zu verwenden hat, die für den untersuchten Patienten bei optimaler Effizienz die geringsten schädlichen Folgen hat. Nicht nur bei speziellen medizinischen Fragestellungen, sondern auch und gerade bei „Wunschbehandlungen" mit den damit verbundenen erhöhten Haftungsanforderungen kann eine Untersuchung mittels DVT „State of the Art" sein[102].

Seitens der wissenschaftlichen Fachgesellschaften gibt es derzeit eine wissenschaftliche Stellungnahme der DGKFO vom Oktober 2008 und eine S1-Leitlinie der DGZMK vom 6. April 2009 (nachzulesen auf den Websites der Gesellschaften: *www.dgkfo.de* bzw. *www.dgzmk.de*) über die aktuellen rechtfertigenden Indikationen zur 3-D-Bildgebung unter anderem im Rahmen der kieferorthopädischen Behandlungsplanung. Dort sind folgende Indikationen angeben:

1. Diagnostik von Anomalien des Zahnbestandes, insbesondere differenzialdiagnos-

tische Beurteilung der anatomischen Form und der Topografie noch nicht durchgebrochener überzähliger Zahnanlagen.

2. Diagnostik von Anomalien und Dysplasien der Zahnwurzeln einschließlich von konventionell röntgenologisch nicht erkennbaren Wurzelresorptionen.

3. Differenzialdiagnostische Bewertung von Zahndurchbruchsstörungen.

4. Ermittlung der Topografie retinierter und verlagerter Zahnkeime.

5. Beurteilung pathologischer Knochenstrukturen.

6. 3-D-Differenzialdiagnostik von komplexen angeborenen oder erworbenen kraniofazialen Fehlbildungen sowie von Gesichts- und Kieferasymmetrien.

7. 3-D-Differenzialdiagnostik der Spaltmorphologie bei uni- und bilateralen LKG-Spalten einschließlich der Planung und Kontrolle der Kieferspaltosteoplastik.

8. Darstellung des peridentalen Knochenangebots zur prognostischen Bewertung geplanter Zahnbewegungen.

Ergänzend kommen durch die obengenannte S1-Leitlinie der DGZMK folgende Indikationen hinzu:

1. Ausschluss primärer Kiefergelenkerkrankungen.

2. Erfassung differenzialtherapeutischer Befunde (Ausmaß erosiver Prozesse, Sklerosierungen, Position der Kondylen, Fehlstellung der Kondylen in der Fossa mandibularis).

3. Visualisierung und Vermessung des quantitativen und qualitativen Knochenangebotes für Implantatplanungen, die im Rahmen einer kieferorthopädischen Behandlung Erwachsener häufig vorkommen.

4. Diagnostik und Operationsplanung bei komplexen Fehlbildungen.

5. Kieferhöhlenerkrankungen.

6. Visualisierung der dreidimensionalen knöchernen Parodontalsituation.

In der wissenschaftlichen Zahnheilkunde bzw. Kieferorthopädie hat es sich in den letzten Jahren eingebürgert, nach einzelnen rechtfertigenden Indikationen zu fragen. Dadurch entstand gelegentlich der Eindruck, dass man beispielsweise „nur" wegen eines verlagerten Eckzahnes ein DVT anfertigt. Da die kieferorthopädische Behandlungsplanung auf der Auswertung einer Vielzahl von Einzelparametern beruht, nimmt das DVT in der Kieferorthopädie eine besondere Rolle ein. Wie aus Abbildung 5-29 ersichtlich, ist ein DVT bei Berücksichtigung verschiedenster Befundparameter in fast allen Belangen den konventionellen Röntgentechniken überlegen. Deswegen besteht in der Kieferorthopädie im Gegensatz zu anderen Teildisziplinen in der Zahnmedizin sehr häufig eine rechtfertigende „Sammelindikation", da der Kieferorthopäde durch eine einzige 3-D-Aufnahme eine Vielzahl wichtiger diagnostischer Informationen erhält. Da die diagnostischen Vorteile in der wissenschaftlichen Literatur eindeutig belegt sind, bleibt lediglich die Frage nach der Strahlenbelastung insbesondere für die jungen Patienten.

Die effektiven Dosen zwischen den DVT-Geräten verschiedener Hersteller variieren erheblich. In der Literatur werden Werte zwischen 13 und 1 073 µSv beschrieben. Damit ist die DVT nicht per se eine geeignete Röntgentechnik für die kieferorthopädische Behandlungsplanung. Zur Bestimmung der effektiven Dosis sollten immer die jeweils aktuellsten ICRP-Richtlinien (International Commission on Radiological Protection) herangezogen werden[113]. Selbst bei gegebener klinischer Indikation ist also nicht bei jedem Gerät die Anfertigung eines DVT medizinisch sinnvoll. Die Wahl des geeigneten röntgenologischen Untersuchungsverfahrens muss gerade bei der oft jungen Patientenklientel unter besonderer Berücksichtigung des Strahlenschutzes erfolgen. Alle Möglichkeiten zur Dosisreduktion müssen voll ausgeschöpft werden. Die Anfertigung optimaler hochaufgelöster 3-D-Aufnahmen mit ausreichendem FOV für die kieferorthopädische Behandlungsplanung geht mit einer effektiven Dosis von 56 bis 61 µSv einher[103]. Bei Reduktion der optimalen optischen Bildqualität und durch den Einsatz weiterer spezifischer Strahlenschutzmaßnahmen für Kinder ist sogar eine effektive Dosis von 34 bis 49 µSv möglich. Wenn von allen diesen Möglichkeiten Gebrauch gemacht wird, bewegt sich die effektive Dosis bei besonders geeigneten DVT-Geräten auf identischem Niveau wie bei den konventionellen röntgenologischen Verfahren in der Kieferorthopädie (OPG 24,3 µSv, FRs 5,6 µSv, FRpa 5,1 µSv, Zahnfilmstatus 170,7 bis 388 µSv)[73].

5.5   Sinnvoller Umgang mit 3-D-Daten in der täglichen kieferorthopädischen Praxis

Die Einführung der digitalen Volumentechnologie hat nicht nur die diagnostischen Möglichkeiten in der Kieferorthopädie enorm erweitert. Abgesehen von der Verwaltung der großen Datenmengen gibt es durch die neue Technologie auch eine Vielzahl von Änderungen für den Workflow in der täglichen Praxis. Dies beginnt bereits bei dem Format der Daten. 3-D-Röntgenbilder werden im sog. DICOM-Format (Digital Imaging and Communications in Medicine) verarbeitet. DICOM ist ein offener Standard zum Austausch von Informationen in der Medizin. Es gibt bereits seit einigen Jahren mehrere einschlägige Softwareprogramme für die Verwendung von DICOM-Daten in der Kieferorthopädie[39,40]. Wie bereits erwähnt, gibt es im kieferorthopädischen Alltag nicht eine einzige „rechtfertigende Indikation" für ein DVT, sondern meistens eine „Sammelindikation" (siehe Abb. 5-29)[24,45]. Auch unter strahlenhygienischen und kassenwirtschaftlichen Aspekten bietet das DVT eine Reihe von Vorteilen, da mit einer Aufnahme eine Vielzahl von diagnostischen Zusatzinformationen gewonnen wird, gleich mehrere zusätzliche konventionelle Aufnahmen (OPG, Fernröntgen seitlich, Fernröntgen p.-a., Zahnfilme, Kiefergelenkaufnahmen, Aufbissaufnahmen, Tomografien, CT) überflüssig sind und im gleichen Arbeitsgang zahlreiche andere medizinische Disziplinen im Kopfbereich bedient werden können (Abb. 5-30).

Prinzipiell gibt es im Umgang mit dreidimensionalen bildgebenden Daten zwei völlig unterschiedliche diagnostische Bereiche in der täglichen kieferorthopädischen Praxis, die auch signifikant unterschiedliche technische Voraussetzungen (Hardware und umfangreiche Spezialsoftware) erfordern.

Auf der einen Seite steht die Beurteilung des dentoalveolären Knochenangebotes, der Kiefergelenke, der nasalen und pharyngealen Atemwege, der Nasennebenhöhlen sowie verlagerter Zähne, überzähliger Zähne und von Wurzelanomalien im Vordergrund. Individuelle Patientenbefunde werden in spezifischer Form (sogenannten Reports) aufbereitet und im JPEG-Format abgespeichert. Die Resultate stehen dann in jeder üblichen Praxisdiagnostiksoftware (z. B. FR-WIN, Computer Konkret) direkt und komfortabel zur Verfügung. Diese Funktionalität steht bereits heute jeder kieferorthopädischen Praxis zur Verfügung, insbesondere dann, wenn eine Praxis mit einem 3-D-Röntgeninstitut zusammenarbeitet, das sich in der spezifischen kieferorthopädischen Reporterstellung professionell auskennt.

Der zweite Bereich wird durch die kephalometrische 3-D-Analyse im Rahmen der kieferorthopädischen Behandlungsplanung repräsentiert. Man kann zwar aus jedem 3-D-Datensatz eine seitliche Schädeldarstellung wie beim seitlichen Fernröntgenbild generieren, aber es macht medizinisch wenig Sinn eine fortschrittliche 3-D-Technologie einzusetzen, um sie am Ende wieder auf 2-D-Informationen zu reduzieren. Zur vollständigen Ausschöpfung der 3-D-Informationen für eine kephalometrische 3-D-Analyse muss eine kieferorthopädische Praxis entweder DICOM-Daten mit einer speziellen 3-D-Software technisch und personell verarbeiten können oder die 3-D-Analysen von einem 3-D-Röntgeninstitut durchführen lassen. Dieser Teil ist gegenwärtig noch nicht in jeder kieferorthopädischen Praxis zu realisieren, da häufig die technischen Voraussetzungen fehlen. Zur Lösung dieses Problems gibt es theoretisch drei mögliche Ansätze:

1. Zukünftige kieferorthopädische Praxen schaffen sich ein DVT-Gerät mit einem ausreichenden „Field of View" an und eine entsprechende 3-D-Auswertungssoftware, um die diagnostischen Möglichkeiten der 3-D-Technologie voll auszunutzen.

2. Eine kieferorthopädische Praxis lässt den 3-D-Datensatz in einem 3-D-Röntgeninstitut erstellen und nimmt die kephalometrische 3-D-Analyse mit einer Spezialsoftware in der eigenen Praxis vor.

3. Die kieferorthopädische Praxis der Zukunft lässt sowohl den 3-D-Datensatz als auch die kephalometrische 3-D-Analyse in einem kieferorthopädisch orientierten 3-D-Röntgeninstitut erstellen und erspart sich somit sämtliche Investitionen.

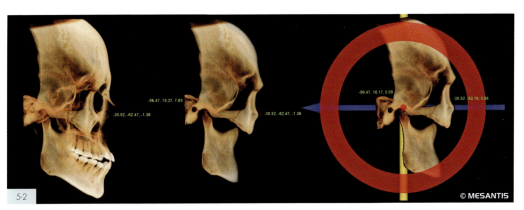

Abb. 5-2 Reorientierung in der Sagittalebene: Ausrichtung des Schädels nach der Frankfurter Horizontalen über das rechte Porion und das rechte Orbitale. Ausgangszustand mit markiertem Orbitale (links), Ausblendung von Schichten zur perfekten Referenzpunktidentifikation (Mitte) und Ausrichtung des Koordinatensystems.

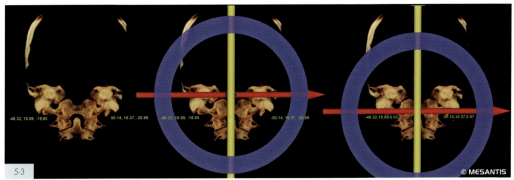

Abb. 5-3 Reorientierung in der Koronalebene: Ausrichtung des Schädels jeweils zum tiefsten Punkt des Proc. mastoideus rechts und links. Ausgangsposition mit markiertem Mastoid rechts und links (links), Einblendung des Koordinatensystems (Mitte) und Ausrichtung des Schädels in der Koronalebene (rechts).

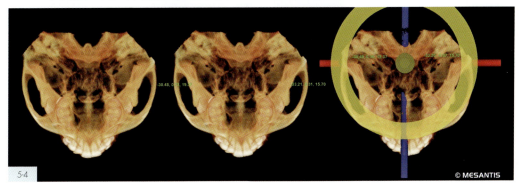

Abb. 5-4 Reorientierung in der Axialebene: Für diese Ebene ist das Foramen spinosum ein sehr reproduzierbarer Referenzpunkt. Ausgangssituation mit Darstellung der Foramina spinosa (links), Markierung der Foramina spinosa (Mitte) und Ausrichtung des Schädels in der Axialebene.

Unabhängig von der Auswahl der individuell sinnvollsten Option steht in jedem Fall jeder einzelnen kieferorthopädischen Praxis die zukunftsträchtige 3-D-Technologie für die kieferorthopädische Behandlungsplanung zur Verfügung. Klinische Ansätze für kephalometrische 3-D-Analysen gibt es schon seit fünf Jahren[28,107]. Die wichtigste klinische Voraussetzung für eine Analyse von 3-D-Bildern ist die korrekte Ausrichtung des Schädels[26]. Die Ausrichtung hat zum einen Einfluss auf die Reproduzierbarkeit der routinemäßigen Messungen und zum anderen Einfluss auf die Qualität der Messungen insbesondere im Hinblick auf Asymmetrien. Deswegen muss der sogenannten Reorientierung des Koordinatensystems ganz besondere Beachtung geschenkt werden.

Die Autoren verwenden seit 2010 die „Mesantis-Analyse", die vom deutschen 3-D-Röntgennetzwerk „Mesantis – 3D-Röntgenprofis" entwickelt wurde. Die Reorientierung eines 3-D-Datensatzes beginnt immer mit der Ausrichtung des Schädels in der Sagittalebene zur Frankfurter Horizontalen über das Porion rechts und das Orbitale rechts (Abb. 5-2). Anschließend erfolgt die Reorientierung in der Koronalebene über die Spitze des rechten und linken Mastoids (Abb. 5-3). Abschließend wird der 3-D-Datensatz in der Axialebene nach dem Foramen spinosum rechts und links ausgerichtet (Abb. 5-4). Die auf den ersten Blick ungewöhnlich erscheinenden Referenzpunkte in der Koronal- und Axialebene wurden ganz bewusst so ausgewählt, da diese Referenz-

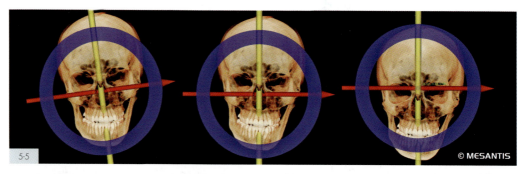

Abb. 5-5 Eichung des Koordinatensystems. Der aufgenommene 3-D-Datensatz (*links*) wird zunächst reorientiert (*Mitte*). Am Ende wird dann der Referenzpunkt Nasion in allen Koordinaten auf „0" gesetzt („Reset of N") , um reproduzierbare Ergebnisse in der nachfolgenden kephalometrischen 3-D-Analyse zu erhalten (*rechts*).

Abb. 5-6 „Mesantis 3-D-Koordinatenanalyse" in der Koronalebene. Für jeden einzelnen Referenzpunkt werden die dreidimensionalen Koordinaten in Relation zu „N" (= 0) erhoben. So können auf einen Blick sämtliche vertikalen und transversalen Asymmetrien diagnostiziert werden.

Abb. 5-7 „Mesantis 3-D-Koordinatenanalyse" in der Sagittalebene. Für jeden einzelnen Referenzpunkt werden die dreidimensionalen Koordinaten in Relation zu „N" (= 0) erhoben. So können auf einen Blick sämtliche sagittalen und vertikalen Aspekte beurteilt werden.

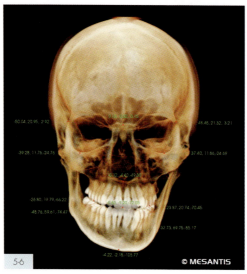

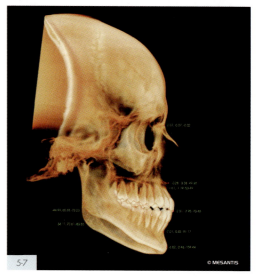

punkte nach wissenschaftlichen Studien sehr reproduzierbar aufzufinden sind[27,41,67,68,84,92]. Am Ende der Reorientierung wird der Referenzpunkt „N" mit allen drei Koordinaten auf „0" gesetzt (= „Reset of N") (Abb. 5-5). Nach der Ausrichtung des Schädels werden in der Folge alle erforderlichen Referenzpunkte am 3-D-Datensatz mithilfe der speziellen Software „Mesantis 3D professional" oder einer handelsüblichen 3-D-Software eingegeben. Mithilfe der Koordinaten werden dann die sagittalen, vertikalen und axialen Parameter für die kieferorthopädische Behandlungsplanung erhoben (Abb. 5-6 und 5-7). Selbstverständlich können die knöchernen Schädelstrukturen und die Weichteilstrukturen auch mit 3-D-Daten aus Modellen, Fotografien oder Face-Scannern kombiniert und ebenfalls für die kieferorthopädische Behandlungsplanung genutzt werden. Im Folgenden sollen einige typische Aspekte der 3-D-Diagnostik im Rahmen der kieferorthopädischen Behandlungsplanung dargestellt werden. Aus Kapazitätsgründen können hier leider nicht alle wichtigen Aspekte vollumfänglich dargestellt werden. So verweisen wir bei-

spielsweise für die systematische Beurteilung der oberen Atemwege auf einen entsprechenden Übersichtsartikel[13].

5.6 3-D-Kiefergelenk-befundung in der Kieferorthopädie

Veränderungen der statischen und dynamischen Okklusion durch kieferorthopädische Maßnahmen haben einen direkten Einfluss auf die Belastungsverhältnisse im Bereich der Kiefergelenke. Deswegen ist im Rahmen der kieferorthopädischen Behandlungsplanung auch die Durchführung einer spezifischen klinischen Funktionsanalyse erforderlich[2]. Das Fehlen einer funktionellen Befunderhebung für die beabsichtigte Therapie stellt einen groben Behandlungsfehler dar, denn ohne eine vorausgehende Diagnostik fehlt der durchgeführten Therapie eine medizinisch verantwortbare Grundlage (Urteil OLG Köln vom 23. März 2006; Az 5 U 22/04). In der Funktionsdiagnostik und Kieferorthopädie ergänzen bildgebende Verfahren die klinischen und instrumentellen Untersuchungsmethoden. Nach der S1-Leitlinie der DGZMK vom 6. April 2009 bestehen für den Bereich der Kiefergelenke folgende Hauptindikationen zur digitalen Volumentechnologie:

1. Ausschluss primärer Kiefergelenkerkrankungen bei Verdacht auf Hypoplasie, Hyperplasie oder Aplasie des Proc. condylaris ossis mandibulae, Osteoarthrose, Osteoarthritis, rheumatische Arthritis, Osteomyelitis, Ankylosen des Kiefergelenkes, Frakturen der Mandibula sowie von Tumoren oder Zysten.

2. Erfassung differenzialtherapeutisch relevanter Befunde (Ausmaß erosiver Prozesse der Kondylen, Sklerosierungen, Position der Kondylen in der Fossa, Fehlstellungen der Fossa condylaris bzw. des Os temporale, Dislokationsausmaß bei Collumfrakturen).

In der Kieferorthopädie wurde in den letzten Jahrzehnten die Panoramaschichtaufnahme (PSA) zur bildgebenden Beurteilung knöcherner Veränderungen herangezogen. Aktuelle wissenschaftliche Studien zeigen jedoch, dass die PSA zur suffizienten Beurteilung knöcherner Veränderungen im Bereich der Kiefergelenke nicht geeignet ist[14,51]. Abbildung 5-31 gibt einen Überblick über die diagnostische Genauigkeit bzw. Ungenauigkeit verschiedener bildgebender Verfahren zur Darstellung der Kiefergelenke. Die exemplarische Gegenüberstellung der Panoramaschichtaufnahme und des DVT desselben Patienten unterstreicht die Unzulänglichkeit der Beurteilung knöcherner Kiefergelenkstrukturen in der Panoramaschichtaufnahme (Abb. 5-8 und 5-9). Auch die Länge des rechten und linken Ramus ascendens des Unterkiefers ist aus einer Panoramaschichtaufnahme nicht zuverlässig zu beurteilen. Eigene Untersuchungen haben im direkten Vergleich zwischen PSA und DVT massive Abweichungen aufzeigen können. Die Werte streuten von vollkommener Übereinstimmung bis hin zu einer Diskrepanz von 18 mm (Abb. 5-10). Im seitlichen Fernröntgenbild ist die Länge der aufsteigenden Äste wegen der Superimposition und der seitenabhängigen Vergrößerungsfaktoren ebenfalls nicht zuverlässig beurteilbar.

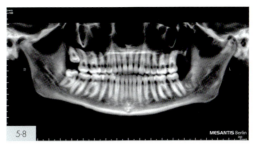

5-8

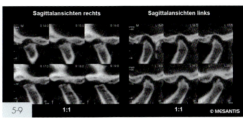

Sagittalansichten rechts   Sagittalansichten links
5-9   1:1   1:1   © MESANTIS

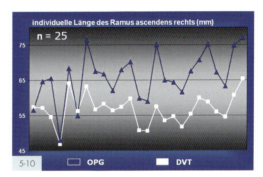

individuelle Länge des Ramus ascendens rechts (mm)
n = 25
5-10   ☐ OPG   ■ DVT

Mehrere wissenschaftliche Studien zeigen, dass mit der DVT im Minimum gleiche Resultate wie mit klassischen, strahlenintensiven Tomografien der Kiefergelenke erzielt werden und die DVT allen übrigen Kiefergelenkprojektionen deutlich überlegen ist[35,79,96]. Erosive Veränderungen am Kondylus können am besten mit der DVT nachgewiesen werden[60]. Daher ist die DVT bei degenerativen knöchernen Kiefergelenkveränderungen das bildgebende Verfahren der ersten Wahl.

Im Hinblick auf quantitative Auswertungen zeigen DVT sehr gute Übereinstimmungen mit den tatsächlichen Messungen an makroskopisch-anatomischen Präparaten[46,49]. Vergleichsstudien mit Computertomografien (CT) belegen darüber hinaus, dass DVT die gleiche exakte 3-D-Darstellung wie CTs ermöglichen, dies jedoch bei 86 % bis 91 % weniger Strahlenbelastung bezogen auf die eingesetzten Geräte und Projektionen[50,99]. Damit ist die DVT eine kosten- und dosiseffektive Röntgentechnik zur Diagnostik der Kiefergelenke[55].

Abb. 5-8 Darstellung der Kiefergelenke vor kieferorthopädischer Behandlung in einer standardisierten Panoramaschichtaufnahme. Es sind keine wesentlichen morphologischen Veränderungen im Bereich der Kondylen zu erkennen. Rechts könnte man moderate Befunde vermuten.

Abb. 5-9 Kiefergelenkdarstellung derselben Patientin zum selben Zeitpunkt mithilfe der DVT. Die achsengerechte Darstellung der Kondylen im DVT ergibt deutliche osteoarthrotische Veränderungen insbesondere im Bereich des rechten Kiefergelenkes, aber – weniger ausgeprägt – auch links.

Abb. 5-10 Vergleichende Darstellung der Länge der rechten aufsteigenden Unterkieferäste im DVT (= Goldstandard) und in der Panoramaschichtaufnahme (OPG). Variable Vergrößerungsfaktoren im OPG verhindern eine klinisch suffiziente Aussage zur Länge der aufsteigenden Äste aus dem OPG heraus. Aufsteigende Äste werden im OPG gelegentlich kürzer oder bis zu 18 mm länger im Vergleich zur tatsächlichen anatomischen Länge dargestellt.

Abb. 5-11 3-D-gerenderte Darstellung einer Hyperplasie des Proc. coronoideus rechts in der Ansicht von lateral (*links*) und fronto-medial (*rechts*).

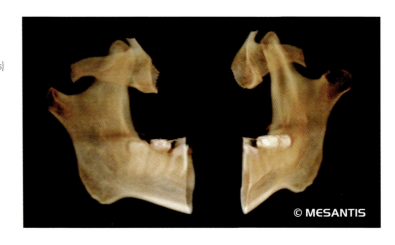

Obwohl die Überlegenheit der digitalen Volumentechnologie über bisherige konventionelle Röntgentechniken im Kiefergelenkbereich evidenzbasiert ist, erhält man wesentliche diagnostische und therapeutische Informationen nur durch eine fachgerechte Anfertigung eines DVT sowie durch sachgerechte Aufarbeitung und Befundung der 3-D-Daten. So sind beispielsweise zahlreiche DVT-Geräte aufgrund des eingeschränkten Field of View (FOV) nicht in der Lage, gleichzeitig die Nasenspitze, das Nasion und die Kiefergelenke darzustellen. Die Anfertigung einer zweiten bzw. dritten DVT-Aufnahme zur Darstellung der Kiefergelenke wäre aber dosistechnisch nicht zu rechtfertigen. DVT-Aufnahmen für die kieferorthopädische Behandlungsplanung sind daher hinsichtlich der Geräteauswahl und des FOV so anzufertigen, dass alle wesentlichen anatomischen Strukturen mit einer Aufnahme beurteilt werden können. Die resultierenden 3-D-Daten müssen danach so aufgearbeitet werden, dass eine 1-zu-1-Darstellung der Kondylus-Fossa-Beziehung parallel zur Kondylenlängsachse im Sinne eines aussagefähigen „Kiefergelenk-Reports" (Abb. 5-9) erfolgt. Unabhängig davon muss die Länge der aufsteigenden Unterkieferäste für jede Seite getrennt erfasst werden. In speziellen Fällen (z. B. bei Frakturen, Asymmetrien und Hyperplasie des Proc. coronoideus) ist zusätzlich die Anfertigung von 3-D-gerenderten Aufnahmen (Abb. 5-11) erforderlich.

Die Magnetresonanztomografie (MRT) ist nicht zur spezifischen Beurteilung knöcherner Strukturen geeignet. Ein MRT ist aber zur Diagnostik von Diskusverlagerungen mit bzw. ohne Reposition unter bestimmten therapeutischen Rahmenbedingungen indiziert.

5.7   Peridentales Knochenangebot vor kieferorthopädischer Behandlung

Die Beurteilung des peridentalen Knochenangebotes ist im Rahmen einer kieferorthopädischen Behandlung ebenfalls ein sehr wichtiger klinischer Parameter, dem in der Vergangenheit mangels verfügbarer diagnostischer Möglichkeiten klinisch keine große Beachtung geschenkt wurde. Seit mehr als drei Jahrzehnten ist tierexperimentell und klinisch eindeutig nachgewiesen, dass vestibuläre Zahnbewegungen bei Dehnung des Zahnbogens oder bei Protrusion der Frontzähne in Abhängigkeit vom prätherapeutischen vestibulären Knochenangebot zur Reduktion der vestibulären Knochenlamelle führen und damit das Risiko von Gingivarezessionen erhöhen können[8,106,117]. Diese Zusammenhänge sind umso bedeutender, je mehr selbstligierende Brackets für die Behandlung von Zahnfehlstellungen mit Engständen eingesetzt werden, da durch die Reduktion der Friktion die Zahnbewegungen schneller erfolgen können und deswegen weniger Adaptationskapazität des vestibulären Knochens zur Verfügung steht. Jüngste wissenschaftliche Studien belegen, dass der Einsatz selbstligierender Brackets zur verstärkten Resorption des vestibulären Knochens führt[25,89].

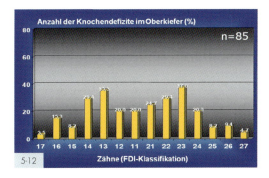

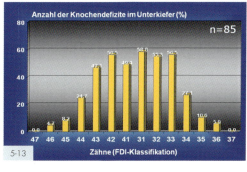

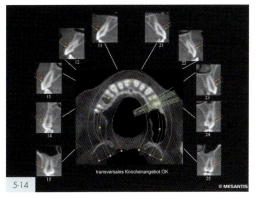

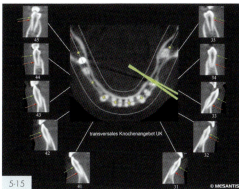

Abb. 5-12 Darstellung der Prävalenz vestibulärer Knochendefizite im Oberkiefer bei 85 Patienten im Alter von 14 bis 19 Jahren vor kieferorthopädischer Behandlung. In dieser Altersgruppe haben bis zu 37,6 % der Patienten bereits ein vestibuläres Knochendefizit zu verzeichnen.

Abb. 5-13 Darstellung der Prävalenz vestibulärer Knochendefizite im Unterkiefer bei 85 Patienten im Alter von 14 bis 19 Jahren vor kieferorthopädischer Behandlung. In dieser Altersgruppe haben bis zu 58,8 % der Patienten bereits ein vestibuläres Knochendefizit zu verzeichnen.

Abb. 5-14 Typischer „Mesantis-Report" zur Darstellung des peridentalen Knochenangebotes im Rahmen der kieferorthopädischen Behandlungsplanung im Oberkiefer. Rote und grüne Pfeile markieren die Ist- und Soll-Position.

Abb. 5-15 Typischer „Mesantis-Report" zur Darstellung des peridentalen Knochenangebotes im Rahmen der kieferorthopädischen Behandlungsplanung im Unterkiefer. Rote und grüne Pfeile markieren die Ist- und Soll-Position.

Über die Prävalenz vestibulärer Knochendefizite kann man in der kieferorthopädischen Behandlungsplanung ohne Röntgenaufnahmen in der dritten Ebene keine Aussage treffen. Deswegen gab es bisher nur sehr wenige Informationen über diese Zusammenhänge. Eigene bisher unveröffentlichte Untersuchungen an 398 unbehandelten kieferorthopädischen Patienten haben gezeigt, dass die Prävalenz vestibulärer Knochendefizite in Abhängigkeit von der Zahnlokalisation und dem Alter zwischen 3,4 % und 76,4 % liegt[15]. Im Oberkiefer waren neben den Frontzähnen insbesondere die Eckzähne und ersten Prämolaren von vestibulären Knochendefiziten betroffen (Abb. 5-12). Im Gegensatz dazu waren vestibuläre Knochendefizite im Unterkiefer vornehmlich im Bereich der Frontzähne zu finden. So betrug beispielsweise die Prävalenz bei 14- bis 19-jährigen Patienten 47,1 % bis 58,8 % (Abb. 5-13). Auch die wissenschaftlichen Ergebnisse von Evangelista und Mitarbeitern sind im Hinblick auf die dreidimensionale Untersuchung des peridentalen Knochenangebotes im Rahmen der kieferorthopädischen Behandlung sehr wichtig. In der Studie wurden 4 319 Zähne bei 79 Angle-Klasse-I- und 80 Angle-Klasse-II,1-Patienten mittels DVT vor kieferorthopädischer Behandlung untersucht[34]. Alveoläre Knochendefizite in Form von Knochendehiszenzen wurden bei 96.9 % aller untersuchten Patienten und bei 51,09 % aller untersuchten Zähne gefunden. Patienten mit Angle-Klasse I zeigten deutlich mehr Knochendefizite als Patienten mit Klasse II,1. Die Prävalenz war im Unterkiefer deutlich höher als im Oberkiefer. Zwischen Patienten mit vertikalen und horizontalen Wachstumsmustern gab es keine signifikanten Unterschiede. Fenestrationen des Knochens konnten bei 36,51 % festgestellt werden. Die Mehrheit der Fenestrationen trat im Oberkiefer (68,4 %) auf und war im mittleren Wurzeldrittel (56.34 %) lokalisiert.

Diese Zahlen belegen, dass die Beurteilung des peridentalen Knochenangebotes im Rahmen der kieferorthopädischen Behandlungsplanung die mit Abstand häufigste rechtfertigende Indikation für ein DVT ist. Aus diesem Grund ist die systematische Beurteilung des peridentalen Knochenangebotes bei DVT-Befundung in der Kieferorthopädie obligat. Zur Evaluation des peridentalen Knochenangebotes verwenden die Autoren in der täglichen Praxis die standardisierten Reports „Peridentales Knochenangebot OK und UK" der Röntgeninstitute „Mesantis – 3D-Röntgenprofis" (Abb. 5-14 und 5-15).

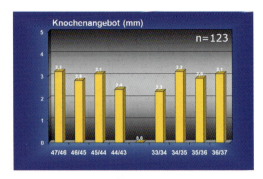

	8	6	4	2	0	2	4	6	8
10 mm	5,9	7,8	8,0	9,7	0,8	9,6	7,8	8,0	5,9
12 mm	7,5	9,3	10,2	11,4	1,8	10,7	10,3	9,3	7,8
14 mm	9,9	10,2	11,2	11,3	3,1	11,3	11,2	10,4	9,9
16 mm	10,8	10,3	10,8	9,5	4,6	9,6	10,4	10,4	10,7
18 mm	10,0	8,8	8,3	7,3	5,6	7,4	8,2	9,0	9,8
20 mm	7,4	6,5	6,1	6,0	6,1	6,1	6,3	6,7	7,7

6 mm pin	8 mm pin	10 mm pin	no pin

Abb. 5-16 Exemplarische Darstellung des interradikulären Knochenangebotes zwischen den Wurzeln des Unterkiefers bei 123 Patienten, die zwischen 11 und 22 Jahren alt sind[16]. Die dargestellten Werte wurden bei einem Abstand von 4 mm zur Schmelz-Zement-Grenze erhoben.

Abb. 5-17 Tabellarische Darstellung des absoluten Knochenangebotes im vorderen Gaumen (51 Patienten, männlich, 19 bis 30 Jahre). Angaben in mm in den jeweiligen Regionen am vorderen Gaumen. Horizontal ist der Abstand zur Medianebene und vertikal der Abstand zur Schmelz-Zement-Grenze aufgeführt. Die Farben markieren, in welchen Regionen Verankerungspins mit einer Länge von 6 mm (gelb), 8 mm (blau) und 10 mm (grün) ausreichend Platz hätten. In den roten Regionen (no pin) gab es weniger als 6mm Knochenangebot.

5.8 DVT zur 3-D-Planung von Verankerungspins

Kieferorthopädische Verankerungspins (Synonyme: Miniimplantate, Minischrauben, TAD) wurden 1998 erstmals in der Kieferorthopädie vorgestellt[59]. Nach systematischer Weiterentwicklung sind Verankerungspins heutzutage eine etablierte Methode zum Aufbau einer absoluten Verankerung im Rahmen der kieferorthopädischen Behandlung[21,22,29]. Die in der wissenschaftlichen Literatur angegebenen Erfolgsquoten variieren zwischen 59,4 % und 100 %[30]. Einer der wesentlichsten Faktoren für die erfolgreiche Insertion von Verankerungspins ist das Knochenangebot zwischen den Wurzeln bzw. die Nähe des Verankerungspins zur Wurzeloberfläche[6,65,70]. Mit zunehmender Nähe zur Wurzeloberfläche sinkt im Oberkiefer die Erfolgsquote von 95 % auf 77,1 % und im Unterkiefer von 83,9 % auf 35,3 %. Zusätzlich steigt die Prävalenz von Wurzelresorptionen, wenn Verankerungspins weniger als 0,6 mm von der Wurzeloberfläche entfernt sind. Die beiden Faktoren Sicherheit (Vermeidung von Wurzelresorptionen) und Stabilität (ausreichendes Knochenangebot und Knochenqualität) erfordern im Rahmen der kieferorthopädischen Behandlungsplanung eine verlässliche Diagnostik des zur Verfügung stehenden Knochenangebotes. Da Panoramaschichtaufnahmen deutliche Nachteile mit sich bringen[91,101], gibt es zur Erhebung des interradikulären Knochenangebotes momentan keine bessere und genauere Methode als die DVT[16,18,87,88].

Im Oberkiefer variiert das interradikuläre Knochenangebot beim Patienten zwischen 1,62 und 4,4 mm. Das größte durchschnittliche Knochenangebot besteht zwischen dem zweiten Prämolar und dem ersten Molar[18,88].

Im Unterkiefer ist das interradikuläre Knochenangebot mit 1,99 bis 4,0 mm etwas größer als im Oberkiefer[88]. Der bevorzugte Insertionsort liegt im Unterkiefer zwischen den beiden Prämolaren und das geringste Knochenangebot liegt zwischen dem Eckzahn und dem ersten Prämolaren (Abb. 5-16)[16]. Zur Reduktion der Gefahr von Wurzelschädigungen und aufgrund des guten Knochenangebotes bietet sich im Oberkiefer insbesondere die anteriore Gaumenregion für die Insertion von Verankerungspins an[7,19,20,58,62,63]. Trotz gesicherter Erkenntnisse aus zahllosen wissenschaftlichen Studien ist wegen der großen anatomischen Variationen für den individuellen Fall ein DVT medizinisch indiziert[45] (Abb. 5-17 und 5-18).

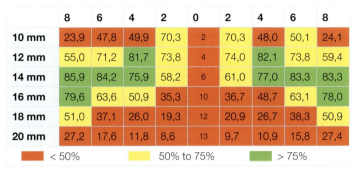

	8	6	4	2	0	2	4	6	8
10 mm	23,9	47,8	49,9	70,3	2	70,3	48,0	50,1	24,1
12 mm	55,0	71,2	81,7	73,8	4	74,0	82,1	73,8	59,4
14 mm	85,9	84,2	75,9	58,2	6	61,0	77,0	83,3	83,3
16 mm	79,6	63,6	50,9	35,3	10	36,7	48,7	63,1	78,0
18 mm	51,0	37,1	26,0	19,3	12	20,9	26,7	38,3	50,9
20 mm	27,2	17,6	11,8	8,6	13	9,7	10,9	15,8	27,4

< 50%	50% to 75%	> 75%

Abb. 5-18 Tabellarische Darstellung des prozentualen Knochenangebotes im vorderen Gaumen (n = 431 Patienten). Es ist jeweils der prozentuale Anteil derjenigen Patienten angeführt, der in der jeweiligen Region mindestens 7 mm Knochen (6 mm Verankerungspin plus 1 mm Sicherheitsabstand) aufweist. Horizontal ist der Abstand zur Medianebene und vertikal der Abstand zur Schmelz-Zement-Grenze aufgeführt. Die Farben markieren Regionen, die mehr als 75 % (grün), 50 bis 75 % (gelb) oder weniger als 50 % (rot) der Patienten ausreichend Knochen bieten. Dadurch lassen sich leicht die zu bevorzugenden Insertionsorte für Verankerungspins am vorderen Gaumen ablesen.

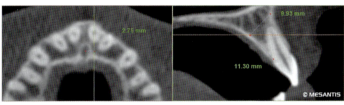

Abb. 5-19 Typischer „Verankerungspin-Report" für den Oberkiefer. In der Axialebene (links) wird der Abstand von der Gaumenmitte abgelesen. In der Sagittalebene kann der Behandler den Abstand des Insertionspunktes von der Schmelz-Zement-Grenze ablesen.

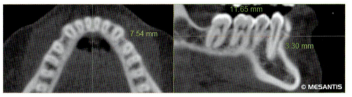

Abb. 5-20 Typischer „Verankerungspin-Report" für den Unterkiefer. In der Axialebene (links) wird die Breite des Alveolarfortsatzes (hier 7,54 mm) für die jeweilige Region abgelesen. In der Sagittalebene kann der Behandler den Abstand des Insertionspunktes von der Höckerspitze (11,65 mm) und das interradikuläre Knochenangebot (3,3 mm) ablesen.

Die spezifische Diagnostik des Knochenangebotes für Verankerungspins darf aber nicht zum Selbstzweck werden. Die erhobenen diagnostischen Informationen sollten daher in Form eines sogenannten „Verankerungspin-Reports" dokumentiert werden (Abb. 5-19 und 5-20). Dadurch lassen sich die diagnostischen Erkenntnisse in der täglichen Praxis direkt, einfach und verlässlich am Patienten individuell umsetzen.

5.9   3-D-Diagnostik und -Planung für die KFO-Chirurgie

Eine weitere rechtfertigende Indikation für die DVT ist die 3-D-Differenzialdiagnostik von komplexen kraniofazialen Fehlbildungen. Hierbei wurde lange Zeit nur an die spezifische Diagnostik von ausgeprägten Asymmetrien gedacht. Die eigentlichen Vorteile der 3-D-Bildgebung im Rahmen der kombiniert kieferorthopädisch-kieferchirurgischen Behandlung liegen jedoch ganz woanders. Die DVT erlaubt nicht nur die dreidimensionale Darstellung der Knochenstrukturen und Weichteilkonturen, sondern ermöglicht auch

eine hochpräzise virtuelle Planung der Osteotomien mit anschließender Herstellung passgenauer Operationssplints mithilfe moderner CAD/CAM-Technologie[85,80,108,109]. Durch diese Techniken kann auf langjährig etablierte, aber sehr zeitaufwendige und den Patienten psychisch belastende Behandlungskonzepte verzichtet werden. Zudem können die Behandlungszeiten um mindestens 50 % reduziert werden.

In der ersten Hälfte des vergangenen Jahrhunderts wurden Umstellungsosteotomien ohne vorherige kieferorthopädische Korrektur durchgeführt[116]. Im weiteren Verlauf des Jahrhunderts hat sich dieses Vorgehen zu dem heute weitverbreiteten Konzept der primären kieferorthopädischen Behandlung (= Ausformung der Zahnbögen), der sekundären Umstellungsosteotomie und der tertiären kieferorthopädischen Feineinstellung der Okklusion verändert. Dies ist insbesondere dem Umstand geschuldet, dass in der Vergangenheit eine präzise Planung und Einstellung der knöchernen Segmente nicht möglich war. Durch die neuen Möglichkeiten der dreidimensionalen bildgebenden Diagnostik mit minimaler Strahlenbelastung kehrt die KFO-Chirurgie jetzt langsam wieder zum Konzept der pri-

Abb. 5-21 Eine spezifische kephalometrische 3-D-Analyse kann entweder nur anhand der Knochen- und Weichteildaten eines Patienten oder aber nach Integration exakter 3-D-Zahn- sowie Face-Scanner-Daten erfolgen.

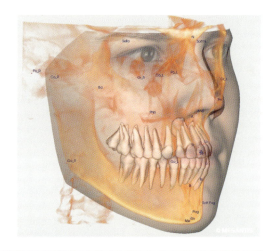

Abb. 5-22 Bei allen orthognathen Chirurgie-Patienten erfolgt nach Anfertigung eines DVT die virtuelle Operationsplanung des Patienten an speziellen Befundungsrechnern mithilfe spezifischer Softwareprogramme. Die spezifischen metrischen Angaben werden vom behandelnden Kieferorthopäden vorgegeben und in der Regel von einem kieferorthopädisch orientierten 3-D-Röntgeninstitut umgesetzt.

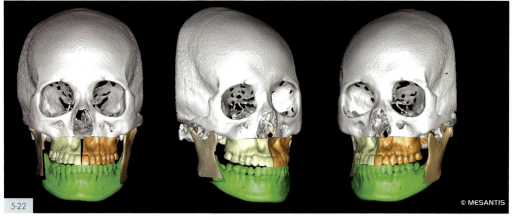

Abb. 5-23 Virtuelle Planung einer posterioren Expansion im Oberkiefer zur Beseitigung eines Kreuzbisses. Nach Besprechung der Planung mit dem Patienten werden die Bilder und die metrischen Daten an den Kieferchirurgen zur präoperativen Abnahme weiter geleitet.

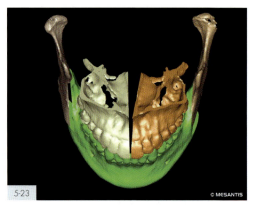

mären Operation (= „surgery first") zurück. Im Rahmen der Erstellung diagnostischer Unterlagen wird initial ein dreidimensionaler Datensatz der Knochenstrukturen und Weichteilkonturen des Patienten mittels DVT erhoben. Zusätzlich werden digitale Modelle des Patienten angefertigt und beide Datensätze miteinander verbunden. Die Genauigkeit des „Modellimports" hat einen großen Einfluss auf das Ergebnis. In der Literatur sind verschiedene Methoden zur Vereinigung von Knochen- und Modelldaten beschrieben[37,85,97].

Nach erfolgreichem Zusammenführen der Datensätze und spezifischer kephalometrischer 3-D-Analyse der Knochen- und Weichgewebe (Abb.5-21) kann nun mithilfe spezieller Software die geplante Operation virtuell vorgenommen werden (Abb. 5-22 und 5-23). Nach gründlicher Abwägung alternativer Optionen wird das dreidimensionale Ergebnis dem Patienten und dem Kieferchirurgen vorgelegt. Sobald diese ihr Einverständnis gegeben haben, können direkt aus der virtuellen Planung heraus die Operationssplinte stereolithografisch, per 3-D-Drucker oder per CAD/CAM-Frästechnik angefertigt werden. Die Passgenauigkeit stereolithografischer Splinte entspricht genau derjenigen von konventionellen Laborsplints[38]. In der dritten Sitzung – nach Beratung und Erstellung diagnostischer Unterlagen – werden die Operationssplinte angeprobt und die Brackets ohne Bänder und ohne Drahtbögen eingegliedert (Abb. 5-24 und 5-25). Am nächsten Tag erfolgt die Umstellungsosteotomie unter Zuhilfenahme der drei Operationssplinte (1. Zentriksplint, 2. Positionierung Oberkiefer, 3. Positionierung Unter-

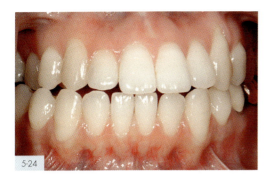

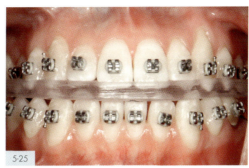

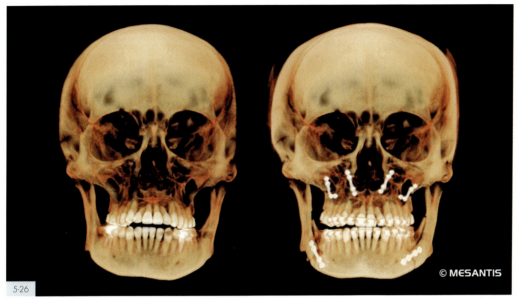

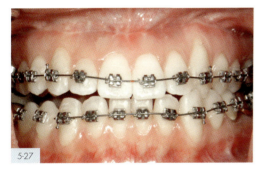

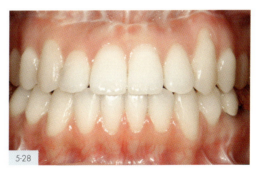

Abb. 5-24 Präoperative intraorale Situation einer weiblichen Patientin mit Kreuzbiss rechts, transversalem Defizit im Oberkiefer, anteriorer Rotation des Oberkiefers, Schwenkung des Oberkiefers nach links und verkürztem aufsteigenden Unterkieferast rechts.

Abb. 5-25 Unmittelbar präoperativ werden nur Brackets (ohne Bänder und Drahtbögen) gesetzt. Außerdem werden in dieser Sitzung die Operationssplinte angepasst.

Abb. 5-26 Darstellung des präoperativen Zustands (links) und des Zustands sechs Wochen nach Operation (rechts) mit Ausgleich der asymmetrischen aufsteigenden Unterkieferäste.

Abb. 5-27 Zustand sechs Wochen postoperativ. Zu diesem Zeitpunkt wurden die ersten kieferorthopädischen Drahtbögen eingegliedert. In regio 47 gibt es in dieser Phase einen Glasionomerzementaufbau zur vertikalen Abstützung.

Abb. 5-28 Zustand nach neunmonatiger aktiver kieferorthopädischer Behandlung (unmittelbar nach Entbänderung).

kiefer). Der dritte Splint wird vom Operateur am Ende des Eingriffs an der oberen Zahnreihe fixiert und dient der postoperativen transversalen Stabilisierung. Sechs Wochen später wird der erste Bogen eingegliedert und die eigentliche kieferorthopädische Behandlung beginnt (Abb. 5-26 und 5-27). In aller Regel kann die aktive kieferorthopädische Behandlung innerhalb von 9 bis 12 Monaten abgeschlossen werden (Abb. 5-28).

In Anlehnung an Swennen und Mitarbeiter hat die virtuelle Planung mindestens sieben wesentliche Vorteile[109]:
1. Der Behandler hat signifikant mehr Informationen über die Anatomie des Patienten. Die Kombination einer guten klinischen Untersuchung mit der Inspektion des virtuellen Datensatzes des Patienten ist die Basis für den kieferorthopädisch-kieferchirurgischen Behandlungserfolg.

2. Mithilfe der virtuellen Planungstechnologie können verschiedene Behandlungsstrategien durchgespielt werden.

3. Die Visualisierung des Behandlungsergebnisses erfolgt mit Fokus auf die dreidimensionale Gesichtsharmonie anstatt mit Fokus auf ein zweidimensionales Profil.

4. Die Okklusionsebene in der Frontalebene kann in der Planungsphase viel genauer eingestellt und anschließend durch 3-D-Splinte exakt intraoperativ umgesetzt werden. Die exakte Korrektur der Okklusionsebene hat weitreichende Konsequenzen für die paranasalen Gesichtsregionen, die Kieferwinkel, den Unterkieferrand und das Kinn.

5. Die Einstellung der Oberkiefermitte ist durch die virtuelle Planung um ein Vielfaches zuverlässiger, weil der Oberkiefer dreidimensional präzise zur Schädelbasis eingestellt werden kann. Die klinische Einstellung nach dem Philtrum ist immer dann fehlerhaft, wenn das Philtrum eine Deflexion aufweist. Dies hat einen wesentlichen Einfluss auf das Untergesicht und die Gesichtsharmonie.

6. Die Anatomie und die Position des Kinns kann in der koronalen und axialen Ebene deutlich präziser diagnostiziert und geplant werden.

7. Da die aufsteigenden Unterkieferäste bei einer virtuellen Planung systemimmanent stabil sind, kann das exakte dreidimensionale Ausmaß der erforderlichen Unterkieferverlagerung auf beiden Seiten genau ermittelt werden.

5.10 Zusammenfassung

Zahlreiche wissenschaftliche Studien der letzten anderthalb Jahre haben gezeigt, dass die DVT der konventionellen Röntgentechnik für den Bereich der Kieferorthopädie deutlich überlegen ist (siehe Abb. 5-29). Wenn man ein DVT-Gerät einsetzt, das die hohen Anforderungen der Kieferorthopädie hinsichtlich Field of View und Strahlenbelastung erfüllt, bewegt sich die effektive Dosis auf sehr ähnlichem Level wie bei konventioneller kieferorthopädischer Röntgentechnik. Die zu allgemeiner Verunsicherung führende Feststellung, dass DVTs im Vergleich zum OPG eine 10- bis 15-fache Strahlenbelastung mit sich bringen, trifft

nur für nicht repräsentative „High-Dose-DVT-Geräte" mit speziellen Einstellungen zu. Neben dem allgemeinen Informationsmehrwert durch den dreidimensionalen Datensatz kann der Kieferorthopäde bis zu 25 % Nebenbefunde im Bereich der oberen Atemwege, 45 % mehr Kiefergelenkbefunde, 20 bis 34 % mehr apikale Veränderungen, bei 98 % der Patienten sowie bei 50 % der Zähne vestibuläre Knochendefizite unterschiedlichen Ausmaßes bzw. bei 36 % der Zähne vestibuläre Knochenfenestrationen erheben. Außerdem ist bei der Differenzialdiagnostik des obstruktiven Schlafapnoe-Syndroms, der Planung von Verankerungspins und in der orthognathen Chirurgie erstmals eine zielgerichtete, sichere und genauere Behandlungsplanung möglich. Diese geht im Bereich der orthognathen Chirurgie auch noch mit einer Halbierung der aktiven Behandlungszeit einher. Damit ist die DVT ein Meilenstein in der historischen Entwicklung der Kieferorthopädie.

Hat ein Patient Zugang zu einem DVT, ist dessen Einsatz aus heutiger wissenschaftlicher Sicht nur zu befürworten. Dies bedeutet aber nicht im Umkehrschluss, dass man jeder kieferorthopädischen Praxis die Anschaffung eines DVT aufbürden muss. Dafür ist diese Technologie betriebswirtschaftlich – insbesondere unter den Aspekten der hohen Hintergrundkosten (Datenschutz, Langzeitarchivierung, Anbindung der Überweiser an die Daten) sowie des personalintensiven Einsatzes – zu belastend. Ähnlich wie in der Medizin zeichnet sich schon heute ab, dass es in Zukunft – auch unter gesundheitspolitischen Aspekten – zahnärztliche Röntgeninstitute geben wird, die diese Arbeiten ganztägig professionell durchführen und den kieferorthopädischen Praxen die erforderlichen 3-D-Daten bereitstellen werden.

Bei aller Euphorie über diese neue Technologie müssen Qualität, spezifische medizinische Befundung, spezifische Reporterstellung, Datenschutz, Langzeitarchivierung, ausreichendes Field of View, kephalometrische 3-D-Analyse und vor allen Dingen die Vermeidung von Strahlenbelastungen größer als 85 µSv für Kinder und Jugendliche essenzielle Voraussetzungen für den sinnvollen klinischen Einsatz der digitalen Volumentechnologie in der täglichen kieferorthopädischen Praxis sein.

Befundparameter	OPG/Fernröntgen/ZF	DVT
Vestibuläre Panoramaansicht	🟩	🟩
Linguale Panoramaansicht	🟧	🟩
Fernröntgen seitlich	🟨	🟩
Fernröntgen p.-a.	🟨	🟩
Weichgewebedarstellung	🟨	🟩
3-D-Koordinatenanalyse	🟧	🟩
Verlagerte Eckzähne	🟧	🟩
Überzählige Zähne	🟧	🟩
Zahnwurzelanomalien	🟧	🟩
Bestimmung der Zahnbogenform	🟧	🟩
Peridentales Knochenangebot	🟧	🟩
Knochenangebot für Lückenschluss	🟧	🟩
Planung von Verankerungspins	🟧	🟩
Diagnostik von Asymmetrien	🟧	🟩
KFO-Chirurgie-Planung	🟧	🟩
Diagnostik von LKG-Patienten	🟧	🟩
Diagnostik der Nasenhöhle	🟧	🟩
Diagnostik der Nebenhöhlen	🟧	🟩
Diagnostik des Pharynx	🟨	🟩
Diagnostik der Kiefergelenke	🟧	🟩
Kariesdiagnostik	🟩	🟨

Abb. 5-29 Tabellarische Darstellung kieferorthopädischer Befundparameter und die Eignung konventioneller Röntgenverfahren sowie der DVT zur Erhebung dieser Befunde (grün = gut geeignet, gelb = weniger geeignet, rot = schlecht/nicht geeignet).

Danksagung

Wir danken „Mesantis – 3-D-Röntgenprofis" in Berlin, München, Wiesbaden und Mayen für die Aufarbeitung und freundliche Bereitstellung der außergewöhnlichen 3-D-Aufnahmen.

Literatur

1. Adams GL, Gansky SA, Miller AJ, Harrell WE, Jr., Hatcher DC. Comparison between traditional 2-dimensional cephalometry and a 3-dimensional approach on human dry skulls. Am J Orthod Dentofacial Orthop 2004;126:397–409.
2. Ahlers M, Freesmeyer W, Göz G, Jakstat H, Koeck B, Meyer G et al. Klinische Funktionsanalyse. Gemeinsame Stellungnahme der Arbeitsgemeinschaft für Funktionsdiagnostik und Therapie (AFDT) in der DGZMK zur Diagnostik funktioneller Störungen des kraniomandibulären Systems. Dtsch Zahnärztl Z 2003;58:383–384.
3. Alqerban A, Jacobs R, Souza PC, Willems G. In-vitro comparison of 2 cone-beam computed tomography systems and panoramic imaging for detecting simulated canine impaction-induced external root resorption in maxillary lateral incisors. Am J Orthod Dentofacial Orthop 2009;136:764 e761–711; discussion 764–765.
4. Arai Y, Tammisalo E, Iwai K, Hashimoto K, Shinoda K. Development of a compact computed tomographic apparatus for dental use. Dentomaxillofac Radiol 1999;28:245–248.
5. Armstrong C, Johnston C, Burden D, Stevenson M. Localizing ectopic maxillary canines-horizontal or vertical parallax? Eur J Orthod 2003;25:585–589.
6. Asscherickx K, Vande Vannet B, Wehrbein H, Sabzevar MM. Success rate of miniscrews relative to their position to adjacent roots. Eur J Orthod 2008;30:330–335.
7. Asscherickx K, Vannet BV, Bottenberg P, Wehrbein H, Sabzevar MM. Clinical observations and success rates of palatal implants. Am J Orthod Dentofacial Orthop 2010;137:114–122.
8. Batenhorst KF, Bowers GM, Williams JE, Jr. Tissue changes resulting from facial tipping and extrusion of incisors in monkeys. J Periodontol 1974;45:660–668.
9. Bell GW, Rodgers JM, Grime RJ, Edwards KL, Hahn MR, Dorman ML et al. The accuracy of dental panoramic tomographs in determining the root morphology of mandibular third molar teeth before surgery. Oral Surg Oral Med Oral Pathol Oral Radiol Endod 2003;95:119–125.
10. Berco M, Rigali P, Miner R, DeLuca S, Anderson N, Will L. Accuracy and reliability of linear cephalometric measurements from cone-beam computed tomography scans of a dry human skull. Am J Orthod Dentofacial Orthop 2009;136:17–18.

Abb. 5-30 Strahlenhygienisches und kassenwirtschaftliches Praxiskonzept beim Einsatz der DVT in der Kieferorthopädie. Durch eine einzige Aufnahme mit 34 bis 61 µSv wird bei etlichen Patienten eine Vielzahl zusätzlicher Aufnahmen mit weiterer Strahlenbelastung vermieden. Gleichzeitig werden auch die Kosten reduziert, da Mehrfachaufnahmen bei verschiedenen Ärzten überflüssig werden.

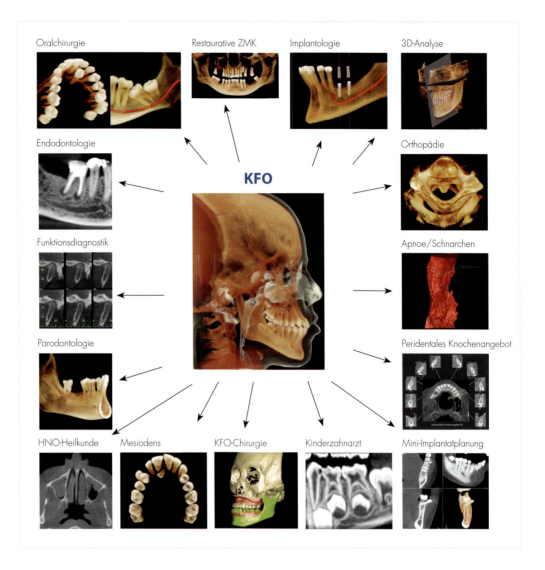

Oralchirurgie · Restaurative ZMK · Implantologie · 3D-Analyse · Endodontologie · **KFO** · Orthopädie · Funktionsdiagnostik · Apnoe/Schnarchen · Parodontologie · Peridentales Knochenangebot · HNO-Heilkunde · Mesiodens · KFO-Chirurgie · Kinderzahnarzt · Mini-Implantatplanung

Abb. 5-31 Übersicht über die diagnostische Genauigkeit verschiedener bildgebender Verfahren im Bereich der Kiefergelenke (nach Honey et al.[51]). Danach ist die DVT das einzig zuverlässige bildgebende Verfahren für die Befundung der Kiefergelenke.

Diagnostische Genauigkeit bildgebender Verfahren für Kiefergelenke	
Digitale Volumentechnologie	0,95 ± 0,05
Panoramaschichtaufnahme (PSA)	0,64 ± 0,11
Kiefergelenkprojektion aus PSA-Gerät	0,55 ± 0,11
Klassische Tomographie	0,58 ± 0,15

11. Broadbent B. A new x-ray technique and its application to orthodontia. Angle Orthod 1931;1: 45–66.

12. Brown AA, Scarfe WC, Scheetz JP, Silveira AM, Farman AG. Linear accuracy of cone beam CT derived 3D images. Angle Orthod 2009;79: 150–157.

13. Bumann A, Nitka M, Rutschke D, Staribratova-Reister K, Wiemer K. Die Möglichkeiten der KFO - Kinder und Jugendliche sollten später keine Schnarcher und Apnoeiker werden. Somno J 2009;4:5–9.

14. Bumann A, Nitka M, Tafel M, Mah J. TMJ findings in panoramic x-rays and CBCTs - a clincial comparison. (unpublished work) 2010.

15. Bumann A, Nitka M, Springer K, Mah J. Prevalence of vestibular bone deficit in children and adolescents prior to orthodontic tooth movement; (unpublished work) 2010.

16. Bumann A, Brauns C, Mah J. CBCT evaluation of bone availability for the placement of mini pins in the lower jaw of adolescents. (unpublished work) 2010.

17. Bumann A, Henschel R, Radlanski R, Nitka M, Mah J. CBCT evaluation of bone availability at the infrazygomatic crest. (unpublished work) 2010.

18. Bumann A, Hollenstein J, Mah J. CBCT evaluation of bone availability in the upper alveolar bone of 102 adolescents. (unpublished work) 2010.

19. Bumann A, Bornhäuser M, Radlanski R, Nitka M, Mah J. Bone availability in the anterior palate of children, adolescents and young adults prior to orthodontics. (unpublished work) 2010.

20. Bumann A, Taghizadeh N, Radlanski R, Mah J. Mediane und paramediane Bestimmung der Knochendicke des Palatum durum bei Kindern, Jugendlichen und Erwachsenen mittels digitaler Volumentechnologie. (unpublished work) 2010.

21. Cacciafesta V, Bumann A, Cho HJ, Graham JW, Paquette DE, Park HS et al. Skeletal anchorage, part 1. J Clin Orthod 2009;43:303–317.

22. Cacciafesta V, Bumann A, Cho HJ, Graham JW, Paquette DE, Park HS et al. JCO Roundtable. Skeletal anchorage, part 2. J Clin Orthod 2009;43:365–378.

23. Cattaneo PM, Bloch CB, Calmar D, Hjortshoj M, Melsen B. Comparison between conventional and cone-beam computed tomography-generated cephalograms. Am J Orthod Dentofacial Orthop 2008;134:798–802.

24. Cattaneo PM, Melsen B. The use of cone-beam computed tomography in an orthodontic department in between research and daily clinic. World J Orthod 2008;9:269–282.

25. Cattaneo PM, Cevidanes L, Treccani M, Myrda A, Melsen B. Transversal Expansion and Self-Ligating Brackets: A CBCT Study AAO - 2009 Oral Research Abstract Presentations. Boston; 2009.

26. Cevidanes L, Oliveira AE, Motta A, Phillips C, Burke B, Tyndall D. Head orientation in CBCT-generated cephalograms. Angle Orthod 2009;79:971–977.

27. Chien PC, Parks ET, Eraso F, Hartsfield JK, Roberts WE, Ofner S. Comparison of reliability in anatomical landmark identification using two-dimensional digital cephalometrics and three-dimensional cone beam computed tomography in vivo. Dentomaxillofac Radiol 2009;38:262–273.

28. Cho HJ. A three-dimensional cephalometric analysis. J Clin Orthod 2009;43:235–252, discussion 235; quiz 273.

29. Cope J. Temporary anchorage devices in orthodontics: a paradigm shift. Semin Orthod 2005;11:3–9.

30. Crismani AG, Bertl MH, Celar AG, Bantleon HP, Burstone CJ. Miniscrews in orthodontic treatment: review and analysis of published clinical trials. Am J Orthod Dentofacial Orthop 2010;137:108–113.

31. de Paula-Silva FW, Wu MK, Leonardo MR, da Silva LA, Wesselink PR. Accuracy of periapical radiography and cone-beam computed tomography scans in diagnosing apical periodontitis using histopathological findings as a gold standard. J Endod 2009;35:1009–1012.

32. Downs W. Variations in facial relationships: Their significance in treatment and prognosis. Am J Orthod 1948;34:812–840.

33. Drescher D. Fernröntgenanalyse. In: Diedrich P, Hrsg. Kieferorthopädie I, Praxis der Zahnheilkunde, Band 11/I. München: Urban & Fischer; 2000. S. 263–291.

34. Evangelista K, Vasconcelos K, Bumann A, Hirsch E, Silva MA. Assessment of dehiscence and fenestration in patients with Class I and Class II division 1 malocclusion using cone beam computed tomography. Am J Orthod Dentofacial Orthop 2010; (submitted).

35. Fu KY, Zhang WL, Liu DG, Chen HM, Ma XC. [Cone beam computed tomography in the diagnosis of temporomandibular joint osteoarthrosis]. Zhonghua Kou Qiang Yi Xue Za Zhi 2007;42:417–420.

36. Fuhrmann R, Schnappauf A, Diedrich P. Three-dimensional imaging of craniomaxillofacial structures with a standard personal computer. Dentomaxillofac Radiol 1995;24:260.

37. Gateno J, Xia J, Teichgraeber J, Rosen A. A new technique for the creation of a computerized composite skull model. J Oral Maxillofac Surg 2003;61:222–227.

38. Gateno J, Xia J, Teichgraeber J, Rosen A, Hultgren B, Vadnais T. The precision of computer-generated surgical splints. J Oral Maxillofac Surg 2003;61:814–817.

39. Grauer D, Cevidanes LS, Proffit WR. Working with DICOM craniofacial images. Am J Orthod Dentofacial Orthop 2009;136:460–470.

40. Greiner M, Greiner A, Hirschfelder U. Variance of landmarks in digital evaluations: comparison between CT-based and conventional digital lateral cephalometric radiographs. J Orofac Orthop 2007;68:290–298.

41. Harnet JC, Lombardi T, Lutz JC, Meyer P, Kahn JL. Sagittal craniofacial growth evaluated on children dry skulls using V2 and V3 canal openings as references. Surg Radiol Anat 2007;29:589–594.

42. Hashimoto K, Arai Y, Iwai K, Araki M, Kawashima S, Terakado M. A comparison of a new limited cone beam computed tomography machine for dental use with a multidetector row helical CT machine. Oral Surg Oral Med Oral Pathol Oral Radiol Endod 2003;95:371–377.

43. Hashimoto K, Kawashima S, Kameoka S, Akiyama Y, Honjoya T, Ejima K et al. Comparison of image validity between cone beam computed to-

mography for dental use and multidetector row helical computed tomography. Dentomaxillofac Radiol 2007;36:465–471.

44. Hasund A. The Bergen-Technique: A clinical manual for a light-wire edgewise technique. Univ. Bergen; 1972.

45. Hechler S. Cone-beam CT: applications in orthodontics. Dental Clinics of North America 2008;52: 809–823.

46. Hilgers M, Scarfe W, Scheetz J, Farman A. Accuracy of linear temporomandibular joint measurements with cone beam computed tomography and digital cephalometric radiography. Am J Orthod Dentofac Orthop 2005;128:803–811.

47. Hirschfelder U. Dreidimensionale computertomographische Analyse von Kiefer-, Gesichts-und Schädelanomalien. München Wien: Hanser 1991.

48. Hofrath H. Die Bedeutung der Röntgenfern-und Abstandsaufnahme für die Diagnostik der Kieferanomalien. J Orofac Orthop 1931;1:232–258.

49. Honda K, Arai Y, Kashima M, Takano Y, Sawada K, Ejima K et al. Evaluation of the usefulness of the limited cone-beam CT (3DX) in the assessment of the thickness of the roof of the glenoid fossa of the temporomandibular joint. Dentomaxillofacial Radiol 2004;33:391.

50. Honda K, Larheim TA, Maruhashi K, Matsumoto K, Iwai K. Osseous abnormalities of the mandibular condyle: diagnostic reliability of cone beam computed tomography compared with helical computed tomography based on an autopsy material. Dentomaxillofac Radiol 2006;35:152–157.

51. Honey O, Scarfe W, Hilgers M, Klueber K, Silveira A, Haskell B et al. Accuracy of cone-beam computed tomography imaging of the temporomandibular joint: comparisons with panoramic radiology and linear tomography. Am J Orthod Dentofacial Orthop 2007;132:429–438.

52. Hounsfield GN. Computerized transverse axial scanning (tomography). 1. Description of system. Br J Radiol 1973;46:1016–1022.

53. Hounsfield GN. Picture quality of computed tomography. Am J Roentgenol 1976;127:3–9.

54. Huels A, Schulte W, Walter E. Konventionelle Röntgendiagnostik und Computertomographie der Kiefergelenke bei Myoarthropathien. Radiologe 1984;24:360–368.

55. Hussain AM, Packota G, Major PW, Flores-Mir C. Role of different imaging modalities in assessment of temporomandibular joint erosions and osteophytes: a systematic review. Dentomaxillofac Radiol 2008;37:63–71.

56. Jarabak J, Fizzell J. Technique and treatment with light-wire edgewise appliances. 2. Aufl. St. Louis: Mosby; 1972.

57. Kärcher H, Kopp W. Dreidimensionale CT-und Modellplanung kraniofazialer Operationen. Z Stomatol 1991;88:183–204.

58. Kang S, Lee SJ, Ahn SJ, Heo MS, Kim TW. Bone thickness of the palate for orthodontic mini-implant anchorage in adults. Am J Orthod Dentofacial Orthop 2007;131:S74–81.

59. Kanomi R. Mini-implant for orthodontic anchorage. J Clin Orthod 1997;31:763–767.

60. Katakami K, Shimoda S, Kobayashi K, Kawasaki K. Histological investigation of osseous changes of mandibular condyles with backscattered electron images. Dentomaxillofac Radiol 2008;37:330–339.

61. Kau CH, Littlefield J, Rainy N, Nguyen JT, Creed B. Evaluation of CBCT Digital Models and Traditional Models Using the Little's Index. Angle Orthod 2010;80:435–439.

62. King KS, Lam EW, Faulkner MG, Heo G, Major PW. Predictive factors of vertical bone depth in the paramedian palate of adolescents. Angle Orthod 2006;76:745–751.

63. King KS, Lam EW, Faulkner MG, Heo G, Major PW. Vertical bone volume in the paramedian palate of adolescents: a computed tomography study. Am J Orthod Dentofacial Orthop 2007;132:783–788.

64. Korkhaus G. Die Bedeutung des Fernröntgenbildes für die kieferorthopädische Praxis. J Orofac Orthop 1959;20:1–21.

65. Kuroda S, Yamada K, Deguchi T, Hashimoto T, Kyung HM, Takano-Yamamoto T. Root proximity is a major factor for screw failure in orthodontic anchorage. Am J Orthod Dentofacial Orthop 2007;131:S68–73.

66. Lagravère M, Carey J, Toogood R, Major P. Three-dimensional accuracy of measurements made with software on cone-beam computed tomography images. Am J Orthod Dentofacial Orthop 2008;134:112–116.

67. Lagravere MO, Gordon JM, Guedes IH, Flores-Mir C, Carey JP, Heo G et al. Reliability of traditional cephalometric landmarks as seen in three-dimensional analysis in maxillary expansion treatments. Angle Orthod 2009;79:1047–1056.

68. Lagravere MO, Major PW. Proposed reference point for 3-dimensional cephalometric analysis with cone-beam computerized tomography. Am J Orthod Dentofacial Orthop 2005;128:657–660.

69. Lambrecht J, Brix F. Individual skull model fabrication for craniofacial surgery. Cleft Palate Craniofac J 1990;27:382–386.

70. Lee YK, Kim JW, Baek SH, Kim TW, Chang YI. Root and Bone Response to the Proximity of a Mini-Implant under Orthodontic Loading. Angle Orthod 2010;80:452–458.

71. Low KM, Dula K, Burgin W, von Arx T. Comparison of periapical radiography and limited cone-beam tomography in posterior maxillary teeth referred for apical surgery. J Endod 2008;34:557–562.

72. Ludlow J, Gubler M, Cevidanes L, Mol A. Precision of cephalometric landmark identification: Cone-beam computed tomography vs conventional cephalometric views. Am J Orthod Dentofacial Orthop 2009;136:312–312.

73. Ludlow JB, Davies-Ludlow LE, White SC. Patient risk related to common dental radiographic examinations: the impact of 2007 International Commission on Radiological Protection recommendations regarding dose calculation. J Am Dent Assoc 2008;139:1237–1243.

74. Lund H, Grondahl K, Grondahl HG. Cone Beam Computed Tomography for Assessment of Root Length and Marginal Bone Level during Orthodontic Treatment. Angle Orthod 2010;80:466–473.

75. Matherne RP, Angelopoulos C, Kulild JC, Tira D. Use of cone-beam computed tomography to identify root canal systems in vitro. J Endod 2008;34:87–89.

76. Mattila K. Panorama-Röntgenverfahren-Rückblick und Ausblick. Hüthig-Verlag, Heidelberg 1984.

77. McKee IW, Glover KE, Williamson PC, Lam EW, Heo G, Major PW. The effect of vertical and horizontal head positioning in panoramic radiography on mesiodistal tooth angulations. Angle Orthod 2001;71:442–451.

78. McKee IW, Williamson PC, Lam EW, Heo G, Glover KE, Major PW. The accuracy of 4 panoramic units in the projection of mesiodistal tooth angulations. Am J Orthod Dentofacial Orthop 2002;121:166–175; quiz 192.

79. Meng JH, Zhang WL, Liu DG, Zhao YP, Ma XC. [Diagnostic evaluation of the temporomandibular joint osteoarthritis using cone beam computed tomography compared with conventional radiographic technology]. Beijing Da Xue Xue Bao 2007;39:26–29.

80. Metzger M, Hohlweg-Majert B, Schön R, Teschner M, Gellrich N, Schmelzeisen R et al. Verification of clinical precision after computer-aided reconstruction in craniomaxillofacial surgery. Oral Surg Oral Med Oral Pathol Oral Radiol Endod 2007;104:1–10.

81. Moreira CR, Sales MA, Lopes PM, Cavalcanti MG. Assessment of linear and angular measurements on three-dimensional cone-beam computed tomographic images. Oral Surg Oral Med Oral Pathol Oral Radiol Endod 2009;108:430–436.

82. Mouyen F, Benz C, Sonnabend E, Lodter JP. Presentation and physical evaluation of RadioVisioGraphy. Oral Surg Oral Med Oral Pathol 1989;68:238–242.

83. Mozzo P, Procacci C, Tacconi A, Tinazzi Martini P, Bergamo Andreis I. A new volumetric CT machine for dental imaging based on the cone-beam technique: preliminary results. Eur Radiol 1998;8:1558–1564.

84. Muramatsu A, Nawa H, Kimura M, Yoshida K, Maeda M, Katsumata A et al. Reproducibility of maxillofacial anatomic landmarks on 3-dimensional computed tomographic images determined with the 95 % confidence ellipse method. Angle Orthod 2008;78:396–402.

85. Nkenke E, Zachow S, Benz M, Maier T, Veit K, Kramer M et al. Fusion of computed tomography data and optical 3D images of the dentition for streak artefact correction in the simulation of orthognathic surgery. Dentomaxillofac Radiol 2004;33:226–232.

86. Paatero Y. A new tomographical method for radiographing curved outer surfaces. Acta radiol 1949;32:177.

87. Park HS, Hwangbo ES, Kwon TG. Proper mesiodistal angles for microimplant placement assessed with 3-dimensional computed tomography images. Am J Orthod Dentofacial Orthop 2010;137:200–206.

88. Park J, Cho HJ. Three-dimensional evaluation of interradicular spaces and cortical bone thickness for the placement and initial stability of microimplants in adults. Am J Orthod Dentofacial Orthop 2009;136:314 e311–312; discussion 314–315.

89. Paventy AM. Nonextraction Treatment Using the Damon System: A CBCT Evaluation. AAO - 2009 Charley Schultz Resident Scholar Award Abstracts. Boston; 2009.

90. Peck J, Sameshima G, Miller A, Worth P, Hatcher D. Mesiodistal root angulation using panoramic and cone beam CT. Angle Orthod;77:206–213.

91. Peck JL, Sameshima GT, Miller A, Worth P, Hatcher DC. Mesiodistal root angulation using panoramic and cone beam CT. Angle Orthod 2007;77:206–213.

92. Pelo S, Cacucci L, Boniello R, Moro A, Deli R, Grippaudo C et al. BaS analysis: a new cephalometric study for craniofacial malformations. Child's Nervous System 2009;25:997–1006.

93. Periago D, Scarfe W, Moshiri M, Scheetz J, Silveira A, Farman A. Linear accuracy and reliability of cone beam CT derived 3-dimensional images constructed using an orthodontic volumetric rendering program. Angle Orthod 2008;78:387–395.

94. Rakosi T. Bedeutung der angulären und linearen Messungen in der dento-skelettalen Analyse. München Wien: Hanser; 1988.

95. Ricketts R. Cephalometric analysis and synthesis. Angle Orthod 1961;31:141–156.

96. Sakabe R, Sakabe J, Kuroki Y, Nakajima I, Kijima N, Honda K. Evaluation of temporomandibular disorders in children using limited cone-beam computed tomography: a case report. J Clin Pediatr Dent 2006;31:14–16.

97. Santler G. The Graz hemisphere splint: a new precise, non-invasive method of replacing the dental arch of 3D-models by plaster models. J Cranio-Maxillofac Surg 1998;26:169–173.

98. Sassouni V. A roentgenographic cephalometric analysis of cephalo-facio-dental relationships. Am J Orthod 1955;41:735–764.

99. Scarfe WC, Farman AG, Sukovic P. Clinical applications of cone-beam computed tomography in dental practice. J Can Dent Assoc 2006;72:75–80.

100. Scheutzel P. Entwicklung der zahnärztlichen Panoramaröntgenaufnahmeverfahren. Zahnärztl Mitt 1989;79:2322.

101. Schnelle MA, Beck FM, Jaynes RM, Huja SS. A radiographic evaluation of the availability of bone for placement of miniscrews. Angle Orthod 2004;74:832–837.

102. Schnieder K-H. DVT - als Voraussetzung für Implantatbehandlung? Z Oral Implant 2009;3:212–213.

103. Silva MA, Wolf U, Heinicke F, Bumann A, Visser H, Hirsch E. Cone-beam computed tomography for routine orthodontic treatment planning: a radiation dose evaluation. Am J Orthod Dentofacial Orthop 2008;133:640 e641–645.

104. Simon P. Grundzüge der systematischen Diagnostik der Gebißanomalien. Berlin: Meusser; 1922.

105. Steiner C. Cephalometrics for you and me. Am J Orthod 1953;39:729–755.

106. Steiner GG, Pearson JK, Ainamo J. Changes of the marginal periodontium as a result of labial tooth movement in monkeys. J Periodontol 1981;52:314–320.

107. Swennen G, Schutyser F, Hausamen J. Three-dimensional cephalometry: a color atlas and manual. Springer Verlag; 2005.

108. Swennen G, Mollemans W, De Clercq C, Abeloos J, Lamoral P, Lippens F et al. A Cone-Beam Computed Tomography Triple Scan Procedure to Obtain a Three-Dimensional Augmented Virtual Skull Model Appropriate for Orthognathic Surgery Planning. J Craniofac Surg 2009;20:297.

109. Swennen GR, Mollemans W, Schutyser F. Three-dimensional treatment planning of orthognathic surgery in the era of virtual imaging. J Oral Maxillofac Surg 2009;67:2080–2092.

110. Stratemann SA, Huang JC, Maki K, Miller AJ, Hatcher DC. Comparison of cone beam computed tomography imaging with physical measures. Dentomaxillofac Radiol 2008;37:80–93.

111. Terakado M, Hashimoto K, Arai Y, Honda M, Sekiwa T, Sato H. Diagnostic imaging with newly developed ortho cubic super-high resolution computed tomography (Ortho-CT). Oral Surg Oral Med Oral Pathol Oral Radiol Endod 2000;89: 509–518.

112. Tweed C. The Frankfort-Mandibular Incisor Angle (FMIA) In Orthodontic Diagnosis, Treatment Planning and Prognosis. Angle Orthod 1954;24:121–169.

113. Valentin J. The 2007 Recommendations of the International Comission on Radiological Protection. Publication 103. ICRP Ann ICRP 2007;37: 1–332.

114. van Vlijmen OJ, Berge SJ, Bronkhorst EM, Swennen GR, Katsaros C, Kuijpers-Jagtman AM. A comparison of frontal radiographs obtained from cone beam CT scans and conventional frontal radiographs of human skulls. Int J Oral Maxillofac Surg 2009;38:773–778.

115. van Vlijmen OJ, Berge SJ, Swennen GR, Bronkhorst EM, Katsaros C, Kuijpers-Jagtman AM. Comparison of cephalometric radiographs obtained from cone-beam computed tomography scans and conventional radiographs. J Oral Maxillofac Surg 2009;67:92–97.

116. Wassmund M. Lehrbuch der praktischen Chirurgie des Mundes und der Kiefer. Leipzig: Meusser; 1935.

117. Wennstrom JL. Mucogingival considerations in orthodontic treatment. Semin Orthod 1996;2: 46–54.

Einführung

BEHANDLUNGS-PLANUNG

Martin Baxmann

6

Bei der Behandlungsplanung werden alle gesammelten Befunde zusammengefasst. Proffit[1] empfiehlt als Vorgehen für jedwede kieferorthopädische Therapie das Erstellen einer Problemliste, auf der Behandlungsprioritäten erstellt werden. Das bedeutet, den Befunden werden zunächst optimale Therapieziele gegenübergestellt und die nötigen Methoden, um diese zu erreichen, herausgearbeitet. Dieses Vorgehen sollte auch bei der Behandlung der Klasse II angewendet werden. Zunächst sollte dabei herausgearbeitet werden, wo die Ursache der vorliegenden Malokklusion lokalisiert liegt. Ist die Klasse II das Resultat einer prognathen Maxilla? Liegt primär eine Unterkieferrücklage vor? In welchem Verhältnis stehen die skelettalen Komponenten der Klasse II zu den dentoalveolären (Abb. 6-1 und 6-2)? Neben der Aufstellung der Befunde und einer entsprechenden Gegenüberstellung der idealen Behandlungsmöglichkeiten gilt es bei der Planung ebenfalls, die Parameter herauszuarbeiten, die eine Behandlung beeinflussen können.

Abb. 6-1 und 6-2 Ist die vorliegende Klasse II primär dentoalveolär oder skelettal bedingt? Besteht noch Wachstum? Eine Priorisierung der Befunde vereinfacht die Wahl der bestmöglichen Therapie. In diesem Fall wurde eine Kombinationsbehandlung von Kieferorthopädie und Kieferchirurgie durchgeführt.

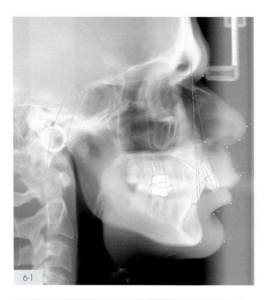

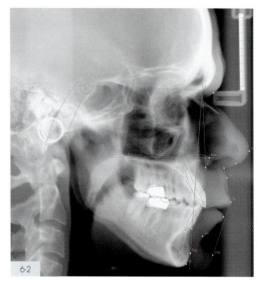

Abb. 6-3 bis 6-5 Bei der erwachsenen Patientin lag eine skelettale Klasse II vor. Vor der geplanten orthognathen Chirurgie wurden eine linguale Multibracketapparatur im Ober- und eine labiale im Unterkiefer zur dentoalveolären Kompensation verwendet.

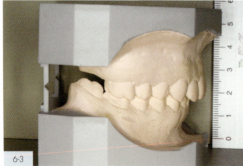

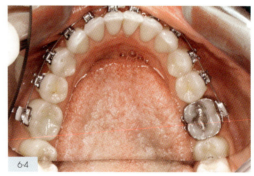

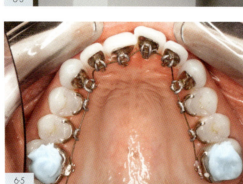

Hierzu gehören eine Abschätzung des Wachstums, Auswirkungen des dentalen Alters auf den Therapieerfolg, funktionelle Probleme, Mundhygiene, Abschätzung der Notwendigkeit von Extraktionen oder Chirurgie, eine Prognose der Mitarbeit des Patienten, ggf. Behandlungswünsche der Patienten oder ihrer Eltern sowie die Wirtschaftlichkeit der geplanten Behandlung (Abb. 6-3 bis 6-11).

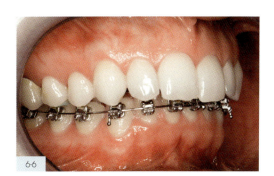

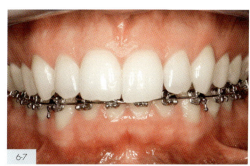

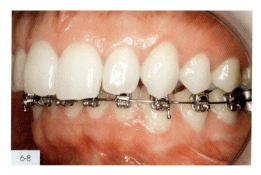

Abb. 6-6 bis 6-8 Zu den entscheidenden Zielen bei der prächirurgischen Kieferorthopädie zählt die Koordination der Zahnbögen. Verwendet man dabei parallel linguale und labiale Apparaturen, so stellt dies eine besondere Herausforderung dar.

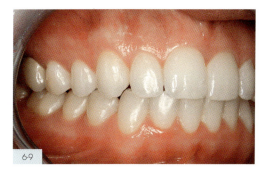

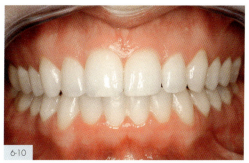

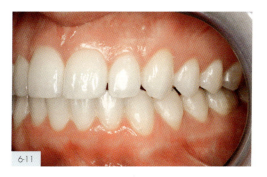

Abb. 6-9 bis 6-11 Neben festsitzenden Klasse-II-Apparaturen führt bei Erwachsenen Patienten auch die Kombination von Kieferorthopädie und -chirurgie zu optimalen Ergebnissen.

Sollen alle diese Punkte berücksichtigt werden, wird schnell deutlich, wie wichtig das Konzept der Prioritäten ist. Nicht selten besteht sonst die Gefahr, dass der Behandler in ein Dilemma gerät, nicht alle Behandlungsziele erreichen zu können. Dies ist zwar eine alltägliche und normale Erscheinung, dennoch wird der Praktiker immer ein perfektes Ergebnis anstreben.

Eine derartige Problem- und Prioritätenliste entscheidet auch über den Behandlungsbeginn. Denn schon mit der Entscheidung über den Beginn wird der Grundstein für die anzuwendende Therapieform gelegt. Soll z. B. zur Korrektur der Klasse II primär im Oberkiefer distalisiert werden, würde der Zeitpunkt, wenn möglich, eher früh gewählt werden. Liegt das Problem dagegen eher im Unterkiefer, ist der puberale Wachstumsspurt oder ein kurz darauf folgender Zeitraum sinnvoller für einen Behandlungsbeginn. Oder besteht eine sehr große sagittale Frontzahnstufe mit erhöhtem Traumarisiko? Dann ist eine Frühbehandlung zu erwägen. Wären Extraktionen nötig, ist die effektivste Behandlung stark vom Entwicklungsstand des permanenten Gebisses abhängig (Abb. 6-12 bis 6-21).

Literatur

1. Proffit WR, Fields HW, Hrsg. Contemporary orthodontics. 3. Aufl. Saint Louis: Mosby; 2000.

Abb. 6-12 bis 6-14 Bei einer dentoalveolären Protrusion im Oberkiefer ist eine Extraktionstherapie eine sinnvolle Alternative. Ein Headgear-Einsatz wird dabei heutzutage unnötig, denn durch die Verwendung von Miniimplantaten können auch schwierige Verankerungssituationen gelöst werden.

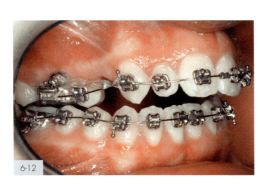

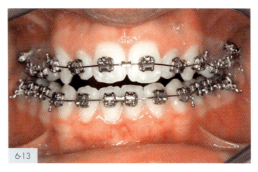

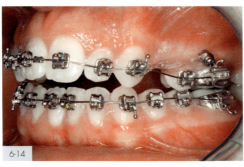

Abb. 6-15 und 6-16 Man erkennt sehr gut die Diskrepanz der Zahnbogenformen von Ober- und Unterkiefer. Vor dem Lückenschluss sorgte ein Transpalatinalbogen für ausreichende transversale Breite im posterioren Bereich der Maxilla.

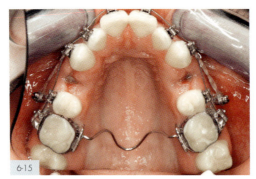

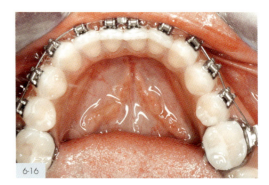

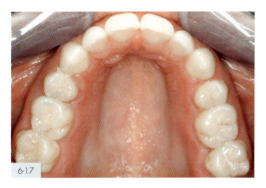

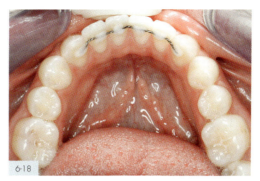

Abb. 6-17 und 6-18 Durch eine präzise Abstimmung der Bogenform wird eine gute Koordination der Zahnbögen erreicht. Dazu werden idealerweise Vierkant-Stahlbögen verwendet.

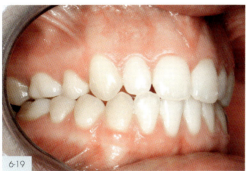

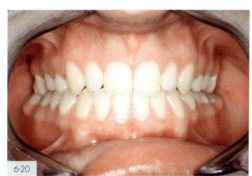

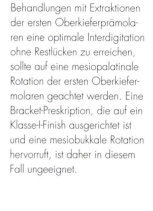

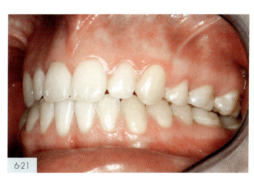

Abb. 6-19 bis 6-21 Um bei Behandlungen mit Extraktionen der ersten Oberkieferprämolaren eine optimale Interdigitation ohne Restlücken zu erreichen, sollte auf eine mesiopalatinale Rotation der ersten Oberkiefermolaren geachtet werden. Eine Bracket-Preskription, die auf ein Klasse-I-Finish ausgerichtet ist und eine mesiobukkale Rotation hervorruft, ist daher in diesem Fall ungeeignet.

BEHANDLUNGS-ZEITPUNKT

7

Martin Baxmann

7.1 Zeitpunkt der Therapie mit bimaxillären Apparaturen

Frühe Behandlung

Für einen Therapiestart im frühen Wechselgebiss bei besonders ausgeprägten Fällen sprach sich Dugoni[6] aus (Abb. 7-1). Er zeigte in einer Kasuistik, dass bei einem Patienten mit einem ANB-Winkel von 7° durch eine Frühbehandlung eine mögliche spätere Prämolarenextraktion vermieden und die Reduktion der skelettalen Klasse-II-Diskrepanz sowie des ausgeprägten Overjets erzielt werden konnte. Weiterhin argumentierte Dugoni, dass jüngere Patienten eine bessere Mitarbeit aufwiesen. Tausche et al.[29], Kluemper et al.[19] und Bishara et al.[2] empfahlen schließlich eine frühzeitige Behandlung außer bei umgekehrtem Overjet, Kreuzbiss und ausgeprägten Formen von Overbite (vertikaler Überbiss) auch bei einer Klasse II mit vergrößertem Overjet, um eine Progredienz sowie ein asymmetrisches Kieferwachstum zu verhindern (Abb. 7-2).

Auch sehr große randomisierte Studien der Universitäten North Carolina und Florida[31–33,35] oder Manchester[21–23] konnten zeigen, dass frühe Behandlungen eine signifikante Verbesserung im Vergleich zu unbehandelten Kontrollgruppen erreichen konnten. Daraus wurde geschlossen, dass eine Wachstumsmodifikation bei Kindern effektiv sei. Allerdings konnte hieraus noch nicht geschlossen werden, ob eine frühe Behandlung der skelettalen Problematik langfristig die beste Behandlungsstrategie darstellte. Schließlich ist nach Durchbruch der permanenten Zähne in der Regel eine zweite Behandlungsphase zur Feineinstellung der Okklusion nötig. Welche Auswirkungen diese Vorgehensweise auf die gesamte Behandlung hat, wird in dem Kapitel zur Behandlungsdauer ausführlich dargestellt.

Späte Behandlung

Für einen Behandlungsbeginn im bleibenden Gebiss sprachen sich von Bremen und Pancherz[34] aus. Sie verglichen Behandlungen im frühen Wechselgebiss, im Wechselgebiss sowie im permanenten Gebiss und ermittelten bei Patienten mit einer Klasse-II,1 eine größere Effizienz in der Gruppe, die später behandelt wurde. In den Ergebnissen von Ghafari et al.[7,8], O'Brien et al.[21,22] und Tulloch et al.[33] zeigte sich die Frühbehandlung ebenfalls als weniger effizient, da sich keine Verkürzung der Behandlungszeit mit festsitzenden Apparaturen erzielen ließ.

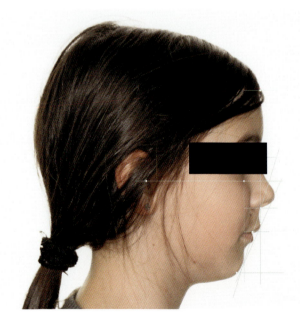

Abb. 7-1 Bei sehr ausgeprägten Klasse-II-Fällen kann durch eine Frühbehandlung eine deutliche Verbesserung erreicht werden, auch wenn für eine vollständige Korrektur eine zweite Behandlungsphase notwendig ist.

Einführung

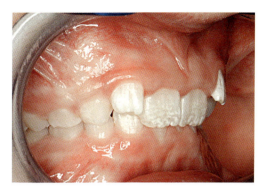

Abb. 7-2 Durch Konvertierung einer Klasse II,2 in eine Klasse II,1 durch Protrusion der Oberkieferfront und darauf folgende Nachentwicklung des Unterkiefers können häufig spätere Extraktionen vermieden werden. (Mit freundlicher Genehmingung von Prof. Dr. Hans-Peter Bantleon, Bernhard-Gottlieb-Universitätszahnklinik, Wien, Österreich)

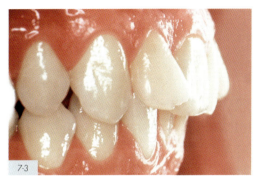

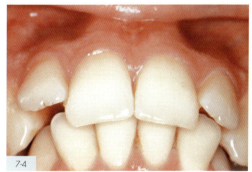

Abb. 7-3 bis 7-6 Festsitzende Klasse-II-Apparaturen stellen auch bei Erwachsenen in Grenzfällen eine sehr gute Alternative zur Dysgnathie-Chirurgie dar. (Mit freundlicher Genehmingung von Prof. Dr. Hans-Peter Bantleon, Bernhard-Gottlieb-Universitätszahnklinik, Wien, Österreich)

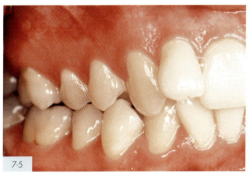

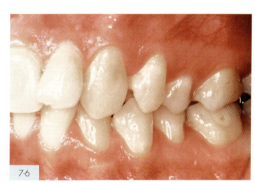

Pancherz[24,25] konnte eine optimale Wirkung des Herbst-Scharniers bei Postadoleszenten und nach dem puberalen Wachstumsspurt zeigen, während Kinzinger und Frye[17] sogar gute Ergebnisse bei der Behandlung von Erwachsenen erreichten.

Als bester Zeitpunkt für den Einsatz des Herbst-Scharniers wird daher der Abschluss des Zahnwechsels im Seitenzahngebiet angesehen, wobei das pubertäre Wachstumsmaximum erreicht oder bereits überwunden sein sollte[25]. Dies liegt bei Mädchen im Durchschnitt bei 11 Jahren, bei Jungen im Durchschnitt bei 14 Jahren[28]. Eine Behandlung zu einem späteren Zeitpunkt, selbst nach Abschluss des pubertären Wachstums, ist aber

tatsächlich möglich[13] und kann in Grenzfällen eine Alternative zur operativen Dysgnathiebehandlung darstellen[26,27] (Abb. 7-3 bis 7-15).

7.2 Zeitpunkt der Therapie mit monomaxillären Apparaturen

Bei der Wahl des idealen Zeitpunktes für eine Therapie mit monomaxillären Apparaturen spielt im Gegensatz zu den bimaxillären Apparaturen das Kieferwachstum eine untergeordnete Rolle. Entscheidend ist vielmehr der dentale Entwicklungszustand im Oberkiefer. Hierbei gilt es dann vor allem, die Durch-

Abb. 7-7 bis 7-13 Für die Klasse-II-Therapie bei Erwachsenen eignen sich sowohl starre als auch federnde Apparaturen. Letztlich entscheiden bei der Auswahl der Tragekomfort, eine geringe Sichtbarkeit der Apparatur und die Vorliebe des jeweiligen Behandlers. (Mit freundlicher Genehmigung von Prof. Dr. Hans-Peter Bantleon, Bernhard-Gottlieb-Universitätszahnklinik, Wien, Österreich)

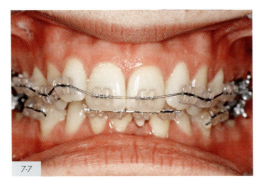

7-7

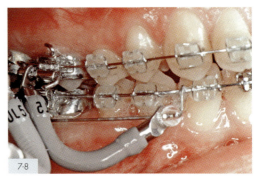

7-8

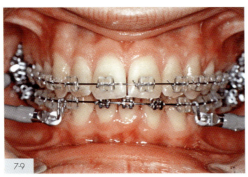

7-9

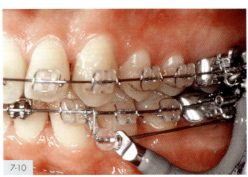

7-10

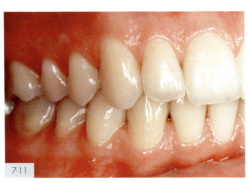

7-11

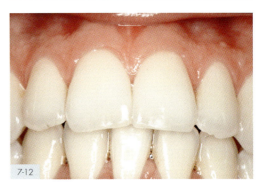

7-12

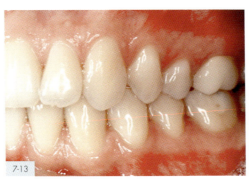

7-13

bruchsstadien der zweiten und dritten Molaren zu beachten. Wenn auch durch neue Systeme, wie Miniimplantate etc., eine maximale Verankerung möglich scheint und eine Distalisation eines vollständigen Zahnbogens in den Bereich des Möglichen rückt (Abb. 7-16), kann dies für den klinischen Routineeinsatz zurzeit nur als Zukunftsmusik bezeichnet werden – vor allem, da die entsprechende Studienlage noch recht dünn ist. Daher soll hier die lange und intensive Diskussion, inwieweit die zweiten Molaren die Distalisation der ersten Molaren beeinflussen, aufgegriffen werden.

Worms et al.[36] beschrieb, dass zweite Molaren durch eine direkte Kraftübertragung

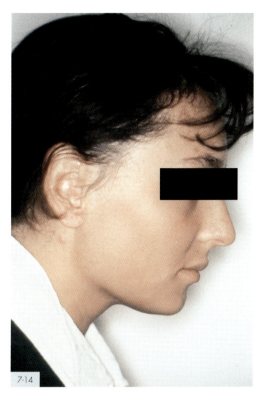

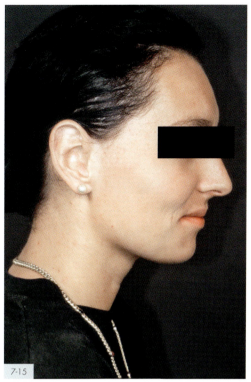

Abb. 7-14 und 7-15 Neben den dentoalveolären Effekten der festsitzenden Klasse-II-Apparaturen können auch bei erwachsenen Patienten signifikante Verbesserungen des Weichteilprofils erzielt werden. (Mit freundlicher Genehmigung von Prof. Dr. Hans-Peter Bantleon, Bernhard-Gottlieb-Universitätszahnklinik, Wien, Österreich)

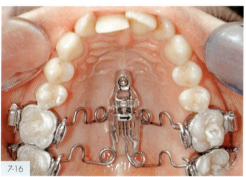

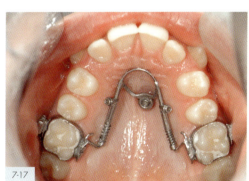

Abb. 7-16 Mit skelettal verankerten Apparaturen können nicht nur gleichzeitig die ersten und zweiten Molaren, sondern sogar der gesamte Zahnbogen distalisiert werden.

Abb. 7-17 Sollen die ersten Molaren nach dem Durchbruch der zweiten distalisiert werden, erhöht sich der Verankerungsbedarf signifikant. Eine Bebänderung der zweiten Molaren ist dabei allerdings nicht zwingend erforderlich, da die angewendeten Kräfte über den Kontaktpunkt übertragen werden.

über den Kontaktpunkt gemeinsam mit den ersten distalisiert würden. Dies solle für vollständig und teilweise durchgebrochene Zähne gelten (Abb. 7-17). Welches genaue Ausmaß diese Kraftübertragung hätte, blieb aber unklar.

Eine mesiobukkale Rotation der Molaren wurde von Gosh und Nanda[11] sowie Bondemark und Kurol[3] beschrieben. Während jedoch die Ersteren bei der Distalisation mittels Pendulum-Apparatur eine vestibuläre Bewegung der nichtbebänderten zweiten Molaren beobachteten, blieb die transversale Dimension bei der Verwendung von Magneten bei Bondemark und Kurol unverändert. Die meisten Studien, die sich mit dem Einfluss eines zweiten oder dritten Molaren im Keimstadium befassten, wurden mit einer Pendulum-Apparatur durchgeführt. Allerdings zeigten sich bei den meisten Studien uneinheitliche Ergebnisse[4,5,11,16].

Abb. 7-18 Die besten Erfolge bei der Distalisation werden vor dem Durchbruch der zweiten und dritten Molaren erzielt.

Abb. 7-19 bis 7-21 Bei der Distalisation erfolgt das größte Ausmaß der gewünschten Translation während des Keimstadiums des distalen Nachbarzahnes. Bei halb durchgebrochenen Nachbarn findet immer noch eine ausreichende Auslenkung statt, jedoch verstärkt in Form einer Kippung. Die geringste Auslenkung findet bei vollständig durchgebrochenem zweiten Molaren statt, wobei 30 % der ursprünglich aufgewendeten Kraft über den Kontaktpunkt an diesen weitergegeben werden.

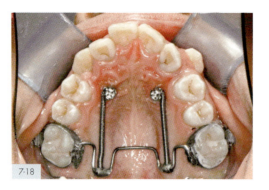

7-18

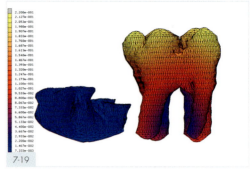

7-19

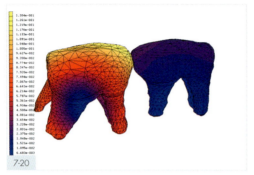

7-20

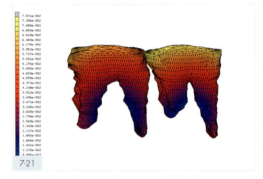

7-21

Folgende Ergebnisse wurden beschrieben: Nach Graber[12] kommt es verstärkt zu einer Kippung anstelle einer Translation, wenn ein erster Molar distalisiert wird und der zweite Molar noch nicht durchgebrochen ist. Bondemark and Kurol[3] bestätigten, dass sich ein zweiter Molar auf das Ausmaß der Kippung des ersten Molaren auswirkt. Der vollständige Durchbruch des zweiten Molaren führt laut Gianelly[9] zu einer deutlich längeren Behandlungszeit. Auch Ten Hoeve[30], Jeckel und Rakosi[15] sowie Gianelly et al.[10] beschrieben einen eindeutigen Einfluss des Durchbruchsstadiums des zweiten und dritten Molaren auf die Distalisation des ersten Molaren. Daraus schlossen sie, ebenso wie Hilgers[14], dass der ideale Zeitpunkt für eine Klasse-II-Therapie mit monomaxillären Apparaturen vor dem Durchbruch des zweiten Molaren stattfinden sollte (Abb. 7-18). Klinisch konnte dies durch die Studien von Muse et al.[20] (zu verschiedenen Distalisationsapparaturen) und Kinzinger et al.[18] (Pendulum-Apparatur) bestätigt werden.

Eine experimentelle Studie von Baxmann[1] (Finite-Elemente-Studie, Headgear) führte ebenfalls zu vergleichbaren Ergebnissen, wobei hierbei noch der direkte Einfluss des jeweiligen Durchbruchsstadiums berücksichtigt und schließlich auch quantifiziert wer-

den konnte. Es konnte gezeigt werden, dass die Bewegung des ersten oberen Molaren bei der Distalisation von dem Durchbruchsstadium seiner distalen Nachbarzähne abhängt (Abb. 7-19 bis 7-21). Die größte Translation des ersten Molaren ergab sich beim Keimstadium oder maximal halb durchgebrochenen distalen Nachbarzahn. Die Auslenkung mit vollständig durchgebrochenem distalen Nachbarzahn war um durchschnittlich 10 % verringert. Wurde die Kraft des Headgears über den Kontaktpunkt vom ersten auf den zweiten Molaren übertragen, konnte gezeigt werden, dass ca. 30 % der HG-Kraft noch auf den zweiten Molaren wirkten. Somit konnten klinische Erfahrungswerte nicht nur bestätigt, sondern auch die prozentuale Kräfteverteilung zwischen dem ersten und dem zweiten Molaren bestimmt werden.

Literatur

1. Baxmann M. Distalisation oberer erster Molaren mittels Headgear in Abhängigkeit des Durchbruchsstadiums der zweiten Molaren – Experimentelle und numerische Untersuchungen. Diss. Univ. Bonn: 2007.
2. Bishara SE, Justus R, Graber TM. Proceedings of the workshop discussions on early treatment. Am J Orthod Dentofacial Orthop 1998;113:5–6.
3. Bondemark L, Kurol J. Distalization of maxillary first and second molars simultaneously with repelling magnets. Eur J Orthod 1992;14:264–272.

Einführung

4. Bussick TJ, McNamara IA Jr. Dentoalveolar and skeletal changes associated with the pendulum appliance. Am J Orthod Dentofacial Orthop 2000;177:333–343.

5. Byloff FK, Darendiler MA, Clar E, Darendiler A. Distal molar movement using the pendulum appliance. Part 2: The effects of maxillary root uprighting bands. Angle Orthod 1997; 67:261–270.

6. Dugoni S, Aubert M, Baurmrind S. Differential diagnosis and treatment planning for early mixed dentition malocclusions. Am J Orthod Dentofac Orthop 2006;129:80–81.

7. Ghafari J, King GJ, Tulloch JF. Early treatment of Class II, division 1 malocclusion-comparison of alternative treatment modalities. Clin Orthod Res 1998b;1:107–117.

8. Ghafari J. Timing the early treatment of Class II, division 1 malocclusion, clinical and research considerations. Clin Orthod Res 1998;1:118–129.

9. Gianelly AA. Distal movement of the maxillary molars. Am J Orthod Dentofacial Orthop 1998;114:66–72.

10. Gianelly AA, Bednar J, Deitz VS. Japanese Niti coils used to move molars distally. Am J Orthod Dentofacial Orthop 1989;96:161–167.

11. Gosh J, Nanda RS. Evaluation of an intraoral maxillary molar distalization technique. Am J Orthod Dentofacial Orthop 1996;110:639–646.

12. Graber TM. Extraoral forces – facts and fallacies. Am J Orthod 1955;41:490–505.

13. Hansen K, Pancherz H, Hägg U. Long-term effects of the Herbst in relation to the treatment growth period: a cephalometric study. Eur J Orthod 1991;13:471–481.

14. Hilgers JJ. The pendulum appliance for Class II non-compliance therapy. J Clin Orthod 1992;26:706–714.

15. Jeckel N, Rakosi T. Molar distalization by intraoral force application. Eur J Orthod 1991;3:43–46.

16. Joseph AA, Burchart CJ. An evaluation of the pendulum distalizing appliance. Semin Orthod 2000;6:129–135.

17. Kinzinger G, Frye L, Diedrich P. Class II treatment in adults: comparing camouflage orthodontics, dentofacial orthopedics and orthognathic surgery--a cephalometric study to evaluate various therapeutic effects. J Orofac Orthop. 2009;70:63–91.

18. Kinzinger G, Fritz U, Diedrich P. Efficiency of a pendulum appliance to molar distalization related to second and third molar eruption stage. Am J Orthod Dentofacial Orthop 2004;125:8–23.

19. Kluemper GT, Beeman CS, Hicks EP. Early orthodontic treatment: what are the imperatives? J Am Dent Assoc 2000;131:613–620.

20. Muse DS, Filman MJ, Emmerson WJ, Mitchel RD. Molar and incisor changes with Wilson rapid molar distalization. Am J Orthod Dentofacial Orhop 1993;104:556–565.

21. O'Brien K, Wright J, Conboy F et al. Effectiveness of early orthodontic treatment with the Twinblock appliance: a multicenter, randomized, controlled trial. Part 1: Dental and skeletal effects. Am J Orthod Dentofacial Orthop 2003;124:234–243.

22. O'Brien K, Wright J, Conboy F et al. Effectiveness of early orthodontic treatment with the Twinblock appliance: a multicenter, randomized, controlled trial. Part 2: Psychosocial effects. Am J Orthod Dentofacial Orthop 2003;124:488–494.

23. O'Brien K. Is early treatment for Class II malocclusion effective? Results from a randomized clinical trial. Am J Orthod Dentofac Orthop 2006;120 Suppl 1:564–565.

24. Pancherz H, Fackel U. The skeletofacial growth pattern pre- and post-dentofacial orthopaedics. A longterm study of Class II malocclusions treated with the Herbst appliance. Eur J Orthod 1990;12:209–218.

25. Pancherz H. Früh- oder Spätbehandlung mit der Herbst-Apparatur-Stabilität oder Rezidiv? Information aus Orthodontie und Kieferorthopädie 1994;26:437–445.

26. Ruf S, Pancherz H. Dentoskeletal effects and facial profile changes in young adults treated with the Herbst appliance. Angle Orthod 1999;69: 239–246.

27. Ruf S, Pancherz H. Herbst/multiband appliance treatment of Class II division 1 malocclusions in early and late adulthood. A prospective cephalometric study of consecutively treated subjects. Europ J Orthod 2006;28:352–360.

28. Schopf PM. Herstellung und Auswertung von Handaufnahmen. Fortschr Kieferorthop 1978;39:300.

29. Tausche E, Luck O, Harzer W. Prevalence of malocclusions in the early mixed dentition and orthodontic treatment need. Eur J Orthod 2004;26:237–244.

30. Ten Hoeve A. Palatal bar and lip bumper in non-extraction treatment. J Clin Orthod 1985;19: 272–291.

31. Tulloch JFC, Phillips C, Koch G, Proffit WR. The effect of early intervention on skeletal pattern in Class II malocclusion. Am J Orthod Dentofac Orthop1997;111:391–40

32. Tulloch JFC, Proffit WR, Phillips C. Influences on the outcome of early treatment for Class II malocclusion. Am J Orthod Dentofac Orthop 1997;111:533–542.

33. Tulloch JFC, Proffit WR, Phillips C. Outcomes in a 2-phase randomized clinical trial of early class II treatment. Am J Orthod Dentofacial Orthop 2004;125:657–667.

34. von Bremen J, Pancherz H. Efficiency of early and late class II division 1 treatment. Am J Orthod Dentofacial Orthop 2002;121:31–37.

35. Wheeler TT, McGorray SP Dolce C. Effectiveness of early treatment of Class II malocclusions. Am J Orthod Dentofac Orthop 2002;121:9–17.

36. Worms FW, Isaacson RJ, Speidel TM. A concept and classification of centers of rotations and extraoral force systems. Angle Orthod 1973;43: 384–401.

Einführung 59

BEHANDLUNGS-DAUER

Martin Baxmann

8

Zentrale Fragen bei der Planung kieferorthopädischer Behandlungen und insbesondere der Behandlung der Klasse II sind immer wieder: Wann sollte die Behandlung erfolgen? Wie sollte sie durchgeführt werden? Und vor allem: Wie lange dauert sie? Auch dies ist ein Thema, das in der kieferorthopädischen Literatur seit Langem kontrovers diskutiert wird. Es hat sich allerdings mittlerweile herauskristallisiert, dass der Behandlungszeitpunkt, die Behandlungsweise und die Behandlungsdauer eng miteinander verwoben sind. Daher soll hier noch einmal dezidiert auf die Behandlungsdauer eingegangen werden.

Kluemper et al.[4] beschrieben in einem Übersichtsartikel zur frühen kieferorthopädischen Behandlung eine verlängerte Behandlungszeit bei frühem Therapiebeginn, Pirttiniemi et al.[7] sowie Hsieh und Roberts[3] ebenfalls eine längere Behandlungsdauer bei früher Headgear-Behandlung im Vergleich zu einer Kontrollgruppe ohne Frühbehandlung. Allerdings verwiesen Bishara et al.[2] auf eine verkürzte Behandlungsdauer im bleibenden Gebiss nach vorangegangener Frühbehandlungsphase. Dennoch scheint die größtmögliche Effizienz bei einer kieferorthopädischen Therapie in der Gruppe der ausschließlich mit festsitzenden Apparaturen und in einer Phase behandelten Klasse-II,1-Patienten zu bestehen[11]. Diese Gruppe erzielte die größte PAR-Wert-Reduktion (77 %) bei kürzester Behandlungsdauer. In der Kontrollgruppe, in der die Patienten ausschließlich funktionskieferorthopädisch behandelt wurden, beobachteten die Autoren eine PAR-Reduktion von 60 %. Die Patienten schließlich, die durch verschiedene Apparaturen in mehreren Phasen behandelt wurden, erzielten nur eine Reduktion von 71 %[11].

Behandlungsform und Extraktionen

Tulloch et al.[9] untersuchten Patienten mit einer ausgeprägten Angle-Klasse II,1 (Overjet größer 7 mm) und fanden eine durchschnittliche Extraktionsrate von 30 %. In einer Studie von Bremen und Pancherz[11] kam es bei den von ihnen untersuchten Distalbissfällen vom Typ Angle-Klasse II,1 zu einer kürzeren Behandlungsdauer bei hoher Extraktionsrate

und häufig ausschließlich eingesetzten Multibracketapparaturen. Die gleichzeitig mit der Multibracketapparatur verwendeten festsitzenden Klasse-II-Apparaturen wurden bei derartigen Behandlungen durchschnittlich 6 bis 8 Monate getragen. Als größte Vorteile der festsitzenden Apparatur gelten dabei die Unabhängigkeit des Ergebnisses von der Kooperation des Patienten und eine uneingeschränkte Wirkungszeit über 24 Stunden. Dadurch ist diese relativ kurze Behandlungszeit möglich[6].

Welche Auswirkungen Extraktionen letztlich auf die Behandlungsdauer haben, wird jedoch weiterhin kontrovers diskutiert (Abb. 8-1 bis 8-6). Popowich et al.[8] und Beckwith et al.[1] beobachteten keinen Zusammenhang. Eine negative Beeinflussung der Behandlungsdauer durch Extraktionen wurde hingegen von O'Brien et al.[5] beschrieben. Sie berichteten von einer längeren durchschnittlichen Behandlungsdauer der Extraktionspatienten (30,6 Monate) gegenüber der Therapiedauer der Nicht-Extraktionsfälle (24,8 Monate).

Bei jüngeren Patienten wird häufig eine Zweiphasentherapie durchgeführt, einerseits, um das Kieferwachstum zu beeinflussen, andererseits auch, um eine mögliche spätere Extraktionstherapie zu verhindern. Dieses wirkt sich jedoch langfristig ebenfalls verlängernd auf die Behandlungsdauer aus. Somit kann geschlussfolgert werden: Zwar können einerseits Extraktionen die Gesamtbehandlungszeit erhöhen, andererseits jedoch führt der Versuch, notwendige Extraktionen durch einen frühzeitigen Behandlungsbeginn zu verhindern, unweigerlich zu einer längeren Behandlungsdauer. Entsprechend sollte die Entscheidung, ob extrahiert werden soll oder nicht, auch im Hinblick auf die voraussichtliche Behandlungszeit gründlich abgewogen werden.

Auch Popowich et al.[8] fanden einen Zusammenhang zwischen der Behandlungsdauer und der Art bzw. Anzahl der Behandlungsgeräte. So konnte die unterschiedliche Dauer der Klasse-II-Behandlungen zu 56,7 % durch folgende sechs Variablen erklärt werden:
1. Einsatz von zusätzlichen Klasse-II-Apparaturen
2. Tragedauer der Klasse-II-Apparaturen

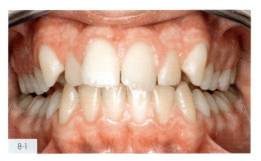

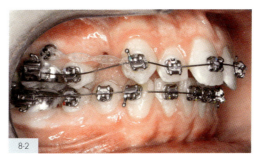

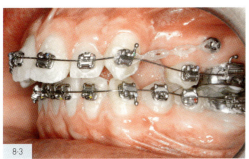

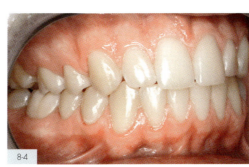

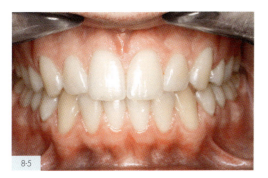

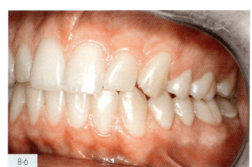

Abb. 8-1 bis 8-6 Ist die Klasse-II-Therapie mit oder ohne Extraktionen schneller? Diese Camouflage-Therapie mit Extraktion der oberen ersten Prämolaren, Multibracketapparatur und skelettaler Verankerung mit Miniimplantaten dauerte nur 12 Monate (zuzüglich der Retention).

3. Tragedauer von Klasse-II-Gummizügen
4. Maxilläre Expansion
5. Anzahl von gelösten Brackets
6. Durchschnittliche Zeit zwischen den Behandlungsterminen

Beckwith et al.[1], Vig et al.[10] und O'Brien et al.[5] berichteten von einer Verlängerung der Behandlungsdauer primär durch vermehrte Behandlungsphasen und daraus resultierende vermehrte Behandlungsgeräte.

Literatur

1. Beckwith FR, Ackerman RJ, Cobb CM, Tira DE. An evaluation of factors affecting duration of orthodontic treatment. American Journal of Orthodontics and Dentofacial Orthopedics 1999;115:439–447.
2. Bishara SE. Mandibular changes in persons with untreated and treated Class II Division 1 malocclusion. Am J Orthod and Dentofacial Orthopedics 1998;113:661–673.
3. Hsieh TJ, Pinskaya Y, Roberts WE. Assessment of orthodontic treatment outcomes: early treatment versus late treatment. Angle Orthod 2005;75:162–170.

4. Kluemper GT, Becman CS, Hicks EP. Early orthodontic treatment: what are the imperatives? J Am Dent Assoc 2000;131:613–620.

5. O'Brien KD, Robbins R, Vig KW, Vig PS, Shnorhokian H, Weyant R. The effectiveness of Class II, division 1 treatment. Am J Orthod Dentofacial Orthop 1995;107:329–334.

6. Pancherz H, Ruf S. Herbst-Apparatur. In: Diedrich P, Hrsg.Kieferorthopädie II, Praxis der Zahnheilkunde, 4. Auflage, , München Jena: Urban & Fischer; 2000. S. 281-297.

7. Pirttiniemi P, Kantomaa T, Mäntysaari R, Pykäläinen A, Krusinskiene V, Laitala T, Karikko J. The effects of early headgear treatment on dental arches and craniofacial morphology: an 8 year report of a randomized study. Eur J Orthod 2005;27:429–436.

8. Popowich K, Nebbe B, Heo G, Glover KE, Major PW. Predictors for Class II treatment duration. Am J Orthod Dentofacial Orthop 2005;127: 293–300.

9. Tulloch JF, Medland W, Tuncay OC. Methods use to evaluate growth modification in class II malocclusion [review]. Am J Orthod Dentofacial Orthop. 1990;98:340–347.

10. Vig PS, Weintraub JA, Brown C, Kowalski CJ. The duration of orthodontic treatment with and without extractions: a pilot study of five selected practices. Am J Orthod Dentofacial Orthop 1990;97:45–51.

11. von Bremen J, Pancherz H. Efficiency of early and late class II division 1 treatment. Am J Orthod Dentofacial Orthop 2002;121:31–37.

Einführung

RETENTION

Martin Baxmann

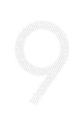

Die Stabilität der Behandlungsergebnisse ist immer wieder ein besonderes Thema in der Kieferorthopädie. Daher beschäftigen sich viele Studien mit diesem Thema. Allerdings stehen Engstände und Kontaktpunktabweichungen in der Regel dabei im Vordergrund. Studien zur Stabilität einer korrigierten Klasse II sind seltener.

Bei der Untersuchung von Ferguson[2] wurde überprüft, ob überhaupt das angestrebte Ziel einer Klasse I erreicht wurde und welche Auswirkungen dies auf die Stabilität hätte. Es wurde festgestellt, dass nicht immer eine vollständige Klasse I erreicht werden kann. Aber dies schien unabhängig von der Ergebnisstabilität. Nach Ferguson[2] war eine Klasse I nicht stabiler als eine partielle Klasse II. wobei er argumentierte, dass dies letztlich keine Auswirkungen habe.

Bock und Ruf[1] stellten ebenfalls eine recht gute Stabilität bei der Korrektur der Klasse II fest. Allerdings beschrieben Sie die Ergebnisse bei Adoleszenten als stabiler als bei Erwachsenen. Einige Kieferorthopäden bevorzugen auch eine aktive Stabilisierung der erreichten Okklusion durch Variationen funktionskieferorthopädischer Geräte. Selbstverständlich können auch Positioner verwendet werden.

Als gute Möglichkeit kooperationsunabhängiger Retentionsgeräte wurden z. B. MARA-Stops in Seminaren von Sabbagh und auch Toll beschrieben, die eine Sicherung der Klasse I mit einer festsitzenden Apparatur erreichen sollen (Abb. 9-1).

Morton und Pancherz[3] stellten fest, dass die Okklusion bei 72,3 % stabil blieb, sich bei 19,8 % verbesserte, bei 7,9 % verschlechterte. Dies galt allerdings auch für Teilerfolge, sodass die Autoren daraus folgerten, dass eine Verbesserung der Okklusion während der Retention durch das sogenannte Settling eher nicht zu erwarten ist und somit eine präzise Feineinstellung im Rahmen der aktiven Behandlung erreicht werden muss.

Literatur

1. Bock N, Ruf S. Post-treatment occlusal changes in Class II division 2 subjects treated with the Herbst appliance. Eur J Orthod 2008;30: 606–613.
2. Ferguson JW. Changes in sagittal molar relationship during and after fixed appliance extraction treatment. J Orthod 2010;37:16–28.
3. Morton S, Pancherz H. Changes in functional occlusion during the postorthodontic retention period: a prospective longitudinal clinical study. Am J Orthod Dentofacial Orthop 2009;135: 310–315.

Abb. 9-1a, b Zur Retention eignen sich sogenannte MARA-Stops sehr gut. Diese kann man im Labor mithilfe konfektionierter Bissführungselemente herstellen oder alternativ freihändig mit Kompositmaterial auf bestehende Bänder aufbringen.

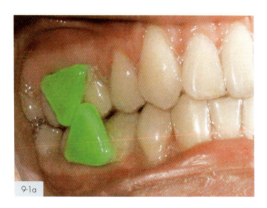

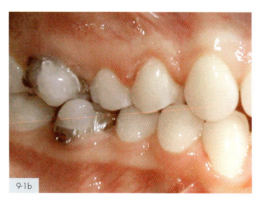

MYTHEN UND FAKTEN IN DER FESTSITZENDEN KLASSE-II-THERAPIE

Henning Madsen

Die Distalokklusion ist nach Platzmangel und dem daraus resultierenden Engstand einer der häufigsten Befunde in der Kieferorthopädie. Während die Zahnbögen mit festsitzenden Apparaturen ohne die Mitarbeit des Patienten ausgeformt werden können, sind alle traditionellen Behandlungsmittel für die Distalokklusion auf Mitarbeit angewiesen. Die Mitarbeit der Patienten bleibt jedoch oft stark hinter den Anforderungen zurück und kann das Erreichen des Behandlungsziels infrage stellen. So wurde in einer randomisierten kontrollierten Studie (Randomized Controlled Trial, RCT) mit dem Funktionsregler nach Fränkel aufgrund nicht ausreichender Mitarbeit bei 25 % der Jungen und 43 % der Mädchen kein Behandlungserfolg erreicht[16]. Laut eines anderen RCT wurde bei 33,6 % der mit einem Twinblock behandelten Patienten kein Behandlungserfolg erreicht[30]. In einer Übersichtsarbeit wurde festgestellt, dass mit herausnehmbaren Apparaturen Misserfolge bei bis zu 50 % der Patienten angenommen werden können[4]. Die hohen Misserfolgsraten bei Compliance-abhängigen Behandlungsstrategien waren der Anlass für die Entwicklung festsitzender, Compliance-unabhängiger Apparaturen zur Behandlung der Distalokklusion. Im Folgenden sollen keine vertieften Darstellungen einzelner Apparaturen unternommen, sondern die Effekte der verschiedenen Klassen von Apparaturen diskutiert werden. Die getroffenen Aussagen sollen dabei der Qualität einer systematischen Übersichtsarbeit nahe kommen.

10.1 Wo ist die Evidenz? – Woher wir wissen, was wirkt?

Da sich das medizinische Wissen in zehn Jahren etwa verdoppelt und jährlich selbst in einem kleinen Fach wie der Kieferorthopädie mehrere Tausend wissenschaftliche Artikel veröffentlicht werden, kann der Kliniker mit traditioneller Fortbildung allein kaum verhindern, dass seine Kenntnisse immer weiter hinter dem aktuellen Stand des Wissens zurückbleiben. In der evidenzbasierten Medizin (EBM) wurden daher Strategien entwickelt, um diese Wissenslücke zu schließen: die Literaturrecherche in Datenbanken, die Bewertung nach Evidenzstufen (Abb. 10-1) und die Erstellung systematischer Übersichtsarbeiten. Besonders Letztere ermöglichen dem Kliniker, sich in kurzer Zeit einen aktuellen Überblick über wissenschaftliche Fragestellungen zu verschaffen.

Ohne auf alle Studientypen einzeln einzugehen, soll erläutert werden, was die randomisierte, kontrollierte Studie (RCT) vor den anderen Studien auszeichnet. Zunächst werden Therapie- und Kontrollgruppe immer prospektiv, also vor Behandlungsbeginn zusammengestellt. Werden die untersuchten Gruppen dagegen retrospektiv, also nach Behandlung zusammengestellt, ist die Verführung groß, gezielt Patienten mit besonders guten Ergebnissen zu untersuchen. Das ergibt zwar eine Publikation mit brillanten Therapieeffekten, jedoch kann niemand erwarten, diese Ergebnisse bei den nächsten 20 Patienten in seiner Praxis reproduzieren zu können.

Das Elend solcher retrospektiven Untersuchungen zeigen die Studien über den Funktionsregler von Fränkel[15] und Falck[14]. In seinem Lehrbuch beschrieb Fränkel, dass bei diesen Untersuchungen Faktoren wie gute Mitarbeit und entspannter, kompetenter Lippenschluss zum Ende der Retention zum Auswahlkriterium für die untersuchten Patienten gemacht wurden[15]. Damit kommt es zur Zusammenstellung besonders günstiger Fälle mit extrem gutem Gesamtergebnis, nur leider ohne jede Übertragbarkeit auf unselektierte Patientengruppen.

Evidenzstufe	Studientyp
I	randomisierte, kontrolloierte Studien (RTC)
II	Kohortenstudien
III	Fall-Kontrollstudien
IV	Fallbeschreibungen
V	Expertenmeinungen

Abb. 10-1 Vereinfachte Darstellung der Evidenzstufen.

Eine Kontrollgruppe ist immer sinnvoll, wenn Ereignisse auch ohne die Behandlung eintreten können, z. B. Unterkieferwachstum bei Klasse-II-Patients. Schließlich zeigen fast alle unbehandelten Klasse-II-Probanden deutlich mehr sagittales Wachstum im Unterkiefer als im Oberkiefer. Das überschüssige Wachstum im Unterkiefer bei diesen Patients wurde in einer Untersuchung mit 4,6 mm beziffert[24]. Die Beobachtung einer unbehandelten Kontrollgruppe ist daher die Voraussetzung, um natürliches Wachstum und Therapieeffekt unterscheiden zu können. Wissenschaftler wollen gerne exzellente Therapieeffekte präsentieren, und es ist bekannt, dass Publikationen mit hochsignifikant besseren Ergebnissen für eine Therapieform leichter zur Publikation angenommen werden und eher in hochrangigen Journalen publiziert werden können, als weniger signifikante Ergebnisse. Dieser Voreingenommenheit (engl. bias) ist eine Störgröße, die droht, Untersuchungsergebnisse zu verfälschen. Um eine solche Verfälschung auszuschließen, werden beim RCT die Probanden nicht vom Untersucher, sondern nach Zufall auf Therapie- oder Kontrollgruppe verteilt (Randomisierung). Behandlung und Nachuntersuchung erfolgen wenn möglich verblindet. Ein wesentliches Element der Studienqualität besteht einfach in der Reduktion des Bias. Da dies im RCT am besten verwirklicht ist, gilt er als der Studientyp mit der höchsten Evidenzstufe und der größten Validität. Die größte Sicherheit in der Beantwortung klinischer Fragen besteht, wenn die Ergebnisse mehrerer RCTs in einer systematischen Übersicht zusammengefasst werden können. Diese höchste Evidenzstufe können wir für die Beurteilung der bimaxillären Apparaturen zweifellos erreichen.

10.2 Wirkung bimaxillärer Apparaturen

Viggo Andresens Erstpublikation über die Therapie der Distalokklusion mit dem Aktivator bewirkte in Deutschland und anderen europäischen Ländern einen Paradigmenwechsel. Wurde kieferorthopädische Therapie bis dahin als Zahnbewegung verstanden, meinte Andresen, ein vollkommen neues Therapieprinzip gefunden zu haben, bei dem zunächst die Mus-

kelfunktion und sekundär das Kieferwachstum beeinflusst würden[2]. Andresens Hypothesen wurden vor allem in Deutschland so einflussreich, dass die Umbenennung des Fachs von „Orthodontik" in „Kieferorthopädie" und ein jahrzehntelanger Bann festsitzender Apparaturen die Folge waren. Präsentierte Andresen nur ausgesuchte Einzelfälle, so ging die Qualität der in Deutschland publizierten Studien bis in die 90er-Jahre des letzten Jahrhunderts hinein allerdings kaum über retrospektiv zusammengestellte Fallserien hinaus.

Als mit dem Aufkommen der evidenzbasierten Medizin deutlich wurde, dass so gewonnene Aussagen nicht auf unseleketierte Patients übertragbar sind, wurde der Ruf nach Studien mit besseren Designs laut[35]. Zahlreiche RCTs zur Therapie der Distalokklusion sind seitdem publiziert wurden. Einschlusskriterien für diese Übersicht waren die Quantifizierung der skelettalen Effekte und der Vergleich zu einer unbehandelten Kontrollgruppe. Die gefundenen Studien sind in den Abbildungen 10-2 und 10-3 zusammengefasst dargestellt[9,10,20,21,25,29,31,36]. Die Ergebnisse zeigen eine Hemmwirkung auf den Oberkiefer gemessen am A-Punkt zwischen 0 und 1,7 mm und einen Zuwachs am Unterkiefer, gemessen an B-Punkt oder Pogonion zwischen 0 und 1,3 mm. Schließlich wurde die A-B-Differenz zwischen 0,6 mm und 1,9 mm bzw. zwischen 0,4 und 2,7 verringert. Für die Korrektur einer vollen Prämolarenbreite Distalokklusion wären jedoch 7 mm Verbesserung notwendig. Die Ergebnisse zeigen, dass selbst im günstigsten Fall nicht einmal die Hälfte dieses Betrages durch skelettale Veränderungen erfolgt.

Festsitzende Apparaturen wie das Herbstscharnier erzielen kaum größere skelettale Effekte als die potenteren unter den herausnehmbaren Apparaturen, dies allerdings in kürzerer Behandlungszeit. Die bessere Zeiteffizienz war der Grund, warum das Herbstscharnier in einem systematischen Review als einzige Apparatur mit signifikanter skelettaler Wirkung bezeichnet wurde[1]. In einem zum Zeitpunkt dieses Reviews noch nicht publizierten, methodisch hochwertigen RCT konnte jedoch kein signifikanter Unterschied der skelettalen Effekte von Herbst und Twin-Block festgestellt werden[30]. Die Behandlungszeit mit dem Herbstscharnier war allerdings

RCTs propulsive Apparaturen

Publikation	Apparaturen vs. Kontrollen	Pat.zahl/ Verluste	Alters Ø (Jahre)	Behandl.-dauer(Jahre)	FRS-Analyse
Jakobsson 1967	Aktivator Headgear	60 ?	8.5	1.5	linear (Jakobsson)
Nelson 1993/ Courtney 1996	Aktivator Fränkel	50 8 (16%)	11.5	1.5	ANB°
Cura 1997	Bass-Apparatur	60 13 (23%)	12.0	0.6	ANB° +linear (Pancherz)
Keeling 1998	Bionator Headgear +Aufbisspl.	270 22 (8%)	10.0 10.0	1.7 1.5	linear (Johnston)
Tulloch 1998	Bionator Headgear	175 9 (5%)	9.9	1.3	ANB°
Illing 1998	Bass-Apparatur Bionator Twin-block	78 11 (14%)	12.5 11.8 11.5	0.8	ANB°
O'Brien 2003	Twin-block	174 24 (14%)	9.7	1.3	linear (Pancherz)

Eckdaten der 7 gefundenen RCTs

RCTs propulsive Apparaturen: Resultate

Publikation	A-Punkt	B-Punkt	A-B Differenz	UK-Länge
Jakobsson 1967	A -0.7mm* HG -1.6mm***	A +0.6mm ns HG +0.1mm ns	A -1.3mm HG -1.7mm	A +0.7mm ns HG +0.1mm ns
Nelson 1993 Courtney1996	FR -0.4° ns A -0.7° ns	FR +0.3° ns A +0.2° ns	FR -0.7° A -0.9°	FR +0.7mm ns A +1.3mm ns
Cura 1997	Bass -1.3° *	Bass +1,3° *	Bass -2.6° ***	Bass +2.0mm***
Keeling 1998 §, #	Bio -0.1mm ns HG/A +0.1mm ns	Bio +0.8mm** HG/A +0.6mm**	Bio -0.9mm**** HG/ -0.6mm****	—
Tulloch 1998 #	Bio -0.2° HG -1.2° **	Bio +0.6° ** HG -0.3°	Bio -0.8° ** HG -0.9° **	Bio +1.3mm** HG +0.6mm*
Illing 1998	Bass +0.6° Bio -0.9° ns @ TB -1.7° *	Bass +1.1° ns Bio -1.7° * TB +1.0° ns	Bass -0.4° ns Bio -1.7° * TB -2.7° **	Bass +0.4mm ns Bio +2.6mm * TB +2.4mm ns
O'Brien 2003 $	TB -0.9mm	TB +1.0mm (Pog)	TB -1.9mm (A-Pog)	TB +1.6mm

§ Daten aus Diagrammen abgelesen, keine exakten Angaben   # annualisierte Daten
$ keine p-Werte, dafür Konfidenzintervalle   @ Druckfehler in Originalarbeit
Signifikanzniveau * p≤0.05,   ** p≤0.01,   ns = nicht signifikant

Abb. 10-2 und 10-3 Eckdaten der 7 gefundenen RCTs.

Langzeitstudien propulsive Therapie

Publikation	Apparatur	Patienten- zahl	Zeit nach Retention (J.)	Kontrollgruppe
DeVincenzo 1991 §	„Twin-block"	34	4.3	Burlington Growth Study „matched pairs"
Hansen 1992	Herbst	32	6.7	Bolton Standards
Wieslander 1993	Herbst+HG/ Aktivator	24	4.2	12 unbehandelte Klasse II
Pancherz 1998	Herbst/ Aktivator	98	3.1	Bolton Standards

§ nur weibliche Probanden, alle anderen Studien gemischt

Langzeitstudien: Resultate

Publikation	A-Punkt	B-Punkt bzw. Pg	A-B Differenz	UK-Länge
DeVincenzo 1991	—	—	—	+0.2mm (initial +2.6mm)
Hansen 1992	-1.4° -1.9mm (initial -1.3° -0.6mm)	-0.3° Pg -2.1mm (initial +0.3° Pg +0.8mm)	ANB -1.1° A-Pg +0.2mm (initial ANB -1.6° A-Pg -1.4mm)	—
Wieslander 1993	-2.3mm* (initial-1,5mm**)	+1.5mm ns (initial 3.5mm**)	ANB -2.9° ** (initial -3.6°**)	+1.3mm ns (initial +2.0mm**)
Pancherz 1998	—	Pg -0.9mm (initial +0.9mm)	—	+1.9mm (initial +2,7mm)

Langzeitresultate von vier Studien: in Klammern sind die initial (unmittelbar nach Therapieende) gefundenen Werte aufgeführt

Abb. 10-4 und 10-5 Langzeitresultate von 4 Studien.

kürzer und die Verlustrate durch Non-Compliance wesentlich geringer. Apparaturen vom Typ des Herbstscharniers sind also effizienter, und wegen der geringeren Abbruchquote auch etwas effektiver als herausnehmbare Apparaturen. Der Unterschied beruht folglich auf der Unabhängigkeit von der Mitarbeit, nicht aber auf einem anderen Wirkmechanismus.

10.3 Initiale und langfristige Therapieeffekte

Die bescheidenen skelettalen Effekte, die unmittelbar nach Therapieende gefunden worden sind, bleiben jedoch langfristig nicht erhalten. Das langfristige Verschwinden der anfänglich erzielten skelettalen Zuwächse fiel bereits bei den Nachuntersuchungen zu einigen der oben angeführten RCTs zur Klasse-II-Therapie auf[12,37]. Dadurch wird der Bedarf an guten Langzeitstudien offenkundig. Die meisten dieser Studien erreichen nicht die Qualität der großen RCTs, weil es aus ethischen Gründen problematisch ist, eine über die gesamte Wachstumsperiode unbehandelte Kontrollgruppe einzubeziehen. Als Quasi-Kontrollgruppe fungieren daher in den meisten Studien die Daten aus historischen Wachstumsstudien wie der Michigan Growth Study. Einschlusskriterien für diese Übersicht

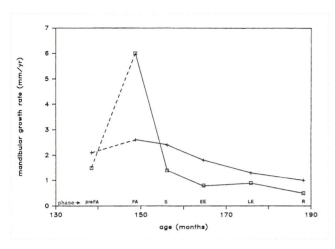 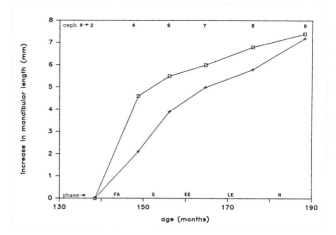

Abb. 10-6 und 10-7 Forest plots UK-Wachstum (□ – Twinblock; + – Kontrollgruppe).

waren eine Nachbeobachtung von mindestens 3 Jahren außer Retention, Daten von mindestens 20 Patienten und das Vorliegen kephalometrischer Messwerte über den gesamten Beobachtungszeitraum. Ausschlusskriterium war die nachträgliche Selektion guter Fälle, wie sie in einigen Studien explizit erwähnt wurde[14,38]. Die Rahmenbedingungen der gefundenen Studien sind in Abbildung 10-4, die Ergebnisse in Abbildung 10-5 dargestellt[11,18,32,39].

DeVincenzo fand initial eine Steigerung der Unterkieferlänge von 2,6 mm bei seinen mit einer Art Twinblock behandelten Patientinnen. In den folgenden Jahren wiesen die Patientinnen jedoch konstant schwächeres UK-Wachstum im Vergleich zu den unbehandelten Kontrollen auf, sodass dieser Vorsprung 4 Jahre nach Therapieende auf 0,2 mm zusammenschmolz (Abb. 10-6 und 10-7)[11]. Hansen et al. fanden in einer Studie mit dem Herbstscharnier unmittelbar nach Therapieende 0,8 mm Zuwachs am Pogonion, der jedoch 6 Jahre nach Therapieende durch höhere Zuwächse in der unbehandelten Kontrollgruppe mehr als egalisiert war, sodass das Pogonion in der behandelten Gruppe schlussendlich 2,1 mm hinter der Kontrollgruppe zurückblieb[18]. Dieses Ergebnis bestätigte eine weitere Studie mit dem Herbstscharnier, in der das Pogonion nach einem initialen Zuwachs von 0,9 mm nach 3 Jahren um 0,9 mm hinter den Werten der Kontrollgruppe zurückgeblieben

war[32]. Die tendenziell größten langfristigen Veränderungen finden sind in einer Studie mit Herbst/Highpull-Headgear-Kombination, was wohl die effektivste konservative Behandlungsmöglichkeit der Klasse II ist. Die Tendenz zur Reduktion der ursprünglichen Veränderungen der Unterkiefer-Messwerte zeigte sich jedoch auch hier. Wie bei anderen Untersuchungen auch zeigte dagegen die erzielte Reduktion des A-Punktes eine bessere Langzeitstabilität. Fast ausschließlich auf diesen hemmenden Effekt geht die in dieser Untersuchung gefundene relativ gute Stabilität der ANB-Reduktion zurück (2,9° nach initial 3,6°)[39].

Damit sind die Hypothesen Andresens und Häupls widerlegt: Es ist nicht möglich, mit konservativen Behandlungsmitteln in klinisch bedeutsamem Umfang das Wachstum des Unterkiefers zu beeinflussen. Initial sind 2 mm Zuwachs der Unterkieferlänge oder 2 bis 3° ANB-Reduktion erreichbar, von denen langfristig so gut wie nichts mehr nachweisbar ist. Der Effekt ist faktisch eine Beschleunigung des Wachstums, aber keine Vermehrung des gesamten Zuwachses. Alle untersuchten Apparaturen weisen in gleicher Weise letzten Endes ganz überwiegend dentale Effekte auf. Damit sind gleichzeitig die alten funktionskieferorthopädischen Vorstellungen des Wirkmechanismus dieser Apparate hinfällig, da sich ausgerechnet das vollständig mechanische, kooperationsunabhängige Herbstscharnier und seine Abkömmlinge als effizientestes Wirkprinzip erwiesen haben. Es ist keineswegs so, dass die durch die Therapie veränderte Muskelfunktion Veränderungen des Knochenwachstums stimulieren würde, sondern allein entscheidend für skelettale Effekte am Unterkiefer ist die Fähigkeit der Apparaturen, die Kiefergelenkskondylen aus den Fossae zu distrahieren.

Nur am Rande sei vermerkt, dass mit dem Untergang der Andresen-Häupl'schen Dogmenwelt auch die Fachbezeichnung „Kieferorthopädie" als sachlich falsch erkannt und durch den korrekten Begriff „Orthodontie" ersetzt werden sollte. Da wissenschaftliche Doktrinen aber in der Regel nicht durch das Auftauchen neuer Erkenntnisse und deren Überzeugungskraft verdrängt werden, sondern durch das Ableben ihrer Vertreter, wird dieser Vorgang noch eine ganze Generation von Kieferorthopäden beschäftigen. Aus der Sicht der evidenzbasierten Medizin ist diese bemerkenswerte zeitliche Verzögerung der Durchsetzung neuer Erkenntnisse allerdings ein Trauerspiel.

10.4 Distalierungsapparaturen im Oberkiefer

Zahlreiche verschiedene Formen von festsitzenden Distalisierungsapparaturen sind seit den 1990er-Jahren publiziert worden. Verbreitete Designs sind der Jones Jig[23], die Pendulum-Apparatur[19], der Distal-Jet[8], der Keles-Slider[26] und verschiedene Entwürfe mit NiTi-Bögen[28] und NiTi-Druckfedern[13]. Apparaturen mit Magneten sind ebenfalls untersucht worden, haben aber keine große Verbreitung erlangt[5,17]. Einige der genannten Designs sind mit immer neuen Variationen vorgestellt worden, sodass sich zunächst ein unübersichtliches Bild bietet. Trotz aller Unterschiede weisen die meisten Designs jedoch erhebliche Ähnlichkeiten auf. So ist die anteriore Verankerung der meisten Apparaturen an den oberen Prämolaren und an einem auf dem vorderen Gaumen aufliegenden Nance-Knopf fast identisch. Von dieser Verankerung wirkt ein aktives Element auf die zu distalisierenden Molaren ein. Für die klinischen Effekte ist dabei – wie im Folgenden gezeigt wird – weniger entscheidend, ob das aktive Element eine Fingerfeder aus TMA, eine NiTi-Druckfeder oder ein Magnet ist.

Bis heute sind zu den klinischen Effekten der Distalisierungsapparaturen keine RCTs publiziert worden, dafür findet sich eine größere Anzahl qualitativ guter, wenn auch teilweise retrospektiver Studien. Da eine spontane Distalisierung menschlicher Molaren praktisch nicht vorkommt, sind die während der Therapiedauer gemessenen Effekte der Distalisierungsapparaturen mit hoher Wahrscheinlichkeit Therapieeffekte, während bei bimaxillären Apparaturen während der Wachstumsperiode fast immer mit einer spontanen Verbesserung der skelettalen Relation zu rechnen ist: Aus diesem Grund besteht bei den Untersuchungen weniger Bedarf an hohem methodischen Aufwand. Die Datenlage ist immerhin so gut, dass bereits zwei mehr oder minder systematische Reviews über diese Apparaturen mit sehr konsistenten Ergebnissen veröffentlicht werden konnten[3,27]. Trotz sehr ähnlicher Einschlusskriterien bezogen Kinzinger et al. 22 Publikationen, Antonarakis und Kiliaridis dagegen nur 13 Publikationen ein, wobei 7 Publikationen in beiden Reviews ausgewertet wurden. In beiden Reviews werden als Wirkung Distalisierung und Kippung der Molaren bei gleichzeitig unvermeidlicher, unerwünschter Mesialisierung und Kippung der als Verankerung dienenden anterioren Zähne. Die vertikalen Nebeneffekte werden dagegen nahezu einheitlich als geringfügig und klinisch vernachlässigbar befunden. Kinzinger et al. erwähnen Gianellys Vorschlag, mindestens zwei Drittel Molarendistalisierung und ein Drittel reziproke Mesialisierung der Verankerung als Erfolgskriterium anzusetzen, und stellen fest, dass unter diesem Aspekt nur bei einem Teil der Studien ein Erfolg verzeichnet werden konnte, von denen der größere Teil Apparaturen mit anteriorer Verankerung an vier Zähnen untersuchte[27].

In dem Review von Antonarakis und Kiliaridis werden die Ergebnisse der eingeschlossenen Studien sehr übersichtlich in sogenannten Forest plots dargestellt (Abb. 10-6 und 10-7). Bei dieser Darstellungsart werden die gefundenen Mittelwerte der einzelnen Studien als kleine Würfel dargestellt, die von einer horizontalen Linie durchzogen werden, die die Konfidenzintervalle angibt. Verkürzt gesagt gilt: Je kürzer diese Linie ist, desto vertrauenswürdiger ist der gefundene Mittelwert. Der aus allen Studien errechnete Mittelwert wird

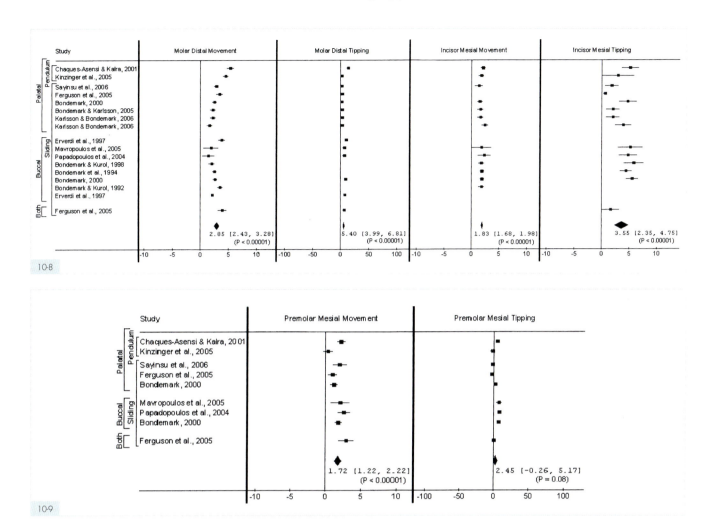

Abb. 10-8 und 10-9 Forest plots Distalisierung.

ganz unten als Raute dargestellt, deren Breite wieder auf die Größe des Konfidenzintervalls hinweist. Abbildung 10-6 ist zu entnehmen, dass die Molaren zwischen 2 und 6 mm bei einem mittleren Effekt von 2,85 mm distalisiert wurden. Gleichzeitig fand eine mittlere Distalkippung von 5,4° statt, wobei tendenziell größere Distalisierung mit größerer Kippung verbunden ist. Die unvermeidlichen Verankerungsverluste lassen sich leicht an Abbildung 10-8 rechts für die Schneidezähne und an Abbildung 10-9 für die Prämolaren ablesen. Die Autoren schließen, dass palatinal wirkende Apparaturen generell etwas effektiver sind und weniger Kippung als bukkal wirkende Apparaturen bewirken – ein Unterschied, der wahrscheinlich darauf zurückzuführen ist, dass der Kraftansatz der palatinalen Apparaturen näher am Widerstandszentrum der Mo-

laren liegt[3]. Jeder Versuch, mit Aufrichtungsbiegungen oder anderen Maßnahmen eine körperliche Distalisierung zu erreichen, führt jedoch automatisch zu verlängerter Behandlungszeit und erhöhtem Verankerungsverlust[6] – ein Problem, das ohne skelettale Verankerung nicht lösbar ist.

Kritisch wäre der Endpunkt aller einbezogenen Studien zu diskutieren. Untersucht wird einheitlich der Zeitpunkt unmittelbar nach der größten Lückenöffnung zwischen Molar und nächstem Prämolaren. Dies ist ein zweifellos eindrucksvoller, aber vorübergehender und für den gesamten Therapieverlauf eher unbedeutender Moment, denn mit der Distalisierung des Molaren ist gleichzeitig ein klinisches Problem geschaffen worden, das vorher noch gar nicht bestand: eine große

Lücke zwischen Molaren und Prämolaren. Jeder Versuch, diese Lücke zu schließen, wird den therapeutischen Gewinn verringern, sodass Studien aussagekräftiger wären, die die erzielte Distalisierung nach Abschluss der gesamten Behandlung messen. So fanden Burkhardt et al. für die Pendulum-Apparatur nach Therapieende 87 % Verlust der erzielten Molarendistalisation mit einem bleibenden Effekt von nur 0,8 mm. Byloff fand für dieselbe Apparatur nach Therapieende nur noch einen enttäuschend geringen Betrag der Molarendistalisierung von 0,1 mm. Selbst wenn einbezogen wird, dass die Molaren während der dreijährigen Beobachtungszeit bei unbehandelten Patienten um 0,5 mm nach vorne wandern, resultiert immer noch nur eine bescheidene Distalisierung von 0,6 mm[7]. Da die meisten der untersuchten Patienten jedoch erfolgreich behandelt waren und sich in Neutralokklusion befanden, muss der therapeutische Effekt überwiegend auf einem anderen als dem ursprünglich angenommenen Wege der Molarendistalisierung zustande gekommen sein. Es drängt sich der Verdacht auf, dass ein großer Teil der Wirkung der Distalisierungsapparaturen – wie auch der bimaxillären Apparaturen – schlicht darauf beruht, dass sie die Höcker-Fossa-Beziehung der Seitenzähne aufheben, sodass das überschüssige Unterkieferwachstum nicht durch kompensierende Zahnbewegungen egalisiert werden kann. Sollte dies zutreffen, stellt sich die Frage, ob dieser Effekt nicht ebenso gut mit einfacheren Mitteln erreicht werden kann, z. B. mit fest eingesetzten frontalen Aufbissen. Eine echte Molarendistalisierung in klinisch bedeutsamem Umfang wird wahrscheinlich Apparaturen mit skelettaler Verankerung vorbehalten bleiben.

10.5 Zusammenfassung

Die skelettalen Effekte der bimaxillären wie auch die Distalisierungseffekte der unimaxillären Apparaturen sind erheblich geringer, als dies ursprünglich erwartet wurde. Der Einfluss konservativer kieferorthopädischer Behandlung sowohl auf die Länge und Position der Kiefer als auch die Position der oberen Molaren ist gering, wenn man die bescheidenen Langzeiteffekte mit den 7 mm vergleicht, die für eine vollständige Klasse-II-Korrektur

notwendig sind. Trotzdem sind sowohl bimaxilläre als auch unimaxilläre festsitzende Apparate klinisch mit einiger Zuverlässigkeit erfolgreich eingesetzt worden. Kieferorthopäden sollten sich aber mit dem Gedanken vertraut machen, alte Modelle über die therapeutische Kontrolle des Schädel- und Gesichtswachstums aufzugeben. Nach den oben zitierten Studien besteht Grund zu der Annahme, dass der Hauptbeitrag aller effizienten Apparaturen zur Klasse-II-Therapie die Entschlüsselung der Okklusion ist. Weiterhin kann nach den vorliegenden Langzeitstudien davon ausgegangen werden, dass die Effekte der verschiedensten Apparaturen nur initial unterschieden werden können, während langfristig durch Wachstum und Zahnwanderungen keine klinisch relevanten Unterschiede mehr zu erwarten sind.

Anlass zu einem therapeutischen Nihilismus besteht deshalb jedoch nicht. Für den Einsatz einer bestimmten Apparatur sollten ihre Zeit- und Kosteneffizienz und das Verhältnis von Belastungen und Risiken zu möglichem Nutzen sprechen – wobei diese Aspekte aus der Sicht des aufgeklärten Patienten betrachtet werden sollten. Ein rationaler Maßstab für die Effizienz kieferorthopädischer Behandlungen wurde in einer Studie vorgestellt, in der Klasse-II-Nonextraktionstherapien mit der Extraktion von zwei oberen Prämolaren verglichen wurde[22]. Die prozentuale Verbesserung der Zahnstellung, gemessen mit dem PAR-Index[34], wurde dabei durch die Behandlungszeit dividiert, sodass eine handhabbare Maßzahl für die Effizienz der Behandlung resultierte. In dieser Studie ergab sich eine etwas bessere Effizienz der Extraktionsbehandlung. In einer weiteren Studie dieses Typs wurden Pendelapparatur und Extraktion oberer Prämolaren, in beiden Fällen gefolgt von vollständigen festsitzenden Apparaturen, verglichen[33]. Während sich die PAR-Verbesserung in ähnlicher Größenordnung herausstellte, zeigte sich die Behandlungszeit in der Extraktionsgruppe nur halb so lang wie in der mit Pendelapparatur behandelten Gruppe. Die Verbesserung pro Behandlungszeit und damit die Effizienz war bei der Prämolarenextraktion also wesentlich besser. Ein solches Verfahren könnte eine vernünftige, leicht anwendbare Bewertungsgrundlage für alle kieferorthopädischen Behandlungsverfahren werden.

Grundsätzlich weisen die festsitzenden Apparaturen etwas bessere Effekte, vor allem aber eine deutlich bessere Effizienz als sämtliche herausnehmbaren Apparaturen auf. In der Literatur finden sich allerdings wenig Hinweise zu den teilweise erheblichen Komforteinschränkungen und Komplikationen, die mit einigen der diskutierten Apparaturen verbunden sein können, obwohl gerade diese Aspekte aus Patientensicht sehr bedeutend sind. Für eine faire Entscheidung über die Behandlungsstrategie sollten die beste externe Evidenz, d. h. die Ergebnisse der publizierten Studien, die interne Evidenz, also die persönliche Erfahrung, und die Wünsche des Patienten integriert werden.

Literatur

1. Aelbers CM, Dermaut LR. Orthopedics in orthodontics: Part I, Fiction or reality--a review of the literature. Am J Orthod Dentofacial Orthop 1996;110(5):513–519.
2. Andresen V. Über das sogenannte Norwegische System der Funktionskieferorthopädie. Dtsch Zahnärztl Wschr 1936;39:235–238, 83–86.
3. Antonarakis GS, Kiliaridis S. Maxillary molar distalization with noncompliance intramaxillary appliances in Class II malocclusion. A systematic review. Angle Orthod 2008;78(6):1133–1140.
4. Barton S, Cook PA. Predicting functional appliance treatment outcome in Class II malocclusions--a review. Am J Orthod Dentofacial Orthop 1997;112(3):282–286.
5. Bondemark L, Kurol J. Distalization of maxillary first and second molars simultaneously with repelling magnets. Eur J Orthod 1992;14(4):264–272.
6. Byloff FK, Darendeliler MA, Clar E, Darendeliler A. Distal molar movement using the pendulum appliance. Part 2: The effects of maxillary molar root uprighting bends. Angle Orthod 1997;67(4):261–270.
7. Byloff FK. Personal communication: Pendulum T3-T1 (unpublished data); 2008.
8. Carano A, Testa M. The distal jet for upper molar distalization. J Clin Orthod 1996;30(7):374–380.
9. Courtney M, Harkness M, Herbison P. Maxillary and cranial base changes during treatment with functional appliances. Am J Orthod Dentofacial Orthop 1996;109(6):616–624.
10. Cura N, Sarac M. The effect of treatment with the Bass appliance on skeletal Class II malocclusions: a cephalometric investigation. Eur J Orthod 1997;19(6):691–702.
11. DeVincenzo JP. Changes in mandibular length before, during, and after successful orthopedic correction of Class II malocclusions, using a functional appliance. Am J Orthod Dentofacial Orthop 1991;99(3):241–257.
12. Dolce C, McGorray SP, Brazeau L, King GJ, Wheeler TT. Timing of Class II treatment: skeletal changes comparing 1-phase and 2-phase treatment. Am J Orthod Dentofacial Orthop 2007;132(4):481–489.
13. Erverdi N, Koyuturk O, Kucukkeles N. Nickel-titanium coil springs and repelling magnets: a comparison of two different intra-oral molar distalization techniques. Br J Orthod 1997;24(1):47–53.
14. Falck F. Langzeitergebnisse bei der Behandlung des Distalbisses mit dem Funktionsregler. Fortschr Kieferorthop 1991;52(5):263–267.
15. Frankel R, Frankel C. Orofacial orthopedics with the function regulator. Basel: Karger; 1989.
16. Ghafari J, Shofer FS, Jacobsson-Hunt U, Markowitz DL, Laster LL. Headgear versus function regulator in the early treatment of Class II, division 1 malocclusion: a randomized clinical trial. Am J Orthod Dentofacial Orthop 1998;113(1):51–61.
17. Gianelly AA, Vaitas AS, Thomas WM. The use of magnets to move molars distally. Am J Orthod Dentofacial Orthop 1989;96(2):161–167.
18. Hansen K, Pancherz H. Long-term effects of Herbst treatment in relation to normal growth development: a cephalometric study. Eur J Orthod 1992;14(4):285–295.
19. Hilgers JJ. The pendulum appliance for Class II non-compliance therapy. J Clin Orthod 1992;26(11):706–714.
20. Illing HM, Morris DO, Lee RT. A prospective evaluation of Bass, Bionator and Twin Block appliances. Part I--The hard tissues. Eur J Orthod 1998;20(5):501–516.
21. Jakobsson SO. Cephalometric evaluation of treatment effect on Class II, Division I malocclusions. Am J Orthod 1967;53(6):446–457.
22. Janson G, Barros SE, de Freitas MR, Henriques JF, Pinzan A. Class II treatment efficiency in maxillary premolar extraction and nonextraction protocols. Am J Orthod Dentofacial Orthop 2007;132(4):490–498.
23. Jones RD, White JM. Rapid Class II molar correction with an open-coil jig. J Clin Orthod 1992;26(10):661–664.
24. Karlsen AT, Krogstad O. Morphology and growth in convex profile facial patterns: a longitudinal study. Angle Orthod 1999;69(4):334–344.
25. Keeling SD, Wheeler TT, King GJ, Garvan CW, Cohen DA, Cabassa S, et al. Anteroposterior skeletal and dental changes after early Class II treatment with bionators and headgear. Am J Orthod Dentofacial Orthop 1998;113(1):40–50.
26. Keles A. Maxillary unilateral molar distalization with sliding mechanics: a preliminary investigation. Eur J Orthod 2001;23(5):507–515.
27. Kinzinger GS, Eren M, Diedrich PR. Treatment effects of intraoral appliances with conventional anchorage designs for non-compliance maxillary molar distalization: a literature review. Eur J Orthod 2008;30(6):558–571.
28. Locatelli R, Bednar J, Dietz VS, Gianelly AA. Molar distalization with superelastic NiTi wire. J Clin Orthod 1992;26(5):277–279.
29. Nelson C, Harkness M, Herbison P. Mandibular changes during functional appliance treatment. Am J Orthod Dentofacial Orthop 1993;104(2):153–161.
30. O'Brien K, Wright J, Conboy F, Sanjie Y, Mandall N, Chadwick S, et al. Effectiveness of treatment for Class II malocclusion with the Herbst or twin-block appliances: a randomized, controlled trial. Am J Orthod Dentofacial Orthop 2003;124(2):128–137.

31. O'Brien K, Wright J, Conboy F, Sanjie Y, Mandall N, Chadwick S, et al. Effectiveness of early orthodontic treatment with the Twin-block appliance: a multicenter, randomized, controlled trial. Part 1: Dental and skeletal effects. Am J Orthod Dentofacial Orthop 2003;124(3):234–243; quiz 339.

32. Pancherz H, Ruf S, Kohlhas P. „Effective condylar growth" and chin position changes in Herbst treatment: a cephalometric roentgenographic long-term study. Am J Orthod Dentofacial Orthop 1998;114(4):437–446.

33. Pinzan-Vercelino CR, Janson G, Pinzan A, de Almeida RR, de Freitas MR, de Freitas KM. Comparative efficiency of Class II malocclusion treatment with the pendulum appliance or two maxillary premolar extractions and edgewise appliances. Eur J Orthod 2009;31(3):333–340.

34. Richmond S, Shaw WC, O'Brien KD, Buchanan IB, Jones R, Stephens CD, et al. The development of the PAR Index (Peer Assessment Rating): reliability and validity. Eur J Orthod 1992;14(2):125–139.

35. Tulloch JF, Medland W, Tuncay OC. Methods used to evaluate growth modification in Class II malocclusion. Am J Orthod Dentofacial Orthop 1990;98(4):340–347.

36. Tulloch JF, Phillips C, Proffit WR. Benefit of early Class II treatment: progress report of a two-phase randomized clinical trial. Am J Orthod Dentofacial Orthop 1998;113(1):62–72, quiz 73–74.

37. Tulloch JF, Proffit WR, Phillips C. Outcomes in a 2-phase randomized clinical trial of early Class II treatment. Am J Orthod Dentofacial Orthop 2004;125(6):657–667.

38. Wieslander L, Lagerstrom L. The effect of activator treatment on class II malocclusions. Am J Orthod 1979;75(1):20–26.

39. Wieslander L. Long-term effect of treatment with the headgear-Herbst appliance in the early mixed dentition. Stability or relapse? Am J Orthod Dentofacial Orthop 1993;104(4):319–329.

EINFÜHRUNG

BIMAXILLÄRE APPARATUREN

MONOMAXILLÄRE APPARATUREN

Bimaxilläre Apparaturen

Eine skelettal bedingte Rücklage des Unterkiefers gilt als häufigstes Merkmal bei Patienten mit einer Klasse II. Daher erscheint es in vielen Fällen sinnvoll, eine Apparatur zu verwenden, die weniger hemmend auf die Maxilla wirkt, aber dafür ein verstärktes Wachstum des Unterkiefers in anteriorer Richtung bewirken könnte. Da dies ein fundamentales Konzept in der Funktionskieferorthopädie darstellt, wurden viele Apparaturen, die genau dieses Ziel erreichen sollten, entwickelt. Um gleichzeitig die Notwendigkeit der Mitarbeit durch den Patienten auf ein Minimum zu reduzieren, mit dem Hintergrund, den Behandlungserfolg primär in den Händen des Behandlers zu belassen, erfolgte eine Entwicklung festsitzender Apparaturen. Die älteste und bekannteste Apparatur dieser Art ist die Herbst-Apparatur, deren Wirksamkeit vielfach beschrieben wurde und die sicherlich zu den Standardtechniken der heutigen Kieferorthopädie zählt. Trotzdem geht die Suche nach dem sowohl für den Patienten als auch für den Behandler idealen Behandlungsgerät immer weiter. Vielfältige Variationen und Neuentwicklungen im Bereich dieser Apparaturen sind die Folge. Ein Ende dieser Entwicklungen ist aufgrund der großen Kreativität vieler Kieferorthopäden und der immer wieder überarbeiteten Konzepte und Materialien nicht in Sicht. Mittlerweile existiert eine Vielzahl verschiedenster starrer und federnder Apparaturen, die letztlich jedoch alle ein Ziel haben: die Effizienz der Behandlung, aber auch die Motivation der Patienten zu steigern. Im folgenden Teil des Buches werden nun altbewährte und neueste Entwicklungen der bimaxillären Apparaturen zur Therapie der Klasse II vorgestellt.

STARRE BIMAXILLÄRE APPARATUREN

11

Franz Richter, Uta Richter, Douglas Toll, Nenad Popović,
Jasminka Anđelić, Nicole Drinkuth, Martin Baxmann

Franz Richter, Uta Richter

11.1 Die Behandlung der Angle-Klasse II mit dem Herbstscharnier

11.1.1 Einleitung

Entwicklungsgeschichtlich lässt sich eine Veränderung des Schädelaufbaus vom stark betonten Kieferaufbau bis zu einer gewissen Rückbildung der Kieferregion gegenüber der Großhirnregion bei den Hominiden beobachten. Eine Rückrotation des Schädels wird mit der Entstehung des aufrechten Ganges in Verbindung gebracht[60]. Erst im späteren Verlauf verändert sich auch die Lagebeziehung der Mandibula gegenüber der Maxilla[47]. Im Gegensatz zu den Primaten und Hominiden, bei denen keine Abweichung der eugnathen Kieferrelation besteht, entwickelt sich im Laufe der Evolution unter anderem auch eine skelettale mandibuläre Rücklage.

Die historische Bezeichnung Angle-Klasse II ist eine reine Okklusionsbeschreibung. Sie sagt nichts aus über die Lokalisation der Fehlbeziehung zwischen Ober- und Unterkiefer. Heute gehen verschiedenste Autoren davon aus, dass der Oberkiefer zu über 90 % an der richtigen Stelle liegt. Die Ursache der Dysgnathie liegt demnach in einer mandibulären Rücklage[2,7,17,36]. Dies deckt sich auch mit unserer klinischen Erfahrung.

Daraus ergibt sich als kausale Therapie nicht eine Retrusion der oberen Frontzähne, sondern eine mandibuläre Ventralentwicklung. Nach epidemiologischen Untersuchungen stellt die Angle-Klasse II mit über 60 % die häufigste orthopädische Abweichung im Viszerokranium dar[67]. Für den Kieferorthopäden gehört die Therapie der Unterkieferrücklage zum Praxisalltag. Die Korrektur der retrusiven Position der Mandibula wurde seit Andresen und Häupl nach dem sogenannten Norwegischen System mithilfe des Aktivators durchgeführt[1]. Mit der Umstellung der kaufunktionell wirkenden Kräfte soll eine Anpassung der Kiefer und Kiefergelenke herbeigeführt werden. Alle herausnehmbaren funktionskieferorthopädischen Geräte (z. B. Bionator, Fränkel usw.) beruhen auf derselben biomechanischen Wirkung.

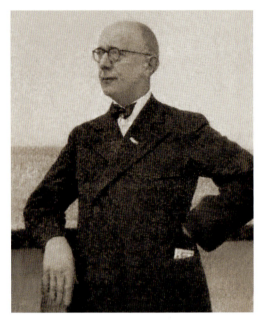

Abb. 11-1 Emil Herbst an seinem 60. Geburtstag 1932. Der erste Professor für Orthodontie in Europa, Lehrstuhl für Kieferregulierungen in Münster, Westfalen.

Die Idee der Korrektur gestörter Funktionsräume im orofazialen Bereich griff Anfang des 20. Jahrhunderts auch Emil Herbst auf. Er wollte mittels seines Retentionsscharniers „die Naturkräfte in die richtige Bahn" leiten, um damit eine Korrektur der Kieferfehlstellung zu erreichen.

In dem folgenden Beitrag soll die Möglichkeit der Angle-Klasse-II-Behandlung mithilfe der Herbstscharnier-Apparatur vorgestellt werden. In einem allgemeinen Teil wird die Durchführung der labortechnischen Arbeiten beschrieben, wie sie praxisgerecht umgesetzt werden können. An zwei Behandlungsbeispielen werden die Therapie, die Planung und die Durchführung in Einzelschritten vorgestellt.

11.1.2 Entwicklung und Geschichte

Anlässlich des 5. Internationalen Zahnärzte-Kongresses in Berlin 1909 stellte Emil Herbst sein Retentionsscharnier – wie er es selbst nannte – der Öffentlichkeit vor (Abb. 11-1).

Nach seinen klinischen Beobachtungen kam er zu dem analytischen Schluss, dass mit der Umstellung der Kaumuskulatur eine dorsale

Kraft auf die obere Zahnreihe sowie eine ventrale Kraft auf die untere Zahnreihe und auf die Alveolarfortsätze wirkt. Gleichzeitig vermutete er, dass damit auch eine Formveränderung der Fossa und des Processus condylaris einhergeht[16]. Diese Vermutung wurde 60 Jahre später von Enlow mit seinen Untersuchungen über die Remodellierungskapazität des Kiefergelenkes bestätigt[10]. 1940 starb Emil Herbst und mit ihm die Idee der festsitzenden funktionskieferorthopädischen Behandlung.

Hans Pancherz ist die Wiederentdeckung des Herbstscharniers zu verdanken. 1979 erschien seine erste wissenschaftliche Veröffentlichung über die Wirkungsweise des Herbstscharniers im American Journal of Orthodontics[37]. Sein Verdienst und das seiner Mitarbeiter ist es auch, die Wirkungsweise wissenschaftlich nachgeprüft und gesichert zu haben. Maßgeblich Pancherz und Ruf haben sowohl die dentoalveolären als auch die skelettalen Umbauvorgänge in zahlreichen Untersuchungen beschrieben und die Wirkung auf Zahnsubstanz, Parodont, Muskulatur und Kiefergelenk evaluiert. In dem 2008 erschienenen Buch „The Herbst Appliance" sind alle Facetten der Herbstscharnierbehandlung auf einer wissenschaftlich fundierten Basis dargestellt[38].

Die Unabhängigkeit von der Mitarbeit der Patienten war für die Autoren ein wesentlicher Grund, diese Behandlungsmethode zu übernehmen – bei kontinuierlich abnehmender Compliance der Kinder und Jugendlichen. Damit bot das Herbstscharnier als festsitzende Variante der Funktionskieferorthopädie die Möglichkeit, in einem kurzen Zeitraum bei entsprechender Indikation vorhersagbare Ergebnisse zu erzielen. Seit 1992 ist das Herbstscharnier ein fester Bestandteil im Behandlungskonzept der Autoren.

Obwohl das Herbstscharnier biomechanisch wie ein 24-stündig getragenes funktionskieferorthopädisches Gerät wirkt, wurde diese Form der Behandlung von vielen Kollegen kontrovers diskutiert und abgelehnt. Das Hauptargument der Ablehnung war eine nicht bewiesene Schädigung der Kiefergelenke.

Um diese Bedenken zu entkräften, wurde von den Autoren eine MRT-Studie mit 84 konsekutiven Patienten durchgeführt. Die Patienten wurden an drei Zeitpunkten MRT-gestützt untersucht: jeweils vor und nach Einsetzen des Herbstscharniers sowie nach dessen Entfernung. Die Untersuchung ergab, dass es bei keinem Patienten zu einer Schädigung des Kiefergelenkes oder der umgebenden Strukturen gekommen war[49]. Dieses Ergebnis deckt sich mit neueren internationalen Untersuchungen[26,54,55,56].

Da die Nachfrage nach Compliance-unabhängiger Behandlung mit überschaubaren Behandlungszeiten in der Praxis stieg, wurde ein patientengerechtes Gesamtkonzept für die Behandlung der Angle-Klasse II entwickelt[51].

11.1.3 Bestandteile und Aufbau der Apparatur

Das Herbstscharnier besteht aus zwei Teleskopgeschieben, die an Verankerungsbändern im Oberkiefer und im Unterkiefer befestigt sind. Als Verankerung im Oberkiefer dienen die ersten Molaren und die ersten Prämolaren; im Unterkiefer die ersten Molaren und die Eckzähne. Das Außenteleskop ist am Oberkiefer, das Innenteleskop am Unterkiefer befestigt. Die Verankerungsbänder sind intramaxillär auf jeder Seite untereinander verbunden (Abb. 11-2).

Das Design ist so gewählt, dass die Seitenzähne während der Behandlungszeit von 6 Monaten ungehindert in die Okklusion extrudieren können. Auf diese Weise schließt sich ein eventuell entstehender seitlich offener Biss während der Behandlungszeit. Im Unterkiefer werden die ersten Molaren und die Eckzähne als Verankerungselemente gewählt. Die Gründe für die Wahl der unteren Canini sind folgende:

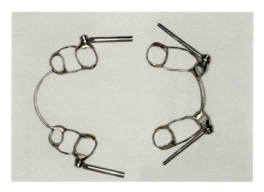

Abb. 11-2 Bestandteile der Apparatur: Im Oberkiefer sind die Bänder der ersten Molaren und ersten Prämolaren über Stege verbunden. Im Unterkiefer sind die Bänder der ersten Molaren und Eckzähnen verbunden. Das Design lässt die Seitenzähne frei zur Extrusion in die vorgegebene Okklusion.

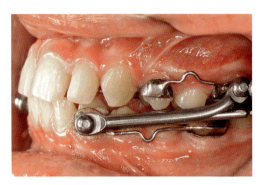

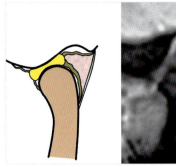
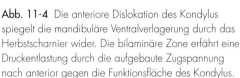

Abb. 11-3 Die Okklusion nach Einsetzen des Herbst-scharniers. Die Zielokklusion zeigt einen physiologischen Überbiss und eine neutrale Okklusion im Eckzahnbereich.

Abb. 11-4 Die anteriore Dislokation des Kondylus spiegelt die mandibuläre Ventralverlagerung durch das Herbstscharnier wider. Die bilaminäre Zone erfährt eine Druckentlastung durch die aufgebaute Zugspannung nach anterior gegen die Funktionsfläche des Kondylus.

- Sie haben die längsten und stabilsten Wurzeln.
- Die Zahnkrone weist eine konische Form auf, so kann es bei einer eventuellen Lockerung des Bandes nicht zu einem Abgleiten in die Gingiva führen und Läsionen verursachen.
- Durch die Wahl der unteren Eckzähne statt der Prämolaren verlängern sich die Teleskope und lassen eine größere Lateralbewegung zu. Die Gefahr des Aussteigens verringert sich und der Tragekomfort wird erhöht.

Da eine relativ hohe Kraft, speziell Scherkräfte auf den unteren Eckzähnen lasten, werden zur Verstärkung zwei ineinander passende und durch Laserpunkte verbundene Bänder verwendet.

Im Oberkiefer wird die Verbindung von den ersten Prämolaren zu den ersten Molaren gewählt. Die Wahl der Zähne 14 und 24 anstelle von 13 und 23 hat rein ästhetische Gründe, da die Bänder im oberen 3er-Bereich beim Lachen sichtbar sind.

Die Auswahl der Bänder richtet sich nach den wirksam werdenden Kräften. Die oberen Molaren und die unteren Eckzähne erfahren die größte Kraftkomponente. Dementsprechend werden diese Bänder in einer verstärkten Variante gewählt. Das obere Molarenband wird von verschiedenen Firmen als verstärkte Variante angeboten, die unteren 3er-Bänder als Doppelbänder.

Die Teleskope sind so eingestellt, dass sie im Zielbiss die gewünschte Endokklusion widerspiegeln. Die Einstellung ist unabhängig von der bestehenden sagittalen Stufe und erfolgt immer in einem Schritt (Abb. 11-3).

11.1.4 Die Wirkungsweise der Apparatur

Emil Herbst selbst hat die Funktion seines Retentionsscharniers so beschrieben, dass durch die immediate Umstellung der Kiefer zueinander „… die Kaumuskulatur gezwungen wird, ihre Funktion zu ändern, und das Kiefergelenk gezwungen wird, sich umzubilden"[16]. Nach seiner Diktion würden durch die Umstellung „Naturkräfte" frei, die sich voll entfalten könnten.

Prinzipiell ist das Herbstscharnier ein festsitzendes funktionskieferorthopädisches Gerät, das über 24 Stunden seine Wirkung entfalten kann. Durch die mandibuläre Verlagerung nach anterior wird eine Dislokation des Kieferköpfchens nach ventrokaudal verursacht, mit Dehnung des gesamten retroartikulären Raumes einschließlich der bilaminären Zone. Dadurch entsteht zwangsläufig eine Druckentlastung der zuführenden und abfließenden Blutversorgung, denn die Teleskope verhindern ein Zurücksinken des Caput beim Schlussbiss. Somit wird in dieser Anfangszeit eine gute trophische Versorgung gewährleistet, die die Remodellierungsvorgänge unterstützt (Abb. 11-4).

Im Verlauf von 6 Monaten sind die Umbauvorgänge im Gelenk abgeschlossen. Sowohl die Lage des Diskus zum Kondylus, als auch die Lage des Caput zur Fossa befinden sich wieder in ihrem ursprünglichen Zustand. Der Diskus zeigt sich nach der Behandlung in einem gewissen Prozentsatz höhenverstärkt, was im physiologischen Sinn als positiv zu bewerten ist. So kann die Diskuslage etwas retrusiver erscheinen als zu Beginn[38]. Die Physiologie des Kiefergelenkes bleibt während der und durch die Behandlung unangetastet.

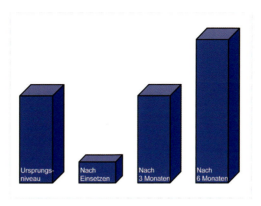

Abb. 11-5 Von links: Der Muskeltonus der Kaumuskulatur sinkt unmittelbar nach Einsetzen des Herbstscharniers ab. Nach 3 Monaten ist das Ursprungs-niveau wieder erreicht. Nach 6 Monaten steigt der Muskelto-nus über das Ursprungsniveau und entspricht dem Muskeltonus der eugnathen Kieferrelation (nach Pancherz[38]).

Die muskuläre Anpassung

Eine Umstellung der Kieferrelation hat in jedem Fall eine veränderte muskuläre Reaktion zur Folge. Diese Zusammenhänge wurden schon sehr früh erkannt. So beschreibt der deutsche Anatom Wilhelm Roux[53], die Situation folgendermaßen: „Auf eine veränderte Beanspruchung erfolgt eine erfassbare Reaktion von Geweben und Organen, wobei die Muskulatur selbst einen Teil dieser funktionellen Anpassung darstellt".

Heute beruht auf dieser Erkenntnis jede physiotherapeutische Behandlung. Der Tonus der Muskulatur wird verändert zur Stärkung der Muskulatur und zur Entlastung des Skeletts. Die Veränderung des Muskeltonus nach dem Einsetzen des Herbstscharniers hat Hans Pancherz mithilfe von Elektromyogrammen untersucht.

Gemessen wurde die Reaktion des rechten und linken M. masseter sowie der rechte und linke M. temporalis. Unmittelbar nach dem Eingliedern des Herbstscharniers sinkt der Tonus rapide ab. Das erklärt sich aus dem physiologischen Phänomen, dass ein Dauertonus zu einer Detonisierung der Muskulatur führt. Nach 3 Monaten ist das Ursprungsniveau des Tonus wieder erreicht, nach 6 Monaten befindet sich der Tonus über dem Ursprungsniveau. Er entspricht dann dem physiologischen Tonus einer eugnathen Kieferrelation[38] (Abb. 11-5).

Bei Nachuntersuchungen wurde festgestellt, dass der Tonus – speziell der des M. masseter – weiter ansteigt, was dem weiteren Wachstum mit zunehmender Muskelkraft zugeordnet werden kann[38]. Das Phänomen der vorübergehenden Enttonisierung der Kaumuskulatur ist nur bei rigiden Systemen wie dem Herbstscharnier nachgewiesen.

Bei flexiblen Systemen, die mit Federkraft arbeiten, fällt der Muskeltonus nicht ab, da die Kräfte der Kaumuskulatur die Kraft der Feder ausschalten können und die Möglichkeit besteht, die ursprüngliche Unterkieferlage immer wieder einzunehmen. Das bewirkt eine größere Kraftkomponente direkt auf die Ankerzähne. Die dentale Komponente kommt dadurch stärker, die skelettale geringer zum Tragen. Diese Wirkung hat bereits Emil Herbst selbst bestätigt[16].

Die Anpassung der Weichgewebe

Unmittelbar nach Eingliederung des Herbstscharniers kann das Profil etwas artifiziell erscheinen, mit einem überbetonten Unterkiefer. Während der Behandlungszeit mit dem Herbstscharnier gleicht sich dieser Phänotypus durch Anpassung der Weichgewebe aus. Der Profilverlauf am Ende der Behandlung zeigt sich wieder harmonisch.

Auch die intraoralen Weichteile erfahren eine Veränderung durch die mandibuläre Ventralverlagerung. Der Raum für die Zunge erweitert sich nach anterior, sodass sich die Zunge insgesamt weiter nach ventral-kranial einlagern kann. Die Straffung der Weichgewebe wirkt sich bis in den meso- und hypopharyngealen Raum aus. Verschiedene Autoren haben Zusammenhänge zwischen skelettalen Parametern und der Weite der extrathorakalen Atemwege festgestellt[19,20,24,35]. Bei einer Frontalentwicklung des Unterkiefers liegt die Vermutung nahe, dass sich simultan die Atem-

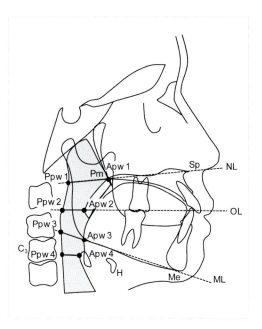

wege erweitern. Diese Vermutung wird durch Beobachtungen anderer Autoren nach Behandlung mit funktionskieferorthopädischen Geräten bestätigt[4,5,13]. Nach einer kephalometrischen Untersuchung von 33 erwachsenen Patienten aus der Praxis der Autoren (Durchschnittsalter 23,9 Jahre) zeigt sich eine signifikante Erweiterung des Atemweges, im Folgenden als Posterior Airway Space (PAS) bezeichnet[23]. Zur Bestimmung der Weite des Atemweges wurden Fernröntgenseitenbilder auf vier Ebenen vermessen.

Das höhere Alter der Probanden wurde gewählt um die altersbedingte Involution der Adenoide bei Kindern bis zum Abschluss des Wachstums nicht als Fehlerquelle einfließen zu lassen[23] (Abb. 11-6).

Eine signifikante Erweiterung ergab sich an der engsten Stelle des PAS Apw4-Ppw4 (s. Abschnitt 11.1.7). Daraus folgt, dass die mit einer mandibulären Ventralverlagerung einhergehende Erweiterung der Atemwege als primäre Prävention eines späteren obstruktiven Schlafapnoesyndroms (OSAS) angesehen werden kann[22].

Anpassung der Zungenlage

Das Herbstscharnier wird in einem Schritt in die Zielokklusion eingestellt. Bei Tiefbissfällen der Angle-Klasse II kommt es bei der mandibulären Protrusion zwangsläufig zu einem seitlich offenen Biss.

Das von den Autoren gewählte Design der Verankerung lässt eine ungehinderte Extrusion der Prämolaren zu. Dadurch kann sich der zunächst entstandene seitlich offene Biss innerhalb kurzer Zeit während der aktiven Behandlung mit dem Herbstscharnier von selbst schließen. Die Gefahr der Zungeneinlagerung in den seitlich offenen Biss reduziert sich deutlich. Der simultane Raumgewinn durch die Protrusion des Unterkiefers begünstigt die erwünschte ventrokraniale Lage der Zunge im Gaumen. Voraussetzung ist eine ausreichend große Maxilla, sowohl in transversaler wie in sagittaler Dimension[21,59].

Eine wichtige Aufgabe der Kieferorthopädie ist die entsprechende Ausformung des Oberkiefers. Nach der Vorbereitung des oberen Zahnbogens kann durch die mandibuläre Ventralentwicklung der hinreichende Raum für die physiologische Zungenlage bereitgestellt werden.

Der sogenannte Headgear-Effekt

Bei horizontalem Wachstumsmuster nähert sich die Einstellung der Teleskope mehr der Kraftrichtung eines Headgears, das eine Distalisation der oberen Seitenzähne bewirkt. Das kann bei diesem Wachstumstyp zu Lü-

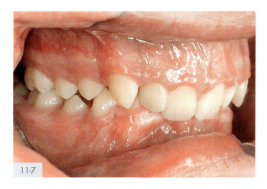

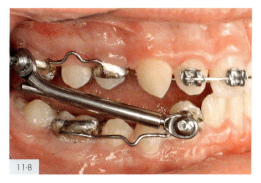

Abb. 11-7 Angle-Klasse II/2: skelettaler und dentaler Tiefbiss vor Beginn der Behandlung.

Abb. 11-8 Nach Einsetzen des Herbstscharniers imponiert der typische seitlich offene Biss.

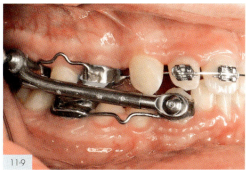

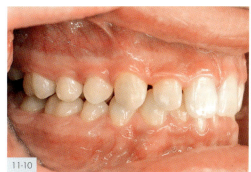

Abb. 11-9 Das Settling der Seitenzähne nach 3 Monaten.

Abb. 11-10 Die Okklusion nach Abnehmen des Herbstscharniers.

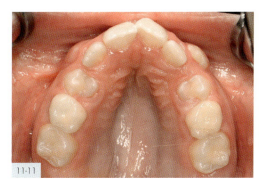

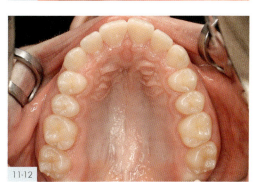

Abb. 11-11 Aufsicht auf die sagittal und transversal unterentwickelte Maxilla vor der Behandlung bei dorsaler Zungenlage und Schnarchproblematik.

Abb. 11-12 Aufsicht auf den Oberkiefer desselben Patienten als Vorbereitung zur mandibulären Frontalentwicklung, nach Bereitstellung des Zungenraumes.

ckenbildung im Seitenzahnbereich führen, bei einer geringen Intrusion im Molarenbereich. Je horizontaler die Teleskope verlaufen, desto ausgeprägter kommt der Headgear-Effekt zum Tragen[40]. Die entstandenen Lücken, die teilweise durch Zahnkippungen entstanden sind, können bei der Abschlussbehandlung leicht geschlossen werden. Beim vertikalen Wachstumstyp führt die etwas steilere Angulierung der Teleskope zu einem erwünschten größeren vertikalen Kraftvektor und damit zu einer mehr intrudierenden Kraft im Molarenbereich. Die Lückenbildung im Seitenzahnbereich ist gering (Abb. 11-13).

Die dentale Reaktion der Unterkiefer-Front

In der einschlägigen Literatur wird oft als unerwünschte Nebenwirkung des Herbstscharniers eine starke Kippung der unteren Front in Relation zur Mandibularebene berichtet[14,34]. Die mehr oder weniger ausgeprägte Protrusion der Unterkiefer-Front ist ein Phänomen, das grundsätzlich bei jeder funktionskieferorthopädischen Behandlung mit anteriorer Unterkiefer-Positionierung zu beobachten ist.

Bei einem Vergleich von 20 Herbstscharnier-Patienten und 20 konventionell behandelten

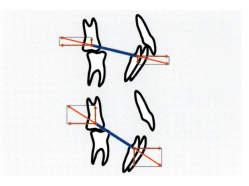

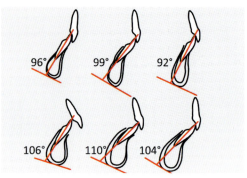

Abb. 11-13 Oben: Beim Tiefbiss überwiegt bei flacher Angulierung der Herbstscharnierteleskope die horizontale Kraftkomponente (Headgear-Effekt). Unten: Beim offenen Biss vergrößert sich bei steilerer Angulierung die vertikale Kraftkomponente (höhere Intrusion im Molarenbereich).

Abb. 11-14 Die Veränderung der Achsenstellung zweier unterschiedlicher Patienten. Von links nach rechts: vor Behandlung, nach Abschluss der Behandlung, 3 Jahre nach Abschluss der Behandlung. Die schmalere Form der Symphyse mit geringerem Knochenangebot zeigt eine geringere Kippung. Eine weitere Aufrichtung erfolgt mit dem Wachstum. Die breite Symphysenform mit entsprechend höherem Knochenangebot lässt eine größere Kippung zu. Wachstumsbedingt kommt es auch hier zu einer Wiederaufrichtung der unteren Front.

Patienten (mit Fränkel und/oder Bionator) aus dem Patientengut der Autoren, ergab sich im Mittel eine anteriore Kippung der unteren Frontachse bei den Herbstscharnier-Patienten um +6,0° zur Mandibularebene, bei den konventionell behandelten um +5,3°. Die Veränderung der Achsen zeigte bei den herausnehmbar behandelten Fällen fast gleiche Werte wie bei den Behandlungen mit Herbstscharnier.

Die z. T. individuell sehr unterschiedlich ausfallende Protrusion ist u. a. auf unterschiedliche morphologische Besonderheiten der Symphysenform und des damit verbundenen Knochenangebotes zurückzuführen. Stärkere Kippungen erfolgen bei Patienten mit ausreichendem knöchernen Angebot im Bereich der Symphysis mandibulae, geringere Kippungen zeigen sich bei der schmalen Symphysenform[34]. Die Grenze der möglichen Kippung wird durch die Kompakta vorgegeben. Die schmale Symphysenform lässt weniger Spielraum zu als die breite Symphysenform mit dem größeren spongiösen Knochenangebot. (Abb. 11-14)

Der Schlüssel zur Kontrolle über die Achsenstellung liegt in der klinischen Handhabung. Die untere Front bleibt über die gesamte Phase der Herbstscharnier-Behandlung an der oberen Front palatinal abgestützt (Behandlungsbeispiele). Das Behandlungskonzept

geht davon aus, beim mandibulären Vorschub keine Kreuzbisssituation zu erzeugen, wie dies von anderen Autoren vorgeschlagen wird[39]. Die Kontrolle über die untere Frontzahnachse geht dabei leichter verloren, als dies bei einer abgestützten Situation der Fall ist.

Nach Abschluss der Behandlung führt ein fortbestehendes Wachstum nach anterior zur weiteren Steilstellung und eventuell sogar zu Engständen in der unteren Front (Abb. 11-14).

Die skelettale Veränderung

Prinzipiell beruht die Wirkungsweise des Herbstscharniers auf dentalen und skelettalen Effekten. Die Angaben in der Literatur schwanken zwischen 50 und 70 % dental und 30 und 50 % skelettal[12,27]. Der Anteil der skelettal induzierten Reduktion des Overjet ist altersabhängig. Beim jugendlichen Patienten ist die skelettale Komponente größer als beim Erwachsenen. Nach dem Wachstumsende überwiegt die dentoalveoläre Kompensation. Bei der mandibulären Ventralentwicklung werden drei Gewebereaktionen unterschieden (Abb. 11-15):

- Die Ventralverlagerung bei Patienten vor/um den Wachstumshöhepunkt bei Längenzunahme des Corpus mandibulae[15,39,42,66]

- Die Ventralverlagerung beim Jugendlichen nach dem Wachstumshöhepunkt bei kondylärem Wachstum[11,57]
- Die Ventralverlagerung beim Erwachsenen nach Abschluss des Wachstums durch den Fossa shift[18,68]

Bei Kindern, die sich um den Wachstumshöhepunkt befinden, verläuft das Wachstum über die Zunahme der Korpuslänge durch Resorption am anterioren und Apposition am posterioren Rand des Ramus mandibulae[10].

Eine andere Reaktion auf die Ventralverlagerung findet bei Jugendlichen statt, die nach dem Wachstumshöhepunkt behandelt werden. Hier kommt es zu einer zusätzlichen Apposition im Bereich der Kondylen, dem sogenannten „kondylären Wachstum". Die mandibuläre Ventralverlagerung führt zu einer anterioren Dislokation des Kondylus. Die aufgebaute Zugspannung dehnt die bilaminäre Zone und erfährt dadurch eine Druckentlastung. Die ungehinderte Blutzirkulation und damit vorübergehend bessere trophische Versorgung fördert die Wachstumsvorgänge am Kondylus. Histologisch kommt es in der intermediären Zone des Gelenkknorpels zu einer verstärkten Mitoserate und damit zu einer Zunahme der Chondroblasten[29]. Im Gegensatz zum hyalinen Knorpel zeigt der avaskuläre Faserknorpel des Kondylus eine nichtlineare Anordnung seiner Tochterzellen. Das bedeutet, dass die Oberfläche des kondylären Knorpels eine multidirektionale Proliferationskapazität besitzt. Als Folge erstreckt sich das zusätzliche Wachstum über die gesamte posterokraniale Oberfläche des Caput, was als „Haubenbildung" imponiert[10]. Außer in Tierversuchen[11] wurde dieses Phänomen auch röntgenologisch an Patienten[46] und mithilfe der MRT nachgewiesen[57] (Abb. 11-16).

Bei der Behandlung von Patienten, bei denen das Wachstumsende erreicht ist, beschränkt sich die skelettale Reaktion im Bereich der Kiefergelenke auf einen Remodellierungsvorgang. Ein Wachstum findet nicht mehr statt. Die Reaktion auf die mandibuläre Ventralverlagerung wird als „Fossa shift" bezeichnet. Durch die anteriore Dislokation des Kondylus reagiert das knöcherne Gewebe an der Seite des Druckaufbaus mit Resorptionen im Bereich der anterioren Fossa-Wand, durch

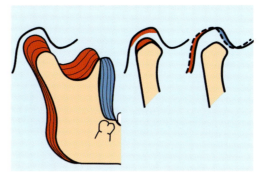

Abb. 11-15 Die altersabhängige unterschiedliche Gewebereaktion. Von links: Zunahme der Korpuslänge durch Resorption und Apposition beim Kind. Das kondyläre Wachstum in der postpubertären Wachstumsphase. Der Fossa shift nach Abschluss des Wachstums.

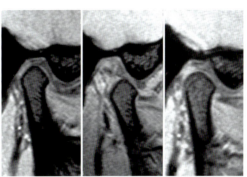

Abb. 11-16 Beispiel eines kondylären Wachstums mit der sogenannten Haubenbildung bei einer 15-jährigen Patientin. Von links: vor Behandlung, mit eingesetztem Herbstscharnier, am Ende der Behandlung.

Zug mit Apposition an der posterioren Fossa-Wand. Das bedingt eine Remodellierung der Fossa im Sinne einer Translation nach kaudal-anterior entlang der Schädelbasis[18,68].

11.1.5 Klinisches Management und Anwendung

Zielsetzung ist, ein graziles, für den Patienten komfortables und zugleich stabiles Behandlungsgerät herzustellen. Das Management soll praxisgerecht und möglichst einfach sein. Daraus ergibt sich folgendes Prozedere:

- Die obere Front wird so umgeformt, dass der Unterkieferzahnbogen beim Vorschub ungehindert in den oberen Zahnbogen passt. Eine zu steil stehende obere Front, palatinal durchgebrochene seitliche Inzisivi, Platzmangel für die oberen Eckzähne oder Fehlstellungen, die die protrusive Einstellung des Unterkiefers behindern, werden vor dem Einsetzen des Herbstscharniers beseitigt (vgl. Abschnitt 11.1.7, Behandlungsbeispiel 1). Sollte der Vorschub in die neutrale Eckzahnbeziehung durch die Achsenstellung der unteren Frontzähne verhindert werden, muss die Vorbehandlung entspre-

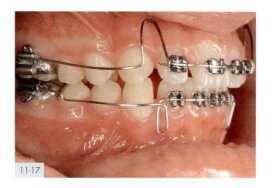

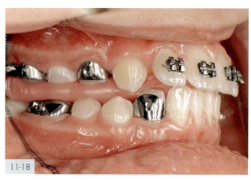

Abb. 11-17 Das Bereitstellen der notwendigen sagittalen Stufe zur mandibulären Frontalentwicklung. Die obere Front wird protrudiert, die untere retrudiert.

Abb. 11-18 Der Konstruktionsbiss wird so eingestellt, dass der physiologische Überbiss erhalten bleibt. Im Bereich der Canini soll die Klasse-I-Okklusion erreicht werden.

chend auch im Unterkiefer durchgeführt werden (Abb. 11-17). Auch transversale Diskrepanzen, z. B. ein zu schmaler Oberkiefer, müssen vor Einsetzen des Herbstscharniers behoben werden (Abb. 11-11 und 11-12).

- Nach Überprüfung eines ungehinderten Vorschubs beginnen die Vorbereitungen zur Herstellung des Herbstscharniers.
- Die entsprechenden Ankerzähne werden am Patienten separiert. Nach Entfernen der Separiergummis werden die Bänder ausgesucht. Mit den ausgesuchten Bändern in situ erfolgt die Abdrucknahme im Ober- und Unterkiefer. Hierfür wird ein Alginat festerer Konsistenz verwendet.
- Der Zielbiss wird mithilfe eines Wachsbisses festgelegt, wie bei jedem konventionellen funktionskieferorthopädischen Gerät. Der physiologische Überbiss soll erhalten bleiben und die Eckzähne werden in neutrale Okklusionsverhältnisse eingestellt (Abb. 11-18).
- Nach der Abdrucknahme werden die Bänder in eindeutiger Position in den Abdruck reponiert. Hilfsmittel an den Bändern (z. B. Cleats) erleichtern das Prozedere.
- Die Abdrücke werden mit den repositionierten Bändern ausgegossen und mit dem Konstruktionsbiss ins Labor gegeben.
- Die Ankerzähne werden erneut separiert, bis zum Einsetzen des fertigen Gerätes. Das im Labor fertiggestellte, gelötete Herbstscharnier wird nach 3 bis 7 Tagen eingesetzt.

Die Brackets in der Oberkieferfront, die zur Vorbereitung des oberen Frontzahnbogens notwendig waren, können auf Wunsch des Patienten entfernt werden, da die Front durch den physiologischen Überbiss abgestützt ist.

Bei der technischen Herstellung des Scharniers ist es wichtig darauf zu achten, dass die Teleskope absolut parallel laufen, sonst wird die Mundöffnung durch klemmende oder schwergängige Teleskope behindert. Das wird von keinem Patienten toleriert.

Um Druckstellen im Wangenbereich zu vermeiden, sollte das Innenteleskop dorsal nicht über die äußere Abmessung des Außenteleskops hinausragen. In der Regel müssen die konfektionierten Teleskope etwas gekürzt werden[51].

11.1.6 Indikationen und Kontraindikationen

Prinzipiell ist die Behandlung mit dem Herbstscharnier für alle Formen des Distalbisses geeignet, solange sie nicht die Dimension erreicht, die nur noch chirurgisch beherrschbar ist. Das gilt sowohl für sagittale als auch für vertikale Abweichungen. Deshalb steht vor dem Beginn einer jeden Behandlung die genaue Diagnose und Definition des Behandlungszieles. Das gilt für Kinder, Jugendliche und Erwachsene.

Eingeschränkte Indikation

Beim erwachsenen Patienten ist eine besonders strenge Indikationsstellung notwendig.

Besteht seitens der Patienten lediglich der Wunsch nach Verbesserung von Funktion und Ästhetik kann eine Herbstscharnier-Behandlung erwogen werden. Auch wenn es gelingt, die sagittale Stufe auszugleichen und eine moderate Bisserhöhung zu erreichen, ist eine optimale Gesichtsästhetik nicht zu gewährleisten. Wenn der Patient neben einer optimalen Funktion auch eine optimale Ästhetik wünscht, kann eine chirurgische Ventralverlagerung mit Öffnung des Gonionwinkels zur Erhöhung des Untergesichts die bessere Wahl sein[65].

Dasselbe gilt für einen skelettal extrem offenen Biss. Ist lediglich ein Okklusionsausgleich zu erreichen ohne die Beseitigung der Weichteil- und Muskelfehlfunktionen, z. B. erzwungener Lippenschluss, Mundatmung oder Mentalis-Überaktivität, ist ein chirurgischer Ausgleich einer kieferorthopädischen Lösung vorzuziehen.

Auf die oberen Molaren und die unteren Eckzähne wirkt die größte Kraft. Deshalb ist beim erwachsenen Patienten sorgfältig abzuwägen, ob eine Herbstscharnier-Behandlung indiziert ist, bei der eine relativ hohe Kraft auf die untere Front wirkt. Bei parodontaler Vorschädigung, auch in geringerem Ausmaß, sollte in jedem Falle der behandelnde Zahnarzt im Vorfeld konsultiert werden. Eine kieferorthopädische Kompromissbehandlung oder eine chirurgische Lösung sollte als Alternative ins Kalkül gezogen werden.

Primäre Gelenkerkrankungen

Bei Patienten mit anteriorer Diskusverlagerung besteht für eine Herbstscharnier-Behandlung keine Kontraindikation. Das Herbstscharnier wirkt dann prinzipiell wie eine nach anterior eingestellte rigide Schiene. Bei einer labilen Diskuslage ist die Prognose zur Repositionierung des Diskus als gut zu beurteilen.

Eine günstige Prognose liegt bei einer Teilverlagerung mit Reposition vor. Hier besteht die Möglichkeit einer Verbesserung der Gelenksituation, in Abhängigkeit von Alter und Dauer der Dislokation des Diskus.

Eine fragliche Prognose besteht bei einer totalen Verlagerung, auch wenn noch Reposition möglich ist.

Die schlechteste Prognose besteht bei totaler Verlagerung ohne Reposition. Eine Restitutio ad integrum kann nicht mehr erwartet werden[50].

Solange die das Gelenk umgebenden Strukturen funktionsfähig sind, kann eine Herbstscharnier-Behandlung durchgeführt werden, bei eventueller Bildung eines Pseudodiskus[41].

Bei frühkindlichem Rheuma kann die vorgesehene Behandlung erst nach Rücksprache mit dem behandelnden Kinderarzt bzw. Rheumatologen erfolgen.

Bei Verdacht auf eine nicht erkannte Grunderkrankung, die auch die Kiefergelenke betreffen kann, muss interdisziplinär der Hausarzt und/oder der behandelnde Orthopäde konsultiert werden.

Berichten Patienten über kontinuierlich sich verändernde Situationen des Bisses werden genaue Recherchen notwendig. Speziell bei progredienter Bissöffnung liegt immer die Vermutung einer primären Gelenkerkrankung vor, ebenso wie bei einer sich vergrößernden sagittalen Stufe.

Liegt eine Primärerkrankung vor[6], steht die kausale Therapie im Vordergrund. Jede kieferorthopädische Behandlung zum Ausgleich einer Kieferanomalie wird instabil bleiben, solange die Grunderkrankung nicht behandelt wird.

Ist eine Situation eingetreten, die zu einer kompletten Degeneration des Diskus geführt hat oder ist es aufgrund eines Traumas zu Verlust oder Ruptur des Diskus gekommen, ist eine Behandlung mit dem Herbstscharnier kontraindiziert. Bei Abwesenheit des schützenden Knorpels wird sich die degenerative Veränderung der Gelenkflächen beschleunigen. Durch weiteren mechanischen Abrieb wird sich das Krankheitsbild verschlechtern. In solchen Fällen ist ein MRT vom Kiefergelenk zur Abklärung der Diagnose notwendig und aus forensischen Gründen indiziert.

Die Indikation

Geeignet für die Behandlung einer mandibulären Rücklage mit dem Herbstscharnier sind im Prinzip alle Formen der Angle-Klasse II, die nicht die Dimension einer chirurgischen Intervention erreichen. Das gilt für die sagittalen wie die vertikalen Parameter.

Das Herbstscharnier als orthopädisches Gerät verlagert einen zurückliegenden Unterkiefer nach ventral. Damit reduziert sich zwangsläufig auch die Notwendigkeit von Extraktionen im Oberkiefer.

In Abhängigkeit vom Alter können bei noch vorhandenem Wachstumspotenzial sehr große sagittale Abweichungen behandelt werden, ohne eine Extraktion im Oberkiefer durchführen zu müssen.

Das Mindestalter sollte so bemessen sein, dass die Ankerzähne im Oberkiefer und im Unterkiefer durchgebrochen sind. Eine biologisch festgesetzte Altersgrenze nach oben gibt es nicht. Die Grenze wird durch ein möglichst voll bezahntes, parodontal gesundes Gebiss festgelegt.

Der günstigste Zeitpunkt wird ab bzw. kurz nach dem Wachstumshöhepunkt angegeben[41].

Eine besondere Indikation, die schon Emil Herbst selbst angezeigt hat, ist das Einsetzen des Scharniers bei der asymmetrischen Angle-Klasse II. Mithilfe des Herbstscharniers kann die mandibuläre Mitte eingestellt werden[16]. Bei einem knappen sagittalen Überbiss muss vor dem Eingliedern des Herbstscharniers eine sagittale Stufe bereitgestellt werden. Der Schwenk des Unterkiefers in die Mitte führt zu einer Rotation der Kiefergelenke. Die Rotation belastet das Caput der kontralateralen Seite der Mittellinienverschiebung nach dorsal, wenn keine zusätzliche Ausweichmöglichkeit nach anterior besteht.

Als prognostisch sehr sicher kann die Behandlung der Angle-Klasse II,2 angesehen werden.

Zu Beginn der Behandlung wird die Achsenstellung der oberen Front, wie oben angegeben, durch Protrusion korrigiert.

Durch die Eingliederung des Herbstscharniers nach ventrokaudal in den physiologischen Überbiss erfolgt die immediate Abstützung der oberen Frontzähne an den unteren Frontzähnen (Abb. 11-3 und 11-7 bis 11-9).

Wegen der sofortigen Enttonisierung der Kaumuskulatur verringert sich die Rückstellkraft.

Diese geringe Rückstellkraft wird über die Verankerung im Seitenzahnbereich aufgefangen, die Frontzähne bleiben davon unangetastet.

Die Kontrolle der Frontzahnachsen ist über 24 Stunden gewährleistet. Damit besteht keine Gefahr des Rezidivs im Sinne einer erneuten Steilstellung der oberen Front, die eine mandibuläre Frontalentwicklung verhindern würde.

Die oben beschriebene sichere Kontrolle der oberen Frontzähne während der Behandlung ist mit herausnehmbaren funktionskieferorthopädischen Geräten nicht gewährleistet.

Eine weitere Indikation ist die Behandlung mit dem Herbstscharnier bei Patienten mit habitueller Mundatmung, da ein konventionelles herausnehmbares kieferorthopädisches Gerät in der Regel nicht toleriert wird. Durch die offene Lippenhaltung kommt es zur weiteren Austrocknung des Mundes. Das Gerät wird im Schlaf entfernt und der notwendige Schwellenwert[1], der den Wachstumsimpuls initiiert, wird nicht erreicht.

Der Vorteil des festsitzenden Herbstscharniers liegt in seiner Wirkungsweise über 24 Stunden ohne die Funktionen des Sprechens, der Nahrungsaufnahme, des Schluckens oder der Atmung zu behindern. Dadurch wird die Umstellung auf die Nasenatmung erleichtert. Auch Patienten mit bronchialen Allergien sind gut zu behandeln. Das Herbstscharnier liegt mit seinen Teleskopen bukkal der Zahnreihen und gibt damit den Zungenraum vollkommen frei. Selbst bei einem akuten asthmatischen Status kommt es nicht zu einer Behinderung.

Nicht nur bei krankhaften Veränderungen der Atemwege, auch bei mandibulären Rücklagen, die den Zungenraum soweit einengen, dass es bei 3 bis 6 % der Kinder zu nächtlichem Schnarchen führt, ist eine möglichst frühzeitige Indikation für das Herbstscharnier gegeben[19]. Durch die ventrale Verlagerung erweitert sich der extrathorakale Atemweg, sodass eine ungehinderte Atmung stattfinden kann. Die Zunge kann sich nach kranial anterior einlagern und der oropharyngeale Raum erweitert sich für eine ungehinderte Luftpassage[22,52].

Nach Erreichen des Wachstumshöhepunktes ist eine konventionelle funktionskieferorthopädische Behandlung mit herausnehmbaren Geräten nicht mehr möglich. Mit dem Herbstscharnier können noch Restwachstum[15,27,39,41], kondyläres Wachstum[11,66] und Fossa shift[18,57] ausgeschöpft werden. Damit verschiebt sich das Zeitfenster und eine orthopädische Behandlung kann auch zu einem späteren Zeitpunkt stattfinden.

Bei günstigen Voraussetzungen kann eine Herbstscharnier-Behandlung ebenso im Erwachsenenalter durchgeführt werden. Bei Angle-Klasse-II,2-Patienten, bei denen durch den Steilstand der oberen Front eine mandibuläre Zwangsbisssituation entstanden ist, ist eine Herbstscharnier-Behandlung als prognostisch günstig zu bewerten.

Bei Wunsch nach Verbesserung der gestörten Frontzahnästhetik im Oberkiefer stand in der Vergangenheit die Camouflage-Behandlung mit Extraktion von Prämolaren im Vordergrund, speziell bei der Angle-Klasse II,2 [25]. Das Problem dieser Behandlung ist die Anpassung einer meist normal entwickelten Maxilla an die falsche Lage des Unterkiefers. Die Extraktion von zwei Prämolaren verringert die maxilläre Tiefe und schränkt den oralen Funktionsraum ein[59]. Durch die fehlende Unterstützung der Oberlippe kommt es zu einer unerwünschten Abflachung des Profils[61] ebenso wie zu einer reduzierten Smile line bei vergrößertem seitlichen Dunkelkorridor.

Mit der Herbstscharnier-Behandlung kann die Extraktion umgangen und die kausale Therapie der mandibulären Rücklage durchgeführt werden.

Lückenschluss bei Aplasien im Unterkiefer – das modifizierte Herbstscharnier

Die Aplasie unterer zweiter Prämolaren ist die zweithäufigste Nichtanlage. In ca. 50 % der Fälle liegt aber gleichzeitig eine Anlage der dritten Molaren vor.

Hier bietet eine spezielle Modifikation des Herbstscharniers eine Möglichkeit zum Lückenschluss, ohne eine Ausgleichsextraktion im Gegenkiefer durchführen zu müssen[69].

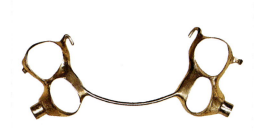

Abb. 11-19 Beispiel Lückenschlussscharnier. Im Unterkiefer sind die Bänder der ersten Prämolaren mit denen der unteren Eckzähne als Block verbunden. Die Molaren können ohne Verankerungsverlust mesialisiert werden.

Liegt eine Aplasie der unteren zweiten Prämolaren bei gleichzeitiger Anlage der dritten Molaren vor, kann ein kompletter Lückenschluss von distal durchgeführt werden, ohne die Front-Eckzahnführung zu gefährden. Die daraus resultierende Klasse-III-Verzahnung im Molarenbereich stellt gnathologisch keine Okklusionsstörung dar[70].

Das gilt sowohl für einseitige wie auch für beidseitige Nichtanlagen. Bei der Anlage der Weisheitszähne ist insgesamt genügend Zahnmaterial im Unterkiefer vorhanden um den oberen Zahnbogen bis in den Molarenbereich abzustützen. Das erspart den jugendlichen Patienten eine spätere Implantatversorgung. Die dritten Molaren richten sich auf und stellen sich in der Regel ohne weitere kieferorthopädische Maßnahmen ein (Behandlungsbeispiel).

Bei Vorliegen eugnather Kieferverhältnisse kann ein Herbstscharnier – anstelle von Minipins – als Verankerungselement dienen.

Liegt zusätzlich eine mandibuläre Distallage vor, kann diese gleichzeitig behoben werden.

Folgende Modifikation im Design ist notwendig: Die unteren 3er-Bänder werden mit den ersten Prämolarenbändern verlötet (Abb. 11-19).

Die ersten unteren Molaren werden nicht mit in den Block des Herbstscharniers eingebunden. Sie können gesondert mithilfe von elastischen Gummizügen oder Federn an die verankerten Zähne nach mesial angeschlossen werden. Zur Führung dienen Teilbögen oder durchgehende Bögen (vgl. Abschnitt 11.1.7).

11.1.7 Behandlungsbeispiele

Fall 1: Das Herbstscharnier als festsitzendes funktionskieferorthopädisches Gerät

Der Patient stellt sich mit 13 Jahren zur kieferorthopädischen Behandlung vor. Subjektiv stört die Stellung der oberen Frontzähne. Im Profil imponieren eine betonte Nase, ein offener Nasolabialwinkel und eine mandibuläre Rücklage mit ausgeprägter Supramentalfalte. Skelettal handelt es sich um einen Tiefbiss bei mandibulärer Rücklage.

Das späte Wechselgebiss zeigt eine distale Bisslage von einer Prämolarenbreite, bukkale Nonokklusion und einen tiefen Biss mit traumatischem Einbiss in die Gaumenschleimhaut. An den Zähnen 21 und 22 sind palatinal bereits die Zahnhälse exponiert. Durch die Zwangsokklusion wird die Frontalentwicklung des Unterkiefers verhindert.

Ziel der Therapie: Bisshebung mit Erhöhung des Untergesichts; mandibuläre Ventralverlagerung.

Die Bereitstellung der notwendigen sagittalen Stufe als Manövrierraum für die Frontalentwicklung wird mit einer Segmentbogentechnik nach Ricketts durchgeführt. Danach wird der Unterkiefer mithilfe des Herbstscharniers in die Zielokklusion eingestellt. Durch die anteriore Einstellung des Unterkiefers wird die anfänglich bestehende Nonokklusion im Prämolarenbereich simultan korrigiert.

Beim dem hier vorliegenden skelettalen Tiefbiss kommt es beim Vorschub des Unterkiefers bis zur neutralen Eckzahnbeziehung zu dem erwarteten seitlich offenen Biss und der damit verbundenen erwünschten Bisserhöhung (Abb. 11-9). Durch Elongation der Seitenzähne in die Okklusion erfolgt die Abstützung im Seitenzahnbereich und damit die Stabilisierung der Bisserhöhung. Nach 6 Monaten kann das Herbstscharnier entfernt werden, die entsprechenden Wachstums- bzw. Remodellierungsvorgänge sind abgeschlossen. Das Finishing wird mit einer Multibracketbehandlung durchgeführt. Als Retentionsgeräte dienen einfache Hawley-Retainer.

Die mandibuläre Rücklage erscheint ausgeglichen bei einem Verstreichen der Supramentalfalte und Zunahme der unteren Gesichtshöhe.

Mit der mandibulären Einstellung nach ventral erweitert sich der Zungenraum. Die Zunge kann sich jetzt in den für sie vorgesehenen Raum nach anterior-kranial einlagern. Dadurch wird der oropharyngeale Raum entlastet und der PAS entsprechend erweitert.

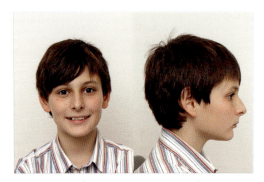

Abb. 11-20 13-jähriger Patient. Im Profil wird die mandibuläre Distallage deutlich, bei betonter Nase und ausgeprägter Supramentalfalte.

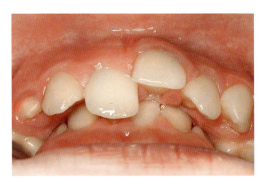

Abb. 11-21 Der tiefe Biss führt zu gingivalen Rezessionen im palatinalen Bereich. Von labial ist die Störung der rot-weißen Ästhetik durch die Stellung der Frontzähne sichtbar.

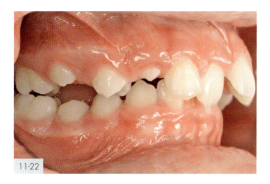

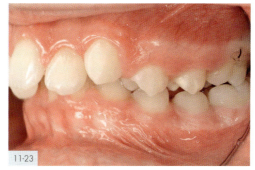

Abb. 11-22 Die Okklusion rechte Seite 1PB distal.

Abb. 11-23 Die Okklusion linke Seite 1PB distal.

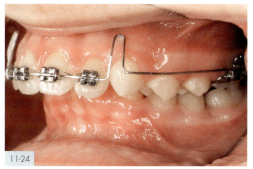

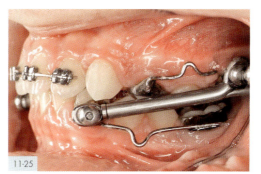

Abb. 11-24 Nivellierung und Protrusion der Oberkieferfront (0.16 x 0.20 Elgiloy gelb in 0.22 Slots).

Abb. 11-25 Das eingesetzte Herbstscharnier mit dem physiologischen Überbiss.

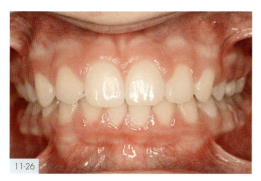

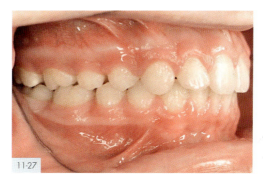

Abb. 11-26 Abschluss der Behandlung. Das frontale Erscheinungsbild von intraoral.

Abb. 11-27 Okklusion rechte Seite.

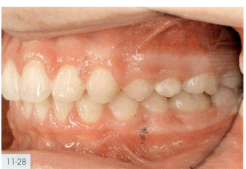

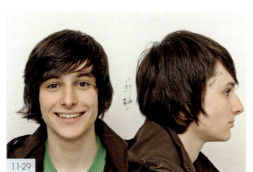

Abb. 11-28 Okklusion linke Seite.

Abb. 11-29 Das Erscheinungsbild nach Behandlungsende. Mit der mandibulären Frontalentwicklung werden die perioralen Weichteile harmonisiert. Sichtbar der Ausgleich der Supramentalfalte mit einhergehender Zunahme der unteren Gesichtshöhe.

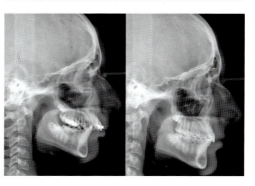

Abb. 11-30 Mit der Einstellung der eugnathen Kieferrelation erweitert sich der PAS deutlich.

Fall 2: Das Herbstscharnier als Verankerungselement zum Lückenschluss

Eine Modifikation des Herbstscharniers kann als Verankerung zum kompletten Lückenschluss von distal bei Aplasien im Unterkiefer verwendet werden.

Die Patientin stellt sich mit 13 Jahren zur kieferorthopädischen Behandlung vor. Es handelt sich um eine Rücklage der mandibulären Basis. Die Supramentalfalte erscheint verstrichen und der Kinnpunkt weicht zurück. Die Okklusion zeigt sich neutral. Es besteht keine sagittale Stufe, bei geringen Engständen im Ober- und Unterkiefer. Im OPG zeigt sich eine Aplasie der beiden unteren zweiten Prämolaren. Beide Keime der dritten Molaren sind aber bereits sichtbar.

Ziel der Therapie: Vermeidung von späteren Implantaten; Lückenschluss im Unterkiefer; keine Ausgleichsextraktion im Oberkiefer; keine Verkleinerung des Zungenraumes; Entwicklung der mandibulären Basis.

Vorgehen: Nach der Extraktion der Milchzähne 75 und 85 wird der frontale Engstand im Unterkiefer nach distal aufgelöst und die Front aufgerichtet. Die hierdurch entstandene sagittale Stufe wird durch die Einstellung eines Herbstscharniers in neutrale Eckzahnbeziehung ausgeglichen. Damit erfährt die Unterkieferbasis eine Entwicklung nach ventral.

Das Herbstscharnier ist so modifiziert, dass die 3er-Bänder mit den 4er-Bändern verbunden sind. An den 4er-Bändern befinden sich Hilfselemente, an die die ersten Molaren angehängt werden können, um die bestehende Restlücke von distal zu schließen (Abb. 11-34). Nach dem Anschließen und Aufrichten der Molaren kann das Herbstscharnier entfernt werden, frühestens jedoch nach 6 Monaten, wegen der wachstumsbedingten Remodellierungsvorgänge. Die Feineinstellung der Okklusion findet auch hier mit einer Multibracketapparatur statt. Die Retention kann im Unterkiefer mit einem Hawley-Retainer erfolgen. Im Oberkiefer müssen mit der Retention die oberen 7er abgestützt werden. Die Autoren benutzen dazu eine Tiefziehschiene bis zum Durchbruch der unteren dritten Molaren.

Die Keime der Weisheitszähne folgen der Bewegung der Molaren nach mesial und brechen in der Mehrzahl spontan durch[69,70] (Abb. 11-32 und 11-39). Eine spätere Implantatversorgung der Lücken wird somit vermieden. Durch das Aufrichten der unteren Front und die Frontalentwicklung des Unterkiefers kann sich die mandibuläre Basis ungehindert entwickeln. Ästhetisch imponiert damit ein betonter Kinnpunkt bei Ausbildung einer Supramentalfalte. Die Front-Eckzahn-Beziehung bleibt erhalten, der Raum für die Zungeneinlagerung ebenfalls.

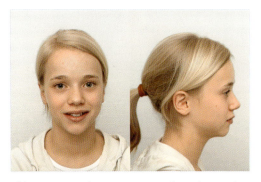

Abb. 11-31 13jährige Patientin. Rücklage der mandibulären Basis bei betontem Lippenprofil, zurückweichender Kinnpunkt, verstrichene Supramentalfalte.

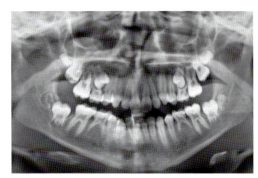

Abb. 11-32 Aplasie der Zähne 35 und 45. Die Keime der dritten Molaren sind bereits sichtbar, horizontal im aufsteigenden Ast.

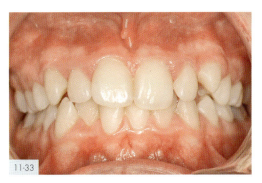

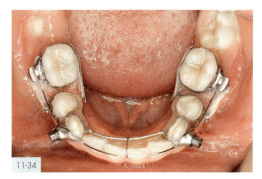

Abb. 11-33 Frontale Engstände in beiden Kiefern, dentale und mandibuläre Mittellinienverschiebung.

Abb. 11-34 Aufsicht auf das Design des Lückenschlussscharniers. Nach Aufrichten der unteren Front: Die verbleibenden Lücken im Unterkiefer von distal sind schon weitgehend geschlossen.

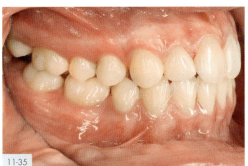

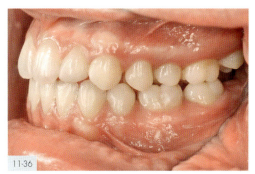

Abb. 11-35 Okklusion rechte Seite

Abb. 11-36 Okklusion linke Seite. Bis zum Durchbruch der unteren Weisheitszähne müssen die oberen zweiten Molaren mit Retentionsmaßnahmen abgestützt werden.

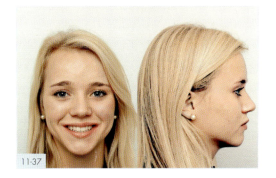

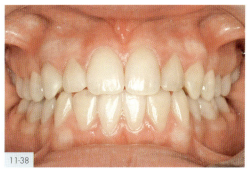

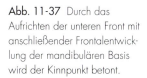

Abb. 11-37 Durch das Aufrichten der unteren Front mit anschließender Frontalentwicklung der mandibulären Basis wird der Kinnpunkt betont.

Abb. 11-38 Das Erscheinungsbild intraoral frontal mit eingestellter Mitte.

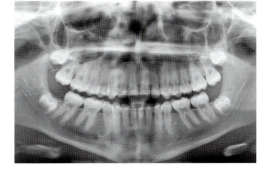

Abb. 11-39 Die physiologische Aufwanderung und Aufrichtung der dritten Molaren durch den Platzgewinn im retromolaren Bereich.

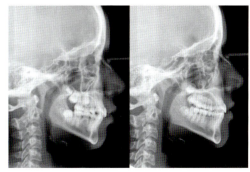

Abb. 11-40 Links: Anfangsbefund, rechts: Endbefund. Auch bei der weniger ausgeprägten Frontalentwicklung wird der PAS deutlich erweitert. Am Endbefund des FRS noch einmal sichtbar die Entspannung der perioralen Weichteile und die mandibuläre Entwicklung im basalen Anteil.

11.1.8 Zusammenfassung

Die Dysgnathie der Angle-Klasse II weist eine komplexe Symptomatik auf. Neben einer möglichen gestörten Kau- und Gelenkfunktion ist auch das äußere Erscheinungsbild häufig unbefriedigend.

Des Weiteren kann es zu parodontalen Schäden kommen, z. B. bei ausgeprägtem traumatischen Tiefbiss. Bei kurzem und zurückliegendem Unterkiefer ist der meso- und hypopharyngeale Raum durch die dorsale Zungenlage eingeengt. Das kann als Prädisposition für ein obstruktives Schlafapnoe-Syndrom (OSAS) angesehen werden.

Davon ausgehend, dass bei den meisten Angle-Klasse-II-Patienten eine fehlerhafte Rücklage des Unterkiefers vorliegt, bietet sich das Herbstscharnier als kausales Therapiegerät an. Eine neutrale Okklusion wird gleichzeitig mit der mandibulären Ventralentwicklung erreicht. Dies beruht auf der dentalen und skelettalen Wirkungsweise des Herbstscharniers.

Abhängig vom Alter der Patienten verläuft die Gewebereaktion in drei Stadien:
- Während der Wachstumsphase ergibt sich die Längenzunahme des Corpus mandibulae aus Resorption am anterioren Ramusrand und Apposition am posterioren Ramusrand.
- Nach dem Wachstumshöhepunkt erfolgt ein zusätzliches Wachstum, das sogenannte kondyläre Wachstum, das die posterokraniale Oberfläche des Caput mandibulae umfasst.
- Nach Abschluss des Wachstums kommt es durch Remodellierungsprozesse an der Fossa articularis zum sogenannten Fossa shift.

Während der Behandlung mit dem Herbstscharnier adaptiert sich die Muskulatur, mit den intra- und extraoralen Weichteilen.

Speziell die Vergrößerung des Zungenraumes führt zur Entlastung des pharyngealen Raumes. Durch die Erweiterung im Bereich der extrathorakalen Atemwege kann die Herbstscharnierbehandlung als prophylaktische Maßnahme bei Kindern mit OSAS-Prädisposition gesehen werden.

Mit der Ventralverlagerung der Mandibula wird die bilaminäre Zone entlastet. Die bessere trophische Versorgung ermöglicht je nach Alter die oben beschriebenen Anpassungsvorgänge in 6 Monaten. Wegen der Dislokation der Kiefergelenke gegen die Funktionsfläche ergibt sich keine Störung im funktionellen Ablauf. Eine Schädigung der Kiefergelenke wird in keinem Fall beobachtet.

Die sagittale Stufe wird in einem Schritt mithilfe einer rigiden Kraft kompensiert. Es findet eine sofortige Enttonisierung der Muskulatur statt. Die daraus resultierende reduzierte Rückstellkraft erklärt die schmerzfreie Eingewöhnungszeit und damit die hohe Akzeptanz. Weder die Sprache noch das Kauen und Schlucken werden beeinträchtigt.

Bei der mandibulären Ventralverlagerung durch das Herbstscharnier entsteht, speziell beim mesiozephalen Wachstum, ein seitlich offener Biss, der sich in der Mehrzahl der Fälle bereits während der funktionskieferorthopädischen Phase schließt.

Die moderate Kippung der unteren Front ist nicht stärker als bei konventionellen kieferorthopädischen Geräten. Sie hängt vom Behandlungsdesign, vom individuellen Wachstumspotenzial und von der Morphologie der Symphyse ab. Parodontale Schäden in der unteren Front werden nicht beobachtet.

Das modifizierte Herbstscharnier lässt einen kompletten Lückenschluss bei Aplasien im Unterkiefer von distal zu. Ohne Verankerungsverlust kann gleichzeitig die mandibuläre Frontalentwicklung durchgeführt werden.

Douglas Toll, Nenad Popović,
Jasminka Anđelić, Nicole Drinkuth

11.2 Das MARA – Mandibular Anterior Repositioning Appliance

11.2.1 Einführung und Konzept

Bei jugendlichen Retrognathien ist das mandibuläre/kondyläre Wachstum oft durch verschiedene Faktoren gehemmt: Tiefbiss, Kreuzbiss, orofaziale Parafunktionen und Obstruktionen der oberen Luftpassage[62]. Eine mandibuläre Retrognathie (Retrogenie) tritt wesentlich häufiger auf (86 %) als eine maxilläre Prognathie (14 %)[30]. Daher wäre eine Behandlung sinnvoll, welche die genannten Faktoren beseitigt und welche mandibulär gezielt Wachstumsreize setzt. Das Mandibular Anterior Repositioning Appliance (MARA) stimuliert das Unterkieferwachstum und vermindert gleichzeitig das Wachstum des Oberkiefers, wenn auch in einem geringen Ausmaß.

Gerade während der potenziell besonders effektiven pubertären Wachstumsphase ist die Patientencompliance oft problematisch, weswegen eine festsitzende Behandlungsmodalität von großem Vorteil wäre.

Das MARA erfüllt die oben genannten Kriterien. Die Grundidee ist die eines Twin-Blocks zur Klasse-II-Korrektur, ähnlich dem Herbstscharnier, jedoch ohne permanente intermaxilläre Verbindung. Das MARA verursacht im Vergleich zum Herbstscharnier weniger Headgear-Effekt, d. h. weniger Distalisation der Oberkiefer-Molaren und weniger Proklination der Unterkieferfrontzähne[45].

Das MARA besitzt in Bezug auf die Molarenkorrektur laut einer Studie[45] eine zu erwartende dentofaziale Wirkung (jedoch „nur" ca. 53 %). Es besitzt auch eine deutliche skelettale Wirkung (ca. 47 %), was das MARA von den anderen festsitzenden oder herausnehmbaren FKO-Geräten unterscheidet. Diese Werte gelten für jugendliche Patienten. Bei erwachsenen Patienten schätzen die Autoren das Verhältnis dentaler zu skelettaler Korrektur auf 60 zu 40 %.

Erwachsene Patienten mit Dysgnathien wünschen sich in einigen Fällen eine Alternative zur Kieferchirurgie, möglichst ohne Zahnextraktion, d. h. insbesondere ohne Extraktion der Prämolaren. Bei moderaten oder leichten Dysgnathien lassen sich durch dentofaziale Orthopädie funktionell und ästhetisch gute Ergebnisse erzielen. Die patientenseitige Motivation für die Behandlung wird sehr dadurch verstärkt, dass die funktionell-ästhetische Verbesserung des Profils und der orofazialen Statik sofort nach dem Einsetzen des MARA eintritt.

Bei Patienten mit Kraniomandibulärer Dysfunktion (CMD) ist das MARA ein effektives Gerät zur kondylären Vorverlagerung. Es kommt zu einer physiologischen Vergrößerung des Gelenkspaltes (ohne Distraktion), was das retrokondyläre Gewebe (Bilaminäre Zone) entlastet. Mihalik et al.[33] stellten 2003 fest, dass eine Camouflage Behandlung bei Klasse-II-Patienten sehr viel gelenkschonender ist, als eine kieferchirurgische Intervention. Dass Dysgnathiepatienten überdurchschnittlich häufig an arthrotischer Kiefergelenkdegeneration leiden, konnte auch in einer Studie von Toll et al.[63] gezeigt werden. Von den 58 untersuchten Patienten mit diversen Dysgnathien waren in der MRT bei 90 % Merkmale einer degenerativen Kiefergelenkalteration festzustellen. Lediglich 10 % wiesen diese Veränderungen nicht auf.

Eine weitere Indikation für das MARA kann das Schnarchen sein, welches in den meisten Fällen durch eine Obstruktion der oberen Atemwege verursacht wird. Meist entsteht diese durch ein schlaffes Gaumensegel, vergrößerte Gaumen- und Rachenmandeln, geschwollenes retropharyngeales, lymphatisches Gewebe, Schleimhautpolypen, eine Conchahyperplasie bzw. eine Nasenseptumdeviation. Auch eine chronische Sinusitis maxillaris behindert eventuell die Nasenatmung und löst somit potenziell ein Schnarchen aus. Die mandibuläre Vorverlagerung mit dem MARA verbreitert die oberen Luftwege und kann so zumindest einen Teil der Ursachen abmildern.

Abb. 11-41 MARA, Ansicht von bukkal. Version mit rechteckigem Ellbogen.

Abb. 11-42 MARA, Ansicht von bukkal. Version mit gewinkeltem Ellbogen. Der Winkel entspricht dem Reziprokwert der Kondylenbahn.

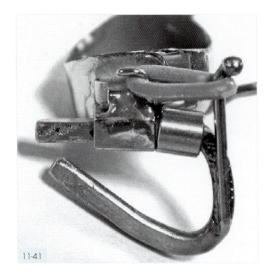
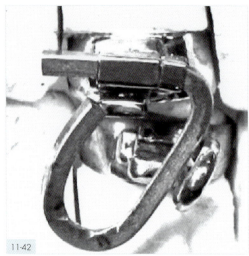

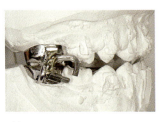
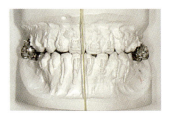
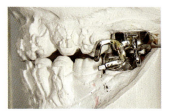
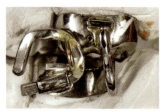

Abb. 11-43 U-MARA am Patientenmodell. Ansicht von frontal und lateral. Der Ellbogen ist nach oben gebogen (anstatt nach unten).

Abb. 11-44 MARA mit Lingualbogen, Ansicht von okklusal.

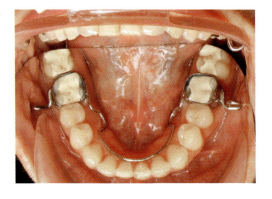

11.2.2 Entwicklung und Geschichte

Emil Herbst stellte 1909 in Berlin sein Herbstscharnier vor. Es handelte sich um eine Innovation: Erstmals wurde ein festsitzendes Gerät zur mandibulären Vorverlagerung präsentiert, welches die Prinzipien der europäischen/deutschen mit denen der US-amerikanischen Kieferorthopädie verband. Aus Deutschland stammte das Konzept der Funktionskieferorthopädie (umgesetzt mit herausnehmbaren Geräten), aus den USA die Idee, kieferorthopädische Geräte fest einzuzementieren.

Das MARA knüpft genau dort an. Etwa um 1980 entwickelte Douglas Toll ein festsitzendes Gerät zur Klasse-II-Korrektur. Es war so gestaltet, dass der Unterkiefer mit einer Kombination aus schiefer Ebene und Propulsion nach anterior gebracht wurde. Über die Jahre wurde das Konzept etwas verändert und die passive Vorverlagerung mehr und mehr durch eine schiefe Ebene und insbesondere muskuläre Vorverlagerung ersetzt.

1991 entwickelte Douglas Toll zusammen mit James Eckhart eine serienreife Version, die ab 1995 durch Allesee Orthodontic App-

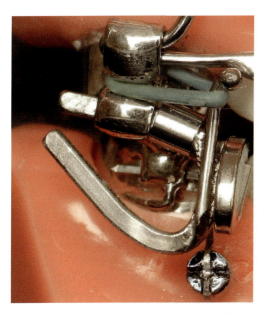

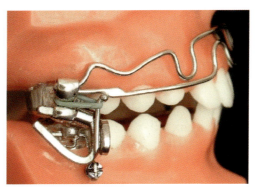

Abb. 11-46 MARA mit Minischraube (TAD) und Lippenschild, Ansicht von bukkal.

Abb. 11-45 MARA mit Minischraube (TAD), Ansicht von bukkal.

liances (AOA), Sturtevant, Wisconsin/USA, hergestellt und vertrieben werden sollte. Parallel wurde in Douglas Tolls deutscher Praxis eine andere Version des MARA entwickelt, welche sich von der AOA-Version durch die Winkelung der oberen Protrusionsstäbchen („upper elbow") unterscheidet: In der amerikanischen Version verläuft der Ellbogen rechtwinklig (Abb. 11-41), die Version ähnelt damit eher einem „Bite-Jumper". In der europäischen Version ist der Ellbogen gewinkelt (Abb. 11-42), und sie ähnelt prinzipiell eher einer schiefen Ebene. Vorteil der amerikanischen Version ist die geringere Proklination der Unterkieferfrontzähne (Propulsion). Die gewinkelte deutsche Version verursacht mehr Propulsion, was allerdings bei bestimmten Patienten auch erwünscht sein kann. Patentiert wurden beide Versionen im Jahr 1998. In der Praxis der Autoren kommen – je nach Indikation – beide Varianten des MARA zum Einsatz. Inzwischen wurden einige Modifikationen des MARA entwickelt: U-MARA (Abb. 11-43), MARA mit verstärkten Bändern (Abb. 11-44), MARA in Verbindung mit Minischrauben (Abb. 11-45), MARA als Retentionsgerät,

Miniatur-MARA (z. B. für Kinder), magnetbetriebenes MARA (zwei Magneten gleicher Polarität stoßen sich ab und sorgen so für eine Ventralisation des Unterkiefers), MARA mit Lipbumper (Abb. 11-46), MARA zur postkieferchirurgischen sagittalen Stabilisierung.

Ein mögliches Anwendungsgebiet des MARA bei Erwachsenen ist, wie erwähnt, die Kieferchirurgie. Im Vordergrund steht hier die „Fixierung" des Unterkiefers in der gewünschten Position nach dem chirurgischen Eingriff. Andererseits kann das MARA der Kieferchirurgie als Alternativweg an die Seite gestellt werden, nämlich in Form der Klasse-II-Camouflage-Therapie Erwachsener in leichten bis mittelschweren Fällen, bei denen eine dentale Kompensation ausreicht.

Sehr oft ist die mandibuläre Vorverlagerung eine große Hilfe bei der Therapie von CMD, welche durch mannigfaltige, komplexe Symptome wie Tinnitus, Hörsturz, Vertigo, orofaziale Schmerzen und muskuläre Verspannungen, Kiefergelenkknacken, Cephalgien und viele mehr charakterisiert ist.

11.2.3 Bestandteile und Aufbau des MARA

Ein MARA besteht standardmäßig aus folgenden Komponenten (Abb. 11-47):

- Vier Kronen auf den ersten Molaren (Alternative: verstärkte Molarenbänder, z. B. ION-Bänder)
- An die zwei Kronen für die Unterkiefermolaren angeschweißt: zwei horizontale Stege aus Vierkantröhrchen
- Röhrchen (0.022 oder 0.018) für die Ober- und Unterkieferbögen
- Röhrchen für die oberen Protrusionsstäbchen („upper elbow")
- Distanzhülsen verschiedener Größe für die gewünschte Unterkiefervorverlagerung (Abb. 11-48)
- Unterkiefer-Lingualbogen

Eventuell:

- Lipbumper-Röhrchen (OK/UK)
- Headgear-Röhrchen (OK/UK)

Weitere Komponenten, die unter Umständen mit dem MARA zusammen eingesetzt werden können, sind (Abb. 11-49):

- Lipbumper (OK/UK)
- Headgear (OK/UK)
- TPA (Transpalatinalbogen)
- GNE (Gaumennahterweiterung)
- Minischrauben zur skelettalen Verankerung bei bestimmten gewünschten Zahnbewegungen

Das MARA kann ohne Brackets oder auch mit Brackets getragen werden. In diesem Fall sollten die zweiten Oberkieferprämolaren nicht mit Brackets versehen werden, um keine Interferenz mit dem MARA zu erzeugen. Die oberen Protrusionsstäbchen können beim Anpassen des MARA im Artikulator getorquet werden (nicht im Patientenmund). Dies geschieht am Besten mittels eines speziellen Schlüssels (Allesee Orthodontic Appliances, Sturtevant, Wisconsin/USA) oder einer Bernard-Zange (Abb. 11-50).

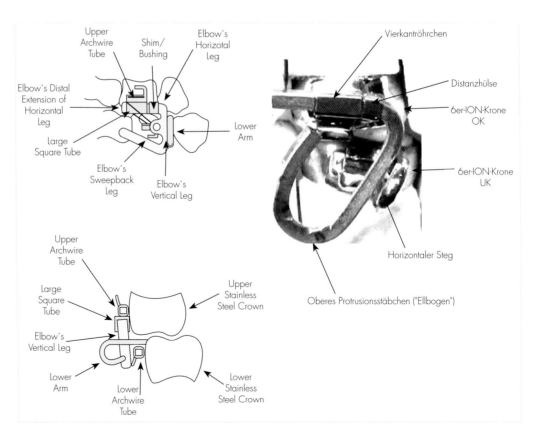

Abb. 11-47 MARA, Aufbau und Komponenten. Links: Übersicht von bukkal (englisch), Übersicht von frontal (englisch). Rechts: Übersicht MARA und Bauteile (deutsch).

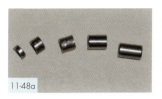

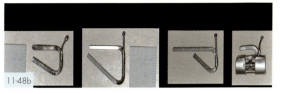

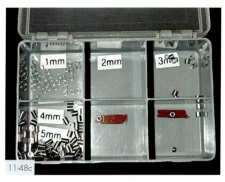

Abb. 11-48a–c (a) Distanzhülsen im Detail; (b) *links:* Standard-MARA, *Mitte-links:* MARA mit verlängertem Ellbogen, *Mitte-rechts:* MARA mit verlängertem Protrusionsstäbchen, *rechts:* Jack-Screw-MARA; (c) Übersicht Distanzhülsen mit Dimensionen und Modifikation der oberen Protrusionsschiene

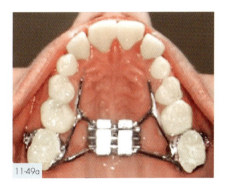

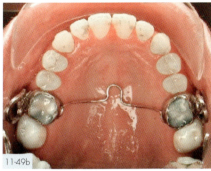

Abb. 11-49a, b (a) MARA mit Rapid Palatal Expander (RPE), Ansicht von okklusal, (b) MARA mit Transpalatal Arch (TPA).

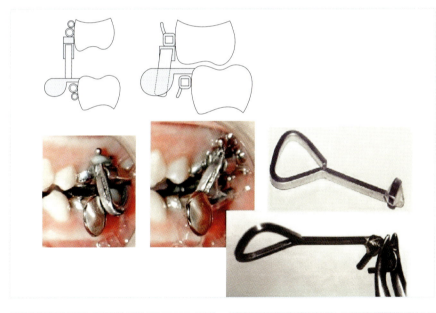

Abb. 11-50 Torquen des oberen Protrusionsstäbchens mit Torqueschlüssel und Vogelschnabelzange.

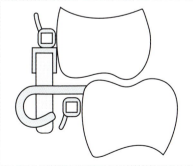

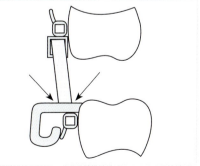

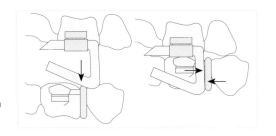

Abb. 11-51 Funktion des MARA: neuromuskuläre Reprogrammierung. Links: Okklusion in Klasse II wird blockiert durch Kollision des oberen Protrusionsstäbchens mit dem horizontalen Steg. Rechts: Patient schiebt den Unterkiefer aktiv nach vorn und okkludiert in Klasse I. Zubeißen ist jetzt wieder möglich.

11.2.4 Wirkungsweise des MARA

Das MARA ist ein festsitzendes Klasse-II-Korrekturgerät. Die mandibuläre Vorverlagerung geschieht nicht mittels passiver Vorverlagerung, sondern durch neuromuskuläre Reprogrammierung. Die Okklusion in einer habituellen Klasse II wird durch das obere Protrusionsstäbchen und den unteren, horizontalen Steg blockiert (Abb. 11-51). Der Patient muss aktiv den Unterkiefer nach vorn bewegen und in Richtung Klasse I positionieren, um Okklusionskontakt herstellen zu können.

Vorteil des MARA ist die geringe Größe und die einfache serielle Herstellung mittels vorproduzierter Bauteile, welche auf unkomplizierte Weise individuell den Gegebenheiten am Patienten angepasst werden können.

11.2.5 Klinisches Management und Anwendung

In diesem Abschnitt sollen kurz die Behandlungssequenz vorgestellt sowie mögliche Probleme und deren Lösung besprochen werden. Des Weiteren wird auf die Anwendung des MARA in der Erwachsenen-Kieferorthopädie und in der Kieferchirurgie eingegangen.

Vor der MARA-Behandlung sollte eine eingehende klinische Diagnostik erfolgen, welche zusätzlich das bildgebende Verfahren Magnetresonanztomografie (MRT) und eine Manuelle Funktionsanalyse (MFA) mit einschließt. Beide Methoden ergänzen die Standarddiagnostik (Orthopantomogramm, Fernröntgenseitenbild, Modellanalyse), um wichtige Informationen zur Funktion des stomatognathen Systems: (Kiefergelenkposition und -zustand). Noch wichtiger als ein kieferorthopädisch idealer Biss ist initial die richtige Position der Kondylen innerhalb der Fossae glenoidales. Das

Ausmaß der nötigen kondylären Anterokaudalbewegung der Kondylen wird bestimmt und die Behandlung entsprechend geplant. Ziel der kieferorthopädischen Behandlung soll es sein, die Funktion des Kauorgans zu erhalten bzw. diese so weit wie möglich wieder herzustellen.

Behandlungszeitpunkt: Wenn der Patient noch sehr jung ist, ist die Unterkiefervorlagerung nicht dringlich. Allerdings ist es von großer Bedeutung in Bezug auf die Behandlungseffizienz, das MARA vor der Mitte des pubertären Wachstumsschubs einzugliedern, um das Wachstumsmaximum voll ausnutzen zu können. Hier kann eine der Stärken des MARA ausgespielt werden: die Stimulation der mandibulären Wachstumszentren. Hier sollte dann die Dehnung des Oberkiefers gleichzeitig mit dem kondylären Advancement erfolgen. Sind die ersten Milchmolaren noch nicht voll durchgebrochen und wurde eine schwere Klasse-II-Dysgnathie diagnostiziert, kann es notwendig werden, das MARA an den zweiten Milchmolaren zu zementieren. Liegt keine schwere Dysgnathie vor, kann das späte Wechselgebiss abgewartet werden. Diese Zeit könnte z. B. dazu genutzt werden, das Kieferwachstum mit einem Lipbumper zu unterstützen, um etwaige negative Einflüsse durch Lippen- oder Wangenpressen auszuschalten. Inzwischen kann bei bestehenden Problemen gleichzeitig die obere Luftpassage saniert werden (Rachenpolypen, hyperplastische Gaumen- und Rachenmandeln, Septumdeviation, Nasenmuschelhypertrophie). Eine Zungen- oder Lippendysfunktion kann logopädisch betreut werden, sodass beide Kiefer möglichst optimal entwickelt werden können.

Zunächst ist die Behandlungssequenz grob in drei Phasen zu gliedern: Vorbereitung, aktive Behandlung, passive Behandlung (Stabilisierung). Ist die medizinische Indikation für ein MARA gestellt, so sind unter Umständen verschiedene Schritte zur Vorbereitung durchzuführen:

Vorbereitung: Vor der MARA-Applikation sind eventuell verschiedene Korrekturen durchzuführen, um okklusale Interferenzen zu beseitigen. Die optimale Reihenfolge der Korrekturen ist: zunächst in der Transversalen, dann in der Vertikalen und anschließend in der Sagittalen.

- Ein transversal komprimierter Oberkiefer sollte zuvor gedehnt werden, da ansonsten wegen okklusaler Interferenzen keine ausreichende mandibuläre Vorverlagerung möglich ist. Zur transversalen Dehnung bei schmalem Oberkiefer eignet sich gelegentlich auch eine chirurgische Gaumennahterweiterung (GNE), entweder vor oder während der Behandlung mit dem MARA. Ausreichende Dehnung erzielt man ebenfalls mit einem TPA oder einem starken Bogen mit integrierter starker Dehnung.
- Bei Klasse-II/1-Patienten reichen Kunststoffaufbisse meist bereits aus, um eine interferenzfreie Vorwärtsbewegung des Unterkiefers zu gewährleisten und die vertikale Bissrelation zu verbessern.
- Um die Behandlung zu beschleunigen, ist es wichtig, okklusal flache Flächen an den letzten Molaren mit Füllungsmaterial aufzubauen, um okklusale Interferenzen zu beseitigen. Bei Klasse-II/2-Patienten mit retrudierter Oberkieferfront ist zunächst die Angulation der Frontzähne zu korrigieren bzw. die Aufrichtung der Oberkiefer-1er abzuwarten. Ein größeres Problem stellen Patienten mit protrudierten Unterkieferfrontzähnen dar, da hier eine Korrektur der Angulation mangels ausreichender skelettaler mandibulärer Verankerung und dentalem Platzangebot äußerst schwierig ist. In diesem Fall kann die Angulation der Unterkieferfrontzähne eventuell mit Minischrauben korrigiert werden, bevor das MARA eingesetzt wird.

Aktive Behandlung: Zu Behandlungsbeginn wird nach der Dehnung des Oberkiefers der Biss vertikal etwas geöffnet, um die Vorwärtsbewegung der Mandibula zu unterstützen und durch Änderung der Hebelkräfte bereits die Kiefergelenkstrukturen zu entlasten. Die Bisshebung geschieht mittels abgeflachter MARA-Kronen an den ersten Molaren und fest einzementierter Kunststoffaufbauten im Bereich der zweiten Molaren. Bei einem offenen Biss sollte man die MARA-Kronen nicht oder nur wenig beschleifen, sodass permanent Okklusionskontakt gegeben ist. Bei einem Tiefbiss gilt das Gegenteil: In diesem Fall müssen die 6er aus dem Okklusionskontakt herausgenommen werden.

Vor der Bebänderung werden zunächst meistens die ersten Molaren für drei bis sieben Tage separiert. Dann können entweder die Standard-MARA-Kronen oder spezielle, verstärkte Bänder gesetzt werden. In der Praxis der Autoren werden meist normale Molarenbänder eingesetzt. Je nach medizinischer Indikation werden noch ein Lingualbogen, ein TPA, eine GNE, Minischrauben oder andere kieferorthopädische Geräte eingegliedert (Abb. 11-49).

Für die Herstellung und individuelle Anpassung eines MARA sind folgende Schritte erforderlich:

1. Erhebung aller notwendigen klinischen Unterlagen, insbesondere die OK-/UK-Modelle.
2. Konstruktionsbiss/Wachsbiss in der erwünschten Bissposition (nach MRT-Befundung, Befundung der Röntgenbilder und Modellanalyse).
3. Labor: Modelle und Konstruktionsbiss werden einartikuliert in der UK-Sollposition; Bauteile des MARA werden im Labor hergestellt und angepasst. Für kieferorthopädische Praxen empfiehlt es sich, über AOA entweder ein sogenanntes MARA-Kit bzw. MARA-Komponenten zu bestellen. Eine Option für allgemeine kieferorthopädische Praxen ist es, das „e-MARA" zu nutzen, d. h. ein Laborformular über AOA zu beziehen, die gewünschten individuellen Werte einzutragen und das Formular mit den einartikulierten Modellen bzw. mit Modellen und Konstruktionsbiss zusammen an AOA zu versenden (Abb. 11-53). Es werden dann sämtliche Komponenten individuell angepasst und als Set zugeschickt.
4. a) Patient noch nicht bebändert: Separation der 6er (3 bis 7 Tage)
   b) Patient schon bebändert: Bögen OK und UK ausligieren, stärkere Bänder anpassen, selten: MARA-Kronen
5. MARA-Insert (meist inkl. Lingualbogen)
   – Lingualbogen (ggfs. mit UK-Dehnung)
   – OK bei transversaler Kompression zuvor dehnen und im Oberkiefer mit TPA die Dehnung sichern.

Nach dem MARA-Insert wird das Gerät nur leicht aktiviert, d. h., es wird nicht notwendigerweise sofort eine Distanzhülse zur Unterkiefervorverlagerung eingesetzt. Dies ist individuell stark abhängig von den Gegebenheiten beim Patienten und vom Ausmaß der benötigten Vorverlagerung. Bei einer leichten bis moderaten Klasse II ist es oft möglich, den Unterkiefer initial 4 bis 5 mm nach vorn zu verlagern. Bei einer schweren Klasse-II-Situation (> 8 mm) ist es sinnvoll, über die ersten sechs Monate zunächst nur um den halben Betrag (2 bis 3 mm oder sogar weniger) nach vorn zu verlagern, da diese Patienten ein kondyläres Advancement weniger gut vertragen als Patienten mit milder oder moderater Klasse-II-Dysgnathie.

Der Betrag der Unterkiefervorverlagerung richtet sich nach den folgenden Kriterien:
- Sprechzentrik in physiologischer Kopfhaltung
- Sagittale Unterkieferposition beim Sprechen – Unterschied Ruheschwebe
- Mädchen/Frauen akzeptieren meist mehr Vorverlagerung als Jungen/Männer. Am wenigsten Advancement tolerieren sportliche Jungen.
- Akzeptanz des MARA, nachdem es 15 bis 30 Minuten getragen wurde

Besteht Anlass zu der Vermutung, dass der Unterkiefer des Patienten im Schlaf in eine retrale Position zurückrutscht, können dies intermaxilläre Gummizüge wirksam verhindern. Ein Zurückrutschen würde bedeuten, dass der Patient eventuell mit den Protrusionsstäbchen hinter den horizontalen Steg beißt. Eine Beschädigung des MARA und eine Traumatisierung der 6er – bis hin zur Lockerung – wären mögliche Folgen.

Die Behandlungsdauer mit einem MARA beträgt 12 bis 24 Monate. Dies ist etwas länger als bei anderen Fixed-Functional-Geräten – jedoch ist das Behandlungsergebnis auf lange Sicht gesehen stabiler. Etwa alle 9 bis 12 Wochen sollte ein Kontrolltermin angesetzt werden. Zu diesen Terminen können dann neue Distanzhülsen eingesetzt werden, um den Betrag der mandibulären Vorverlagerung zu erhöhen. Das MARA kann auch zur Korrektur der dentalen Mittellinie eingesetzt werden, in dem man asymmetrisch vorverlagert, d. h. unterschiedlich große Distanzhülsen einsetzt. Wichtig hierbei ist, dass währenddessen asymmetrische Bögen benutzt werden, um die Zahnbögen an die Symmetriekorrektur anzupassen.

Auch bei Anwendung eines MARA ist ohne Gegenmaßnahmen mit einem Rezidiv zu rechnen. Zu diesen Gegenmaßnahmen gehört zunächst eine ausreichende sagittale Überkorrektur. Meist wird der Biss so eingestellt, dass der Patient gegen Ende der aktiven Behandlung in einen Kantenbiss überstellt wird. Des Weiteren kann bei erwachsenen Patienten ein Rezidiv mittels okklusaler, fest einzementierter Rampen im Bereich der letzten Molaren vermieden werden. Hierbei wird der Biss nach distal blockiert, sodass keine Distalbewegung des Unterkiefers mehr möglich ist. Außerdem sind adjuvante Therapien (z. B. Physio- bzw. Manualtherapie) essenziell zur Stabilisierung des Behandlungsergebnisses.

Zu den Nebenwirkungen des MARA zählen aufgrund des Prinzips „actio = reactio" eine Distalkippung der oberen Zahnreihe und eine simultane Mesialkippung der unteren Zahnreihe. Beidem kann mit relativ einfachen Maßnahmen begegnet werden. Bei den Oberkiefer-6ern kann es zu einer leichten mesiobukkalen Rotation kommen. Dies ist in den meisten Fällen erwünscht. Eine Retroklination der Frontzähne im Oberkiefer ist bei protrudierter Front sogar manchmal wünschenswert. Bei Klasse II,2 bzw. retrudierter Oberkieferfront muss die Angulation der Inzisivi vor der MARA-Behandlung korrigiert werden. Ansonsten ist eine ausreichende mandibuläre Vorverlagerung nicht möglich. Eine Labialkippung der Unterkieferinzisivi kann durch einen Lingualbogen im Unterkiefer verhindert werden, eine Mesialkippung der unteren Molaren durch im Unterkiefer retromolar inserierte Minischrauben. Eine Methode, die Minischrauben nutzt, wäre, im Unterkiefer in regio 5/6 TADs zu implantieren und diese mit Gummizügen zu den Unterkiefer-4ern oder -3ern zu versehen. Hiermit kann der Unterkieferzahnbogen distalisiert und eine Labialkippung der Unterkieferfrontzähne ebenfalls verhindert werden. Eine Rotation der Unterkiefer-6er mesial nach lingual kann z. B. mit Gummizügen von den Unterkiefer-6ern zu den Unterkiefer-3ern vermieden werden. Dies gleicht auch den relativ schwächeren Widerstand eines Molarenbandes in Relation zu einer MARA-Krone aus. Sollte ein Lingualbogen nicht erwünscht sein, kann alternativ mit Minischrauben im Seitenzahnbereich oder mit Brackets gearbeitet werden, die einen negativen Torque aufweisen (–5 bis –10° Torque). In diesem Fall sollten zur Stabilisierung der Unterkiefermolaren Bajonett-Biegungen mesial der ersten Unterkiefermolaren in den Bukkalbogen eingebogen werden (Stufenbogen). Hierbei werden die Wurzeln der Molaren nach bukkal in die Kompakta hineingetorquet, um die Molaren zu verankern.

Stabilisierung: Ist die Behandlung beendet, so wird das MARA entfernt. (Abb. 11-54). Nach der Entfernung der MARA-Kronen ist oft zu beobachten, dass eine Intrusion aller 6er stattgefunden hat. Zusätzlich kommt es aufgrund der Krafteinwirkung auf die Molaren zu einer Kompression der OK-6er und zu einer Dehnung der UK-6er. Eine Kompression der OK-6er lässt sich relativ unkompliziert verhindern, indem bereits während der MARA-Behandlung im Oberkiefer ein Lipbumper getragen wird. Dies muss zuvor bereits eingeplant werden. In einem solchen Fall werden dann Röhrchen für Lipbumper an die Oberkiefer-6er-Kronen gelötet.

Durch das aktive kondyläre Advancement mittels MARA wird das stomatognathe System anfangs so trainiert, dass der Unterkiefer in einer ventralisierten Position gehalten wird. Die Rezidivgefahr nach Abschluss der Behandlung ist gegenüber anderen Geräten vermindert, jedoch kommt es im Laufe der Behandlung bei Kindern und Jugendlichen zu einem Wachstum im Bereich der Kondylen und Fossae sowie bei Erwachsenen ebenfalls zu einem Remodelling in diesem Bereich. Daher ist es möglich, dass sich der Gelenkspalt unter der Behandlung tendenziell verkleinert. Dies ist nicht unbedingt ein Nachteil, wenn zuvor bei der Repositionierung der Kondylen etwas überkorrigiert wurde. Es bedarf allerdings einiger Erfahrung, um das Wachstums- bzw. Remodellierungspotenzial korrekt einzuschätzen. Die potenzielle Rezidivgefahr vermindert sich weiterhin, wenn unterstützend physiotherapeutisch behandelt wird. Liegt ein hartnäckiger, anderweitig nicht vollständig behebbarer muskulärer Hypertonus im Bereich der Unterkieferretraktoren vor, so kann ergänzend auch Botulinum A, gering dosiert, intramuskulär verabreicht werden. Es empfiehlt sich bei erwachsenen Patienten, nach der MARA-Behandlung für zusätzliche Stabilität zu sorgen, um das erreichte

Behandlungsergebnis dauerhaft zu erhalten. Dies kann durch sogenannte Rampen gewährleistet werden, welche im Bereich der letzten Molaren (Oberkiefer-7er bzw. -8er) inseriert werden (Abb. 11-52). Eine Distalbewegung des Unterkiefers wird damit verhindert, ebenso wie ein eventuell bestehender dorsaler Bruxismus.

11.2.6 Indikationen und Kontraindikationen

Indikationen

- Stimulation des mandibulären Wachstums bei Kindern und Jugendlichen.
- Bei Erwachsenen Versuch eines Remodelling der Fossa glenoidalis und des Kondylus. Ziel: Camouflagebehandlung mit Physiotherapie und Rampen zur stabilisierenden Unterstützung bei kieferchirurgischen Grenzfällen.
- Wiedereinfangen des Diskus bei initial anteriorem Diskusprolaps.

Mögliche Kontraindikationen

- Klasse II mit High-Angle-Profil („Vertical Excess"): Hier sollten die Patienten vorsichtshalber eine Halskrause oder eine vertikale Kinnkappe tragen.
- Schmale Kiefer: Hier muss zuerst transversal gedehnt werden.
- Kleine Kinder: Hier ist intraoral eventuell zu wenig Platz (Reizung der Wangen, Fremdkörpergefühl). Es sollte gewartet werden, bis das Kind alt genug ist, um alles gut zu verstehen und das Platzangebot im Mund besser ist. Ideal wäre es, das transversale und sagittale Wachstum der Kiefer mit einem Lipbumper zu unterstützen.
- Akute parodontale Schäden/Infektionen: Kontraindikation für jede kieferorthopädische Intervention. Zunächst sollte der Schaden oder die Infektion ausgeheilt sein.
- Patienten mit protrudierter Unterkieferfront: Hier ist es schwierig einzugreifen, da zur skelettalen Verankerung nur wenig Knochen zur Verfügung steht. Eine Möglichkeit wäre, zwei Prämolaren im Unterkiefer zu extrahieren und dann die Unterkieferfrontzähne aufzurichten.

Abb. 11-52a–e Posteriore Rampe in situ. Ansicht von frontal, vestibulär und palatinal.

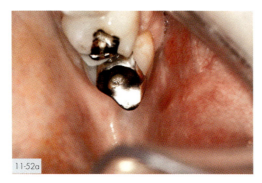

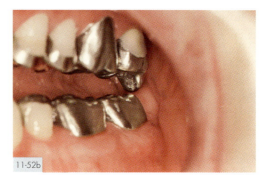

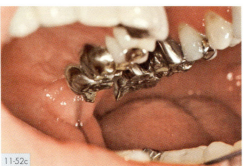

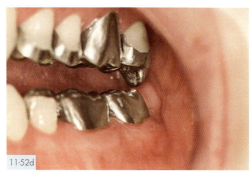

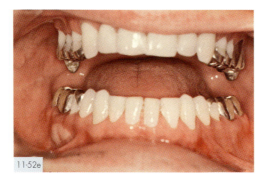

Abb. 11-53 e-MARA: Muster des Formulars zur Anforderung eines MARA von AOA.

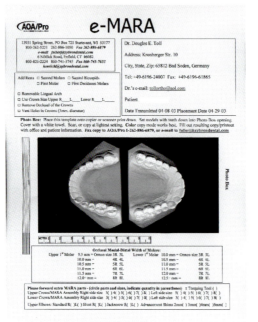

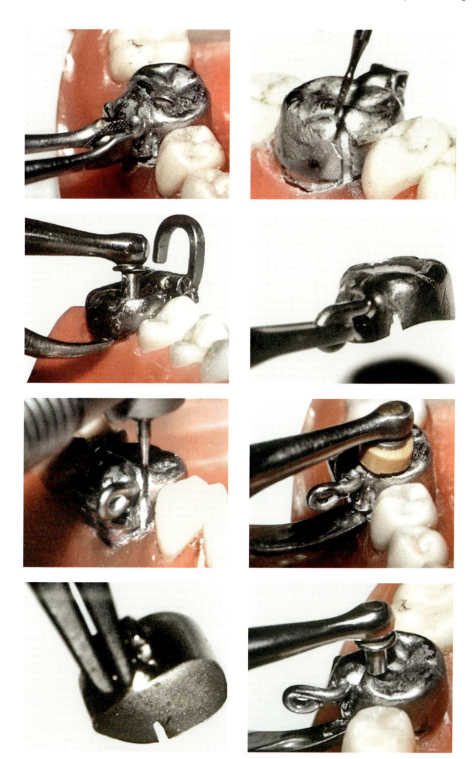

Abb. 11-54 Entfernung des MARA

11.2.7 Behandlungsbeispiele

Fall 1

Anamnese: Daumenlutschen, Lippen- und Zungenparafunktionen, rezidivierende Otitis media, Logopädie, alio loco kieferorthopädisch vorbehandelt.

Diagnose: Skelettal Klasse-II-Tendenz, dental Klasse II, extremer Tiefbiss mit traumatischem Gingivakontakt, Bogenasymmetrie, arthrotische Kiefergelenkdegeneration mit anteriorer Diskusluxation, brachyfaziales Wachstumsmuster.

Therapie: Multibandtherapie (36 Monate), Headgear, Gummizüge, Aufbauten, U-MARA, ION-Kronen (16 Monate).

Jugendliche Patientin (13 Jahre alt) mit protrudierter Oberkieferfront und brachyfazialem Gesichtstyp. Die Oberkiefer-7er wurden extrahiert und der Oberkiefer-Zahnbogen um 3 mm distalisiert. Mit dem MARA gelang eine mandibuläre Vorverlagerung von 6 mm. Es gelang, die sagittale Stufe auszugleichen, den Biss anzuheben und die Kiefergelenke zu dekomprimieren. Die Compliance der Patientin beim Tragen des Headgears und der Klasse-II-Gummizüge war gut. Zurzeit befindet sie sich in Retention.

Abb. 11-55 Patientenfall 1: Anfangssituation.

Abb. 11-56 Patientenfall 1: Situation kurz nach der Bebänderung.

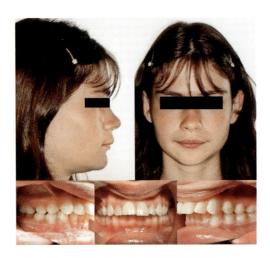

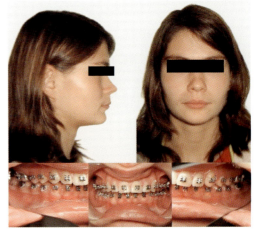

Abb. 11-57 Patientenfall 1: Situation kurz nach dem MARA-Insert

Abb. 11-58 Patientenfall 1: Finishing Phase

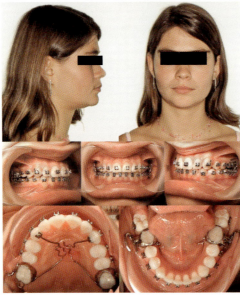

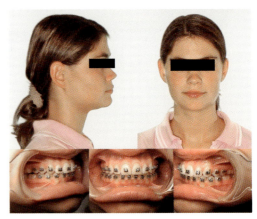

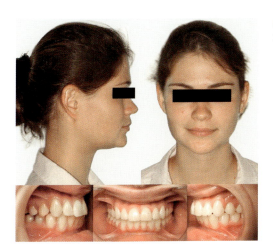

Abb. 11-59 Patientenfall 1: Situation nach Entbänderung

Fall 2

Anamnese: lange KFO alio loco (12 Jahre), der letzte Kieferorthopäde empfahl Kieferchirurgie, Patientin konnte nicht richtig kauen (Kiefergelenkknacken), Raucherin.

Diagnose: chronische Parodontitis, dental und skelettal Klasse II, Bogenasymmetrie, Parafunktionen der Lippen und der Zunge, leichte maxilläre Prognathie, deutliche Retrogenie, steile, retroklinierte Unterkiefer-Front, fortgeschrittene Kiefergelenkdegeneration mit Reposition.

Therapie: Multiband-Therapie (13 Monate), MARA mit ION-Kronen (18 Monate), Aufbauten, Extraktion der Zähne 18 und 28, Oberkiefer-Retrusionsstäbchen, Palatinalplatte mit Dehnung, Rampen Oberkiefer-7er.

Das Parodontium war bei dieser Patientin deutlich geschädigt und bedurfte einer engmaschigen Kontrolle. Die Patientin hätte ein freies Gingivatransplantat in der Unterkiefer-Front benötigt, lehnte dies jedoch ab.

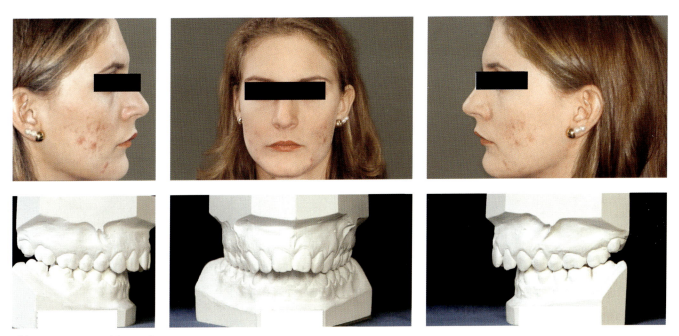

Abb. 11-60 Patientenfall 2: Anfangssituation.

Abb. 11-61 Patientenfall 2:
Zwischenunterlagen.

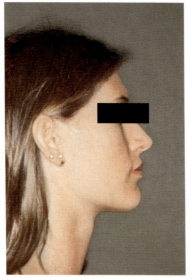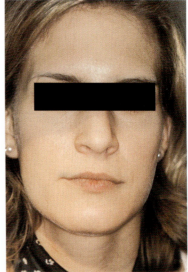

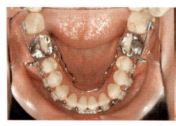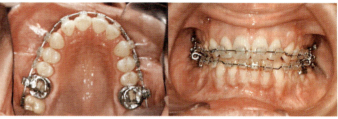

Abb. 11-62 Patientenfall 2:
Endphase.

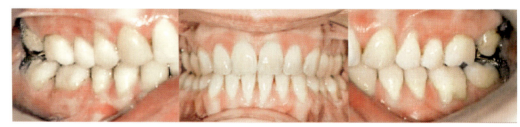

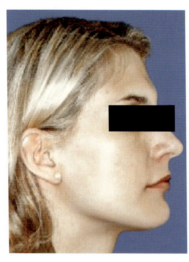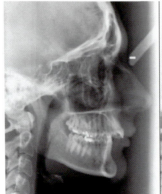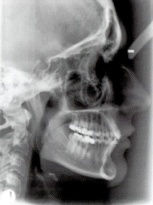

Abb. 11-63 Patientenfall 2: Vergleich Fernröntgenseitenbild zu Beginn
und am Ende der Behandlung.

11.2.8 Zusammenfassung

Das MARA ist eine konsequente Entwicklung aus den europäischen funktionskieferorthopädischen Geräten und der amerikanischen Philosophie der festsitzenden kieferorthopädischen Behandlung. Das Herbst-Scharnier ist als Pionierarbeit richtungsweisend für die Konzeption des MARA.

Das MARA ist ein Klasse-II-Korrekturgerät, das sowohl bei jugendlichen als auch bei erwachsenen Patienten verwendet werden kann. Es arbeitet ohne eine permanente intermaxilläre Verbindung und ohne Propulsion. Das mandibuläre Advancement geschieht mittels aktiver muskulärer Repositionierung. Es kommt im Laufe der Adaptationsphase zu einer neuromuskulären Reprogrammierung, d. h. zu einer Anpassung der neuronalen Ansteuerung und damit zu einer physiologischen Umstellung der Kaufunktion.

Das MARA ist platzsparend sowie relativ einfach anzupassen und zu warten, da es aus standardisierten Einzelteilen besteht. Vorsicht ist bei Kindern im Milchgebiss, bei Patienten mit Vertical Excess und bei Patienten geboten, deren Unterkieferfrontzähne protrudiert stehen. Gerade Letzteres kann die Verwendung eines MARA schwierig machen.

Ideal ist das MARA bei jugendlichen Patienten mit brachyfazialem Wachstumstyp (oder Tendenz hierzu) einzusetzen.

Die Einsatzmöglichkeiten dieses Fixed Functionals sind vielfältig, ob in der Kieferorthopädie bei Jugendlichen oder der dentofazialen Orthodontie Erwachsener, und reichen bis hin zur Stabilisierung der kondylären Position nach einem kieferchirurgischen Eingriff. Die Camouflage-Orthodontie bei Klasse II ist mit dem MARA aufgrund seiner skelettalen Komponente mit guten Resultaten verbunden und kann daher als Alternative zur Kieferchirurgie gelten, zumindest bei milden und moderaten Klasse-II-Dysgnathien.

Wie bei allen anderen kieferorthopädischen Behandlungsmodalitäten ist auch beim MARA das Risiko eines Rezidivs nicht auszuschließen. Allerdings ist es bei entsprechender Erfahrung relativ unkompliziert, Gegenmaßnahmen zu ergreifen; eine der wichtigsten ist die leichte sagittale Überkorrektur (Kantenbiss). Des Weiteren kann die Distaltendenz des Unterkiefers mit Rampen wirkungsvoll verhindert werden. In vielen Fällen ist es empfehlenswert, das MARA länger wirken zu lassen, als in der Literatur angegeben (9 bis 7 Monate): Auch so kann ein Rezidiv vermieden werden.

Martin Baxmann

11.3 Die BMT-Apparatur – Das Baxmann Mini Teleskop

11.3.1 Einleitung

Grundmerkmal der meisten funktionskieferorthopädischen Apparaturen ist die Fähigkeit, den Unterkiefer nach ventral zu verlagern. Von verschiedenen Autoren wird eine skelettal bedingte Rücklage des Unterkiefers als häufigstes Merkmal bei Patienten mit einer Klasse II beschrieben[3,9,31]. Daher erscheint es in vielen Fällen sinnvoll, eine Apparatur zu verwenden, die weniger hemmend auf die Maxilla wirkt, aber dafür ein verstärktes Wachstum in anteriorer Richtung bewirken könnte. Um gleichzeitig eine Notwendigkeit der Mitarbeit durch den Patienten zu minimieren und dadurch den Behandlungserfolg primär in den Händen des Behandlers zu belassen, erfolgte eine Entwicklung entsprechend wirkender festsitzender Apparaturen. Die älteste und bekannteste Apparatur dieser Art ist die Herbst-Apparatur, deren Wirksamkeit vielfach beschrieben wurde[32,35,43,44,66]. Trotzdem folgte eine stetige weitere Suche nach dem idealen Behandlungsgerät sowohl für den Patienten als auch für den Behandler. Das Resultat sind vielfältige Variationen und Neuentwicklungen im Bereich dieser Apparaturen.

Ziel bei der Entwicklung der BMT-Apparatur war es nun, eine Apparatur zu entwickeln, die gut vom Patienten akzeptiert werden kann, einfach für den Behandler zu handhaben ist, ein breites Behandlungsspektrum ermöglicht, keine Laborschritte beinhaltet und günstig in der Anschaffung ist. Eine häufige Schwierigkeit mit bekannten Apparaturen ist für Patienten der geringe Tragekomfort, z. B. durch eine Verhinderung der Lateralbewegungen des Unterkiefers. Ebenso ist die eingeschränkte Ästhetik durch die Sichtbarkeit der herkömmlichen Apparaturen als Nachteil anzusehen. Die BMT-Apparatur wurde entsprechend zur Verbesserung dieser Nachteile entwickelt und wird von Prof. Baxmann ® Fachlabor für Kieferorthopädie (Kempen) vertrieben.

11.3.2 Das Baxmann Mini Teleskop (BMT)

Das BMT besteht grundsätzlich aus einem Teleskoprohr mit Öse (Abb. 11-64), einer Teleskopstange mit Öse sowie Kugelkopfankern zur Befestigung (Abb. 11-65).

Diese Apparatur zählt zu den starren Klasse-II-Apparaturen, kann aber durch die Verwendung einer zusätzlichen Feder einfach in eine federnde Apparatur umgebaut werden. Die Einfachheit dieser Apparatur wird deutlich: Für die Grundversion sind nur drei Bauteile

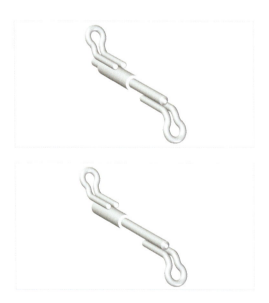

Abb. 11-64a, b Die Grundelemente des BMT bestehen in einer Teleskopstange und einem Teleskoprohr.

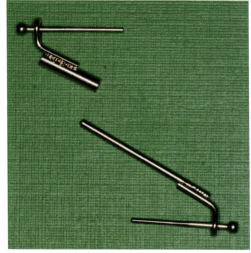

Abb. 11-65 Zur Befestigung dienen Kugelkopfanker.

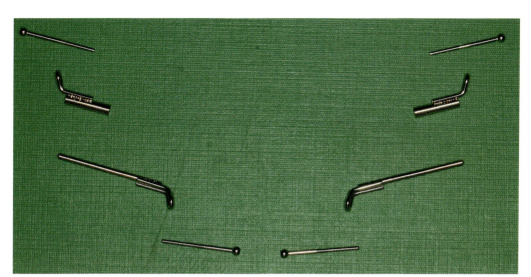

Abb. 11-66 Die Bauteile des BMT sind rechts und links identisch.

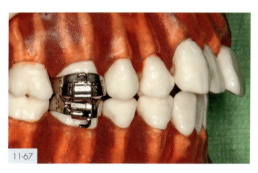

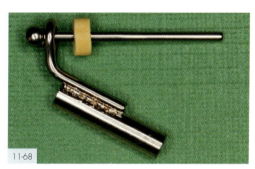

Abb. 11-67 Um ein Reißen oder Lockern der Bänder zu vermeiden, empfehlen sich doppelt geschweißte Bänder.

Abb. 11-68 Der auf den Kugelkopfanker gesteckte Silikonring erfüllt zwei Funktionen. Er verhindert ein Abrutschen des Teleskoprohres und dient als Längenmarkierung für den distalen Überstand.

(Teleskoprohr, Teleskopstange und Kugelkopfanker) nötig; diese sind für die rechte und linke Seite identisch und können in einer Einheitsgröße geliefert werden (Abb. 11-66).

Für das Einsetzen der Apparatur sind keinerlei Laborschritte nötig. Notwendig sind lediglich Molarenbänder mit Zusatzröhrchen für Headgear oder Lipbumper. In dieser Form kann die Apparatur im Wechselgebiss bei Verwendung einer partiellen Multibracketapparatur ebenso verwendet werden wie im permanenten Gebiss. Dafür sind keine zusätzlichen Maßnahmen nötig. Die BMT-Apparatur kann zusätzlich zur vollständigen MB-Apparatur jederzeit nachträglich eingesetzt werden.

Das Indikationsspektrum beginnt mit dem Durchbruch der ersten Molaren und reicht bis in die Erwachsenenbehandlung hinein.

Sollte die starre Apparatur seitens des Patienten nicht akzeptiert werden, wird eine Feder verwendet. Liegt eine asymmetrische Situation vor, können Distanzringe oder passive Federn zum Ausgleich eingesetzt werden. Bei Patienten mit besonders großen Kaukräften oder bei vorliegendem Bruxismus empfiehlt sich die Verwendung von doppelt geschweißten Molarenbändern (Abb. 11-67).

Kieferorthopädische Vorbereitung vor dem Einsetzen

Bevor das BMT eingesetzt wird, sollten die Zahnbögen so vorgeformt sein, dass ein ausreichend starker Vollbogen eingesetzt werden kann. Dieser kann im (frühen) Wechselgebiss auch in Form eines Utility-Bogens verwendet werden. Der empfohlene Arbeitsbogen ist ein Vierkant-Stahlbogen in der Mindeststärke von 0.016 x 0.022". Um einer übermäßigen Protrusion der Unterkieferfront entgegenzuwirken, können Frontzahnbrackets mit mindestens 5° labialem Wurzeltorque verwendet werden. Zur Stabilisation der Zahnbogenbreite sowie zur Verhinderung von Rotationen der Molaren sind ein Transpalatinalbogen und ggf. auch ein Lingualbogen hilfreich.

Abb. 11-69 bis 11-72

Mithilfe einer Weingart-Zange wird zuerst das Teleskoprohr im Oberkiefer eingesetzt und der Kugelkopfanker mesial scharf nach distal umgebogen. Im zweiten Schritt wird die Teleskopstange in das Teleskoprohr eingeschoben und schließlich der Kugelkopfanker im Unterkiefer durch Umbiegen gesichert.

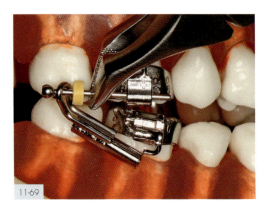

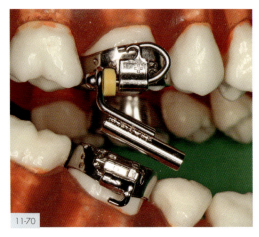

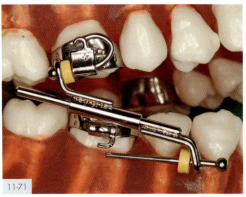

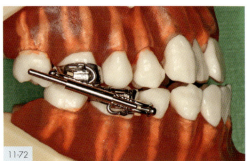

Das Einsetzen

Zu Beginn werden die Kugelkopfanker von distal nach mesial durch die Ösen der Teleskoprohre geführt (Abb. 11-68). Die Teleskoprohre sind für den Einsatz im Oberkiefer bestimmt. Dann werden Kugelkopfanker von mesial nach distal durch die Ösen der Teleskopstangen, die für den Unterkiefer bestimmt sind, geführt. Nun kann der am Teleskoprohr eingeschobene Kugelkopfanker von distal nach mesial in das Headgear-Röhrchen des ersten Molaren eingeschoben werden (Abb. 11-69). Dabei sollten etwa 4 mm distaler Überstand verbleiben. Nun wird das anteriore Ende des Kugelkopfankers scharf nach oben/hinten umgebogen (Abb. 11-70). Für die Biegung eignet sich eine Flachspitz- oder eine Weingart-Zange. Um genügend Abstand zwischen Öse und Gingiva zu erreichen, kann ggf. eine Bajonettbiegung distal des Röhrchens um etwa 20° nach bukkal durchgeführt werden.

Im zweiten Schritt wird die Teleskopstange (an der bereits der Kugelkopfanker befestigt ist) in das Teleskoprohr eingeschoben

(Abb. 11-71). Nun wird der Unterkiefer des Patienten in die therapeutische Position gebracht und der Kugelkopfanker von mesial nach distal durch das Röhrchen des Unterkiefer-Molarenbandes geschoben. Distal erfolgt, unter ständiger Kontrolle der korrekten Kieferposition, eine Biegung des distalen Endes nach unten/vorne (Abb. 11-72). Hat der Patient Schwierigkeiten, die therapeutische Kieferposition ausreichend lange zu halten, empfiehlt es sich, einen Konstruktionsbiss zur temporären Stabilisierung der Kieferposition zu verwenden. Ist ein beidseitiger Einsatz des BMT geplant, wird der gleiche Vorgang anschließend auf der gegenüberliegenden Seite durchgeführt. Sollte die therapeutische Position nun einer Nachkorrektur bedürfen, kann dies einfach durch ein Nachaktivieren der Enden der Kugelkopfanker erfolgen (im Oberkiefer distal, im Unterkiefer mesial). Alternativ können Distanzringe auf die Teleskopstange aufgeklemmt werden. Ist die therapeutische Position erreicht und der Patient kann beschwerdefrei Öffnungs- und Schließbewegungen durchführen, können die Enden der Kugelkopfanker mit einem Kompositmaterial an den entsprechenden Bändern fixiert werden. Mit etwas Übung ist es möglich, eine Einsetzzeit für das BMT von weniger als 2 Minuten pro Seite zu erreichen.

Bestehen beim Einsetzen Schwierigkeiten, den distalen Überstand von 4 mm einzuhalten, kann dieser Abstand vor dem Einsetzen mit einem Markierungsring aus der Endodontie abgesteckt werden; dies verhindert gleichzeitig ein Herausgleiten des Kugelkopfankers aus der Öse (Abb. 11-68).

Der Patient ist darauf hinzuweisen, den Mund nicht übermäßig weit zu öffnen, da dies zu einem Herausgleiten der Teleskopstange aus dem Teleskoprohr führen kann. Allerdings hat sich dies in der Praxis als unproblematisch erwiesen, da die Apparatur selbst von jungen Patienten leicht wieder zusammengeführt werden kann. Ebenso sollte ein Aufbeißen auf die Apparatur vermieden werden. Durch die geringe Länge der Apparatur und die daraus folgende Steifigkeit ist ein Verbiegen der Apparatur zwar selten, aber nicht unmöglich. Beim Verbiegen ist dann in der Regel die Teleskopstange betroffen, die ausgewechselt werden muss. Nur in seltenen Ausnahmefällen muss das Teleskoprohr ebenfalls ausgetauscht werden. Bei Patienten mit ausgeprägtem Bruxismus sind doppelt geschweißte Bänder indiziert. Zusätzlich kann auch eine nächtliche Aufbiss-Schiene in therapeutischer Position hilfreich sein.

Kraft

Zur resultierenden Kraft ist noch keine endgültige Aussage möglich. Hierzu sind entsprechende Studien erforderlich, die bereits in Planung sind.

Wirkung und Behandlungseffekt

Im Gegensatz zu den meisten herkömmlichen starren Klasse-II-Apparaturen hält das BMT den Unterkiefer nicht nur in der gewünschten Position (Abb. 11-73), sondern ermöglicht auch weitere, z. B. exkursive Bewegungen (Abb. 11-74 bis 11-79). Dies entspricht dem natürlichen Bewegungsumfang und -drang der Kiefergelenke und des Patienten. Es steigert den subjektiven Tragekomfort der Apparatur deutlich.

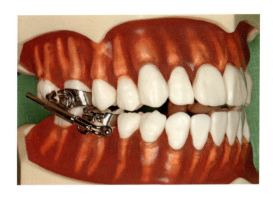

Abb. 11-73 Einfacher Einbau, hoher Tragekomfort und gute Ästhetik durch die geringen Dimensionen der Apparatur zeichnen das BMT aus.

Allerdings sind durch diese größere Flexibilität, ähnlich wie bei den federnden Apparaturen, Nebeneffekte denkbar. Je nach Kieferposition und Kaumuster kann es neben der sagittalen Komponente auch zu intrusiven und expansiven Kraftvektoren oder unerwünschten Drehmomenten kommen. Dies kann jedoch durch ausreichende starre Vollbögen bzw. Transpalatinal- oder Lingualbögen kontrolliert werden. Aber gerade auch bei Frühbehandlungen – z. B. mit inkompletter Klasse-II-Verzahnung der Molaren – kann durch eine zügige Änderung der Angulation der ersten Molaren und ggf. auch Distalisation der oberen 6er eine deutliche Verbesserung der Ausgangssituation erreicht werden. Grundsätzlich ist eine Wirkung ähnlich dem Herbstscharnier zu erwarten. Insbesondere die häufig unerwünschte Vertikalentwicklung, wie z. B. bei Klasse-II-Gummizügen, ist nicht zu erwarten und konnte bisher auch nicht beobachtet werden. Sicherlich sind bei dieser sehr jungen Apparatur noch Studien nötig, um das Wirkungsspektrum auf eine objektiv gesicherte Basis zu stützen. Die durchschnittliche Behandlungsdauer liegt je nach Behandlungszeitpunkt zwischen 6 und 12 Monaten (Abb. 11-80).

Das Nachaktivieren

Bedarf die therapeutische Position einer Nachkorrektur, kann die Apparatur einfach nachaktiviert werden. Dies ist auf mehrere Arten möglich, die alternativ verwendet und zudem beliebig kombiniert werden können. Zudem ist es möglich, diese Maßnahmen je nach Bedarf einseitig (z. B. bei einer Asymmetrie) oder beidseitig durchzuführen.

Abb. 11-74 bis 11-76 Aus der habituellen Okklusion heraus können problemlos Exkursionsbewegungen ausgeführt werden.

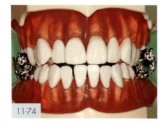 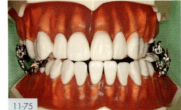 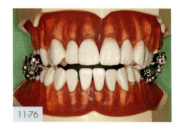

Abb. 11-77 bis 11-79 Die Mundöffnung ist in der Regel nahezu maximal möglich. Auch bei geöffnetem Mund können natürliche Exkursionsbewegungen durchgeführt werden.

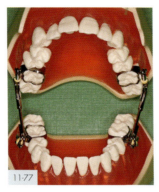 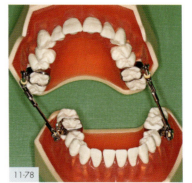 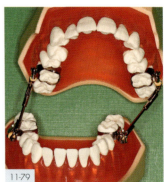

Abb. 11-80 Neben der einfachen Handhabung des BMT ist die sehr gute Ästhetik hervorzuheben.

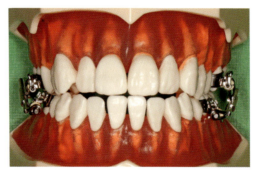

Abb. 11-81 bis 11-84 Um die Apparatur nachzuaktivieren, werden Distanzringe auf die Teleskopstange aufgeklemmt. Alternativ kann auch eine Feder verwendet werden.

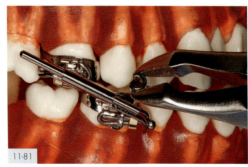 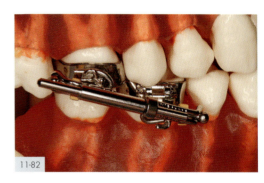

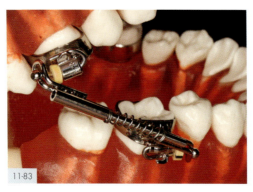 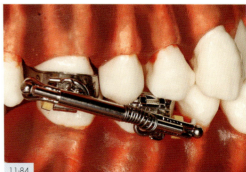

1. Der distale Überstand der Kugelkopfanker im Oberkiefer wird verringert, indem diese weiter nach mesial gezogen werden. Mesial des Headgear-Röhrchens werden sie dann wie beschrieben erneut umgebogen und ggf. mit Komposit fixiert. Dies ermöglicht eine Nachaktivierung von 2 bis 3 mm. 1 bis 2 mm sollten als Überstand verbleiben, um eine optimale Kieferbeweglichkeit zu gewährleisten. Sollte eine Aktivierung darüber hinaus erforderlich sein, sind die Möglichkeiten 1 bis 4 nach Bedarf zu kombinieren.

2. Der mesiale Überstand der Kugelkopfanker wird verringert, indem diese weiter nach distal gezogen werden. Distal des Tubus werden diese dann umgebogen und ggf. mit Komposit fixiert. Dies ermöglicht eine Nachaktivierung von 2 bis 3 mm. 1 bis 2 mm sollten als Überstand verbleiben, um eine optimale Kieferbeweglichkeit zu gewährleisten.

3. Es werden Distanzringe auf das Teleskoprohr aufgeklemmt. Je nach notwendiger Nachkorrektur können mehrere Ringe verwandt werden (Abb. 11-81 und 11-82).

4. Alternativ zu den Distanzringen kann eine Feder auf das Teleskoprohr aufgeschoben werden. Dazu lässt man den Patienten maximal den Mund öffnen, und zieht die Teleskopstange aus dem Rohr. Die Feder wird auf die Stange geschoben und die Apparatur unter maximaler Mundöffnung des Patienten wieder ineinandergefügt (Abb. 11-83 und 11-84).

11.3.3 Behandlungsbeispiele

Fall 1: Klasse-II-Korrektur mit dem BMT

Anhand dieses Falles wird der Standard-Einsatz der BMT-Apparatur bei einer beidseitigen Klasse II vorgestellt. Bei dem Patienten, einem 13-jährigen Jungen, lag rechts und links eine Distalokklusion von einer Dreiviertel-Prämolarenbreite (Abb. 11-85 bis 11-87) vor. Therapieziele waren eine Neutralokklusion und eine physiologische Frontzahnstufe. Dies sollte als Non-Ex-Behandlung mit einer Multibracketapparatur in der Straightwire-Technik und mit dem BMT erfolgen.

Nach Abschluss der Nivellierung und Insertion von Vierkantstahlbögen ca. 6 Monate nach

Behandlungsbeginn konnte auch das BMT eingesetzt werden. Als therapeutische Position wurde eine überkorrigierte Kieferstellung mit einem Overjet von 0 mm festgelegt (Abb. 11-88 bis 11-90). Eine Irritation der Wangenschleimhaut konnte während der gesamten Therapie nicht festgestellt werden und die Apparatur wurde sehr gut toleriert (Abb. 11-91).

In jedem folgenden Kontrolltermin, der alle 6 Wochen erfolgte, wurde das BMT ausgehakt, um die Stabilität der Kieferposition zu überprüfen. Nach dem dritten Kontrolltermin (4,5 Monate) konnte keinerlei Zurückgleiten des Kiefers nach distal mehr festgestellt werden. Zur Retention der Kieferposition wurde die BMT-Apparatur noch weitere 3 Monate

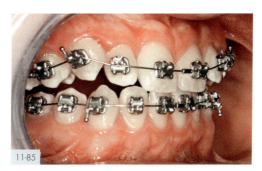

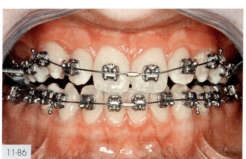

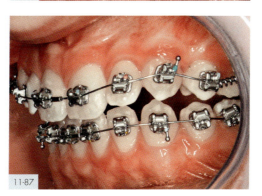

Abb. 11-85 bis 11-87 Die Fehlstellung nach dem Einsetzen der Multibracketapparatur. Um ein Abbeißen der Brackets im Unterkieferfrontbereich zu vermeiden, wurden auf den Molaren Aufbisse aufgebracht.

Abb. 11-88 bis 11-90 Das BMT wurde nach der Nivellierungsphase eingesetzt. Als therapeutische Position wurde ein Overjet von 0 mm bestimmt. Die erste Bewegungsprüfung verlief reibungslos.

Abb. 11-91 Durch die geringe Größe der Apparatur können Irritationen der Schleimhaut in der Regel vermieden werden.

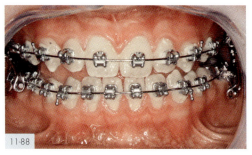
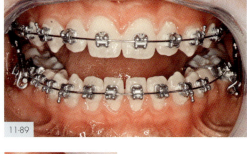
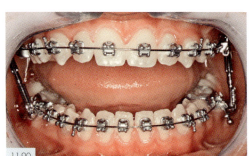
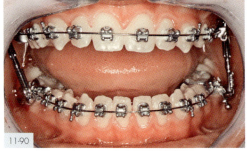
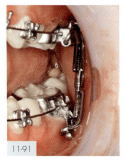

Abb. 11-92 bis 11-94 Nach 4,5 Monaten Tragezeit der BMT-Apparatur war die Kieferlage stabil. Durch die Stabilisierung der Molaren bei gleichzeitiger Protrusion der Oberkieferfront können Lücken entstehen.

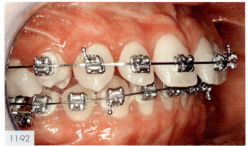
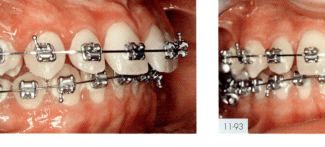
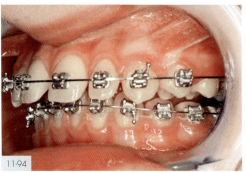

Abb. 11-95 bis 11-99 Nach der Entfernung des BMT erfolgte noch eine Feineinstellung der Okklusion.

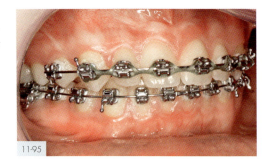
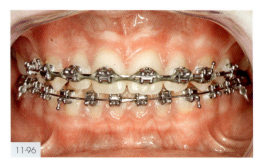

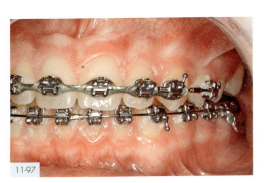

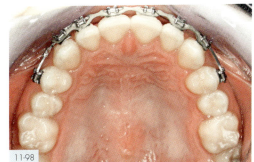

Abb. 11-95 bis 11-99

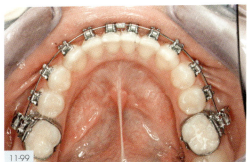

Abb. 11-100 bis 11-104 Vollständige Klasse I bei gutem vertikalem und sagittalem Überbiss.

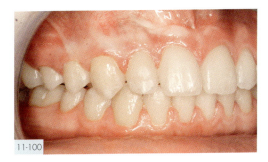

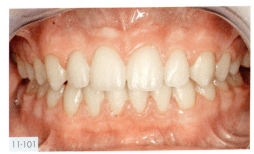

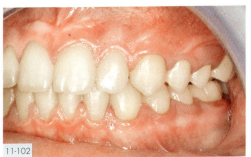

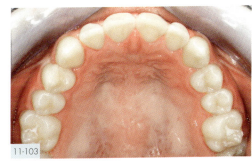

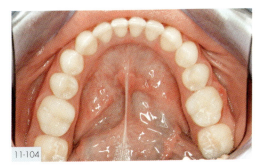

Bimaxilläre Apparaturen

Abb. 11-105 und 11-106
Vergleich der FRS-Auswertungen vor und nach der Behandlung sowie der Überlagerung.

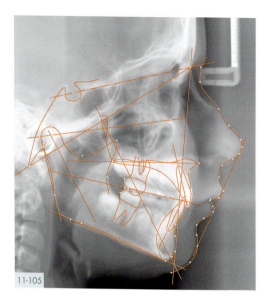

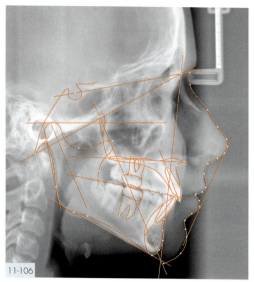

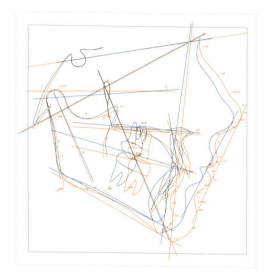

Abb. 11-107 Tabelle der ermittelten Messwerte der FRS-Analyse vor und nach der Behandlung sowie deren Differenz im Vergleich zu durchschnittlichen Normwerten.

Variable	Norm	Auswertung 1	Auswertung 2	Differenz
SNA-Winkel	80°	77	76,5	−0,5
SNB-Winkel	82°	72,1	73,7	1,6
ANB-Winkel	2°	4,9	2,8	−2,1
GnGoAr-Winkel	122°	122,4	124,4	2,5
Interinzisalwinkel	123°	140,4	120,5	−19,9
OK1-NA-Winkel	21°	14	26,1	12,1
UK1-NB-Winkel	24°	20,7	30,5	9,8
ML-NSL-Winkel	28°	31,5	32,1	0,6
NL-NSL-Winkel	8°	13,1	11,7	−1,4
ML-NL-Winkel	20°	18,3	20,5	2,2

getragen. Sie war auch als Verankerungseinheit beim folgenden Lückenschluss hilfreich (Abb. 11-92 bis 11-94). Nach ihrem Ausbau folgte noch die Feineinstellung der Okklusion (Abb. 11-95 bis 11-99) und einen Monat später konnte die gesamte festsitzende Apparatur entfernt werden (Abb. 11-100 bis 11-104). Die gesamte Behandlungszeit betrug damit ca. 15 Monate.

Durch die Therapie konnte neben einem dentoalveolären Effekt auch eine Verbesserung der Unterkieferlage und des Weichteilprofils erzielt werden (Abb. 11-105 bis 11-107). Die Stabilisierung und Sicherung des Behandlungsergebnisses erfolgte im Anschluss mit einem herausnehmbaren funktionskieferorthopädischen Gerät.

Fall 2: Korrektur einer unilateralen Klasse II

Der Fall dieser Patientin, eines 12-jährigen Mädchens, veranschaulicht die Korrektur einer unilateralen Klasse II, die primär durch eine Rotation der Mandibula hervorgerufen war. Während die Mittellinie im Oberkiefer mit der Gesichtsachse verlief, war die Unterkiefermitte dagegen nach links verschoben (Abb. 11-108). Entsprechend lag eine Angle-Klasse I im Bereich der rechten Molaren vor, sowie eine halbe Klasse-II-Verzahnung links. Die untere Gesichtshöhe war gering und es lag eine Tiefbisstendenz vor.

Die Behandlung wurde ohne Extraktionen mit einer Multibracketapparatur in der Straight-

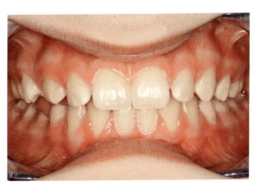

Abb. 11-108 Ausgangsbefund mandibuläre Laterognathie nach links.

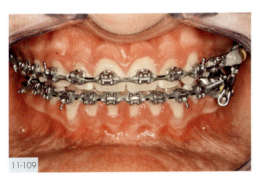

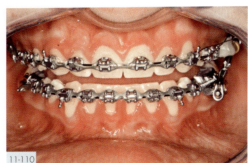

Abb. 11-109 bis 11-112 Nach dem einseitigen Einsetzen des BMT erkennt man die beabsichtigte Überkorrektur.

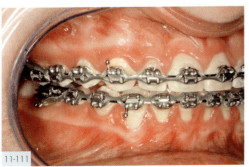

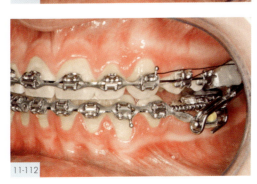

Abb. 11-113 bis 11-117 Zustand nach Entfernung der festsitzenden Apparatur. Die mandibuläre Laterognathie konnte vollständig korrigiert, die Mitte eingestellt und die Molaren neutral verzahnt werden.

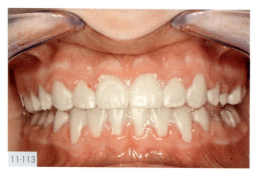

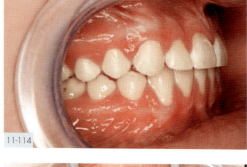

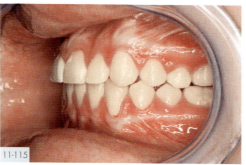

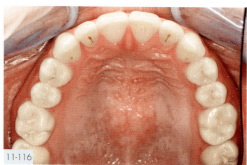

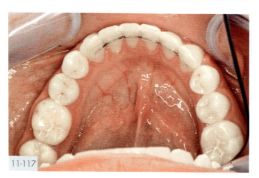

wire-Technik durchgeführt. Nach der Nivellierungsphase wurde auf der linken Seite das BMT eingesetzt, um eine Mittenkorrektur durch eine einseitige Nachentwicklung der Mandibula zu erreichen (Abb. 11-109 bis 11-112). Die Behandlungszeit betrug 18 Monate mit der Multibracketapparatur. Das BMT wurde nach 6 Monaten eingesetzt und nach 15 Monaten wieder entfernt, was eine Tragezeit von 9 Monaten bedeutete. Die Therapieziele der Neutralokklusion und Mittenkorrektur konnten somit in einem akzeptablen Zeitrahmen erfolgreich umgesetzt werden (Abb. 11-113 bis 11-117).

11.3.4 Zusammenfassung

Bei dem BMT handelt es sich um eine neue Apparatur, die sich in die Reihe der starren, festsitzenden Klasse-II-Apparaturen einfügt. Sie ist je nach Ausgangslage einseitig oder beidseitig einsetzbar. Besonders angenehm für den Behandler ist, dass die entsprechenden Bauteile rechts und links identisch sind und die Anbringung der Apparatur an herkömmlichen Molarenbändern in allen vier Quadranten identisch durchgeführt wird. Es sind demzufolge weder besondere Vorkenntnisse noch aufwendige Laborschritte für die

Verwendung des Mini-Teleskopes nötig. Abschließend ist festzuhalten, dass sich das BMT nicht nur durch die einfache Handhabung, den hohen Tragekomfort und die gute Ästhetik, sondern auch durch die klinische erprobte Wirksamkeit als interessante Alternative innerhalb der Familie der Klasse-II-Apparaturen erwiesen hat.

Literatur

1. Andresen V, Häupl K, Petrik L. Funktionskieferorthopädie. 6 Aufl. München: Barth; 1957.
2. Bass N. Klasse-II-Behandlung – Fragebogen und Fallbeispiele. Inf Orthod Kieferorthop 2005;37: 159–165.
3. Bass NM. The aesthetic analysis of the face. Eur J Orthod 1991;13:343–350.
4. Battagel JM, Johal A, L'Estrange PR, Croft CB, Kotecha B. Changes in airway and hyoid position in response to mandibular protrusion in subjects with obstructive sleep apnoea (OSA). Eur J Orthod 1999;21:363–376.
5. Battagel JM, Johal A, Kotecha B. A cephalometric comparison of subjects with snoring and obstructive sleep apnoea. Eur J Orthod 2000;22: 353–365.
6. Bumann A, Lotzmann U. Funktionsdiagnostik und Therapieprinzipien (Farbatlanten der Zahnmedizin Band 12). Stuttgart New York: Thieme; 2000.
7. Damon D. Class II Malocclusion Treatment - Questionnaire and Case Report. Inf Orthod Kieferorthop 2005;37:166–176.
8. Demir A, Uysal T, Sari Z, Basciftci FA. Effects of camouflage treatment on dentofacial structures in Class II division 1 mandibular retrognathic patients. Eur J Orthod 2005;27:524–531.
9. Droschl H. Die Fernröntgenwerte unbehandelter Kinder zwischen dem 6. und 15. Lebensjahr. Berlin: Quintessenz; 1984.
10. Enlow DH, Hans MG. Essential of facial growth. Philadelphia: Saunders; 1996.
11. Ewers R. Die temporomandibulären Strukturen Erwachsener und ihre Reaktion auf operative Veränderungen (eine tierexperimentelle Studie). Habil. Freiburg: 1980.
12. Frye L, Diedrich PR, Kinzinger GS. Class II treatment with fixed functional orthodontic appliances before and after the pubertal growth peak - a cephalometric study to evaluate differential therapeutic effects. J Orofac Orthop. 2009 Nov;70:511–527.
13. Hänggi M, Teuscher U, Roos M, Peltomäki T. Long-term changes in pharyngeal airway dimensions following activator-headgear and fixed appliance treatment. Eur J Orthod 2008;30: 598–605.
14. Hansen K, Koutsonas TG, Pancherz H. Long-term effects of Herbst treatment on the mandibular incisor segment: a cephalometric and biometric investigation. Am J Orthod Dentfac Orthoped 1997;112:92–103.
15. Hansen K, Pancherz H. Long-term effects of Herbst treatment in relation to normal growth developement: a cephalometric study. Europ J Orthod 1992;14:285–295.
16. Herbst E. Praxis des Retentionsscharniers und der automatischen Regulierung. Berlin: Berlinische Verlagsanstalt; 1936.
17. Hilgers JJ. Klasse-II-Behandlung – Fragebogen und Fallbeispiele. Inf Orthod Kieferorthop 2005;37:177–184.
18. Hinton RJ, Mc Namara JA. Temporal bone adaptation in response to protrusive function in juvenile and young adult rhesus monkeys. Europ J Orthod 1984;6:155–162.
19. Hinz R, Heise M. Diagnostik schlafbezogener Atmungsstörung bei Kindern und Jugendlichen aus zahnmedizinisch-kieferorthopädischer Sicht. Somno J 2008;4:18–22.
20. Hochban W. Kiefer-gesichtschirurgische Therapie bei schlafbezogenen Atmungsstörungen. Somno J 2007;3:9–12.
21. Hochban W, Brandenburg U. Morphology of the viscerocranium in obstructive sleep apnoe syndrome - cephalometric evaluation of 400 patients. J Craniamaxillafac Surg. 1994,22:205–213.
22. Itzhaki S, Dolchin H, Clark G, Lavie L, Lavie P, Pillar G. The effects of 1-year treatment with a herbst mandibular advancement splint on obstructive sleep apnea, oxidative stress and endothelial function. Chest 2007;131:740–749.
23. Jobst M. Der Einfluss des Herbstscharniers auf den nasopharyngealen Raum. Diss. Göttingen: 2009.
24. Johal A, Patel SI, Battagel JM. The relationship between craniofacial anatomy and obstructive sleep apnoea: a case-controlled study. J Sleep Res 2007;16:319–326.
25. Jonas I. Therapie der Klasse II,2. In: Diedrich P, Hrsg. Praxis der Zahnheilkunde. Kieferorthopädie II. 4. Aufl. München Jena: Urban & Fischer; 2000. S. 320–323.
26. Kinzinger G, Diedrich P. Der Functional Mandibular Advancer zur mitarbeitsunabhängigen Korrektur von Distalbissen. Kieferorthopädie 2007;21:7–22.
27. Kinzinger G, Diedrich P. Skeletal Effects in Class II Treatment with the Functional Mandibular Advancer (FMA). J Orofac Orthop 2005;66: 469–490.
28. Kinzinger G, Frye L, Diedrich P. Class II Treatment in Adults: Comparing Camouflage Orthodontics, Dentofacial Orthopedics and Orthognathic Surgery – A Cephalometric Study to Evaluate Various Therapeutic Effects. J Orof Ortho 2008;69:63–91.
29. Komposch G, Lux CL, Stellzig Eisenhauer A. Kieferorthopädische Wachstumsbeeinflussung. In: Diedrich P, Hrsg. Praxis der Zahnheilkunde. Kieferorthopädie II. 4. Aufl. München Jena: Urban & Fischer; 2000:50–52.
30. McNamara JA, Connelly TG and McBride MC. Histological Studies of Temporomandibular Joint Adaptations. In: McNamara JA, Hrsg. Determinants of Mandibular Form and Growth. Monograph 4. Craniofacial Growth Series, Ann Arbor: University of Michigan; 1975. S. 209–227.

31. McNamara JA. Components of Class II malocclusion in children 8-10 years of age. Angle Orthod 1981;51:177–202.

32. McNamara JA, Howe RP, Dischinger TG. A comparison of the Fränkel and Herbst appliances in the treatment of Class II malocclusion. Am J Orthod Dentofacial Orthop 1990;98:134–144.

33. Mihalik CA, Proffit WR, Phillips C. Long-term follow-up of Class II adults treated with orthodontic camouflage: A comparison with orthognathic surgery outcomes. Am J Orthod Dentofacial Orthop 2003;123:266–278.

34. Mulie RM, Hoeve AT. The limitations of tooth movement within the symphysis, studied with laminagraphy and standardized occlusal films. J Clin Orthod 1976;10:882–893.

35. Muto T, Yamazaki A, Takeda S. A cephalometric evaluation of the pharyngeal airway space in patients with mandibular retrognathia and prognathia, and normal subjects. Int J Oral Maxillofac Surg 2008;37:228–231.

36. Pancherz H. Klasse-II-Behandlung. Inf Orthod Kieferorthop 2005;37:197–205.

37. Pancherz H. Treatment of Class II Malocclusions by jumping the bite with the Herbst Appliance. Am J Orthod 1979;76:423–442.

38. Pancherz H, Ruf S. The Herbst Appliance. Research-based Clinical Management. Berlin: Quintessenz; 2008.

39. Pancherz H. The Herbst Appliance. Sevilla: Editorial Aquiram; 1995.

40. Pancherz H, Anehus-Pancherz M. The headgeareffect of the Herbst Appliance: A cephalometric long-term study. Europ J Orthod 1990;12:209–218.

41. Pancherz H, Ruf S. Herbstapparatur. In: Diedrich P, Hrsg. Praxis der Zahnheilkunde. Kieferorthopädie II. München Jena: Urban & Fischer; 2000. S. 293–294.

42. Pancherz H, Littmann C. Somatische Reife und morphologische Veränderungen des Unterkiefers bei der Herbst-Behandlung. Inf Orthod Kieferorthopädie 1988;20:455–470.

43. Pancherz H. The effect of continuous bite jumping on the dentofacial complex: a follow-up study after Herbst appliance treatment of class II malocclusions. Eur J Orthod 1981;3:49–60.

44. Pancherz H. The mechanism of class II correction in Herbst appliance treatment. Am J Orthod 1982;82:104–113.

45. Pangrazio-Kulbersh V, Berger JL, Chermak DS, Kaczynski R, Simon ES, Haerian A. Treatment effects of the mandibular anterior repositioning appliance on patients with Class II malocclusion. Am J Orthod Dentofacial Orthop. 2003;123:286-295.

46. Paulsen HU, Karle A, Bakke M, Herskind A. CT scanning and radiographic analysis of temporomandibular joints and cephalometric analysis in a case of Herbst treatment in late puberty Europ J Orthod 1995;17:165–175.

47. Popper K, Lorenz K. Die Zukunft ist offen. München: Piper; 1985.

48. Proffit WR, Phillips C, Douvartzidis N. A comparison of outcomes of orthodontic and surgical-orthodontic treatment of Class II malocclusion. Am J Orthod Dentofacial Orthop 1992;101:556–565.

49. Richter F, Richter U, Küffer E, Keil V. Die Behandlung der Angle Klasse II mit dem Herbstscharnier unter Berücksichtigung der Auswirkungen auf das Kiefergelenk. Teil I: Untersuchung zu Lageveränderung der Fossa-Kondylus-Beziehung bei der Behandlung mit dem Herbstscharnier. Eine MRT-gestützte Auswertung. Inf Orthod Kieferorthop 2001;33:69–85.

50. Richter F, Richter U. Die Behandlung der Angle Klasse II mit dem Herbstscharnier unter Berücksichtigung der Auswirkung auf die Kiefergelenke. Teil II: Untersuchung zu Lageveränderungen der Fossa-Kondylus-Beziehung bei Diskusverlagerungen. Eine MRT-gestützte Auswertung Inf Ortod Kieferorthop 2002;34:43–55.

51. Richter U, Richter F. Die Behandlung der Angle Klasse II mit dem gelöteten Herbstscharnier. Würzburg: Eigenverlag; 2007.

52. Rose E. Intraorale Apparaturen zur Behandlung obstruktiver Schlafatemstörung. In: Hinz R, Rose EC, Sanner B. Schlafmedizin. Kompendium für Zahnmediziner. Herne: Zahnärztlicher Fachverlag; 2006. S. 152–187.

53. Roux W. Entwicklungsmechanik der Organismen. Leipzig 1895.

54. Ruf S, Pancherz H. Temporomandibular joint growth adaptation in Herbst treatment: a prospective magnetic resonance imaging and cephalometric roentgenographic study. Europ J Orthod 1998;20:375–388.

55. Ruf S. Short- and long-term effects of the Herbst appliance on temporomandibular joint function. Sem Orthod 2003;9:70–86.

56. Ruf S, Pancherz H. Does bite-jumping damage the TMJ? A prospecitve longitudinal clinical and MRI study of Herbst Patients. Angle Orthod 2000;70:183–199.

57. Ruf S, Pancherz H. Kiefergelenkswachstumsadaptation bei jungen Erwachsenen während der Behandlung mit der Herbst-Apparatur. Eine prospektive magnetresonanztomographische und kephalometrische Studie. Inf Orthodont Kieferortop 1998;30:735–750.

58. Ruf S, Pancherz H. Orthognathic surgery and dentofacial orthopedics in adult Class II Division 1 treatment: Mandibular sagittal split osteotomy versus Herbst appliance. Am J Orthod Dentofacial Orthop 2004;126:140–152.

59. Seto BH, Gotsopoulos H, Sims MR, Cistulli PA. Maxillary Morphology in obstructive sleep apnoea syndrome. Europ J Orthod 2001;23:703–714.

60. Slavicek R. Das Kauorgan Funktionen und Dysfunktionen. Klosterneuburg: Gamma; 2000.

61. Stellzig A, Basdra EK, Kube C, Komposch G. Extraktionstherapie bei Patienten mit einer Angle-Klasse II/2. Fortschr d Kieferothop 1999;60:39–52.

62. Toll D, Popovic N, Drinkuth N. Ätiologie der Kiefergelenkdegeneration bei subadulten kieferorthopädischen CMD-Patienten. Vortrag anlässlich der Jahrestagung 2009 des Club International de Morphologie Dento-Faciale, Kiel, 8.–11. 10. 2009. [nicht publiziert]

63. Toll D, Popovic N, Drinkuth N. The Use of MRI Diagnostics in Orthognathic Surgery: Prevalence of TMJ Pathologies in Angle Class I, II and III Patients. J Orofac Orthop 2010;71:68–80.

64. Toll D, Popovic N, Andjelic J, Drinkuth N. Mo-
difizierte Camouflage-Therapie bei einer Klasse-
I-Patientin mit Kiefergelenkbeschwerden: Ein
Fallbericht. J Orofac Orthop 2010;71:152–162.

65. Watted N, Bill J, Reuter J. Kombinierte kieferorthopädisch-kieferchirurgische Therapie zur Rehabilitation der Funktion und Ästhetik; Cosmetic
dentistry 2005:4;50–54.

66. Wieslander L. Intensive treatment of severe
Class II malocclusions with the Headgear-Herbst
Appliance in early mixed dentition. Am J Orthod
1984:86;1–13.

67. Willems G, De Bruyne I, Verdonck A, Fieuws S,
Carells C. Prevalence and characteristics of ma-
locclusions in a Belgian orthodontic population.
Clin Oral Invest 2001;5:220–226.

68. Woodside D, Metaxas A, Altuna G. The influence
of functional appliance therapy on glenoid fossa remodeling. Am J Orthod Dentofacial Orthop
1987;92:181–98.

69. Zimmer B. Der Weisheitszahndurchbruch nach
isolierter Mesialisierung von unteren Molaren bei
Aplasie zweiter unterer Prämolaren. J Orofacial
Orthop 2006;67:37–47.

70. Zimmer B, Rottwinkel Y. Der kieferorthopädische Lückenschluss bei bilateraler Aplasie von
zweiten Unterkieferprämolaren ohne Gegenex-
traktion. J Orofacial Orthop 2002;63:400–421.

FEDERNDE BIMAXILLÄRE APPARATUREN

Aladin Sabbagh, Christian Sander, Nina Heinig, Gernot Göz,
Heinz Winsauer, Alfred Peter Muchitsch

Aladin Sabbagh

12.1 SUS² – Sabbagh Universal Spring

12.1.1 Einführung

Das Konzept der funktionellen Vorverlagerung des Unterkiefers durch herausnehmbare Apparaturen ist seit längerer Zeit bekannt und wurde mit vielen funktionskieferorthopädischen Geräten seit der ersten Jumping-Apparatur von Kingsley (1877) durchgeführt.

Der Pionier der festsitzenden Funktionskieferorthopädie, Emil Herbst, hat durch die Entwicklung des Herbst-Scharniers, das mittlerweile auf über 100 Jahre Geschichte zurückblickt, den Grundstein für die festsitzenden intermaxillären Geräte gelegt[1].

Im Jahr 1905 stellte Emil Herbst sein Herbst-Scharnier vor. Mit dieser festsitzenden Apparatur wird die Distalokklusion therapiert, indem für 6 bis 9 Monate der Unterkiefer sowohl in seiner Ruhelage als auch während der Funktion in einer *protrudierten* Lage gehalten wird.

Das Herbst-Scharnier war wegen technischer Komplikationen, der hohen Reparaturanfälligkeit und Schwierigkeiten bei der Kraftdosierung in Vergessenheit geraten. Pancherz hat das Herbst-Scharnier im Jahr 1979 wieder zur Behandlung von Distalbisslagen eingesetzt und in seiner Wirksamkeit untersucht.

1987 entwickelte James J. Jasper den Jasper Jumper. Er ist eine in Weichkunststoff eingebettete Schraubendruckfeder, die über spezielle Verbindungsstücke an Bändern und

Bögen befestigt werden kann[4], zur vereinfachten, dem Herbst-Scharnier ähnlichen Behandlung der Distalbisslage.

Das Konzept der „progressiven Bissumstellung"

Das Konzept der „progressiven Bissumstellung" nach Sabbagh[51,53,56] ist auf den funktionellen Prinzipien der oben genannten Apparaturen aufgebaut. Die dafür speziell entwickelte SUS-Apparatur ist eine Fusion zwischen Herbst-Scharnier und Jasper Jumper mit dem Ziel, die Vorteile dieser Techniken möglichst zu bündeln und die Nachteile zu minimieren. Der Aufbau der SUS² kombiniert die Starrheit des Herbst-Scharniers mit der Flexibilität des Jasper Jumpers.

Die SUS² kann an einer gewöhnlichen Multibracket-/Multibandapparatur direkt im Mund ohne laborgefertigte Verankerungseinheit eingebaut werden und benötigt (im Gegensatz zum Jasper Jumper) keinen zusätzlichen Teilbogen (Abb. 12-1). Aufgrund ihrer Universalgröße muss kein umfangreiches Sortiment vorgehalten werden. Zu den Vorteilen zählen eine verringerte Materialermüdung und zahlreiche Aktivierungsmöglichkeiten (s. Abschnitt 12.1.3).

Insbesondere in komplizierten Behandlungsfällen ist die festsitzende Klasse-II-Behandlung oft die einzige Erfolg versprechende Therapiemöglichkeit, so z. B. bei:
- Patienten mit mangelnder Kooperationsbereitschaft/ADHS, behinderten Patienten, Patienten mit gestörter Nasenatmung
- Verzögerter Reaktionslage aufgrund von unzureichendem Restwachstum, allgemeine Bindegewebsschwäche (Kondylushypermobilität) etc. (s. Abschnitt 12.1.6)

Die Philosophie der „progressiven Bissumstellung" mit der SUS²-Apparatur unterscheidet sich vom klassischen Bissumstellungskonzept nach Herbst von 1905[18] hauptsächlich durch die stufenweise Vorverlagerung des Unterkiefers bzw. Aktivierungen in mehreren kleinen Etappen (step by step) statt einer einmaligen Vorverlagerung (one step jumping).

Obwohl die Therapie der Klasse II den am meisten erforschten Bereich der Kieferortho-

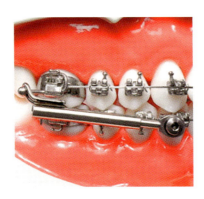

Abb. 12-1 Der Einsatz der SUS²-Feder „Sabbagh Universal Spring" erfolgt ohne Hilfsbogen.

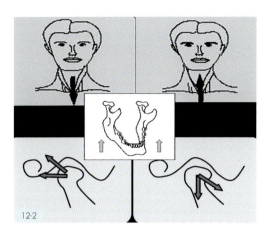

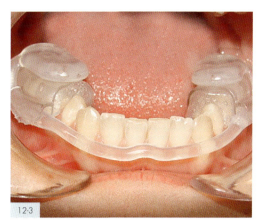

Abb. 12-2 Die manuelle Mini-untersuchung/Screening.

Abb. 12-3 Das Aqua Splint (Wasserschiene) wird zur CMD-Diagnose und -Therapie eingesetzt.

pädie darstellt, erfüllen nur wenige Studien (vorwiegend wegen der technischen Undurch-führbarkeit bzw. ethischen Hindernissen) den höchsten „Evidence based"-Standard, was allerdings nicht zwangsläufig die Effektivität dieser Techniken in Zweifel ziehen muss.

Insbesondere die aktuellen morphologischen, histologischen und magnetresonanztomogra-fischen Untersuchungen[44,47] zeigen fast über-einstimmend die Einzigartigkeit des Kieferge-lenkes: Es besitzt nicht nur einen besonders aktiven avaskulären Faserknorpel mit hoher Proliferationskapazität[40,43], sondern ist auch in der Lage, sich zu remodellieren und zu ad-aptieren, in Grenzen sogar bei erwachsenen Patienten[48].

Dadurch ist die klassische Behandlungs-einschränkung für erwachsene Patienten überholt, obwohl der Behandlungsanfang vorzugsweise während der pubertären Wachs-tumsphase bzw. nach Durchbruch der zweiten Molaren gewählt werden sollte. Eine Frühbe-handlung sollte aufgrund der Verankerungs-problematik und der Behandlungsdauer nur in Ausnahmefällen durchgeführt werden.
Das Konzept der *progressiven Bissumstel-lung* basiert auf drei Grundsätzen:

1. Passive Kondylusvorwanderung/Drift

Sollten bei der manuellen Miniuntersuchung/ Screening (Abb. 12-2) vor der kieferorthopä-dischen Bissumstellung okklusale Zwangsfüh-rungen, Kiefergelenkskompressionen, Kap-selverhärtungen oder Muskelverkürzungen festgestellt werden, so muss dies aus thera-peutischen, prophylaktischen aber auch aus forensischen Gründen vor der Bissumstellung

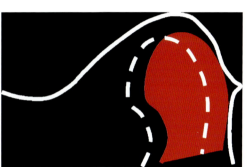

behandelt werden[5,55]. Durch den Einsatz von Aqua Splint (Abb. 12-3) und manueller Thera-pie werden die Gelenkstrukturen mobilisiert und die okklusalen Noxen vorübergehend eli-miniert[50].

So wird eine passive Kondylusvorwanderung/ Umstellung möglich, insbesondere bei vorlie-gender dorsaler Zwangsposition (z. B. Deck-biss, schmaler Oberkiefer) (Abb. 12-4). Die dadurch erreichte therapeutische gelenkzen-trierte Position hat zusätzlich den Vorteil, die kieferorthopädische Rehabilitation durch die Reduzierung der sagittalen Stufe zu vereinfa-chen.

2. Progressive stufenweise Unterkiefervorverlagerung (aktiv)

Im Gegensatz zur traditionellen Herbst-Schar-nier-Philosophie, die eine totale Unterkiefer-vorverlagerung in einem Schritt fordert[18], wird das SUS² Scharnier in kleinen Schritten aktiviert, bis eine Neutralokklusion erreicht ist. Anschließend erfolgt eine Überkorrektur auf Kopfbiss für ca. 8 Wochen. Eine Über-korrektur in Mesialokklusion ist in der Regel nicht notwendig.

Abb. 12-5 Kondylus capping, links 3 Monate nach der Unterkiefervorverlagerung, rechts 6 Monate danach.

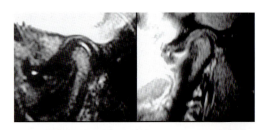

Abb. 12-6 Kiefergelenksadaptation/Remodellierung, Kondylus capping und Fossa shifting.

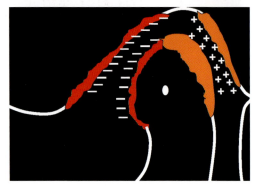

Die aktuellen klinischen, histologischen und morphologischen Untersuchungen zeigen, dass die *progressive Vorverlagerung* einen signifikant höheren skelettalen Effekt und eine entsprechende Adaptation ermöglicht sowie gleichzeitig eine Reduzierung der Belastung bzw. der Bruchgefahr der Verankerungseinheit herbeiführt[34,71,72] (s. Abschnitt 12.1.4).

Eine Remodellierung/Adaptation des Kiefergelenkes folgt im normalen Fall der oben genannten passiven und aktiven Kondylusvorverlagerung[40,44,47,53]. Diese Remodellierung/Adaptation besteht aus:

- *Kondylus capping*
  Nach der Kondylusvorverlagerung entsteht eine neue Knorpelschicht auf der kraniodorsalen Seite des Kondylus (Abb. 12-5). Diese Schicht verknöchert anschließend und bildet das sogenannte Kondylus capping.
- *Fossa Shifting*
  Durch den vorgewanderten Kondylus verringert sich der Gelenkspalt in ventraler Richtung. Die Gelenkbahn reagiert auf diesen Druck und baut sich um, wodurch die Gelenkspaltbreite wiederhergestellt wird (Abb. 12-6).

Das Kondylus capping ist bei der Behandlung von Jugendlichen und jungen Erwachsenen an der gesamten Adaptation proportional stärker beteiligt als das Fossa shifting. Bei erwachsenen Patienten wird die Remodellierung/Adap-

tation insgesamt weniger angewandt, wobei progressiv mehr Fossa shifting und weniger Kondylus capping festzustellen ist, je fortgeschrittener das Alter des Patienten ist.

Die oben genannten neuen Erkenntnisse eröffnen die Möglichkeit, Grenzfälle bei erwachsenen Patienten mit Distalbisslage (bis zu 6 mm sagittaler Stufe bzw. Overjet)[53] ohne chirurgische Korrektur zu behandeln[48,58]. Die strenge Einhaltung der Prinzipien der „progressiven Bissumstellung" und die Beachtung der Kontraindikationen (s. Abschnitt. 12.1.6) ist unabdingbar.

Eine chirurgische Unterkiefervorverlagerung behandelt die Klasse II, im Gegensatz zu der SUS[2] überwiegend skelettal, wodurch eine stärkere Profilverbesserung erreicht werden kann. Deshalb sollte dies die Therapie der Wahl sein, wenn die Profilästhetik das Hauptanliegen des Patienten ist.

3. Langzeitretention, ggf. festsitzend

Eine für den Patienten geeignete und tragbare Retentionsapparatur ist für die langfristige Stabilität ein nicht zu unterschätzender Bestandteil des Konzeptes. EMG-Untersuchungen zeigen, dass die Kaumuskulatur einen Zeitraum von bis zu einem Jahr benötigt, um sich der neuen Unterkieferposition anzupassen[35,58].

Um insbesondere bei rezidivgefährdeten Fällen eine ausreichende Stabilisierung der erreichten Bisslage zu gewährleisten, wurde die SARA-Technik entwickelt (Sabbagh Anterior Retention Appliance). Diese passiven Stopps können als herausnehmbare Doppelschiene (SARA-Splint) oder als festsitzende Stopps (SARA-Stops) im Bereich der ersten Molaren eingesetzt werden (s. Abschnitt 12.1.5).

12.1.2 Entwicklung und Geschichte

Abnehmbare Apparaturen führten in der Regel zu guten Ergebnissen bei der Behandlung von Distalbisslagen – gute Mitarbeit, rechtzeitiger Behandlungsbeginn, ausreichende Behandlungsdauer und gesunde Gelenkstrukturen vorausgesetzt[1].

Anders ist die Situation, wenn diese Voraussetzungen nicht vorliegen. Besonders mangelnde Kooperation des Patienten verhindert häufig ein gutes Behandlungsergebnis. In solchen Fällen setzte der Autor Anfang der 1990er-Jahre auf festsitzende intermaxilläre Klasse-II-Apparaturen. Damals standen nur das Herbst-Scharnier und der Jasper Jumper zur Verfügung.

Die Indikationsstellung erfolgte je nach Profil und Ausprägung der Anomalie. In Fällen, bei denen eine Profilverbesserung aufgrund eines stark konvexen Profils („fliehendes Kinn") erwünscht war, wurde der Einsatz des Herbst-Scharniers wegen seines im Vergleich zum Jasper Jumper höheren skelettalen Effekts bevorzugt.

Allerdings wurden die guten Ergebnisse häufig durch technische Komplikationen, abrupte Kräfte sowie die damit verbundene hohe Reparaturanfälligkeit und Kosten getrübt.

In Fällen mit akzeptablem Profil oder geringem Verbesserungsbedarf war die Verwendung des Jasper Jumpers ausreichend und in der täglichen Praxis die einfachere Alternative. Besonders die Möglichkeit der Kombination mit der bereits vorhandenen Apparatur erwies sich als sehr vorteilhaft[63].

Die anfängliche euphorische Begeisterung über die Vorteile des Jasper Jumper, etwa das schnelle Einbauen ohne eine laborgefertigte Verankerung und die – im Gegensatz zur Herbstapparatur – weniger abrupt wirkenden Kräfte, musste aufgrund mehrerer Nachteile wieder relativiert werden.

Nachteile waren vor allem die hohe Bruchgefahr, die schnelle Ermüdung und die große Lagerhaltung (sieben unterschiedliche Größen jeweils für rechts und links), aber auch die überdurchschnittlich häufige Intrusion der Oberkiefermolaren und Protrusion der Unterkiefer-Frontzähne, häufige Druckstellen und die Mazeration der Apparatur[8,60].

Um die Nachteile des Herbst-Scharniers und des Jasper Jumper zu minimieren und möglichst viele ihrer Vorteile zu bündeln, hat der Autor die SUS-Apparatur entwickelt. Sie kann als die Kombination beider Apparaturen beschrieben werden.

Die SUS-Apparatur besitzt ein starres Teleskopelement (wie ein Herbst-Scharnier) und eine integrierte Feder, die langsam aufbauende Kräfte appliziert (ähnlich wie ein Jasper Jumper).

Im Jahre 1995 wurde die SUS-Apparatur nach vierjähriger Entwicklungszeit In Deutschland und in den USA zum Patent angemeldet. Seit 2001 wird sie von der Firma Dentaurum hergestellt und vermarktet.

Die Teleskopstange der ersten Version der SUS-Apparatur „SUS¹" war mit einer U-Schlaufe (Häkchen) versehen, um die Fixierung im Unterkiefer zwischen Eckzahn und erstem Prämolaren möglichst grazil gestalten zu können. Dies erwies sich als eine Schwachstelle in der Apparatur und wurde in der nächsten Version „SUS²" durch eine stabile und einfache Unterkieferverankerungseinheit ersetzt (Abb. 12-1).

12.1.3 Bestandteile und Aufbau der Apparatur

1. SUS²-Teleskopelement (Abb. 12-7), bestehend aus:
- Omegaförmige Öse zur Aufnahme des Knopfankers
- Edelstahl-Innenfeder mit Innensechskantschraube: Dadurch lässt sich die Kraft bei Bedarf weitgehend deaktivieren (ca. 1,1 N).
- Mittleres Teleskoprohr: Bei aktivierter Innenfeder ragt dieses mittlere Teleskoprohr 5 mm (Federweg) aus dem Führungsrohr heraus und liefert bei vollständiger Kompression eine Kraft von ca. 2,5 N (Lieferzustand), bei deaktivierter Innenfeder (starres SUS² Scharnier) ragt es 2 mm heraus und übt eine Kraft aus ca. 1,1 N aus (Abb. 12-8).

Alle Teile des Teleskopelements sind biokompatibel lasergeschweißt.

2. SUS²-Teleskopstange
- Der Ring an der vorderen Seite der Teleskopstange dient zur Aufnahme des Bogen-Adapters und seiner Schraube.

Abb. 12-7 Bestandteile der SUS² (ohne Pin und Aktivierungselemente).

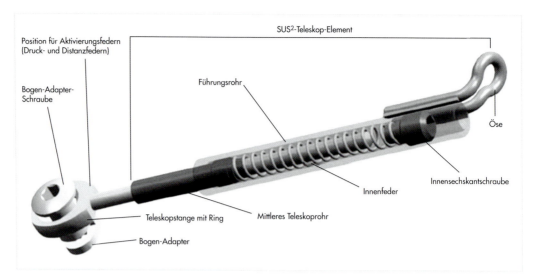

SUS²-Teleskop-Element

Position für Aktivierungsfedern (Druck- und Distanzfedern)

Führungsrohr

Bogen-Adapter-Schraube

Öse

Innensechskantschraube

Innenfeder

Teleskopstange mit Ring

Mittleres Teleskoprohr

Bogen-Adapter

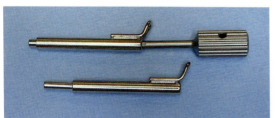

Abb. 12-8 Unten: die SUS² aktiviert (Lieferzustand/Standard), oben: SUS²-Scharnier nach der Deaktivierung mit dem Sechskantschlüssel.

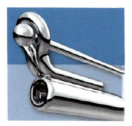

Abb. 12-9 Knopfanker/Pin zur Fixierung des Teleskopelements.

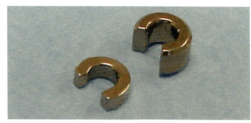

Abb. 12-10 Distanzringe, geschlitzt/Easy clip 1 und 2 mm.

3. SUS²-Bogenadapter
- Diese sattelförmige Fixierungshilfe besitzt einen Schlitz (Slot) zum Aufsetzen auf den Stahlbogen im Unterkiefer mesial oder distal des Eckzahnbrackets. Der konisch geformte Teil mit der Öffnung ist für die Aufnahme der Fixierschraube vorgesehen und sollte bei der Montage nach bukkal zeigen.

4. SUS²-Fixierschraube
- Die Fixierschraube wird mithilfe des Sechskantschlüssels in die Öse der Teleskopstange eingeführt und anschließend in das Gewinde des Bogen-Adapters eingeschraubt. Die kegelförmige Spitze sorgt für eine feste und punktgenaue Verbindung der SUS² zum Bogen.

5. SUS²-Knopfanker Ø 1,0 mm
- Der konisch geformte Knopfanker ist an seinem distalen Ende steifer und dicker konstruiert als die weiche dünne vordere Spitze. Somit kann der Knopfanker leicht und für den Patienten angenehm umge-

bogen werden, trotz der vorhandenen Stabilität im hinteren Teil. (Abb. 12-9)

6. Distanzringe, geschlitzt/Easy clip 1 und 2 mm
- Standardaktivierung – schnell und einfach ohne Abschrauben der Teleskopstange (Abb. 12-10)
- Die Ringe können zur Aktivierung der SUS²-Feder und des SUS²-Scharniers eingesetzt werden.

7. SUS²-Turbofeder
- Edelstahlfeder als Überzug über das Teleskopelement (Abb. 12-11) liefert ca. 3 N zusätzliche Kraft für besondere Fälle mit verzögerter Reaktion (s. Abschnitt 12.1.5)

8. Sechskantschlüssel
- Zur Fixierung der Bogenadapter-Schraube über dem Stahlbogen im Unterkiefer und zur Deaktivierung der Innenfeder bei Umwandlung der SUS²-Feder in ein starres SUS²-Scharnier (Herbst-Effekt) (Abb. 12-8).

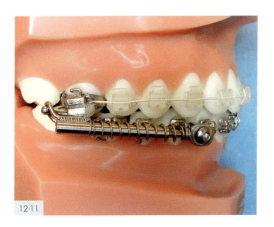

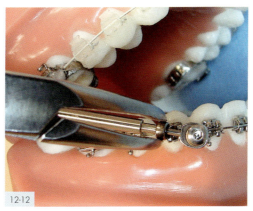

12.1.4 Wirkungsweise der Apparatur

Die SUS² („Sabbagh Universal Spring") ist ein Teleskopelement, das universell intermaxillär eingesetzt werden kann. Die in dem Teleskopelement integrierte Innenfeder entfaltet sanfte, sich langsam aufbauende Kräfte bis zu 2,5 N bei vollständiger Kompression.

Im Gegensatz zu intermaxillären Gummizügen handelt es sich bei der SUS² um ein Kräftesystem, das Druckkräfte entlang der Wachstumsrichtung des Gesichtsschädels (Y-Achse) erzeugt und somit hilft, eine unerwünschte Extrusion der Molaren zu vermeiden.

Merkmale der SUS²:
- *Eine universale Größe* für rechts und links, auch bei Extraktionsfällen (s. Abschnitt 12.1.5).
- *Zwei unterschiedliche Effekte*
  1. SUS² als Feder (analog zum Jasper Jumper)
  2. SUS² als Scharnier, starr (analog zum Herbst-Scharnier).
- *Drei Verankerungsmöglichkeiten*
  1. Band-Bracket-Verankerung (Standard)
  2. Gegossene oder verlötete Verankerungseinheit (analog zum Herbst-Scharnier)
  3. Schienenverankerung (SUS²-Splint).

Die SUS² als Feder

Die SUS² wird mit einer maximal aktivierten Innenfeder geliefert (2,5 N). Dies berücksichtigt die häufigste Indikation der Apparatur, nämlich den Einsatz analog zum Jasper Jumper bei vorhandenen Bändern/Brackets ohne laborgefertigte Verankerung. Der Effekt kann mit einer Summation von 24 Stunden Headgear mit Klasse-II-Elastics verglichen werden (überwiegend dentoalveolärer Effekt).

Die Standardaktivierung erfolgt durch die mitgelieferten geschlitzten Distanzringe (Easy clips). Je nach Bedarf können einer oder mehrere Distanzringe mit einer speziellen Klemmzange (Dentaurum 003-710-00) oder einer Weingart-Zange auf die Teleskopstange gepresst werden. Die Reduzierung der sagittalen Stufe beträgt dabei 1 bis 1,5 mm pro Monat (Abb. 12-12).

Bei einem Aktivierungsbedarf von mehr als 2,5 N steht dem Behandler die Turbofeder zur Verfügung. Hierdurch wird eine zusätzliche Kraft von ca. 3 N geliefert und eine schnelle Bissumstellung ermöglicht in Fällen von:
- verzögerter Reaktionslage,
- erhöhtem Widerstand durch den zweiten oder dritten oberen Molaren,
- erwachsenen Patienten mit stark sklerosiertem Knochen.

Ferner kann die Turbofeder die nachlassende Kraft der im Teleskopelement integrierten Innenfeder ersetzen, z. B. bei internem Federbruch/Federermüdung oder Blockierung durch Verunreinigungen (Zahnstein) im Teleskopinneren, ohne das Teleskopelement komplett ersetzen zu müssen (Abb.12-11).

Die Turbofeder ist nur für die Aktivierung der SUS²-Federvariante (Bänder-Bracket-Verankerung) geeignet. Für die starre SUS²-Scharniervariante (Herbst-Effekt mit laborgefertigter Verankerung) ist die starke Federung der Turbofeder eher kontraproduktiv.

Abb. 12-13 SUS²-Scharniere mit einer verlöteten Verankerungseinheit (Bänder/Lingualbogen/Palatinalbügel).

Abb. 12-14 SUS² mit einer Miniimplantatverankerung (Tomas Pin, Dentaurum).

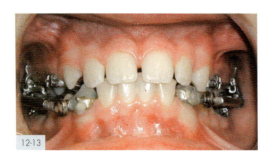

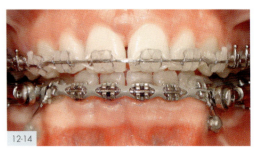

SUS² als Scharnier

Die SUS² ist die einzige Apparatur, die universell als flexible Feder oder auch als starres Scharnier/Teleskop eingesetzt wird. Die integrierte Innenfeder lässt sich mithilfe des Sechskantschlüssels durch Drehen der Innensechskantschraube des Teleskopelementes deaktivieren. Dadurch wird die gelieferte flexible SUS²-Feder in ein starres SUS²-Scharnier umgewandelt. Die Innensechskantschraube wird gegen den Uhrzeigersinn vollständig zurückgedreht (Abb. 12-8). Bei vollständiger Kompression (maximaler Federweg 2,0 mm) entfaltet die Innenfeder eine geringe aber notwendige Pufferkraft von 1,1 N.

Diese starre Variante der SUS² wird benötigt wenn:

- das Behandlungsziel einen höheren skelettalen Anteil/eine Profilverbesserung verlangt (Herbst-Effekt).
- eine CMD-Behandlung eine starre Unterkieferumstellung und Stabilisierung verlangt (vgl. Abschnitt 12.1.1).
- eine Schlafapnoe durch eine Protrusionsschiene (SUS²-Splint) behandelt werden soll.

Voraussetzung für diese starre SUS²-Scharniervariante ist eine stabile, gegossene oder verlötete Verankerungseinheit, welche in Ober- und Unterkiefer einzementiert wird (Abb. 12-13). Die besten skelettalen Ergebnisse werden durch den Einsatz der SUS²-Scharniere unmittelbar nach einer Gaumennahterweiterung erzielt.

Die Verankerung einer gewöhnlichen Brakket-/Bandapparatur ist ausreichend für die Aufnahme der oben genannten flexiblen SUS²-Feder aber *nicht* für die starre SUS²-

Scharniervariante. Die Brackets und Bänder, aber auch die Vierkantstahlbögen würden sich unter den Herbst-Scharnier-ähnlichen Kräften lösen oder deformieren.

Eine laborangefertigte stabile Verankerungseinheit ist mit einem großen zeitlichen und finanziellen Aufwand verbunden und erschwert gleichzeitige Zahnbewegungen mit einer Multibracketapparatur, was die Behandlungsdauer unnötig verlängert und die Stabilität gefährdet.

Als eine praktische Alternative haben sich Miniimplantate/KFO-Pins bewährt. Die im Unterkiefer-Seitenzahnbereich inserierten Miniimplantate werden mit einem Stahlbogen an ein Unterkieferbracket gekoppelt (indirekte Verankerung). Die vorhandene dentale Verankerung wird dadurch unterstützt und erhöht (Abb. 12-14). Erste Studienergebnisse zeigen diesbezüglich eine eindeutige Reduzierung dentoalveolärer Nebenwirkungen, wie Protrusion der unteren Inzisivi. Ob sich skelettale Effekte signifikant erhöhen, ist Gegenstand weiterer Untersuchungen.

Kephalometrische Evaluation

Eine Studie in Zusammenarbeit mit der Universität Modena, Italien[31], sollte das Ausmaß der dentoskelettalen Veränderungen bei der Distalbissbehandlung (Klasse II,1) von Kindern mit einer SUS²-Apparatur anhand der Auswertung von Fernröntgenseitenbildern (FRS) des Kopfes ermitteln.

Das Patientengut umfasste 20 Probanden (10 männliche und 10 weibliche) mit einer Angle-Klasse II,1. Das Alter der Probanden lag am Anfang der Behandlung durchschnittlich bei 13 Jahren ± 7 Monate, die SUS² Behandlungsdauer betrug 6 Monate ± 1 Monat.

Fernröntgenseitenbilder des Kopfes der Probanden wurden überlagert (NSL) und zu drei Zeitpunkten analysiert:

- T1: vor der SUS²-Behandlung
- T2: nach der SUS²-Behandlung
- T3: 6 Monate nach der Retentionsphase

Die Untersuchung lieferte folgende Ergebnisse:

Der Overjet wurde um –3,83 ± 1,46 mm korrigiert. Die Veränderungen waren zu 59 % dental und zu 41 % skelettal bedingt. Die Molarenrelation verbesserte sich um –3,45 ± 0,88 mm.

Die sagittal-diagonale Dimension Co-superior-Gn veränderte sich um 2,20 ± 0,99 mm signifikant, die Vorwärtsveränderung der Kinnposition (Pogonion) betrug 1,93 ± 1,06 mm.

Die sagittale Kieferrelation wurde über das Maß der normalen Wachstumsveränderungen signifikant verändert[14] (p < 0,001). Vergrößert wurden die Winkel SNB und SNPg, verkleinert wurden die Winkel ANB und ANPg sowie der Wits-Wert. Der SNA-Winkel veränderte sich hierbei nicht in signifikantem Maße (Oberkieferwachstumshemmung), die untere Gesichtshöhe veränderte sich signifikant sowohl anterior als auch posterior, ML-NSL sowie NL-NSL veränderten sich nicht signifikant.

Während des totalen Behandlungszeitraumes waren die Werte der SUS²-Phase höher als im Gesamtergebnis, da sich in der Retentionsphase die Werte wieder leicht rückläufig veränderten.

Die dentalen und skelettalen Veränderungen der SUS²-Therapie aus den oben genannten und weiteren kephalometrischen und modellanalytischen Untersuchungen[52] waren überwiegend vergleichbar mit ähnlichen Studien des Herbst-Scharniers[28,36–38,49,70]. Allerdings konnten dentoalveoläre Nebenwirkungen, wie die Protrusion der unteren Inzisivi, durch die progressive Umstellung reduziert werden, eine höhere skelettale Beteiligung war signifikant[31,71].

Die dentoskelettalen Effekte können wie folgt zusammengefasst werden:

- Distalisation und Intrusion der Oberkiefermolaren (Abb. 12-15), geringe Hemmung des Oberkieferwachstums (die

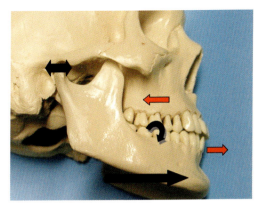

Abb. 12-15 Die dentoskelettalen Effekte der „progressiven Bissumstellung".

initiale Hemmung wird in der Retentionsphase teilweise nachgeholt). Ausnahmsweise wurde beim Einsatz der SUS² unmittelbar nach einer Gaumennahterweiterung eine stabile Reduzierung des SNA-Winkels festgestellt[62].
- Mesialisation der Unterkieferseitenzähne bzw. Protrusion der Unterkieferinzisivi
- Posteriore Kippung der Okklusionsebene
- Basale Unterkiefervorverlagerung aufgrund der Kiefergelenkadaptation (Kondylus capping und Fossa shifting) und der Wachstumsförderung.

Die genannten dentalen und skelettalen Effekte summieren sich und ermöglichen eine bewährte und rezidivarme Therapie der Distalbisslage. Die langzeitige Stabilität (über 10 Jahre) der Ergebnisse der „progressiven Bissumstellung" ist aufgrund des relativ jungen Alters dieses Konzeptes noch ein Gegenstand laufender Studien.

12.1.5 Klinisches Management und Anwendung

Die SUS² kann direkt im Mund des Patienten, ohne aufwendige Vorbereitungen oder Messungen eingesetzt werden. Die Oberkiefer-6er benötigen ein Band mit Headgear-Röhrchen, vorzugsweise gingival. Das Einsetzen der SUS² an geklebte Headgear-Attachements ist nicht möglich.

Im Unterkiefer soll möglichst ein stark dimensionierter Stahlbogen mit lingualem Kronentorque im Bereich der Inzisivi (oder MBT-

Abb. 12-16 Zwischen dem Knopfanker und dem distalen Ende des Headgear-Röhrchens soll ein Abstand von ca. 4 mm eingehalten werden.

Abb. 12-17 Der SUS²-Knopfanker wird umgebogen und mit lichthärtendem Komposit/Kunststoff fixiert.

Abb. 12-18 Falls das Umbiegen erschwert ist, ist der SUS²-Knopfanker zu kürzen und mit lichthärtendem Komposit/Kunststoff zu fixieren.

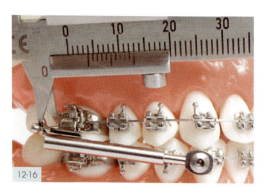

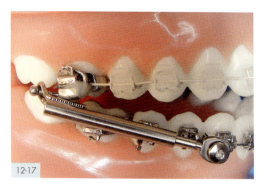

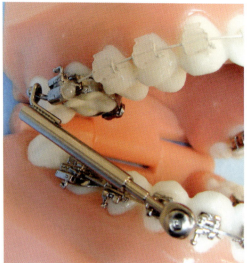

Brackets) eingesetzt werden. Der Bogen muss stets distal gut umgebogen sein.

Ein TPA (Transpalatinalbogen) kann eingesetzt werden, wenn der Distalisationsbedarf der oberen Seitenzähne nicht ausgeprägt ist und die Hauptwirkung der SUS² im Unterkieferbereich liegt. Dieser TPA hilft, eine eventuell unerwünschte Rotation der Oberkiefermolaren bzw. eine unerwünschte transversale Expansion zu minimieren.

In Fällen, in denen ein höherer Distalisationsbedarf vorliegt (z. B. Klasse II,1 mit eng stehenden Oberkieferfrontzähnen, und Außenstand der Eckzähne), empfiehlt es sich, auf den TPA zu verzichten und eventuelle Nebeneffekte wie Rotation oder Expansion später zu korrigieren.

Außerdem ist es für den Komfort des – insbesondere empfindlichen – Patienten ratsam, die SUS² nicht am selben Tag bilateral einzu-

setzen. Es sollte auf einer Seite angefangen werden, z. B der Seite mit mehr Distalisationsbedarf oder auf der Seite, die weiter distal liegt, nach ca. 3 bis 4 Wochen kann dann die zweite SUS² eingesetzt werden. Die unilaterale Klasse II benötigt meistens nur eine SUS².

Einbau der SUS²

- SUS²-Knopfanker von distal durch die Öse am Teleskopelement der SUS² einführen.
- SUS²-Knopfanker zusammen mit dem Teleskopelement von distal in das Headgear-Röhrchen (Oberkiefer erster Molar) einschieben und mesial davon umbiegen. Dabei ist unbedingt darauf zu achten, dass zwischen dem Knopf des Knopfankers und dem distalen Ende des Headgear-Röhrchens ein Abstand von *ca. 4 mm* eingehalten wird (Abb. 12-16). Dieser Abstand sichert den notwendigen Spielraum für die SUS².
- Den SUS²-Knopfanker zwischen dem Zahn (erster Oberkiefer-Molar) und dem Häkchen des Bandes umbiegen (Abb. 12-17) oder kürzen (Abb.12- 18) und mit einem Tropfen lichthärtendem Komposit/Kunststoff fixieren, um eine Rotation des Knopfankers zwischen den Zahnreihen bzw. in Richtung bukkaler Schleimhaut zu verhindern.
- SUS²-Knopfanker distal vom Headgear-Röhrchen um ca. 20° nach bukkal biegen und fein justieren, sodass weder okklusale Interferenzen noch Schleimhautirritationen auftreten können.
- Die Teleskopstange in das am Oberkiefer fixierte SUS²-Teleskopelement einführen.
- Den vormontierten Bogen-Adapter auf den Stahlbogen zwischen UK 3 und UK 4 aufsetzen (mindestens 0,41 x 0,56 mm / 16 x 22 SS). Hierbei ist darauf zu achten,

dass die Schraube den Schlitz/Slot nicht blockieren darf. Falls nötig, die Schraube zurückdrehen (Abb. 12-19). Bei selbstligierenden Brackets sollten die Nachbarbrackets trotzdem einligiert werden, um eine eventuelles Loslösen (disengagement) des Bogens zu verhindern. Dies verringert kaum die Vorteile der selbstligierenden Brackets, da diese schon während der vorherigen Nivellierungs- und Derotationsphase ihre Wirkung entfalten konnten.

- Eine straffe Elastic-Kette über die gesamten Unterkieferbrackets/-bänder sollte die Verankerung verstärken und die Protrusion der Frontzähne bzw. die Lückenbildung im Seitenzahnbereich verhindern.

Alternative: In seltenen Fällen kann die Einheitsgröße der SUS² um 3 bis 4 mm zu lang sein, meist bei fehlendem Prämolar (Extraktionsfälle bzw. Nichtanlagen). Hier wird die Fixierung einfach von distal des Eckzahnbrackets auf mesial des Eckzahnbrackets umgesetzt und eine L-Biegung zwischen UK 2 und UK 3 zur Aufnahme des Bogenadapters gebogen (Abb. 12-20). Schleimhautirritationen durch die ventrale Position des Bogenadapters sind selten.

Eine Übersicht zum Problem-Management bietet Tabelle 12-1.

Entfernung der SUS²

Es empfiehlt sich, als Erstes die Bogen-Adapter-Schraube mithilfe des Sechskantschlüssels zu entfernen. Anschließend wird der Knopfanker nach der Entfernung seiner Kompositfixierung durchtrennt und entfernt.

Rezidivprophylaxe

Eine Stabilisierung der erreichten Bisslage sollte durch Klasse-II-Elastics, bimaxilläre Apparaturen oder die SARA-Technik unmittelbar erfolgen.

SARA-Technik

Die SARA-Technik wird eingesetzt, um in besonders rezidivgefährdeten Fällen eine ausreichende Stabilisierung der erreichten Bisslage zu erzielen (Abb. 12-21).

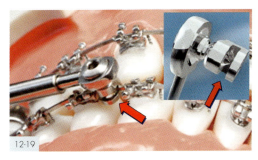

Abb. 12-19 Der vormontierte Bogen-Adapter wird auf den Stahlbogen zwischen UK 3 und UK 4 aufgesetzt. Die Schraube darf den Schlitz/Slot nicht blockieren.

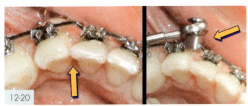

Abb. 12-20 In Extraktionsfällen wird eine L-Biegung zwischen UK 2 und UK 3 zur Aufnahme des Bogenadapters gebogen.

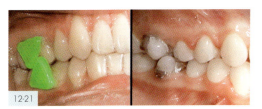

Abb. 12-21 Die SARA-Technik (rechts: SARA-Splint, links: SARA-Stops).

SARA-Splint/SARA-Schiene

Diese herausnehmbare Doppelschiene (Abb. 12-22) wirkt im Prinzip wie eine Vorschubdoppelplatte, wird allerdings aufgrund ihrer grazilen Form von den Patienten – vor allem von Erwachsenen – besser akzeptiert und dadurch konsequenter getragen. Darüber hinaus bietet sie eine bessere dreidimensionale Kontrolle über die Zahnstellung.

Auf der anderen Seite ist diese grazile Form insbesondere bei Patienten mit Bruxismus reparaturanfälliger als Geräte mit einer Acrylbasis.

Die Retentionsdreiecke sind aus einer 3 mm weichen Tiefziehfolie (Positioniermaterial) geschnitten und werden durch eine Sandwich-Technik zwischen zwei harten (ca. 0,7 mm Ø) hochqualitativen Tiefziehfolien eingebettet. Die Verbindung zwischen den beiden Folien erfolgt durch das Auftragen von Acryllöser auf die Basisfolie und durch Verschmelzung während des Tiefziehens der zweiten Folie.

Tab. 12-1 Problem-Management

Problem	Mögliche Ursache	Lösung
Patient beißt auf Teleskopelement	– Knopfanker ist distal nicht lang genug, nicht gegen Rotation gesichert oder nicht adjustiert	– SUS²-Knopfanker muss distal vom Headgear-Röhrchen ca. 4 mm lang und umgebogen sein; mit Komposit sichern
SUS² zu lang	– Extraktionsfall oder sehr schmale Prämolaren	– Bogenadapter mesial des UK-Eckzahnbrackets (L-Biegung) fixieren
Mittleres Teleskopröhrchen klemmt (keine Federung)	– Federbruch, Zahnstein oder Verunreinigungen im inneren Gewinde	– Turbofeder einsetzen oder Teleskopelement erneuern
UK-Stahlbogen bricht	– Bogenqualität unzureichend – Schraube mit zu viel Drehmoment fixiert – Hebeleffekt durch Fehljustierung des Knopfankers	– hochqualitative SS-Bögen – Schraube nur 90° nach dem ersten Widerstand drehen
Schraube löst sich	– Unzureichendes Drehmoment beim Zuschrauben	– Schraube noch 90° nach dem ersten Widerstand drehen – evtl. Schraube mit Komposit fixieren – evtl. dem Patienten Sechskantschlüssel mitgeben
Bei maximaler Mundöffnung löst sich die Teleskopstange aus dem Führungsrohr	– überdurchschnittlich große Mundöffnung, Kondylushypermobilität	– Bogenadapter wenn möglich weiter distal einsetzen (mesial 4er) – dem Patienten das Wiedereinfügen erklären – Physiotherapie/Rotationsübungen
Starke Protrusion der UK-Frontzähne	– schwache Verankerung und/oder zu starke Aktivierung	– Stabile Vierkant-Stahlbögen mit lingualem Kronentorque oder MBT-Brackets einsetzen und distal umbiegen – Elastic-Kette von 36 bis 46 – progressiv aktivieren – evtl. Miniimplantat-Verankerung
Brackets lösen sich häufig ab	– SUS²-Scharnier (ohne Federung) eingesetzt – zu starke Aktivierung	– SUS² mit aktiviertem Mittelrohr/Feder einsetzen, SUS²-Scharnier nur mit gegossener oder verlöteter Verankerung möglich. – progressiv aktivieren

Abb. 12-22 SARA-Splint.

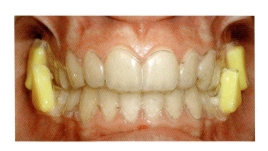

Um genügend Raum für diese zweite Folie zu gewährleisten, sollte darauf geachtet werden, dass vor dem Tiefziehen der zweiten Folie ein Abstand/Freiraum von ca. 1,5 mm zwischen oberem und unterem Dreieck vorhanden ist (Abb. 12-23).

Vor dem Einsetzen empfiehlt es sich, die okklusalen Frühkontakte im 6er und 7er Bereich der Ober- und Unterkieferschiene so einzuschleifen, dass keine Bissöffnung entsteht. Es soll ein durchgehender Kontakt der Molaren und Prämolaren erreicht werden.

SARA-Stops

Ein SARA-Stop (Abb. 12-24) kommt bei rezidivgefährdeten Fällen zur Anwendung, ebenso bei Patienten mit verzögerter Reaktionslage (Bindegewebeschwäche, Mundatmung mit hypotoner Kaumuskulatur, Erwachsene) und Fällen mit schlechter Compliance. Hier zeichnen sich die kooperationsunabhängige SUS² und die anschließende SARA-Stop-Retention auch durch die 24-stündige Wirkung aus. Diese längere Wirkungszeit hilft, der schlechten Reaktionslage entgegenzuwirken (vgl. Abschnitt 12.1.1).

Die festsitzende Retention wird mit Komposit auf die Bänder der ersten Molaren passiv und interferenzenfrei aufgebaut.

Vorzugsweise sollten die Sara-Stops im Labor angefertigt, ausgearbeitet und anschließend im Mund wieder zementiert werden. Ein Modellieren direkt im Mund ist möglich, spart die Abdrucknahme und die Laborarbeiten, benötigt allerdings ca. 20 Minuten Stuhlzeit (Abb. 12-25).

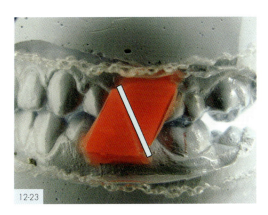

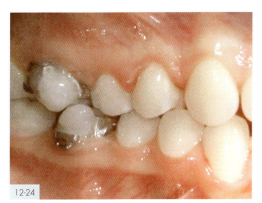

Abb. 12-23 Zwischen dem oberen und dem unteren Dreieck muss ein Abstand von ca. 1,5 mm vorhanden ist.

Abb. 12-24 SARA-Stop.

Interkuspidation

Ein weiterer wichtiger Faktor für die Stabilität ist eine ausreichende Interkuspidation. Die SUS² lässt Multibandbehandlung und Vorverlagerung des UK gleichzeitig zu. Die dadurch erreichte Interkuspidation minimiert die Rezidivgefahr, im Gegensatz zu den klassischen Herbst-Scharnieren, bei denen eine gleichzeitige Feineinstellung der Okklusion mit einer Multibandapparatur nur bedingt möglich ist. Die anschließende Multibandbehandlung verlängert die Behandlungsdauer und muss gleichzeitig die erreichte Klasse-I-Position durch Klasse-II-Elastics stabilisieren. Dafür ist eine entsprechende Mitarbeit des Patienten unumgänglich (aber nicht immer vorhanden).

Langzeitstabilität

Die festsitzende Vorverlagerung des Unterkiefers hat sich als weitgehend stabil erwiesen[34,36,37,52,58], wobei sich der Winkel SNB signifikant vergrößert hat. Dagegen holt der Oberkiefer sein schon gehemmtes Wachstum teilweise nach. Das führt zu einer Vergrößerung des SNA-Winkels. Eine leichte Retrusion der Unterkieferinzisivi führte zu einer Vergrößerung des Overbite und Overjet. Um dieser Rezidivtendenz entgegenzuwirken, haben sich die progressive Behandlungsweise in der Super-Klasse-I-/Kopfbissposition, die lange Retention sowie ein festsitzender Frontzahnretainer sehr bewährt.

12.1.6 Indikationen und Kontraindikationen

Die SUS² ermöglicht eine nahezu kooperationslose und effektive Behandlung bei Patienten mit:

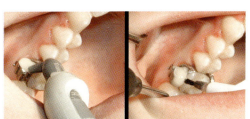

Abb. 12-25 Das Modellieren der SARA-Stop-Apparatur.

- Distalbisslage/Klasse II (bilateral)
- unilateraler Klasse II
- Distalisation/Verankerungsbedarf (HG-Ersatz)
- Lücken (Aplasie)
- Kiefergelenkdysfunktion (CMD)
- Schlafapnoe

1. Distalbisslage/Klasse II (bilateral)
Dies ist die häufigste Indikation für den Einsatz der SUS² (Behandlungsbeispiel in Kap. 12.1.7). Die 24-stündige Wirkung, unabhängig von der Kooperation des Patienten, ermöglicht die Behandlung von Patienten mit verzögerter Reaktionslage aufgrund von:

- unzureichendem Restwachstum
- Mundatmung mit hypotoner Kaumuskulatur[60]
- allgemeiner Bindegewebsschwäche (Kondylushypermobilität)[54,57] (vgl. Abschnitt 12.1.1)
- höherem Knochenwiderstand (bei Erwachsenen).

Die dentalen und skelettalen Effekte sind u. a. von Geschlecht und Alter des Patienten sowie seinem fazialen Wachstumspotenzial und der Wachstumsrichtung abhängig[9,70]. Ein vertikaler Gesichtstyp stellt mittlerweile keine Kontraindikation mehr dar[49].

Der Behandlungsanfang sollte vorzugsweise während der pubertären Wachstumsphase und nach Durchbruch der zweiten Molaren gewählt werden. Bei jungen Erwachsenen ist die Behandlung zwar auch erfolgsversprechend, allerdings muss hier bei fortgeschrittenem Alter mit geringerem Reaktionspotenzial sowie Adaptation/Remodellierung gerechnet werden. Bei erwachsenen Patienten kann eine Klasse-II-Korrektur mit der genannten Technik (ohne Chirurgie oder Extraktion) bis maximal 6 mm sagittaler Stufe/Overjet mit guter Erfolgs- und Stabilitäts-Prognose durchgeführt werden.

Eine Frühbehandlung im Wechselgebiss sollte aufgrund der Verankerungsproblematik und der Behandlungsdauer nur in Ausnahmefällen durchgeführt werden[69].

Die Entscheidung ob die SUS^2 als flexible Feder mit Bracket-/Bogenverankerung (Standard) oder als starres Scharnier an einer gegossenen/verlöteten Verankerung eingesetzt werden soll, hängt hauptsächlich von dem Schweregrad der Dysgnathie bzw. des Distalprofils ab.

Für den Komfort des – insbesondere empfindlichen – Patienten empfiehlt es sich, ihm die SUS^2 nicht am selben Tag auf beiden Seiten einzusetzen. Es sollte auf einer Seite angefangen werden z. B. auf der Seite mit mehr Distalisationsbedarf oder auf der Seite, die weiter distal liegt. Nach ca. 3 bis 4 Wochen kann die zweite SUS^2 eingesetzt werden (s. Abschnitt 12.1.4),

2. Unilaterale Korrektur der Klasse II/ Laterognathie
Das einseitige Einsetzen des Jasper Jumpers oder ähnlicher biegbarer Federn kann aufgrund ihrer z. T. vertikal gerichteten Kräfte (kaudal liegender Hilfsbogen) zu einem verstärkten Kippen der Okklusionsebene gegen den Uhrzeigersinn und einem einseitig offenen Biss führen[11,60,63,68].

Dagegen gewährleisten die annähernd horizontalen Kräfte der SUS^2 (Behandlungsbeispiel in Abschnitt 12.1.7) eine Korrektur der einseitigen Angle-Klasse II mit einem Minimum an unerwünschten Nebenwirkungen.

Die einseitige SUS^2 wird für die ersten 4 Wochen ohne jegliche Zusatzaktivierung einge-

baut (keine Distanzringe oder Turbofeder). Anschließend wird monatlich mit einem 1- bzw. 2-mm-Distanzring/Easy clip aktiviert. Eine Überkorrektur der Mittellinie um 1 bis 2 mm ist empfehlenswert.

Die SUS^2 wird bei dieser Indikation als Feder und nicht als starres Scharnier eingesetzt. Es entstehen überwiegend dentoalveoläre Effekte und kaum Profilveränderungen oder Umstellungen in der Kondylenposition. Die Gefahr des iatrogenen Komprimierens des Kiefergelenks auf der kontralateralen Seite ist dadurch nicht gegeben.

Es entsteht – im Vergleich zum Jasper Jumper – unter Umständen ein geringerer offener Biss der meistens von selbst rezidiviert[57]. In manchen Fällen werden dafür vertikale Elastics benötigt. Die nun korrigierte übereinstimmende Zahnbogenmitte im Ober-und Unterkiefer weicht aufgrund der einseitigen Distalisation im Oberkiefer unauffällig um ca. 1 mm von der Gesichtsmitte ab, ohne eine Kontraindikation darzustellen.

In den seltenen Fällen, in denen eine Profilverbesserung bei einem Patienten mit Laterognathie oder eine Umstellung der asymmetrischen Kondylenposition ohne chirurgischen Eingriff beabsichtigt ist, kann das SUS^2-Scharnier – analog zum Herbst-Scharnier – mit einer gegossenen oder verlöteten Verankerung eingesetzt und progressiv aktiviert werden. Bei dieser Indikation wird zur Schonung des kontralateralen Gelenks ein zweites Scharnier (passiv) auf der neutralen Seite benötigt, um der Kompressionsgefahr entgegen zu wirken.

3. Distalisation/Verankerung (HG-Ersatz)
In den Fällen, bei denen ein höherer Distalisationsbedarf vorliegt (z. B. Klasse II,1 mit eng stehenden Oberkieferfrontzähnen und Außenstand der Eckzähne), kann die SUS^2-Feder die Oberkieferseitenzähne ca. 2 mm distalisieren; hier empfiehlt es sich, auf den TPA zu verzichten (s. Abschnitt 12.1.5).

Reine Verankerungs-Aufgaben können durch den passiven Einsatz der SUS^2 erreicht werden (keine fortlaufende Aktivierung), die Oberkiefermolaren werden an ihren Positionen gehalten, dies ermöglicht eine einfache Distalisation

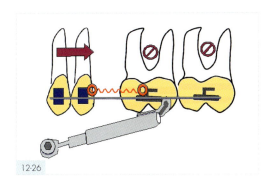

12-26

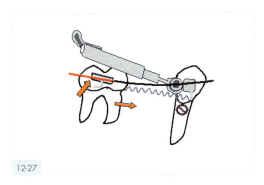

12-27

Abb. 12-26 Die SUS² distalisiert/verankert die Oberkiefermolaren und ermöglicht die Retraktion der Prämolaren und Eckzähne.

Abb. 12-27 Lückenschlussmechanik der SUS².

der Prämolaren und Eckzähne ohne das Risiko eines Verankerungsverlustes. (Abb. 12-26)

4. UK-Lückenschluss

Durch den Einsatz der SUS²-Feder können die Eck-und Frontzähne im Unterkiefer an ihren Positionen verankert werden, um die reine Mesialisation der Molaren bei einer vorliegenden Aplasie oder Extraktion im Unterkiefer-Prämolarenbereich zu ermöglichen (prothetische/implantologische Lösung nicht indiziert). Damit wird die unerwünschte Retrusion der Unterkiefer-Frontzähne verhindert[57], insbesondere wenn kein reziproker Lückenschluss oder kein Lückenschluss von mesial erwünscht ist. (Abb. 12-27)

Hier ist darauf zu achten, dass die Brackets/ Bänder der Unterkiefermolaren nicht horizontal, sondern im Gegenuhrzeigersinn nach gingival zeigend geklebt werden, um der Tendenz der Mesialkippung während des Lückenschlusses (insbesondere in der 0.018-Slot-Technik) entgegen zu wirken (Abb. 12-27). Ferner muss entschieden werden, ob der durch den Lückenschluss antagonistenlos gewordene zweite Molar im Oberkiefer mit einem Retainer bis zum Durchbruch der dritten Unterkiefermolaren gehalten werden sollte oder ob er extrahiert werden kann, um den dritten Oberkiefermolar an seiner Stelle durchbrechen zu lassen.

5. Therapie von Kiefergelenkdysfunktionen/CMD

Die SUS² kann zur Therapie von Kiefergelenkdysfunktion eingesetzt werden, insbesondere bei:

- Dekompressionstherapie, z. B. bei vorliegender dorsaler Zwangsposition durch Klasse II,2 oder Klasse II,1 mit spitzem, schmalen Oberkiefer

- Diskusvorverlagerung mit Reposition (vgl. Abschnitt 12.1.1).

6. Schlafapnoe/OSAS

Eine mit dem Schlaflabor abgestimmte Unterkiefervorverlagerung kann eine praktische und effektive Lösung in moderaten Fällen sein (obstruktive Schlafapnoe, AHI bis maximal 25/h) diese nächtliche vorübergehende Vorverlagerung kann individuell mithilfe des SUS²-Splints (Abb. 12-28) erfolgen und in manchen Fällen den Einsatz von CPAP-Masken bzw. die chirurgische Behandlung z. B. eine Uvulopalatopharyngoplastik (UPPP) ersetzen (vgl. Abschnitt 12.1.1).

Kontraindikationen

In folgenden Fällen sollte eine Alternativbehandlung zu der SUS² bzw. allgemein zu den festsitzenden Klasse-II-Techniken angestrebt werden:

- *Starke Protrusion/Engstand im Unterkiefer-Frontzahnbereich*
  An den unteren Frontzähnen können sich Rezessionen bilden, insbesondere wenn bei protrudierten Unterkieferinzisivi unzureichend befestigte Gingiva vorliegt. Hier sollte nach einer alternativen Therapiemöglichkeit gesucht werden. In moderaten Fällen kann mithilfe der Zahnschmelzreduktion, einer zusätzlichen Verankerung, z. B mit Miniimplantaten, oder einer prophylaktischen Schleimhauttransplantation eine Ausnahme ermöglicht werden.

- *Große vordere Gesichtshöhe/Gummy smile*
  Die Behandlung mit festsitzenden Klasse-II-Techniken verursacht eine posteriore Rotation des gesamten Oberkieferzahnbogens. Diese Rotation kann einen vorliegenden Lachtypus, wie z. B. ein Gummy smi-

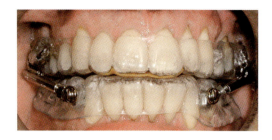

Abb. 12-28 SUS²-Splint zur Therapie der Schlafapnoe.

le, verstärken[57]. Der Effekt ist aufgrund der stark intrudierenden Kraft des Jasper Jumpers oder ähnlicher „biegbarer" Federn ausgeprägter als bei Teleskopapparaturen, wie SUS² und Herbst-Scharnieren.

• *Mangelhafte Mundhygiene*
Mangelhafte Mundhygiene stellt eine allgemeine Kontraindikation für alle festsitzende Behandlungstechniken dar. Sollte sich die Mundhygiene allerdings während einer laufenden Behandlung resistent verschlechtert haben, kann der Einsatz der SUS² als Alternative zum Behandlungsabbruch indiziert sein, da dadurch die Behandlung meistens schnell und schadensarm zu einem akzeptablen Ergebnis führen kann. In Fällen, in denen eine festsitzende kieferorthopädische Behandlung bei einer moderaten Mundhygiene unvermeidbar ist, hat sich der Einsatz der SUS² mit selbstligierenden Brackets in Kombination mit kurzen Intervallenterminen bewährt.

12.1.7 Behandlungsbeispiele

Anhand der Behandlungsschritte bei zwei Patienten soll die Wirkungsweise der SUS² bzw. des Konzeptes der „progressiven Bissumstellung" verdeutlicht werden.

Fall 1

Alter: 13 Jahre, 7 Monate.
Diagnose: Distalbisslage, dentale Klasse II,1 mit tiefem Biss und traumatischen Einbissen (Abb. 12-29), 1 PB rechts und 3/4 PB links (Abb. 12-30), Diastema mediale, Nichtanlage von Zahn 12, Durchbruchstörung/Retentionstendenz bei 23; mandibuläre Mittellinienverschiebung nach rechts, Vorwanderung im ersten Quadranten; die manuelle Miniuntersuchung/Screening zeigte keine behandlungsbedürftigen Befunde/Symptome im Kiefergelenk.

Die Behandlung wurde mit einer 0.018-Roth-Technik im Alter von knapp 14 Jahren begonnen. Nach einer 4-monatigen Nivellierungsphase wurde im Unterkiefer ein 0,017 x 0,022-Stahlbogen zur Aufnahme der SUS²-Federn eingesetzt, die SUS² beseitigte progressiv die Klasse II, gleichzeitig distalisierte und verankerte sie die Oberkiefermolaren. Dadurch konnte die Distalisation der restlichen Oberkieferzähne ohne Verankerungsverlust durchgeführt werden (Abb. 12-31). Die Verbreiterung der Lücke in regio 12 auf 7,5 mm sollte eine provisorische prothetische Versorgung (später Implantatsversorgung) ermöglichen (Abb. 12-32, 12-33).

Die SUS²-Phase dauerte ca. 6 Monate. Nach der Entfernung der SUS² wurde die erreichte Klasse I (während der Feineinstellungsphase/ Finishing) durch nächtliche vertikale Elastics stabilisiert.

Die Retentionsphase mit einem SARA-Splint dauerte 1 Jahr. Der 3–3-UK-Kleberetainer sollte frühestens nach 7 Jahren entfernt werden.

Die Fernröntgen- und Profilaufnahmen (Abb. 12-34, 12-35, 12-36) zeigen, dass eine Harmonisierung der Bisslage und des Profils mit akzeptablem zeitlichem und therapeutischem Aufwand erreicht werden konnte.

Fall 2

Alter: 19 Jahre, 3 Monate (Übernahmepatient, Unterkieferfrontzahn-Brackets zur Engstandbehandlung von Vorbehandler)
Diagnose: Engstehende Elongation der Frontzähne; mandibuläre Laterognathie nach links mit tiefem Biss, unilaterale Klasse II, (3/4 PB Klasse II links, rechts Klasse I), Tendenz zum Kreuzbiss in regio 16/26 (Abb. 12-37); Kiefergelenkskompression dorsal (dorsale Zwangsposition); Arthritis der bilaminären Zone, vor allem links

Eine chirurgische Korrektur der Laterognathie ist aufgrund der unauffälligen Gesichtsasymmetrie nicht indiziert.

Die Korrektur der Laterognathie erfolgte, abgesehen von dem passiven Kondylusdrift (vgl. Abschnitt 12.1.1) und der progressiven

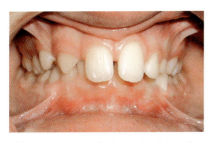 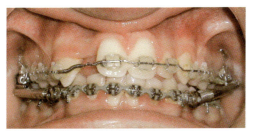 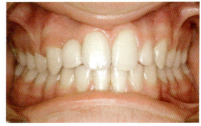

Abb. 12-29 Frontaufnahmen des Behandlungsverlaufes.

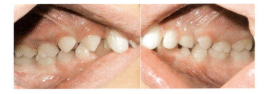

Abb. 12-30 Klasse II im Molarenbereich beidseits.

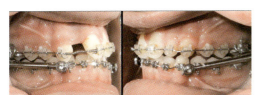

Abb. 12-31 Die SUS²-Phase.

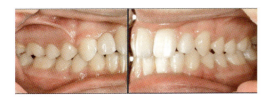

Abb. 12-32 Behandlungsende (provisorische Maryland-Brücke regio 12).

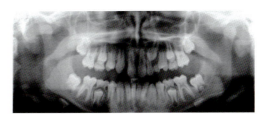 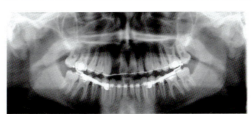 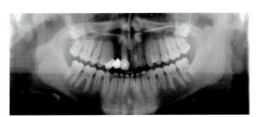

Abb. 12-33 Panoramaschicht-aufnahme des Behandlungs-verlaufs.

Abb. 12-34 Fernröntgenseitenbilder des Behandlungs-verlaufs.

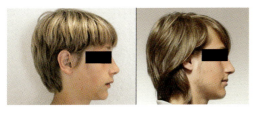

Abb. 12-36 Positive Profilveränderungen/Harmonisierung.

Abb. 12-35 Auswertung der Fernröntgenseitenbilder (2 und 3).

Variable	Auswertung 1 24.01.2006	Auswertung 2 25.07.2007	Differenz
			-0,6 °
SNB	78,2 °	80,1 °	+1,9 °
			+0,6 °
ANB	5,0 °	2,5 °	-2,5 °
			±0,0
NSBa	131,9 °	130,1 °	-1,8 °
			-4,5 °
Summenwinkel	385,8 °	386,2 °	+0,4 °
			+0,4 °
ML-NSL	27,5 °	28,4 °	+0,9 °
			+0,4 °
NL-Ocp	4,9 °	6,3 °	+1,4 °
			-1,0 °
Index (Hasund)	94,4 %	85,8 %	-8,6 %
			-0,6 %
y-Achse	65,3 °	66,0 °	+0,7 °
			-8,3 °
1_-N-S	93,9 °	101,8 °	+7,9 °
			+3,9 °
1-1	145,5 °	132,8 °	-12,7 °

Bissumstellung, überwiegend dentoalveolär. Daher ist eine signifikante skelettale Veränderung in den Fernröntgenseitenbildern nicht feststellbar.

Nach einer 3-monatigen Nivellierungsphase wurde ein 0.017 x 0.022-Stahlbogen zur Aufnahme der SUS^2-Feder links eingesetzt. Die SUS^2 wurde 1 mm pro Monat progressiv aktiviert (Abb. 12-38, Kap. 12.1.4).

Die SUS^2-Phase dauerte 7 Monate. Um der Kreuzbisstendenz entgegenzuwirken, wurde kein Transpalatinalbogen eingesetzt. Dadurch unterstützte die Expansionswirkung der SUS^2 den Oberkiefer dabei, sich weiterzuentwickeln.

Nach der Entfernung der SUS^2 wurde die erreichte Klasse I durch nächtliche vertikale Elastics im Eckzahnbereich stabilisiert. Zusätzlich unterstützt das Entfernen des Bogens im Oberkieferseitenzahnbereich als Nebeneffekt des einseitigen Einsatzes der SUS^2 den Schluss des geringen offenen Bisses (Kap. 12.1.6).

Die Retention erfolgte für ein Jahr mit dem nächtlichen SARA-Splint unilateral links (Abb. 12-39, 12-40), der eingegliederte 3–3-Kleberetainer sollte frühestens nach 7 Jahren entfernt werden.

Die manuelle Kiefergelenkuntersuchung während und nach der Behandlung zeigte eine erfolgreiche Dekompression sowie einen stabilen und schnellen Rückgang der Beschwerden.

12.1.8 Zusammenfassung

Die festsitzende Klasse-II-Technik hat sich in den letzten zwei Jahrzehnten zu einer effektiven und praktischen Behandlungsmethode entwickelt, die eine kooperationsunabhängige Therapie ohne Extraktion oder Dysgnathiechirurgie ermöglicht. Dies ist für den Patienten und den Behandler gleichermaßen von Vorteil. Die besondere Berücksichtigung des Kiefergelenkes durch das Konzept der „progressiven Bissumstellung" ermöglicht eine bessere funktionelle Harmonisierung des gesamten kraniomandibulären Systems und reduziert dank der stufenweisen Unterkiefervorlagerung und der verbesserten Retentionstechnik den zeitlichen und technischen Aufwand und das Rezidivrisiko.

Auch in moderaten Fällen bei Erwachsenen ist die „progressive Bissumstellung" mit der SUS^2 eine realistische Alternative zu der chirurgischen Korrektur der Bisslage. In vielen Fällen ist sie sogar kiefergelenkfreundlicher und mit weniger Kosten und Risiken verbunden. Allerdings ist das Einhalten der oben genannten Indikationen und der Vorgehensweise für den Erfolg und die Stabilität von entscheidender Bedeutung.

Abb. 12-37 Zustand bei Behandlungsbeginn.

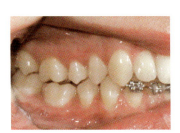 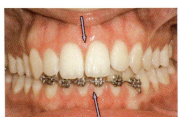 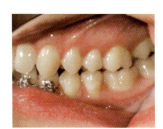

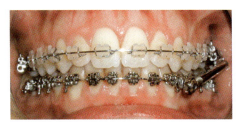 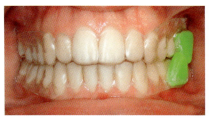 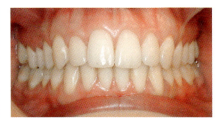

Abb. 12-38 Unilaterale progressive Korrektur der Klasse II mit der SUS^2-Feder.

Abb. 12-39 Unilaterale SARA-Splint-Retention.

Abb. 12-40 Zustand 1 Jahr nach Ende der Retention.

Christian Sander, Heike Charlotte Sander

12.2 Der Elasto-Harmonizer

12.2.1 Einleitung

Viele Patienten in Europa werden kieferorthopädisch behandelt, weil sie eine Angle-Klasse II,1 aufweisen. Solange die Patienten noch im Wachstum sind, hat sich für diese Gruppe von Patienten die Funktionskieferorthopädie bewährt.

Der Erfolg einer solchen Behandlung ist jedoch von mehreren Faktoren abhängig:
- von der Größe des Ausmaßes der skelettalen Klasse II
- vom Wachstumspotenzial des Patienten
- von der Auswahl des funktionskieferorthopädischen Gerätes
- von der Compliance des Patienten.

Die Compliance ist ein existenzieller Faktor bei jeder kieferorthopädischen Behandlung. Sie bezeichnet das Zusammenspiel zwischen Patient und Behandler bzw. die Bereitschaft des Patienten, den Anweisungen des Behandlers zu folgen und Eigenverantwortung zu übernehmen.

Die Pflichten der kieferorthopädischen Behandlung interferieren mit den täglichen Lebensgewohnheiten und werden, da die Erfüllung schwer kontrollierbar ist, leicht vergessen. Zudem ist eine kieferorthopädische Behandlung oftmals mit vielen Unannehmlichkeiten verbunden (Druck, vermehrter Speichelfluss, Auffälligkeit, Sprechbehinderung usw.). Ein Nichtbefolgen der Anweisungen des Behandlers hat aber keine vitalen Konsequenzen zur Folge.

Auch bei Patienten mit anfänglich vorhandener Compliance kann es im Laufe der Behandlung zu Ermüdungserscheinungen kommen. Dies ist nicht verwunderlich; schließlich dauert eine kieferorthopädische Behandlung nach Sergl und Schmalfuß im Durchschnitt 3,1 Jahre[61].

Zudem gibt es Patienten, die sich aus unterschiedlichen Gründen zu spät in der kieferorthopädischen Fachpraxis vorstellen. Bei diesen Patienten ist der größte Teil des zu beeinflussenden Wachstums schon vorüber und es ist nur noch ein geringes Restwachstum zu erwarten. Bei solchen Patienten macht eine funktionskieferorthopädische Therapie keinen Sinn, da die Zeit nicht ausreicht, um ein befriedigendes Ergebnis mit den herausnehmbaren Geräten zu erreichen. Für diese Patienten muss also eine andere Lösung gefunden werden.

Der besondere Vorteil der Non-Compliance-Apparaturen liegt zum einen darin, dass sie festsitzend sind und dadurch immer getragen werden. Zum anderen ist die aktive Behandlungsdauer relativ kurz (5 bis 8 Monate), da die Apparaturen täglich 24 Stunden wirksam sind. Das bedeutet, dass die Geräte – so lange noch ein Restwachstum vorhanden ist – funktionskieferorthopädisch wirken, also auch einen skelettalen Effekt aufweisen. Ist kein Restwachstum mehr vorhanden, ist ihre skelettale Wirkung annähernd vernachlässigbar und die Behebung des Distalbisses nahezu vollständig dentoalveolär bedingt[6,16,41,42].

Mittlerweile befindet sich auf dem Markt eine ganze Reihe von intermaxillären Non-Compliance-Geräten. Der Behandler hat dabei die Wahl zwischen starren Apparaturen (z. B. Herbst-Schanier, Ritto Appliance, MARA und FMA), flexiblen Geräten (z. B. Jasper Jumper, Flex Developer und Forsus Spring) oder sogenannten Hybriden, welche sowohl starre als auch flexible Bestandteile aufweisen (Beispiele sind die Eureca Spring, die Sabbagh Universal Spring (SUS), der Elasto-Harmonizer und der Twin Force Bite Corrector[8,16,21,23,24,41,48].

12.2.2 Beschreibung der Apparatur

Der Elasto-Harmonizer gehört zu den intermaxillären Non-Compliance-Geräten, die sowohl aus starren als auch elastischen Bestandteilen bestehen: Der starre Anteil umfasst ein Teleskopsystem, wobei das Teleskop aus zwei Führungsrohren und einer Gleitstange besteht (Abb. 12-41). Am Ende befindet sich ein Befestigungsarm, der die Befestigung des Gerätes am ersten oberen Molaren mithilfe eines Rush-Ankers ermöglicht. Am anderen Ende befindet sich ein 3-D-Doppelgelenk, das über einen Adapter am Hauptbogen zwischen

Abb. 12-41 Teile des Elasto-Harmonizers: Teleskopsystem, Schraubendreher, Federn und Rush-Anker.

Abb. 12-42 Transparente Zeichnung des Elasto-Harmonizers mit eingebauter Feder in voll ausgezogenem Zustand.

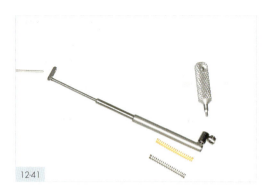

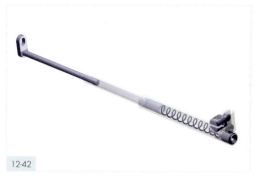

Eckzahn und erstem Prämolaren befestigt wird. Das ganze System wird vollständig aus Titan gefertigt.

Innerhalb der teleskopierenden Stangen befindet sich eine Druckfeder, die sowohl nach Länge als auch nach Federkraft ausgesucht werden kann (Abb. 12-42): die sogenannte Glide-Feder und die sogenannte Growth-Feder. Beide Systeme bestehen aus Federstahl.

Die Glide-Feder sorgt mit einer Gewichtskraft von ca. 300 g für eine sichere und physiologische Distalisation der Zähne im Oberkiefer. Die Growth-Feder erzeugt mittels einer Gewichtskraft von ca. 500 g zusätzlich zur Distalisierung der Oberkiefer-Verzahnung einen Wachstumsanreiz auf den Unterkiefer nach dem Prinzip des Herbst-Scharniers. Voraussetzung ist ein vorhandenes Restwachstum.

Einsetzen der Apparatur

Der Elasto-Harmonizer ist konzeptionell so designt, dass er während einer Behandlungssitzung auch unangekündigt eingesetzt werden kann. Es bedarf keiner zusätzlichen Termine oder Laborarbeiten. Bei der Eingliederung geht der Behandler folgendermaßen vor:

Der mitgelieferte Rush-Anker wird um ca. 30° in einem Abstand von 4 bis 5 mm zur Kugel angewinkelt. Dann wird der Rush-Anker von distal durch die posteriore Öse des Elasto-Harmonizers gezogen. Etwa mittig wird der Rush-Anker mit der Zange gehalten und im Patientenmund von posterior durch das Headgear-Röhrchen am Band des oberen Molaren geschoben (Abb. 12-43). Die Stange des Rush-Ankers erscheint dann an der mesialen

Öffnung des Headgear-Röhrchens. Nun zieht der Behandler den Rush-Anker mit der Zange nach anterior, bis der in den Rush-Anker eingebogene Winkel distal am Headgear-Röhrchen anschlägt. Der Rush-Anker sollte vor dem nächsten Schritt nun so gedreht werden, dass der Winkel senkrecht zum Zahn ausgerichtet ist. Hierbei hat dann die Kugel des Rush-Ankers die größte Entfernung zum Zahn bzw. ist der Wange am nächsten. So ausgerichtet wird der anteriore Anteil nach kranial umgebogen (Abb. 12-44). Zusätzlich wird der am weitesten anteriore, äußerste Teil des Rush-Ankers leicht J-förmig angewinkelt. Zuletzt drückt der Behandler nun den anterioren Teil des Rush-Ankers nach distal, sodass die J-förmige Ausbiegung des vorderen Endes des Rush-Ankers hinter dem Häkchen des Molaren zu liegen kommt (Abb. 12-45).

Während der Patient den Mund nun leicht geöffnet hält, setzt der Behandler den Schraubendreher in die Madenschraube des 3-D-Doppelgelenkes ein (Abb. 12-46). Durch Friktion bleibt dieser in der Schraube stecken und dient dem Behandler als Ausrichtungswerkzeug (Abb. 12-47). Bei geöffnetem Verschluss drückt der Behandler den Schlitz auf den Behandlungsbogen, von vestibulär kommend, auf. Die Befestigung erfolgt nun durch handfestes Zudrehen der Madenschraube (Abb. 12-48). Eventuell kann hierfür zusätzlich ein Instrument zur Hilfe genommen werden.

Der letzte Schritt ist das Eingliedern der Feder. Bei geschlossenem Mund setzt der Behandler den Schraubendreher in die vordere Schraube am Teleskopsystem ein und entfernt die Dorn-Schraube (Abb. 12-49). Auf den Führungsdorn wird dann die Feder

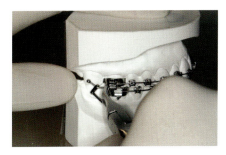

Abb. 12-43 Der Rush-Anker wird von distal kommend mit der Zange in das Molaren-Headgear-Röhrchen eingesetzt.

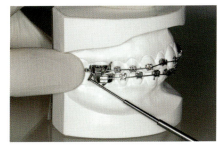

Abb. 12-44 Anterior des Molaren-Headgear-Röhrchens wird der Rush-Anker nach kranial umgebogen.

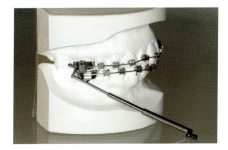

Abb. 12-45 Der Rush-Anker wird an das Molaren-Headgear-Röhrchen angebogen.

Abb. 12-46 Aufsetzen des 3-D-Doppelgelenkes auf den Führungsbogen im Unterkiefer.

Abb. 12-47 Elasto-Harmonizer mit Schraubendreher in Madenschraube eingesteckt. Der Schraubendreher erleichtert so das Handling und ermöglicht die einfache Montage des Harmonizers auf dem Unterkieferführungsbogen.

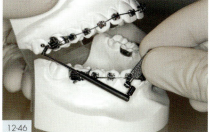

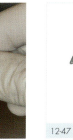

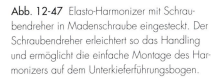

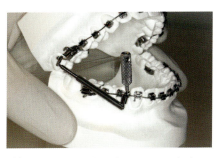

Abb. 12-48 Festdrehen des 3-D-Doppelgelenkes.

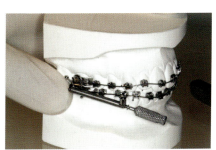

Abb. 12-49 Öffnen der vorderen Schraube um eine Druckfeder einzusetzen bzw. zur Reinigung.

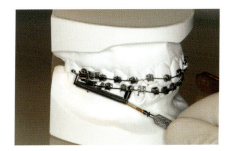

Abb. 12-50 Einsetzen einer Druckfeder.

aufgesetzt und beides wird in das Teleskopsystem eingesetzt (Abb. 12-50). Der Patient wird aufgefordert, den Mund leicht zu öffnen, während die Schraube angezogen wird.

Akzeptanz

Jede Änderung im Mundraum empfinden Patienten primär als störend. Als besonders unangenehm werden vom Patienten vestibulär der Zahnreihe eingesetzte Apparaturen empfunden, wobei auch der Elasto-Harmonizer keine Ausnahme darstellt. Mithilfe seiner Smooth-Surface-Oberfläche erzeugt der Speichel zwar ein sehr gutes Gleitverhalten an der Wangenschleimhaut, dennoch fordert die Apparatur ihren Platz in der Mundhöhle ein. Um dem Patienten die Eingewöhnung zu erleichtern, empfiehlt es sich, zu Anfang mit geringen Kräften zu arbeiten. Als positiv hat sich herausgestellt, zunächst mit einer auf die Hälfte gekürzten Glide-Feder zu arbeiten (Kontrollsitzungen). Bei vollständigem Zubiss wirken so anfangs geringere Kräfte (Abb. 12-51).

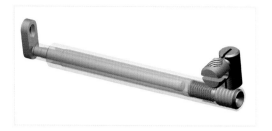

Der Patient sollte zu Beginn der Elasto-Harmonizer-Behandlung darauf hingewiesen werden, dass es in der ersten Woche zu Kauschwierigkeiten kommen kann.

Kontrollsitzungen

Die Erfahrung zeigt, dass die Patienten sich deutlich besser an das Gerät gewöhnen, wenn man ein schonendes Vorgehen anstrebt: Damit der Patient den Elasto-Harmonizer von Anfang an toleriert, wird in der ersten Sitzung auf beiden Seiten jeweils nur eine halbe Glide-Feder eingesetzt. In der zweiten Sitzung (ca. 2 Wochen später) werden die halben Glide-Federn gegen jeweils eine ganze Feder pro Seite ausgetauscht usw.

Zur Nachaktivierung wird mit dem Schraubendreher die Innenteleskopschraube gegen den Uhrzeigersinn herausgedreht und die Feder gewechselt. Dies erfolgt, ohne dass die Apparatur ausgebaut werden muss.

Auf diese Weise kann sich der Patient langsam an die immer stärker werdenden Kräfte gewöhnen.

Die folgenden Kontrollsitzungen werden in Abständen von ca. 6 Wochen durchgeführt. Die Fortschritte der Behandlung können bei jedem Besuch überprüft werden. Dazu müssen auf beiden Seiten die Federn ausgebaut und der Patient in die zentrale Kontaktposition geführt werden.

Da es erfahrungsgemäß nach der Behandlung immer zu einem leichten Rezidiv kommt, sollte die Verzahnung in der Sagittalen etwas überkompensiert werden.

Der Elasto-Harmonizer muss regelmäßig gereinigt werden. Nach Entfernung der Teleskopinnenschraube und der Feder kann das Teleskopsystem mit der Luft-Wasser-Spritze durchgespült werden.

In den meisten Fällen ist die Behandlung in 6 bis 8 Monaten abgeschlossen.

Vorzüge des Elasto-Harmonizers

Der Elasto-Harmonizer verfügt über eine spezielle Oberflächengestaltung, das sogenannte Smooth-Surface-Design. Durch ein sehr aufwendiges Polierverfahren bei der Herstellung des Elasto-Harmonizers wird eine besonders glatte Oberfläche der Teleskope erzeugt. Irritationen an der Wangenschleimhaut können dadurch zum größten Teil vermieden werden.

Die Dreifachteleskope bestehen aus Titan und haben im geschlossenen Zustand (ohne Feder) eine Länge von ca. 28 mm. Im geöffneten Zustand beträgt die Gesamtlänge ca. 68 mm, sodass sie dem Patienten auch extreme Mundöffnungen erlauben.

Für die linke wie rechte Seite wird derselbe Elasto-Harmonizer-Typ verwendet. Es muss also nicht zwischen einer linken und rechten Quadrantenseite unterschieden werden, was die Lagerhaltung der Geräte reduziert.

Aufrichtefeder

Ein nachteiliger Effekt des Elasto-Harmonizers ist, dass die distalisierende Kraft nicht am Widerstandszentrum der oberen Sechsjahrmolaren angreift. Da sich ein Molarenattachment immer inzisal des Widerstandszentrums befindet, kommt es demnach eher zu einer Distalkippung der Krone. Nach einer solchen Distalisierung ständen die Sechsjahrmolaren jedoch nicht mehr achsengerecht, sondern nach distal gekippt.

Aus diesem Grunde empfiehlt sich während oder nach der Behandlung mit dem Elasto-Harmonizer die Anwendung einer Aufrichtefeder. Diese übt ein Drehmoment aus, welches dafür sorgt, dass die Molarenwurzel ebenfalls distalisiert wird.

Die Aufrichtefeder kann zum Beispiel aus 0,016 x 0,022 Inch starkem Elgiloy-Stangendraht direkt am Patienten gebogen werden (Abb. 12-52).

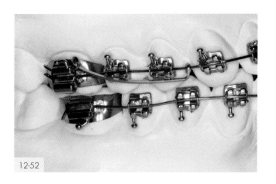

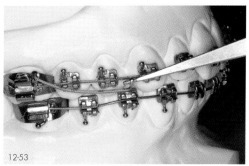

Abb. 12-52 Zusätzliche Aufrichtefeder zur Distalisierung der Wurzel.

Abb. 12-53 Test der Kraft bzw. des erzeugten Drehmomentes mittels Correx-Waage.

Nach Aktivierung der Aufrichtefeder empfiehlt es sich, die wirkende Kraft mit einer Correx-Waage zu überprüfen (Abb. 12-53). Sie sollte bei ca. 0,5 N liegen. Daraus ergibt sich bei einem Abstand von 20 mm ein Drehmoment von 10 Nmm für die Sechsjahrmolaren.

Eine Nachaktivierung der beiden Aufrichtefedern erfolgt bei Bedarf.

12.2.3 Behandlungsindikationen

Der Elasto-Harmonizer eignet sich hauptsächlich für die Behandlung der skelettalen und dentalen Klasse-II-Dysgnathien (Angle-Klasse II,1, Angle-Klasse II,2).

Grundvoraussetzung für eine erfolgreiche Therapie mit dem Elasto-Harmonizer ist das „Zueinanderpassen" der Zahnbögen in der Transversalen (Pantoffelvergleich nach Körbitz[21]). Ist der Oberkiefer transversal im Verhältnis zum Unterkiefer noch zu schmal, muss vor Einsatz des Elasto-Harmonizers eine transversale Dehnung erfolgen.

Bei Patienten mit Aplasie der unteren zweiten Prämolaren, bei denen eine Ausgleichsextraktion im Oberkiefer mit anschließendem Lükkenschluss geplant ist, kann der Elasto-Harmonizer zur Verankerung herangezogen werden. Das ist besonders sinnvoll, wenn bereits zu Beginn der Behandlung die untere Front stark retrudiert steht. In diesem Fall würde ein Lükkenschluss die Problematik verschlimmern.

Zur Korrektur von asymmetrischen Kieferrelationen kann der Elasto-Harmonizer unilateral eingesetzt werden. Den gleichen Effekt hat die Verwendung von unterschiedlich starken Federn (beispielsweise Glide-Feder rechts, Growth-Feder links, wenn auf der linken Seite mehr Distalisierung erwünscht ist als auf der rechten).

Prinzipiell eignet sich das Gerät auch zur Behandlung von Patienten mit Kiefergelenksproblematiken.

Behandlungszeitpunkt

Der Elasto-Harmonizer stellt ein Non-Compliance-Klasse-II-Gerät dar. Eingesetzt werden kann er ausschließlich an der Multiband-Apparatur, wenn die Ausformung der Zahnbögen bereits stattgefunden hat. Bei der Befestigung am Unterkieferbogen ist auf eine hohe Stabilität des Behandlungsbogens zu achten. Der Bogen sollte aus einem steifen Material sein (z. B. Stahl) und eine Dimension von 0,016 x 0,022 Inch nicht unterschreiten. Die Nut des 3-D-Doppelgelenkes lässt Bogendimensionen bis 0,018 x 0,022 Inch zu.

Eine Behandlung mit dem Elasto-Harmonizer in Kombination mit herausnehmbaren Geräten ist nicht möglich.

Biomechanische Eigenschaften

Mithilfe eines starren 6-Komponenten-Sensors wurden die mechanischen Eigenschaften des Elasto-Harmonizers bei Mundschluss in vitro aufgezeichnet. Bei der Verwendung der Growth-Feder sind die folgenden Kräfte und Momente wie abgebildet zu erwarten. Der Molar erfährt hauptsächlich eine distalisierende

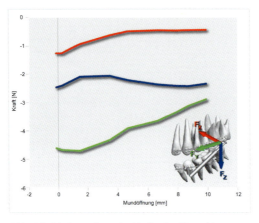

Abb. 12-54 Darstellung der Kräfte des Elasto-Harmonizers in allen drei Raumkoordinaten bei Einsatz der goldenen Feder, abhängig von der Öffnung des Mundes.

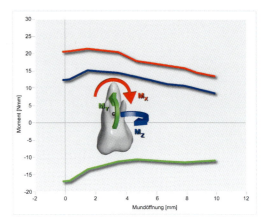

Abb. 12-55 Darstellung der Momente des Elasto-Harmonizers in allen drei Raumkoordinaten bei Einsatz der goldenen Feder, abhängig von der Öffnung des Mundes.

Kraft von maximal ca. 5 N. Bei Mundöffnung reduziert sich die Kraft, abhängig vom Federweg der eingesetzten Feder. Gleichzeitig wird der Molar intrudiert und nach vestibulär gekippt. Die intrudierende Komponente hebt die intermaxilläre Verzahnung auf und erleichtert so die Distalisation (Abb. 12-54).

Die Momente kippen den Molaren nach distal und vestibulär. Außerdem erzeugen sie eine Distorotation des Molaren (Abb. 12-55).

Um die Distorotation und die vestibuläre Kippung des Molaren zu vermeiden, empfiehlt sich der gleichzeitige Einsatz eines Palatinalbogens, um die Momente und Kräfte zu kompensieren. Hilfreich für eine körperliche Distalisation ist die gleichzeitige Verwendung einer selbst gebogenen Aufrichtefeder, welche die Wurzel distalisiert.

Fall 1

Bei der Patientin handelt es sich um eine erwachsene Patientin, die einseitig eine distale Verzahnung von einer Dreiviertel-Prämolarenbreite aufwies (Abb. 12-56a bis c). Nach der Nivellierungsphase und Ausformung der Zahnbögen wurde an Stahlbögen mit der Dimension 0,017 x 0,025 Inch auf der rechten Seite ein Elasto-Harmonizer eingesetzt (Abb. 12-57). Nach 4,5-monatiger einseitiger

Distalisation mittels Elasto-Harmonizer wurde eine neutrale Verzahnung erreicht, sodass die festsitzende Apparatur entfernt werden konnte (Abb. 12-58a bis e).

Fall 2

Bei diesem Patienten wurde erst eine funktionskieferorthopädische Behandlung versucht (Abb. 12-59a bis f). Dieser Therapieansatz war aufgrund mangelnder Mitarbeit allerdings nicht erfolgreich. Auch ein Therapieversuch mittels eines Low-Pull-Headgears war bei dem Patienten aufgrund von schlechter Mitarbeit gescheitert. Zur Korrektur der distalen Verzahnung wurde dann beidseits ein Elasto-Harmonizer eingesetzt (Abb. 12-60a und b).

Für die einfache Kontrolle des Behandlungsverlaufes bzw. der erreichten Verzahnung können beim Elasto-Harmonizer die Federn entfernt werden. So kann der Patient ungestört zubeißen und der Behandler die Unterkieferposition überprüfen (Abb. 12-61a bis c). Therapeutisch ist eine Überkorrektur der Verzahnung, auch Super-Klasse I genannt, ratsam.

Nach 5 Monaten Therapie mit dem Elasto-Harmonizer konnte die Behandlung beendet werden (Abb. 12-62a bis f).

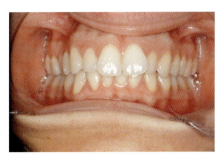

Abb. 12-56a Frontalansicht einer 28 Jahre alten Patientin mit einseitiger Distalverzahnung vor Behandlung.

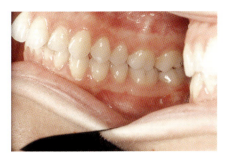

Abb. 12-56b Rechte Seite der Patientin mit einseitiger Distalverzahnung rechts (Spiegelaufnahme).

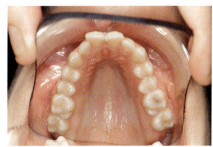

Abb. 12-56c Linke Seite der Patientin: neutrale Verzahnung (Spiegelaufnahme).

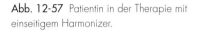

Abb. 12-57 Patientin in der Therapie mit einseitigem Harmonizer.

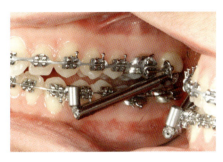

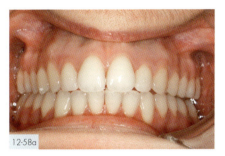

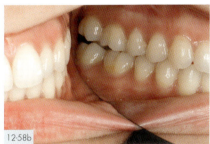

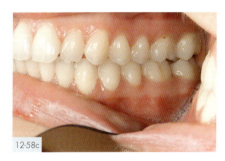

Abb. 12-58a–e Patientin nach erfolgreicher Therapie mit neutraler Verzahnung beidseits.

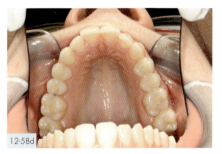

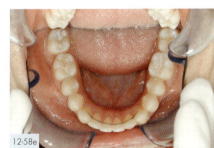

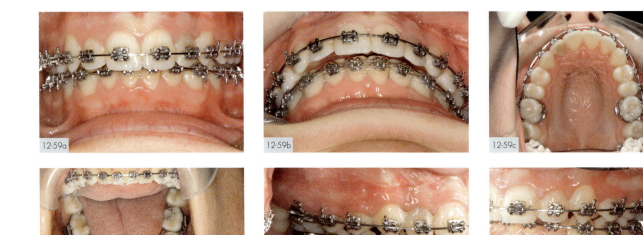

Abb. 12-59a–f 16-jähriger Patient mit beidseitiger Distalverzahnung vor Einsatz des Elasto-Harmonizers: (a) frontal, (b) von unten, (c) Aufsicht Oberkiefer (Spiegelaufnahme), (d) Aufsicht Unterkiefer (Spiegelaufnahme), (e) linke Seite (Spiegelaufnahme), (f) rechte Seite (Spiegelaufnahme).

Abb. 12-60a, b 16-jähriger Patient mit Elasto-Harmonizer (a) links (Spiegelaufnahme) und (b) rechts (Spiegelaufnahme).

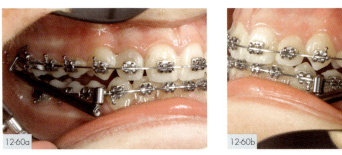

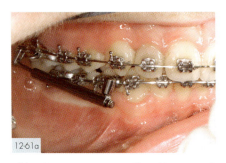
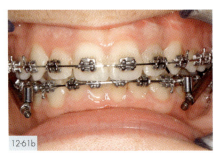
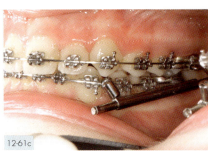

Abb. 12-61a–c Patient mit Elasto-Harmonizer bei Kontrollsitzung. Zur Erfolgskontrolle der Distalisierung bzw. Bisslagekorrektur werden die Federn entfernt, sodass der Patient ohne Hindernis zubeißen kann. Eine leichte Überkorrektur ist ratsam.

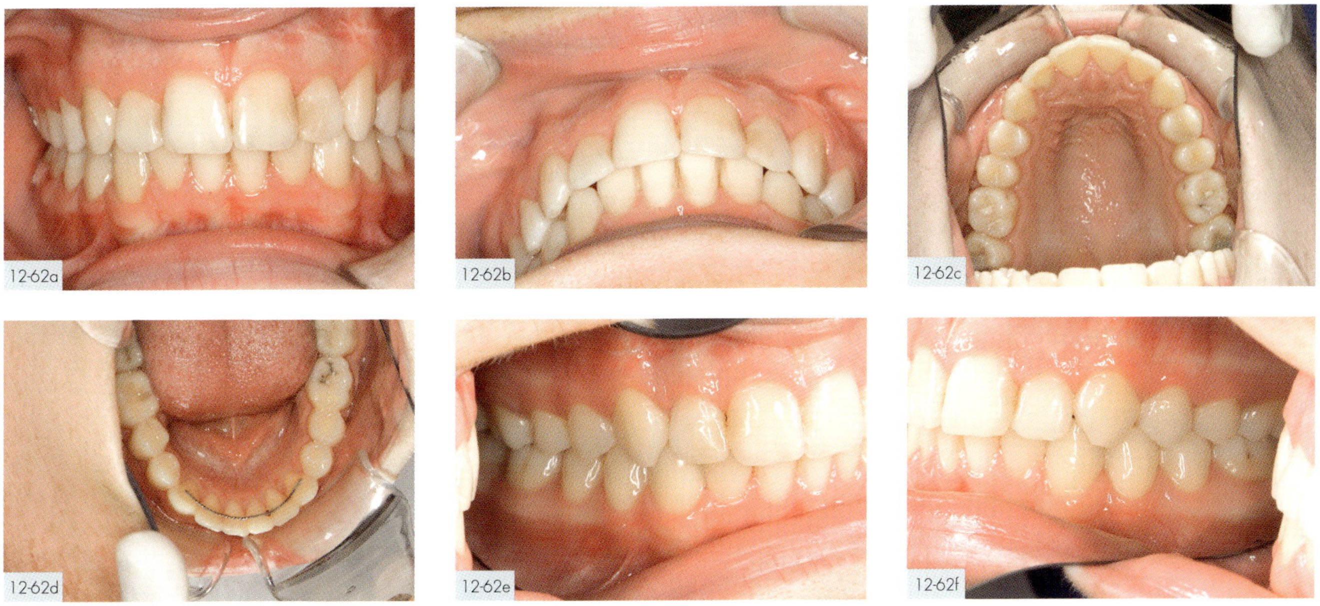

Abb. 12-62a–f Patient nach Bisslagekorrektur mittels Elasto-Harmonizer von (a) frontal, (b) kaudal, (c) Aufsicht Oberkiefer (Spiegelaufnahme), (d) Aufsicht Unterkiefer (Spiegelaufnahme), (e) linke Seite (Spiegelaufnahme), (f) rechte Seite (Spiegelaufnahme).

Fall 3

Auch bei diesem Patienten (Abb. 12-63a bis c) konnte mit der funktionskieferorthopädischen Behandlung wegen fehlender Compliance kein Erfolg erzielt werden (Abb. 12-64a bis c). Nach festsitzender Nivellierung und Stabilisierung der Zahnbögen mit einem 0,016 x 0,022-Inch-Stahl-Bogen konnten beidseits Elasto-Harmonizer zur Bisslagekorrektur eingesetzt werden (Abb. 12-65). Hierdurch konnte binnen 5 Monaten eine neutrale Verzahnung erreicht werden, sodass die festsitzende Apparatur entfernt werden konnte (Abb. 12-66a bis c). Das Ergebnis ist seit einigen Jahren stabil (Abb. 12-67a bis c).

Nebenwirkungen

Der Elasto-Harmonizer darf nicht als eine Art „Standard-Lösung" bei Klasse-II-Patienten verstanden werden. Die Indikation muss individuell streng gestellt werden. Gerade bei Patienten mit bereits protrudiert stehenden Unterkieferfrontzähnen oder parodontalen Vorschäden ist Vorsicht geboten. Studien, die sich mit Non-Compliance-Geräten befassen, zeigen, dass mit der Molarendistalisierung im Oberkiefer bzw. der Korrektur des Overjets immer eine mehr oder weniger starke Protrusion der unteren Front einhergeht.

Ruf und Pancherz führten beispielsweise eine Untersuchung an 25 jungen Erwachsenen und an 14 Jugendlichen durch, die mit der Herbst-Apparatur behandelt wurden. Sie stellten fest, dass bei den Erwachsenen, die Overjet-Korrektur zu 78 % dental und nur zu 22 % skelettal stattfand. Die Molaren wurden zu 75 % dental und zu 25 % skelettal korrigiert[48].

Bei den Jugendlichen, bei denen noch Wachstum vorhanden war, konnte der Overjet zu 39 % skelettal und zu 61 % dental korrigiert werden, die Molarenverzahnung wurde zu 41 % skelettal und zu 59 % dental eingestellt[48].

In einer weiteren Studie stellten Schweitzer und Pancherz[59] mit dem Herbst-Scharnier behandelte Patienten vor. Es kam im Durchschnitt zu einer Protrusion der unteren Front um fast 10°.

Pangrazio-Kulbersh et al. stellten nach der Behandlung von 30 Probanden mit der MARA-Apparatur eine durchschnittliche Protrusion der unteren Front von 4° fest[41].

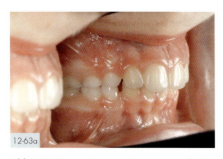
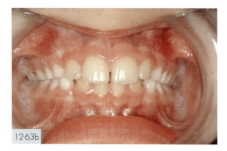
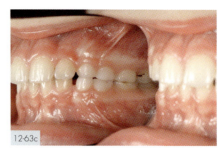

Abb. 12-63 a–c Patient zu Beginn einer funktionskieferorthopädischen Behandlung, die wegen fehlender Mitarbeit scheitert: (a) links (Spiegelaufnahme), (b) frontal, (c) rechts (Spiegelaufnahme).

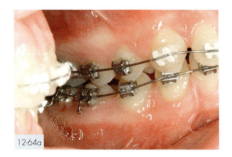
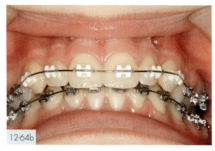
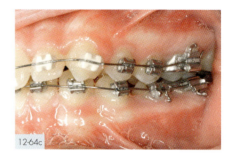

Abb. 12-64a–c Patient nach erfolgloser funktionskieferorthopädischer Behandlung mit Multiband und beidseitiger Distalverzahnung: (a) links (Spiegelaufnahme), (b) frontal, (c) rechts (Spiegelaufnahme).

Abb. 12-65 Patient mit Elasto-Harmonizer beidseits zur Bisslagekorrektur.

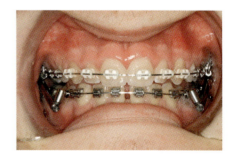

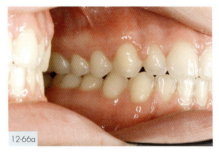
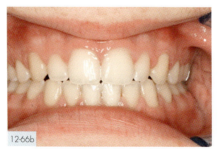
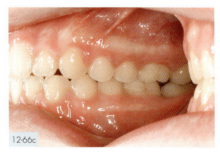

Abb. 12-66a–c Patient nach festsitzender Therapie und Bisslagekorrektur mit dem Elasto-Harmonizer: (a) links (Spiegelaufnahme), (b) frontal, (c) rechts (Spiegelaufnahme).

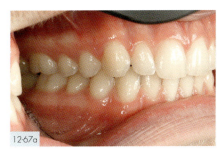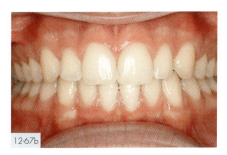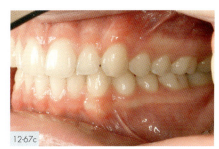

Abb. 12-67a–c Patient 2 Jahre nach Therapie: (a) links (Spiegelaufnahme), (b) frontal, (c) rechts (Spiegelaufnahme).

Der Jasper Jumper protrudierte die Unterkieferfront um durchschnittlich fast 9°; die Forsus Spring um 9,6° [8,16,41].

Diese Beispiele sollen den Behandler nicht abschrecken, von Non-Compliance-Geräten Gebrauch zu machen. Sie sollen aber verdeutlichen, dass diese Geräte kein ebenbürtiger Ersatz für eine Behandlung mit funktionskieferorthopädischen Geräten oder einem Headgear sind.

Allerdings muss sich der Patient für eine Behandlung mit einem funktionskieferorthopädischen Gerät im Wachstum befinden, um ein gutes Behandlungsziel zu erreichen. Um mit dem Headgear erfolgreich zu distalisieren, muss der Patient aktiv an der Behandlung mitarbeiten. Sind diese Voraussetzungen nicht erfüllt und ist die therapeutische Indikation für ein Non-Compliance-Gerät gegeben, dann stellt der Elasto-Harmonizer eine sinnvolle Alternative dar.

Nina Heinig und Gernot Göz

12.3 Die Forsus™ Fatigue Resistant Apparatur

12.3.1 Einführung und Konzept

Würden unsere Patienten alle von uns gegebenen Anweisungen strikt befolgen, könnten wir leichter und schneller mit erfolgreichen Behandlungen rechnen. Leider ist das völlig unrealistisch. Und so liegt es nahe, dass sich jeder Behandler Geräte wünscht, die keine zusätzliche Mitarbeit des Patienten erfordern. Denn allein mit Terminkoordination, erschwerter Mundhygiene und sozialer Einschränkung verlangen wir unseren Patienten schon genügend ab.

Die Häufigkeit des Distalbisses liegt in Mitteleuropa bei ca. 37 %. Er stellt somit die häufigste zu behandelnde Dysgnathie in einer kieferorthopädischen Praxis dar. Wie unpassend ist es da, dass gerade das Einhängen von Gummizügen besonders weit unten in der Beliebtheitshitliste rangiert. Gemäß einer süddeutschen Studie befolgen immerhin 29 % die Anweisung, Gummis rund um die Uhr zu tragen. Weitere 28 % benützen sie wenigstens 12 Stunden lang. Bleiben 42 %, die manchmal auch tagsüber, nur nachts, selten oder nie einhängen[12].

Starre Distalbisskorrektoren (RIMA = rigid intermaxillary appliance), wie beispielsweise der Klassiker Herbst-Scharnier, sind für den Patienten eher unkomfortabel und die Eingliederung ist aufwendig, zeit- und kostenintensiv. Aber dafür ist die erzielte Behandlungskorrektur auch eine skelettale Verlängerung der Mandibula. Flexible Apparaturen (FIMA = flexible intermaxillary appliance), wie beispielsweise der Klassiker Jasper Jumper, erkaufen sich gute Patientenakzeptanz mit eher dentalen Korrekturen. Zudem kämpfen sie mit Problemen, wie Brüchen, Ermüdungen, Verfärbungen, mangelhafter Nachaktivierbarkeit und vermehrter Plaqueadhäsion.

Wünschenswert ist folglich eine festsitzende Apparatur, die vom Kieferorthopäden leicht einzufügen und wieder auszugliedern ist, deren Kräfte kalkulierbar sind, die gut nachaktivierbar ist, die vom Patienten gut toleriert wird, die nur selten Anlass zu Beschwerden oder gar Reparaturen gibt und bei der die Nutzen-Kosten-Relation stimmt.

Was liegt da näher, als eine Kombination aus starrer und flexibler intermaxillärer Apparatur, wie bei der Forsus™ Fatigue Resistant Apparatur von 3M Unitek aus Monrovia, USA?

12.3.2 Entwicklung und Geschichte

1999 kam erstmals eine Blattfeder unter dem Namen Forsus-Feder auf den Markt (Abb. 12-68). Sie wurde entwickelt vom amerikanischen Kieferorthopäden William Vogt aus Philadelphia. Diese 0,5 x 3,0 mm messende Federstange bestand zu 45 % aus Nickel und zu 55 % aus Titan und war mit durchsichtigem Kunststoff ummantelt. Über die abgebogenen Enden wurde die Feder mit dem Bogen im Unterkiefer einerseits und den Bändern im Oberkiefer andererseits verbunden (Abb. 12-69). Die eingesetzte Feder hielt die Mandibula während aller Funktionen kontinuierlich in einer nach vorn verlagerten Position.

Das Einsetzen dieser Apparatur erfolgte wie beim Jasper Jumper. Ein L-Kugelkopfstift diente der Befestigung der Flachfeder am Headgear-Röhrchen des ersten Molaren im Oberkiefer. In den Unterkieferbogen bog man außerhalb des Mundes distal vom Eckzahnbracket eine Bajonettbiegung ein und schob einen sogenannten Ball Stop, eine kleine Metallperle als Anschlag auf, bevor man die Blattfeder einfädelte und dann den ganzen Bogen im Mund einligierte. Sowohl der L-Kugelkopfstift als auch der Ball Stop waren aus rostfreiem Stahl. Damit die Feder auf dem Vollbogen freier gleiten konnte, wurden meistens die Brackets der ersten Prämolaren im Unterkiefer entfernt. Alternativ dazu konnte auch ein Umgehungs-Teilbogen verwendet werden.

Die Korrektur des Distalbisses erfolgte zu zwei Dritteln durch dentoalveoläre Effekte des Ober- und Unterkiefers und zu einem Drittel durch das geförderte Wachstum der Mandibula. Da es sich bei der Blattfeder um eine rein flexible Apparatur (FIMA) handelte, ist das nicht weiter überraschend[16].

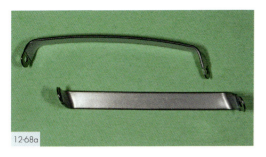

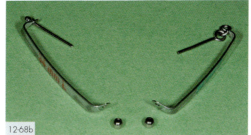

Abb. 12-68a, b Blattfeder.

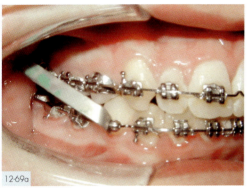

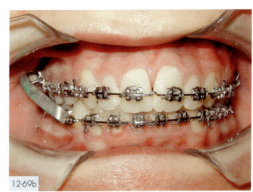

Abb. 12-69a, b Blattfeder in situ.

Die Maxilla wurde in ihrem natürlichen Wachstum nach anterior gebremst, die Mandibula hingegen durch die Blattfeder zusätzlich im Wachstum unterstützt. Da der Unterkiefer mehr nach ventral wuchs als der Oberkiefer, verbesserte sich das Verhältnis der beiden zueinander. Der Overjet wurde kleiner[16,22]. Das Volumen im anterioren and posterioren Gelenkspalt änderte sich dahin gehend, dass der Kondylus nach der Federtherapie weiter anterior in der Fossa glenoidalis positioniert zu liegen kam[3]. Der Zuwachs an Unterkieferlänge betrug durchschnittlich 1,2 mm [16]. Das Wachstum des Kiefergelenks zeigte sich außerdem durch die Verlängerung der hinteren Gesichtshöhe[22].

Betrachtet man die dentale Veränderung im Oberkiefer, so zeigten sich eine Retrusion der Front und eine Distalbewegung der Molaren beim Einsatz mit der Blattfeder. Im Unterkiefer kam es zu einer starken Proklination der Schneidezähne und zur Mesialbewegung der Molaren[16,22].

Die Okklusionsebene kippte, gemessen an der vorderen Schädelbasis, clockwise im Sinne einer Bissöffnung. Diese Öffnungsbewegung war dental verursacht. Die Druckwirkung der Feder bewirkte an ihren jeweiligen Befestigungsstellen eine Intrusion, also im Oberkiefer im Molarenbereich und im Unterkiefer in der Front[16,22]. Hierbei vergrößerte sich auch die vordere Gesichtshöhe durch Verlängerung des Untergesichts[22]. Der Biss wurde durch die Intrusion der unteren Front mit durchschnittlich 1,2 mm deutlich gehoben[16,22].

Die Blattfeder bewirkte eine Expansion des oberen Zahnbogens. Aufgrund der Interdigitation mit dem Unterkiefer erweiterte sich auch der untere Zahnbogen – allerdings in deutlich geringerem Ausmaß[16,22].

Die Patienten kamen mit der eingegliederten Blattfeder prinzipiell gut zurecht. Doch durch die limitierte Mundöffnung beim eingesetzten Gerät waren sie stark eingeschränkt. Probleme gab es vor allem beim Gähnen, aber auch beim Essen, Sprechen und Zähneputzen. Besondere Vorsichtsmaßnahmen waren erforderlich, um die Blattfeder nicht zu überstrapazieren. Aber gerade, wenn Patienten müde werden, denken sie oftmals nicht daran. Und ausgerechnet müde Patienten gähnen häufig. Wurde die Mundöffnung dabei dann nicht mit der Hand am Kinn abgebremst, konnte die völlige Mundöffnung zum Bruch der Feder

Abb. 12-70a, b Forsus.

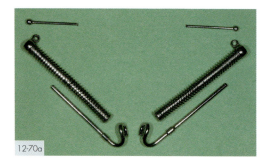

Abb. 12-71a, b Snapclip EZ.

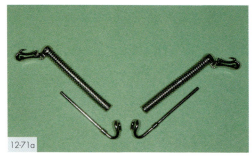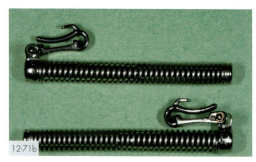

Abb. 12-72 Snapclip EZ2.

Abb. 12-73 Set mit Einzelteilen.

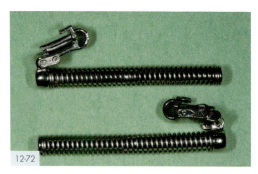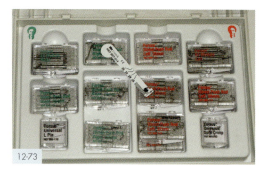

führen. Die Schwachstelle war dabei die Öse am oberen Ende, wo mittels L-Kugelkopfstift das Gerät mit dem Headgear-Röhrchen verbunden war. Diese Problematik ist bekannt für alle rein flexiblen Apparaturen (FIMA), die den Oberkiefer rigide mit dem Unterkiefer verbinden und damit die Mundöffnung einschränken.

Mittels einer kleinen Modifikation wurde versucht, diese Schwachstelle zu kompensieren. Hierzu wurde zwischen Blattfeder und L-Kugelkopfstift eine zusätzliche Drahtöse arretiert (Abb. 12-68).

Je älter die Patienten sind, desto sensibler reagieren sie auf eine äußerlich sichtbare Veränderung. Die vorgewölbten Wangenpartien beim eingegliederten Gerät benötigten deshalb oftmals die ganze Überzeugungskunst des Behandlers.

Druckstellen traten meistens an den Innenseiten der Wangen auf, wenn die Blattfeder mit ihrer ganzen Länge wie eine Rasierklinge in die Schleimhaut einschnitt. Die Kunststoffummantelung konnte das leider nicht ganz verhindern. Schnelle und sichere Abhilfe brachte in solch einem Fall eine Verringerung der Spannung, was aber wiederum die Therapie unnötig verlängerte. Der Kunststoffüberzug, der die Blattfeder ummantelte, war leider nur beim Einsetzen schön durchsichtig und glatt. Mit zunehmend längerer Verweildauer im Mund wurde er immer poröser und verfärbte sich gelblich. Unter hygienischen Geschichtspunkten keine empfehlenswerte Lösung. Das gilt entsprechend auch für alle anderen Klasse-II-Korrektoren, die nicht aus Metall sind.

Aufgrund dieser Schwachstellen wurde die Forsus-Feder von Dr. William Vogt komplett überarbeitet und verwandelte sich von einer

Blattfeder in eine dreiteilige Teleskopapparatur im Spiralfeder-Look (Abb. 12-70). Der neue Name lautet nun Forsus Fatigue Resistant Device (Forsus FRD). Der Name stammt von einer Untersuchung, bei der die Apparatur 5 Millionen mal komprimiert wurde, wobei weder Brüche auftraten noch ein Verlust an Federkraft zu verzeichnen war[20].

Die Spiralfeder lässt sich gut reinigen. Es gibt keine Nischen, in denen sich Schmutz anlagern könnte. Sie ist deshalb hygienisch und kann sich nicht verfärben. Da sie flach im Wangenbereich zu liegen kommt, ist sie von außen auch kaum zu sehen. Die Mundöffnung ist nicht limitiert; das bedeutet für den Patienten keinerlei Einschränkung, und zwar bei allen Bewegungen.

Um dem Praktiker den Vorgang des Einsetzens der Feder im Oberkiefer noch weiter zu erleichtern, wurde der Snapclip EZ entwickelt (Abb. 12-71). Dieser wurde weiter perfektioniert bis zum Snapclip EZ2 (Abb. 12-72). Das Snapclip-Modul ist als zusätzliches Element an der Öse der Spiralfeder fixiert. Der Clip funktioniert wie eine Minihaarklammer. Er wird in das okklusale Headgear-Röhrchen geschoben und rastet dort am Ende spürbar ein. Man braucht keinen L-Kugelkopfstift mehr. Die Eingliederung der Apparatur gelingt unglaublich schnell und einfach. Die anspruchsvolle Prozedur bei der Entfernung mit Aufbiegen und rückwärts Herausschieben des L-Kugelkopfstifts wird ersetzt durch einen einzigen Vorschub mit der Weingart-Zange. Dies bedeutet eine riesige Zeitersparnis und mindert das Verletzungsrisiko.

12.3.3 Bestandteile und Aufbau der Apparatur

In einem Set der Forsus-Apparatur sind alle Teile vorhanden, die man zur Eingliederung der Apparatur im Mund benötigt (Abb. 12-73), darunter Spiralfedern aus Edelstahl. Von außen sind die engen Windungen der Druckfeder zu erkennen. Im Inneren verborgen liegt ein teleskopischer Metallzylinder, dessen äußere und innere Röhre sanft ineinander gleiten. So kann die Spiralfeder nicht vollständig, sondern nur genau limitiert um 12 mm zusammengedrückt werden.

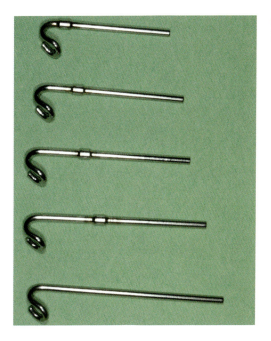

Abb. 12-74 Schubstäbe 25–38 mm.

Wenn sich am distalen Ende des Zylinders lediglich eine kleine Öse befindet, handelt es sich um die klassische Version der Forsus-Apparatur (Abb. 12-70), die zur Befestigung am Headgear-Röhrchen des oberen ersten Molaren noch einen sogenannten L-Kugelkopfstift benötigt. Die L-Kugelkopfstifte sind wie kleine Kugelkopfanker aus dem Labor, nur graziler und um einiges kürzer. Diese Federn können sowohl für rechts als auch für links verwendet werden.

Bei der moderneren Version der Forsus-Apparatur findet man am distalen Ende des Zylinders das Snapclip-Modul, mit dem man die Druckfeder direkt am Headgear-Röhrchen verankern kann, ohne L-Kugelkopfstift (Abb. 12-71, 12-72). Es gibt Snapclips für rechts und links, gekennzeichnet mit einem „R" bzw. „L" auf dem Modul.

Die Schubstäbe (Abb. 12-74) muss man ebenfalls für rechts und links unterscheiden. Diese Stahlstangen sind zum größten Teil gerade und haben am Ende eine Schlaufe, die der direkten Befestigung am Drahtbogen im Unterkiefer dient. Es gibt sie in verschiedenen Längen. Die Längen 25, 29, 32 und 35 mm haben jeweils noch einen aufgelöteten Anschlag für die Druckfeder kurz vor der Schlaufe, während dem kürzesten (22 mm) und dem

Abb. 12-75a–c Forsus in situ.

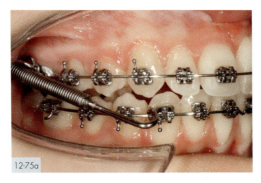

12-75a

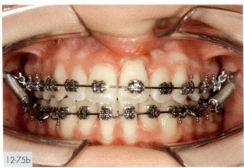

12-75b

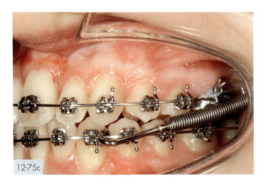

12-75c

Mit dem Messlineal eruiert man die richtige Länge des einzusetzenden Schubstabs. Die Stopps braucht man gegebenenfalls zur Aktivierung der Apparatur.

12.3.4 Wirkungsweise der Apparatur

Die Forsus Fatigue Resistant Apparatur (FRD) ist, einfach ausgedrückt, eine Druckfeder zwischen Ober- und Unterkiefer (Abb. 12-75). Wenn der Patient den Mund schließt, schiebt sich die Schubstange bis zum Anschlag in die Spiralfeder hinein. Die Feder wird komprimiert. Der Unterkieferbogen wird als eine Verankerungseinheit nach vorne gedrückt, der Oberkiefer als eine weitere Verankerungseinheit gemäß dem 3. newtonschen Gesetz nach hinten. Bei vollständiger Kompression produziert die Forsus-Feder ca. 225 g Kraft[65]. Dabei weist sie eine sehr gute Resilienz auf, denn bei kompletter Kompression mit maximaler Kraftwirkung treten vernachlässigbare 41 gmm Energieverlust auf[10]. Seit die Federn selten ganz komprimiert werden, sind sie im Kraftniveau den kräftigen Klasse-II-Gummizügen vergleichbar[64].

Die Korrektur des Distalbisses erfolgt beim Forsus Fatigue Resistant Device zu zwei Dritteln durch skelettale Effekte und zu einem Drittel durch dentale[19]. Damit ist die skelettale Korrektur aufgrund der modifizierten Mechanik deutlich besser geworden, mit hohem Nutzen für die Behandlungseffizienz. Wird die Feder beim Mundschluss nur zum Teil zusammengedrückt, wirkt die Forsus-Feder als flexible intermaxilläre Apparatur. Wird sie komplett zusammengedrückt, wirkt sie wie eine starre intermaxilläre Apparatur und der Unterkiefer wird vorverlagert wie mit einem kieferorthopädischen Funktionsgerät. Die Forsus-Feder bietet sich aus orthopädischer Sicht als Alternative zum Herbst-Scharnier an[65].

Das Forsus Fatigue Resistant Device bewirkt einerseits eine Mesialbewegung des Unterkiefers und hemmt andererseits das Wachstum des Oberkiefers, was zur Korrektur der Klasse II führt[19,25,73]. Die Vorverlagerung des Unterkiefers macht dabei 69 % aus[19].

längsten (38 mm) Schubstab ein solcher integrierter Anschlag fehlt. Das erlaubt der Schubstange, soweit in die Feder hinein zu gleiten, bis die Feder auf die Kurve der Schubstange trifft. Die Kurve der Schubstange ist also hier der Stopp. Beispielsweise bei Patienten mit kleinem Mund oder bei Extraktionsfällen sind die kurzen Schubstangen mit 22 mm Länge oft ideal[64]. Seit der Einführung der Apparatur wurde der Teil vor der Öse leicht abgebogen. Man bezeichnet sie als direkte Schubstangen, weil sie der Apparatur erlauben, direkt am Unterkieferbogen eingesetzt zu werden, statt am zusätzlichen Teilbogen. Der gebogene Teil verhindert nämlich die Rotation der Schubstange in den Biss[65].

Den meisten Druck übt die Feder auf den Bereich an der Vorderseite des Kondylenfortsatzes, den Kieferwinkel und im Molarenbereich des Unterkiefers aus. Die Druckapplikation stabilisiert sich durch Viskoelastizität und Viskoplastizität der Mandibula allmählich und verändert den Unterkiefer um 1,15 mm nach vorne und minimal nach unten[7]. Im Fernröntgenseitenbild zeigt sich die Verbesserung der sagittalen Diskrepanz durch eine Vergrößerung des SNB um ca. 2°, wodurch sich der ANB entsprechend reduziert. Klinisch zeigt sich ein um ca. 5 mm verkleinerter Overjet[26,73].

Dental zeigt sich im Oberkiefer eine Retrusion der Front und eine Distalbewegung der Molaren[25]. Durch die Verblockung aller Zähne im Oberkiefer mittels einer Multibandapparatur zu einer Einheit kommt der Kraftansatz kaudal und dorsal des vereinigten Widerstandszentrums zu liegen. Deshalb kippen die Inzisivi und die Molaren im Oberkiefer bei der Behandlung mit Klasse-II-Korrektoren stets nach distal. Die dentalen Entwicklungen im Unterkiefer sind entsprechend umgekehrt, weil diesmal der Kraftvektor am Unterkiefer-Vollbogen leicht über dem Widerstandszentrum auf der Höhe der klinischen Kronen zu liegen kommt. Hieraus resultieren eine Proklination der unteren Frontzähne und eine Mesialbewegung der Molaren. Die Mesialisation der unteren Molaren bewirkt immerhin 28 % der Klasse-II-Korrektur[19].

Die Okklusionsebene kippt um 4° im Uhrzeigersinn und führt somit zu einer Bissöffnung[73]. Aufgrund der Druckwirkung der Apparatur kommt es an den jeweiligen Befestigungsstellen zur Intrusion, also im oberen Molarenbereich und in der unteren Front. Der Overbite wird kleiner[19,26]. Die Apparatur verbessert die Konvexität des Weichteilprofils bei Patienten mit einer Klasse II durch Reduktion um ca. 2°[26,73]. Der obere Zahnbogen wird durch das Forsus Fatigue Resistant Device expandiert[26].

Die Patienten kommen mit der modifizierten Apparatur sehr gut zurecht. So zeigt sich beim Vergleich mit dem Herbst-Scharnier, dem Aktivator, dem Headgear und der Vorschubdoppelplatte, dass das Forsus Fatigue Resistant Device auf einer Skala von 1 bis 10 mit der Note 3 am besten bewertet wird, gemeinsam mit der Vorschubdoppelplatte. Das Herbst-Scharnier bekommt mit 6,5 die schlechtesten Noten. Die Gründe dafür sind offensichtlich, wenn man sich die einzelnen Kriterien genauer betrachtet. Zwar stören alle Geräte hauptsächlich beim Essen, aber mit der Forsus-Feder und der Vorschubdoppelplatte gibt es die geringsten Einschränkungen. Die Forsus-Apparatur stört am wenigsten beim Sprechen, gemeinsam mit dem Headgear und dem Herbst-Scharnier. Sie stört beim Schlafen gemeinsam mit dem Herbst-Scharnier am wenigsten. Die Hälfte der Patienten stört das Aussehen mit der eingegliederten Forsus-Apparatur gar nicht, 30 % stört es lediglich am Anfang und nur 20 % stört es die gesamte Zeit. Diesbezüglich zeigt sich nur bei der Vorschubdoppelplatte eine leicht bessere Akzeptanz. Die Hälfte aller Patienten bemerkt Empfindlichkeiten am Anfang, egal bei welchem Gerät, die aber bereits nach 2 Wochen für wiederum die Hälfte der Patienten nicht mehr relevant sind[15].

Im Gegensatz zu den einteiligen Distalbiss-Korrektoren sind die Mundbewegungen beim Forsus Fatigue Resistant Device nicht eingeschränkt. Und das bedeutet wirklichen Komfort für den Patienten. Sogar herzhaftes Gähnen ist erlaubt. Im schlimmsten Fall löst sich die Spiralfeder von der Schubstange, was der Patient aber mühelos und minutenschnell selbst und wieder ineinander schieben kann. Das spart nicht nur zusätzliche Kontrolltermine, sondern auch doppelt eingesetzte Geräte. Die Stuhlzeit wird nicht strapaziert und die Behandlung nicht unnötig verlängert.

12.3.5 Klinisches Management und Anwendung

Das Einsetzen geht zügig und einfach – so schnell, dass man prinzipiell gar keinen extra Termin für die Eingliederung planen müsste, da die Apparatur auch während einer Routinekontrolle in wenigen Minuten im Mund zu fixieren ist. Die Forsus-Feder ist mit jeder beliebigen Multibrackettechnik kombinierbar. Alles was zur Befestigung benötigt wird, sind ein Headgear-Röhrchen am oberen ersten Molaren und einen Vollbogen im Unterkiefer. Deshalb kann sie bei Bedarf auch außerplanmäßig in die Behandlung integriert werden.

Abb. 12-76a–b Einsetzen L-Kugelkopfstift.

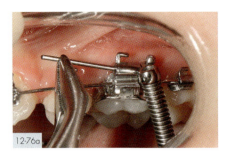
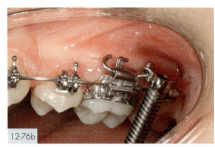

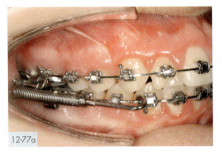
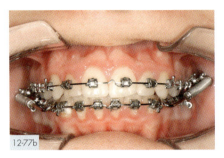
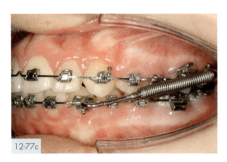

Abb. 12-77a–c Forsus rechts und links verschieden.

Das Einsetzen des L-Kugelkopfstiftes (Abb. 12-76)

Man schiebt den L-Kugelkopfstift bis zum Anschlag durch die Öse am Ende des Federmoduls und stellt dabei sicher, dass der Kugelkopf nach bukkal zeigt. Dann führt man ihn mit der Weingart-Zange von distal nach mesial durch das Headgear-Röhrchen. Man biegt den L-Kugelkopfstift entweder nach okklusal oder nach gingival um. Es sollten noch ungefähr 2 mm Spiel zwischen Kugelende des L-Kugelkopfstifts und Headgear-Röhrchen sein. Um das Risiko eines Bruches zu verhindern, sollte man beim Umbiegen darauf achten, den L-Kugelkopfstift nicht zu ermüden[45]. Falls der Patient auf die eingebaute Feder beißt, sollte man den L-Kugelkopfstift korrigieren, indem man ein bukkales Offset distal vom Headgear-Röhrchen einbiegt.

Beim Einsetzen mit dem L-Kugelkopfstift kann das Headgear-Röhrchen sowohl okklusal als auch gingival am Band lokalisiert sein. Allerdings empfiehlt es sich, rechts und links gleichartige Bänder zu verwenden, da sonst die Kraftvektoren unterschiedlich sind (Abb. 12-77).

Das Einsetzen des Snapclip (Abb. 12-78)

Mit einer Weingart-Zange greift man den mesialen Teil des Snapclip und führt das freie Ende der Klammer von mesial nach distal in das Headgear-Röhrchen hinein. Voraussetzung ist ein okklusales, standardisiertes Headgear-Röhrchen mit einer Länge zwischen 3,6 und 4,6 mm. Am Ende rastet der Clip spürbar ein.

Durch den Einsatz der Snapclip-Module ergeben sich andere Kraftvektoren als bei den mit L-Kugelkopfstift eingesetzten Forsus-Federn. Das geschieht, weil beim Snapclip das distale Ende der Feder weiter okklusal zu liegen kommt, als mit dem L-Kugelkopfstift. Das Ergebnis ist deshalb eine sehr horizontal gerichtete Kraft, verglichen mit der etwas vertikaleren beim L-Kugelkopfstift. Zusätzlich zur zunehmenden Intrusion der oberen ersten Molaren legt diese Veränderung den Unterkieferanteil näher an das Widerstandszentrum des Unterkiefers heran. Dies führt zu einer verringerten Intrusion und Protrusion der unteren Front und zu weniger Bissöffnung[64].

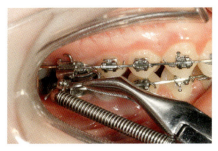

Abb. 12-78 Einsetzen Snapclip.

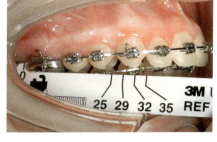

Abb. 12-79 Messung mit Lineal.

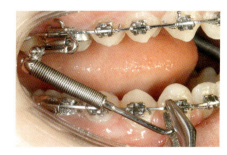

Abb. 12-80 Schubstab einsetzen.

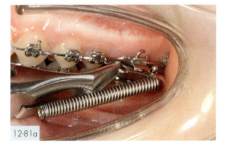

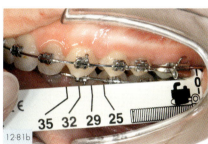

Abb. 12-81a–c Einsetzen auf linker Seite.

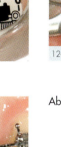

Abb. 12-82 Schubstab zu lang.

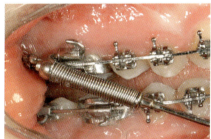

Die Installation der Schubstange

Mithilfe des Messlineals findet man die richtige Länge für die Schubstange heraus (Abb. 12-79). Man misst vom distalen Ende des oberen Molarenröhrchens des ersten Molaren zum gewählten Anschlagpunkt im Unterkiefer bei Neutralokklusion, in der Regel distal vom Eckzahnbracket. Dann nimmt man die Schubstange mit der entsprechenden Länge aus dem Sortiment heraus (Abb. 12-74) und hakt die Öse am Unterkieferbogen ein (Abb. 12-80). Anschließend wiederholt man den Prozess für die andere Seite (Abb. 12-81). Die Schubstange auf der rechten Seite kann eine andere Größe haben, als die auf der linken Seite, was bei asymmetrischen Fällen mehr Flexibilität bietet.

Der Patient soll nun den Mund weit öffnen, damit man die Schubstangen in die zusammengedrückten Federn einschieben kann. Sollte eine Schubstange bei zentrischer Okklusion distal herausschauen, ist sie zu lang und man sollte eine kürzere wählen (Abb. 12-82). Wenn die Schubstange zu kurz ist, könnte sie bei weiter Mundöffnung aus der Spiralfeder herausrutschen, was vom Patienten dann als eher lästig empfunden wird. Wenn man sicher ist, dass die richtigen Längen gefunden sind, schließt man die Ösen um den Bogen herum durch Zusammendrücken mit der Weingart-Zange, sodass das Metallende jeweils nach bukkal zeigt (Abb. 12-83).

Üblicherweise wird der Schubstab distal vom unteren Eckzahnbracket eingesetzt, so steht

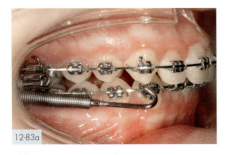
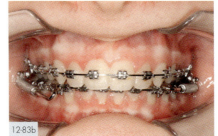
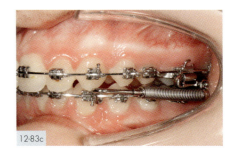

Abb. 12-83a–c Forsus fertig eingesetzt.

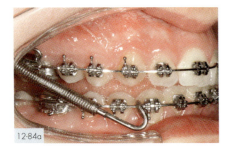
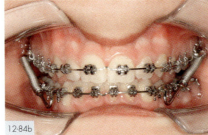
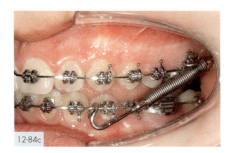

Abb. 12-84a–c Forsus hinter 3ern.

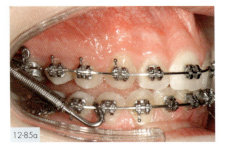
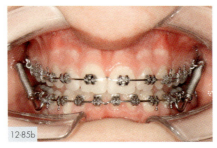
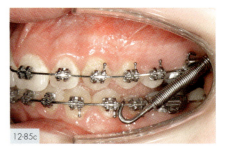

Abb. 12-85a–c Forsus hinter 4ern.

Abb. 12-86a–c Lächeln ohne alles, mit Forsus vor und hinter 4ern.

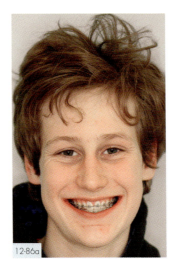
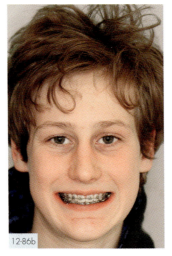
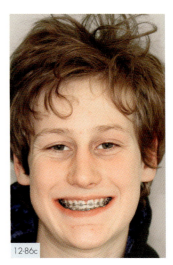

es auch in der Anleitung (Abb. 12-84). Deutlich komfortabler ist es für den Patienten allerdings, wenn man den Schubstab hinter dem ersten Prämolaren einsetzt (Abb. 12-85). Dadurch liegt der Stab näher an den Zähnen, ohne dass besondere Biegungen nötig sind. Außerdem hat die Forsus-Apparatur manchmal die Tendenz, sich am mesialen Ende hochzudrehen, wenn man dieses distal des unteren Eckzahnes festgebogen hat. Die natürliche Zahnbogenform ist schließlich eine Kurve, aber die Form der Forsus-Feder ist gerade. Damit die Apparatur sich beim Mundschluss an den Unterkieferzahnbogen anlegen kann und in der gleichen Ebene wie der Unterkieferbogen verläuft, muss sie die Kurve des unteren Bogens nachvollziehen. Dies führt dazu, dass sich die Apparatur hochdreht, was dem Patienten gelegentlich Beschwerden im Bereich labial der unteren Eckzähne verursacht. Wenn man die Schubstange hingegen distal der ersten Prämolaren befestigt, kann sie in einer geraden Linie arbeiten[64].

Die Patienten schätzen den Einsatz des Korrektors hinter dem Prämolarenbracket, statt hinter dem Eckzahn, weil die Apparatur dann versteckter ist und einem Außenstehenden selbst bei Mundöffnung nicht auffallen kann (Abb. 12-86). Damit ist die Forsus-Apparatur sogar weniger auffallend als eingehängte Klasse-II-Gummizüge. Durch die flachere Lage gibt es auch keine Auswölbungen im Wangenbereich, verursacht durch die Biegung der Schubstange.

Dem Praktiker bietet der Einsatz der Apparatur hinter dem Prämolarenbracket aber noch einen ganz anderen wesentlichen Vorteil. Durch diese Veränderung wird der Kraftvektor deutlich vertikaler (Abb. 12-84, 12-85). Bei Fällen mit Tendenz zum offenen Biss kann man damit mehr Intrusion der oberen ersten Molaren erreichen. Das kann eine wertvolle Hilfe sein, um einen frontal offenen Biss zu schließen. Darüber hinaus ist der vertikalere Vektor aber auch generell bei allen Klasse-II-Patienten von unschlagbarem Vorteil. Durch die Intrusion der oberen Molaren wird die Kippung der Kauebene im Uhrzeigersinn unterstützt. Diese Kippung der Kauebene bewegt die unteren Zähne im Verhältnis zu den oberen nach vorne, wodurch es zu einer relativen Korrektur der Okklusion von Klasse II zu Klasse I kommt[64].

Tabelle 12-2 Die Tabelle zeigt die durchschnittlich wirkenden Kräfte (in Gramm) in 2-mm-Intervallen gesteigerter Kompression und die wirkende Kraft im Verhältnis zur maximalen Kompressionskraft (in Prozent)[10].

Kompression	durchschnittlich wirkende Kraft (absolut)	wirkende Kraft (relativ zur Maximalkraft)
2 mm	34,5 g	15 %
4 mm	71,2 g	30 %
6 mm	107,4 g	46 %
8 mm	144,5 g	62 %
10 mm	180,5 g	77 %
12 mm	226,5 g	97 %

Wenn man die Schubstäbe in die Spiralfedern eingeführt hat, darf man es nicht versäumen, die Vorverlagerung zu überprüfen. Bei lockerem Mundschluss sollte die Okklusion durch das Gerät nicht behindert sein und in einem symmetrischen Neutralbiss enden.

Gemäß der Studie von El-Sheikh et al.[10] ist man ausschließlich mit der Forsus-Feder in der Lage, die applizierte Kraft kontrolliert dosieren zu können. Die Kraft verhält sich nämlich zu den zusammengedrückten Millimetern nahezu linear, gemäß dem hookschen Gesetz. Egal wie sehr man die Feder zusammendrückt, die Kraft steigt um 18-20 g pro Millimeter an. Wenn die Kraft beim Zusammendrücken nahezu konstant ist, kann anhand der Länge, die die Feder zusammengedrückt wurde, die auf die Zähne wirkende Kraftmenge bestimmt werden. Wenn man die Feder beispielsweise vom Originalzustand aus um 6 mm zusammengedrückt, wirken ca. 108 bis 120 g Kraft auf die Zähne. Bei allen anderen Klasse-II-Korrektoren ist diese genaue Kraftapplikation nicht möglich, weshalb einige Hersteller lediglich die Initialkraft anzugeben vermögen.

Tabelle 12-2 zeigt die Größenzunahme der durchschnittlich wirkenden Kräfte bei Steigerung der Federkompression in 2 mm Intervallen bis zur vollständigen Kompression der Feder von 12 mm. Zusätzlich bekommt man hier die Information über das entsprechende Verhältnis der wirkenden Kraft zur maximalen Kompressionskraft. Diese Tabelle macht es leicht, das Kraft liefernde System

Tabelle 12-3 Die Tabelle zeigt die Kompression der Feder (in Millimetern) und die durchschnittlichen Kraftwerte (in Gramm) bei den jeweiligen Abständen mit unterschiedlich langen Schubstangen[10].

Abstand	25-mm-Stab	29-mm-Stab	32-mm-Stab	35-mm-Stab
25 mm	12 mm/226 g	–	–	–
29 mm	4 mm/139 g	12 mm/226 g	–	–
32 mm	5 mm/80 g	9 mm/155 g	12 mm/226 g	–
35 mm	2 mm/30 g	6 mm/107 g	9 mm/155 g	12 mm/226 g

der Forsus-Feder zu verstehen. Ein Beispiel: Wir wollen eine Forsus-Feder einsetzen und haben 25 mm mit unserem Lineal gemessen. Wenn man nun eine Schubstange mit 25 mm einsetzt, hätte man bei völliger Kompression der Feder von 12 mm eine Initialkraft von 226 g. Vermutlich führt diese aktive Kraft zu einem Schub des Unterkiefers nach vorne und unten, was zum Absinken der Kraft auf zwischen 144 und 180 g führt. Sobald die Molaren anfangen, sich nach distal zu bewegen, wird diese Kraft noch weiter absinken. Um das Kraftniveau zu halten, muss die Apparatur nachaktiviert werden.

Tabelle 12-3 zeigt die durchschnittlichen Kraftwerte beim Einsatz unterschiedlich langer Schubstäbe im Verhältnis zu den eigentlich gemessenen Abständen vom distalen Ende des oberen Headgear-Röhrchens zur distalen Seite des unteren Eckzahnbrackets. Je nach klinischer Indikation kann das Kraftniveau mit dem Einsatz unterschiedlich langer Schubstangen verändert werden.

Kieferorthopäden, die die Kraft lieber schrittweise ansteigen lassen möchten und nicht sofort eine maximale Kraftapplikation wünschen, sollten die Behandlung mit einer Kompression von 6 mm beginnen und erst nach 2 bis 4 Monaten auf die volle Kraft bei 12 mm Kompression steigern, um den orthopädischen Effekt zu maximieren.

Da die zu applizierende Kraft durch den Grad der Kompression der Feder bestimmt wird, kann jeder Kieferorthopäde die ideale Länge seines Schubstabes selbst bestimmen, entsprechend der Kraftmenge, die er ausüben möchte, und nicht nur anhand seiner Messung mit dem Lineal. Auch hier ein Beispiel: Angenommen man misst beim Patienten mit dem Lineal im Mund einen Abstand von 32 mm und setzt aber statt des 32 mm langen Schubstabes nur einen 29 mm langen ein. Dann wird gemäß Tabelle 12-3 die Feder nur um 9 mm zusammengedrückt und eine Kraft von 155 g ausgeübt. Bei einem 25 mm langen Schubstab würde sich die Feder sogar nur um 5 mm zusammendrücken und eine Kraft von 80 g ausüben. Es gibt immer klinische Situationen, wo es von Vorteil ist, schwächere Kräfte auf die Zähne wirken zu lassen[10].

Bögen im Ober- und Unterkiefer

Die bedeutendste Nebenwirkung bei Verwendung von Distalbisskorrektoren ist die Protrusion der unteren Front, der jedoch vorgebeugt werden kann. In beiden Kiefern sind starke Vierkantbögen aus Stahl erforderlich. Es empfiehlt sich, im Oberkiefer einen 19 x 25er und im Unterkiefer einen 21 x 25er Stahlbogen bei einem 22-Inch-Slot einzusetzen, beziehungsweise einen 16 x 25er Stahlbogen oben und einen 17 x 25er unten bei einem 18-Inch-Slot. Beide Bögen müssen jeweils sehr eng umgebogen werden, um die Schneidezähne vor zu befürchtender Reklination im Oberkiefer und Protrusion im Unterkiefer zu sichern. Als clevere Alternative kann auch ein Keyhole-Loop-Bogen zur Anwendung kommen, der beim Umbiegen aktiviert wird, um die Kraft auf den gesamten Zahnbogen zu übertragen.

Es ist immer besser, die Zähne mit Draht einzuligieren und auf Gummiligaturen zu verzichten. Zusätzlich kann man, um die Verankerung im Unterkiefer zu verbessern, alle unteren Zähne mit einer Achterligatur oder Gummikette verblocken, was in der unteren Front den labialen Wurzeltorque erhöht. Oder man biegt direkt etwas lingualen Kronentorque für die Unterkieferfront ein.

Noch mehr Verankerung erreicht man durch Einbeziehung der zweiten Molaren. Deshalb ist es immer empfehlenswert, die 7er zu bebändern, bevor man eine Forsus-Feder einsetzen möchte.

Früher wurde angeraten, die Brackets der ersten Prämolaren zu entfernen, wenn man einen Klasse-II-Korrektor einsetzt. Man glaub-

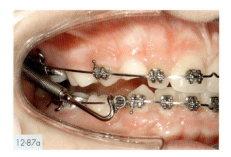
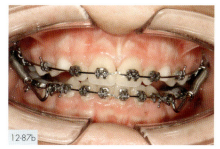
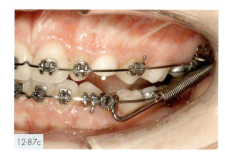

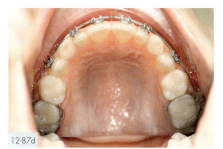
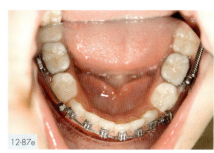

Abb. 12-87a–e Gurin-Schraube.

te, dadurch dem Patienten mehr Bewegungs-freiheit des Unterkiefers zu ermöglichen. Die Folge waren allerdings häufig Elongationen und Rotationen der Zähne. Sie anschließend wieder einzuordnen war aufwendig und ver-längerte die Behandlung unnötig. Heute ist das überflüssig, da die Patienten durch die teleskopische Wirkung genügend Bewegungs-freiheit haben. Deshalb wird heute die Forsus-Feder direkt auf dem unteren Vollbogen befe-stigt, ohne vorherige Bracketentfernung.

Prinzipiell muss die Forsus-Feder natürlich nicht direkt am Vollbogen eingesetzt werden, sondern kann auch von jedem, der es mag, an einem Teilbogen arretiert werden. Das ist al-lerdings etwas aufwendiger. Dafür verringert andererseits der vertikaler eintreffende Kraft-vektor zusätzlich etwas die Protrusion der un-teren Front.

Wenn das Forsus Fatigue Resistant Device di-rekt am Vollbogen eingesetzt wird, kommt es zum direkten Kontakt zwischen Schubstange und Eckzahnbracket bzw. erstem Prämola-renbracket. Durch den auftretenden Druck kann es zu ungewünschten Bracketlockerun-gen kommen. Optional kann ein Stopp, distal vom Bracket wie eine Art Rammbock ange-bracht werden, z. B. mit einer Gurin-Schraube (Abb. 12-87). Erfahrungsgemäß sind solche Maßnahmen allerdings glücklicherweise meist

überflüssig, weil es erstaunlich selten zu Brak-ketverlusten kommt.

Einer unerwünschten Expansion des Oberkie-fers kann man mit einem Transpalatinalbogen entgegenwirken. Zudem verhindert dieser eine Distorotation der ersten Molaren. Alternativ könnte man auch bukkalen Kronentorque ein-biegen. Sinnvoll ist es in jedem Fall, die letzen Molaren miteinbezogen zu haben. Erfahrungs-gemäß hält sich die Dehnung in tolerablen Grenzen, sodass bei verlässlichen Patienten regelmäßige Kontrollen ausreichend sind.

Forsus-Apparatur bei Lingualtechnik

Die Lingualtechnik wird weltweit immer po-pulärer. Daher ist es gut zu wissen, dass die Forsus-Feder auch mit einer lingualen Appa-ratur kombinierbar ist (Abb. 12-88).

Wie beim bukkalen Multibracket benötigt man zum Einsetzen der Forsus-Federn gut umge-bogene, starke Vierkantbögen. Bei Incognito beispielsweise einen slotfüllenden 18 x 25er Stahlbogen.

Der Klasse-II-Korrektor wird trotzdem buk-kal platziert. Deshalb verwendet man im Oberkiefer entweder bewusst Bänder für die ersten Molaren mit bukkalen Röhrchen oder man klebt am Tag der Eingliederung zusätz-

Abb. 12-88a, b Incognito (Bilder überlassen von Dr. Dirk Wiechmann).

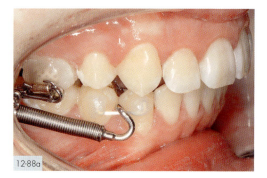
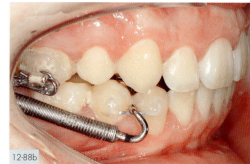

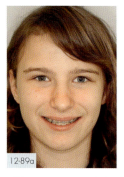
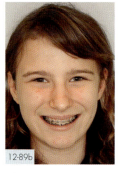
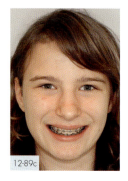
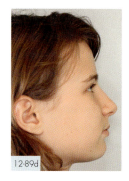
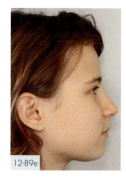

Abb. 12-89a–e Lächeln ohne alles, mit GZ, mit Forsus.

lich bukkale Headgear-Röhrchen. An diesen bukkalen Attachments werden wie gehabt die Spiralfedern fixiert. Je nach Gusto kann die Befestigung mittels L-Kugelkopfstift oder Snapclip-Mechanismus erfolgen.

Zur Fixierung der Schubstangen im Unterkiefer benötigt man zusätzlich zwei kurze, starke Teilbögen aus Stahl. Je nach Wunsch positioniert man die Teilbögen zwischen Eckzahn und ersten Prämolaren oder zwischen die beiden Prämolaren. Dafür klebt man möglichst unauffällige Brackets auf die entsprechenden Zähne, idealerweise Keramikbrackets. Für einen besseren Halt ligiert man die mesialen und distalen Flügelpaare jeweils mit einer eigenen Drahtligatur, sodass man für die vier Brackets acht Drahtligaturen benötigt. Diese bukkal geklebten Keramikbrackets müssen nach der Protrusionsphase nicht zwingend gemeinsam mit den Forsus-Federn entfernt werden, sondern können je nach Situation praktischerweise noch zum Einhängen von Gummizügen beim Finishing genutzt werden[2]. Die bukkalen Teilbögen können aber alternativ auch ohne Brackets direkt an die Zähne geklebt werden. Das ist wesentlich schneller und unkomplizierter.

Patientenanweisungen

Es empfiehlt sich, dem Patienten nach dem Einsetzen des Geräts zu zeigen, wie man die beiden Teile wieder ineinander stecken kann. Falls irgendwann einmal eine zu weite Mundöffnung die beiden Teile trennt, kann der Patient sich selbst helfen und braucht keinen Extratermin.

Im ersten Augenblick fühlt sich die neue Apparatur für den Träger nicht nur ungewohnt, sondern auch schrecklich voluminös an. Ein Blick in den Spiegel überzeugt die meisten Patienten allerdings noch im Behandlungsstuhl, dass die Federn der Wangen nicht auffällige vorwölben, was von außen erkennbar wäre (Abb. 12-89). Ansonsten verhält es sich wie bei der Multibracketapparatur am Anfang auch: Es dauert ungefähr eine Woche, bis der Patient sich daran gewöhnt hat.

Kontrollen und Aktivierung

Das Forsus Fatigue Resistant Device überträgt kontinuierlich leichte Kräfte, ohne dass der Druck nachlässt. Deshalb muss das Gerät

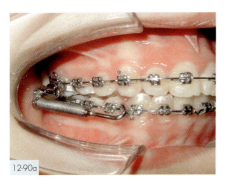
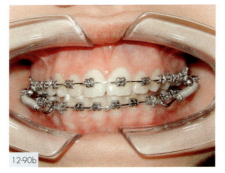
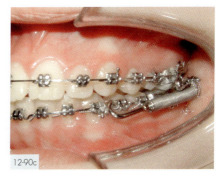
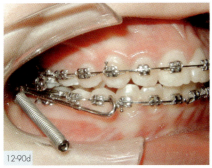
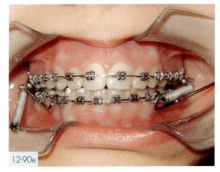
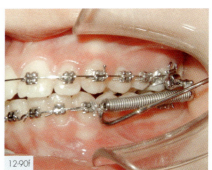

Abb. 12-90a–f Erfolgskontrolle.

mindestens alle 6 bis 8 Wochen kontrolliert werden. Aufgrund der Zweiteiligkeit der Apparatur lässt sich bei jedem Kontrolltermin ganz leicht überprüfen, inwieweit bereits eine Verbesserung erzielt wurde:

Hierzu trennt man die Feder vom Stab und lässt den Patienten weit hinten zubeißen (Abb. 12-90). Die beiden Einzelteile gehören dabei seitlich in die Umschlagfalte, um die Okklusion nicht zu blockieren. Anschließend schiebt man die beiden Module wieder ineinander. Dieser Test geht schnell und einfach. Er liefert wertvolle Informationen über den aktuellen Stand der Behandlung und die Notwendigkeit einer Aktivierung. Große Ausbauarbeiten wie mit einteiligen Systemen sind dazu nicht erforderlich. Darüber hinaus trägt diese Demonstration zur Motivation des Patienten bei. Sollte sich bei einem solchen Test herausstellen, dass die Mittellinien noch nicht stimmig sind und/oder der Distalbiss noch nicht ausreichend korrigiert ist, muss man die Apparatur aktivieren, um das gewünschte Ergebnis zu erreichen. Dies ist auf mehrere Arten möglich:

- durch Verkürzung des Spiels des Pins im Headgear-Röhrchen (Abb. 12-76). Dies geht aber nur bei der klassischen Varian-

te mit dem L-Kugelkopfstift und entfällt beim Snapclip.
- durch Aufsetzen einer Gurin-Schraube auf den Vollbogen direkt vor der Öse des Schubstabes (Abb. 12-87). Je weiter distal diese Blockierung aufgesetzt wird, desto stärker ist die Aktivierung.
- durch Aufkrimpen eines Stopps auf den Schubstab, wie er im Set enthalten ist (Abb. 12-91). Am einfachsten zu aktivieren sind dabei die Federn, die einen Anschlag vor der Öse haben, also die Federn mit 25, 29, 32 oder 35 mm Länge. Man schiebt einen Aktivierungsring auf die Schubstange auf, drückt ihn fest und kontrolliert die jetzt erreichte Kompression. Üblicherweise verstärkt man die Vorverlagerung um jeweils 2 mm. Weil die 22- und 38-mm-Schubstäbe keinen Anschlag haben, benötigen sie allerdings mindestens drei aufschiebbare Stopps zur Aktivierung. Eine Alternative der Aktivierung ist für diese beiden Längen eine Gummikette, die an der Öse des Schubstabes eingehängt und okklusal über das Bracket des dahinter liegenden Prämolaren gespannt wird, um anschließend unter dem Vollbogen hindurchgeführt und am Molarenhäkchen eingehängt zu werden[64].

Abb. 12-91a, b Aktivierung mit Stopp.

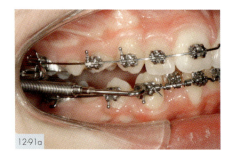
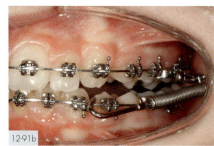

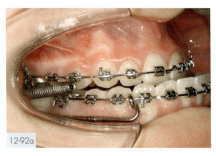
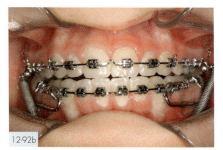
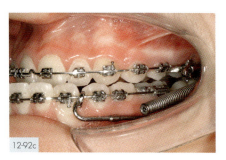

Abb. 12-92a–c Maximalbewegungen.

Durch die verschiedenen Möglichkeiten hat man die freie Auswahl und kann individuell entscheiden. Natürlich ist auch eine Kombination aus allen vorgeschlagenen Techniken möglich.

Im Regelfall bedarf es keiner weiteren, stärkeren Geräte. Nur bei sehr ausgeprägten Distalbissen sollte nach einigen Monaten ein längerer Schubstab einsetzt werden. Die Spiralfeder braucht dafür aber nicht extra getauscht zu werden. Das erspart Aufwand, Stuhlzeit und Kosten.

Dauer

Eine Forsus-Feder verbleibt ca. 3 bis 6 Monate im Mund, je nach Ausgangslage und biologischem Reaktionsvermögen. Wenn der Patient beim Kontrolltermin mit stimmigen Mitten einen frontalen Kopfbiss aufweist, trennt man die Spiralfeder vom Schubstab und lässt den Patienten Maximalbewegungen nach ventral und dorsal ausführen (Abb. 12-92). Kann er über den frontalen Kopfbiss hinaus den Unterkiefer noch ein gutes Stück nach vorne schieben, ist der Zeitpunkt zum Entfernen der Apparatur erreicht.

Eine Überkorrektur bis hin zu einer progenen Frontzahnrelation ist nicht erforderlich, auch nicht bei einer ganzen Prämolarenbreite. Andernfalls läuft man Gefahr, dass der Biss anschließend womöglich nicht wieder ausreichend zum korrekten Overjet rezidiviert. Im Durchschnitt korrigiert die Forsus-Feder eine ganze Klasse-II-Malokklusion in 6 Monaten. Wenn der Distalbiss eine halbe Prämolarenbreite oder weniger beträgt, sollte nicht über den Neutralbiss hinaus überkorrigiert werden, weil sonst vielleicht wieder Klasse-III-Gummizüge erforderlich werden[65].

Bei Einsatz einer einseitigen Forsus-Feder wartet man bis zum Übereinstimmen der Mitten und belässt die Apparatur dann noch für weitere 2 Monate zur Überkorrektur[30].

Entfernung der Forsus-Feder

Das Entfernen der Forsus-Apparatur geht genauso schnell und einfach wie das Eingliedern. Sollte also eine unplanmäßige Ausgliederung nötig werden, kann sie durchaus im Rahmen einer jeden Kontrolle erfolgen. Idealerweise wird aber das Entfernen der Apparatur mit einem Bogenwechsel kombiniert, weshalb ein längerer Termin sinnvollerweise eingeplant werden sollte.

Der Patient soll den Mund weit öffnen. Man drückt nacheinander die beiden Federn zusammen und trennt sie von der Schubstange.

Hat man die Federn mit einem L-Kugelkopfstift eingesetzt, ist es am einfachsten, wenn man mit einer Weingart-Zange den L-Kugelkopfstift wieder aufbiegt und nach mesial zusammen mit der Spiralfeder herauszieht. In seltenen Fällen klappt das leider nicht und man muss den L-Kugelkopfstift entzweizwicken, um ihn entfernen zu können. Bei der Entfernung des L-Kugelkopfstiftes muss man stets sehr umsichtig vorgehen und darauf achten, die Einzelteile nicht zu verlieren, weil der Patient sie sonst verschlucken oder aspirieren könnte.

Wenn man die Federn mit dem Snapclip eingesetzt hat, greift man mit der Weingart-Zange distal vom Molarenröhrchen den Snapclip und zieht das Modul zusammen mit der Spiralfeder in okklusal-mesialer Richtung aus dem Headgear-Röhrchen heraus. Ein Risiko, den Patienten zu verletzen oder einen Teil der Apparatur zu verlieren, besteht somit nicht.

Das Ausgliedern der Schubstange ist wahrscheinlich die aufwendigste Prozedur, denn es gilt, die zusammengedrückte Öse am Ende wieder aufzubiegen. Damit es für den Patienten nicht unangenehm wird, muss man behutsam vorgehen und sollte sich mit einem Trick behelfen. Dazu greift man das distale Ende der Schubstange mit den Fingern. Das Ende der Öse fixiert man mit einer Zange und biegt die Öse über den langen Hebel mit den bloßen Fingern auf. Wenn man mit beiden Händen geschickt ist, kann man die Schubstange auch mit zwei Weingart-Zangen greifen und die Öse aufbiegen.

Problemmanagement

Alle nachfolgend beschriebenen Probleme und Reparaturen sind überaus selten. Da sie dennoch hin und wieder begegnen können, soll an dieser Stelle gezeigt werden, wie einfach sie sich wieder in den Griff bekommen lassen – ohne großen Aufwand, ohne viel Zeit am Stuhl, ohne große Kosten.

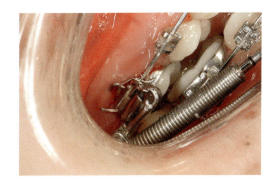

Abb. 12-93 Sicherung Snapclip.

a) Spiralfeder

Wenn der teleskopische Zylinder in der Spiralfeder defekt ist und sich nicht mehr ineinanderschieben lässt, erkennt man das auf den ersten Blick am Knick in der Mitte der Feder. Vermutlich hat die Apparatur doch die Okklusion gestört und der Patient hat drauf gebissen. Die Spiralfeder muss ersetzt werden. Die Schubstäbe dürfen bleiben, falls sie nicht verbogen sind. Bevor der Patient die Praxis verlässt, muss aber unbedingt nochmals die störungsfreie Okklusion sichergestellt werden.

Andere Klasse-II-Korrektoren haben häufig das Problem von Brüchen während der Behandlung, sowohl in der Apparatur als auch im Befestigungssystem. Bei der Forsus-Apparatur kommen Brüche, wenn überhaupt, nur am Federteil vor, und der Patient bemerkt sie meistens nicht einmal. In solch einem Fall tauscht man einfach die Spiralfeder direkt am Behandlungsstuhl aus.

b) Snapclip

Wenn der Snapclip nicht sicher im Headgear-Röhrchen einrastet und herauszurutschen droht, sollte er mittels einer 8er-Ligatur am Attachment fixiert werden (Abb. 12-93).

Falls ein Snapclip verbogen oder defekt ist, kann man ihn mit einem Seitenschneider von der Spiralfeder abtrennen. Die Feder mit der verbliebenen Öse wird dann konventionell mit einem L-Kugelkopfstift wieder am Headgear-Röhrchen befestigt (Abb. 12-94). Der Verlust des Snapclip-Mechanismus ist zwar bedauerlich, doch spart dieses Vorgehen Kosten, weil man kein neues Federmodul, sondern lediglich einen L-Kugelkopfstift benötigt. Außer-

Abb. 12-94a–c Umbau Forsus mit Snapclip zu Forsus mit L-Kugelkopfstift.

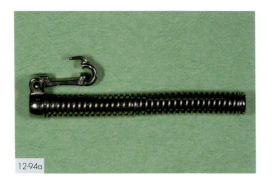

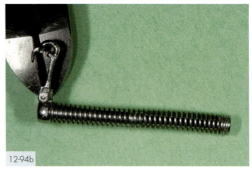

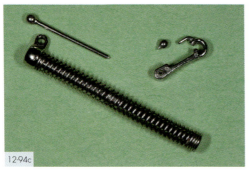

dem geht die Reparatur sehr schnell und hält damit den Aufwand für Patient und Behandler in überschaubarem Rahmen.

c) Schubstange

Eine verbogene Schubstange ist an ihrer eindeutigen Deformierung unschwer zu erkennen. Außerdem berichten die Patienten von einem „Klemmen" oder „Haken" beim Mundschluss. Mittels einer kräftigen Dreifingerzange kann man durchaus einen kurzen Versuch wagen, sie wieder zu begradigen. Falls dies nicht klappt, ersetzt man die Schubstange besser durch eine neue. Der Rest der Apparatur bleibt unverändert.

Die Schubstange kann zu Irritationen an der Wangenschleimhaut auf Höhe der Eckzähne führen. Dann könnte eine zu starke Kompression der Federn die Ursache sein. Ist der Stab am oberen Ende der Spiralfeder zu sehen, sollte besser eine kürzere eingesetzt werden (Abb. 12-82).

Ansonsten helfen oftmals kleine Biegungen an der Schubstange, die Feder angenehmer in die Umschlagfalte zu legen. Gebogen wird hier mit einer Aderer-Zange nach dem in-

tegrierten Anschlag, also an dem Ende mit der Öse. Ein leichter Knick in der Vertikalen (Abb. 12-95) sorgt dafür, dass das Ösenende weiter nach ventral kommt. Dadurch liegt als Gegenreaktion beim Einsetzen die Spiralfeder horizontaler. Ein leichter Knick in der Horizontalen (Abb. 12-96) hilft der Schubstange, die Kurve des Zahnbogens besser nachzuempfinden.

d) Bracketlockerung

Sehr selten lockert sich durch den Schub der Apparatur ein Eckzahnbracket. Zur Vorbeugung kann eine Gurin-Schraube hinter dem Bracket auf dem Bogen befestigt werden, um als „Rammbock" zu wirken. Oder man spannt eine Gummikette von der Öse der Druckstange zum Häkchen des unteren Molarenbandes. Dadurch wird die Bewegungsfreiheit nach mesial begrenzt.

Falls der Eckzahn nicht gleich wieder beklebt werden kann oder soll, ist die Gurin-Schraube ein wertvolles Hilfsmittel. Innerhalb weniger Minuten fixiert man sie auf dem Bogen und hat damit einen neuen Anschlag für die Feder geschaffen, wenn man möchte sogar gleich mit Aktivierung (Abb. 12-97).

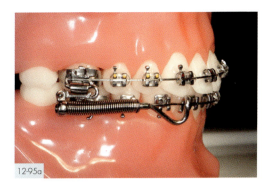

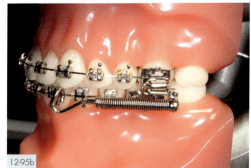

Abb. 12-95a–d Vertikale Komfortbiegung.

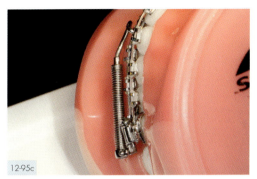

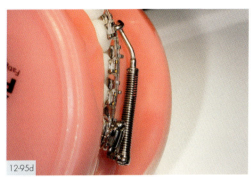

Abb. 12-96 a–d Horizontale Komfortbiegung.

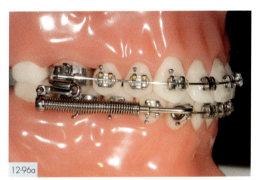

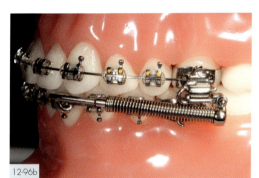

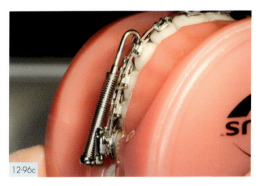

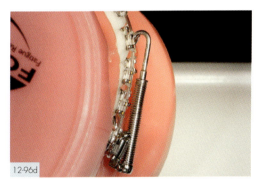

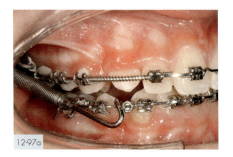
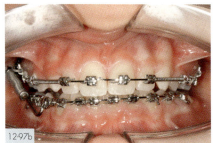
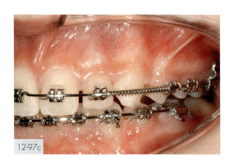

Abb. 12-97a–e Gurin-Schraube nach Bracket-lockerung.

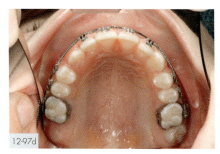
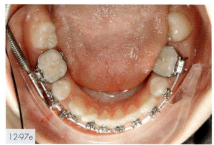

Abb. 12-98a, b Einseitige Forsus.

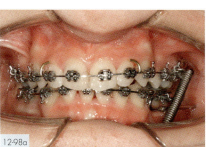
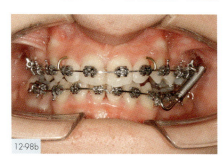

12.3.6 Indikation und Kontraindikation

Die Forsus-Apparatur kann statt Gummizü-gen verwendet werden bei einfachen Fällen sowie statt der Herbst-Apparatur bei schwe-ren Fällen und umfasst somit das ganze Spektrum. Bester Zeitpunkt für die Insertion der Forsus-Apparatur ist das späte Wech-selgebiss bzw. das frühe Permanentgebiss. Obwohl die Forsus Fatigue Resistant Appa-ratur oftmals erst als letzte Rettung bei Non-Compliance-Fällen eingesetzt wird, ist es zu bevorzugen, sie von Anfang an mit in den Behandlungsplan einzubeziehen. Nur so hat man beispielsweise die Möglichkeit, bewusst Brackets mit negativem Kronentorque zu verwenden, um später die Kräfte der Feder ausgleichen zu können, die sonst zur Protru-sion der unteren Front führen würden. Früh-zeitiges Planen lässt die Behandlungsdauer auch viel genauer vorhersagen, weil der Fak-tor der Patientenkooperation dann weitest-gehend ausgeschlossen ist[65].

Die klassische Indikation für die Forsus-Feder ist der beidseitige Distalbiss. Idealerweise hat der Patient dabei eine eher steile Unterkie-ferfront mit höchstens geringem frontalem Engstand und ein konvexes Profil. Bei asym-metrischer Klasse II besteht die Möglichkeit, mit unterschiedlichen Längen rechts und links zu arbeiten.

Eine einseitige Klasse-II-Malokklusion kommt bei ungefähr 16 % der Bevölkerung vor, wo-bei zwei Drittel davon auf der rechten Seite auftreten. Diese einseitigen Bisslagen sind stets schwierig zu korrigieren. Die Forsus-Apparatur ist das ideale Gerät für einseitige Klasse-II-Korrekturen (Abb. 12-98), vor allem dann, wenn die obere Mitte stimmig ist und die Asymmetrie eine dentale Ursache hat. Um die Bissöffnung auf der Forsus-Seite wieder

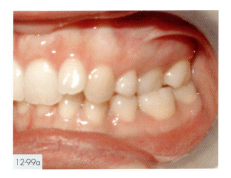 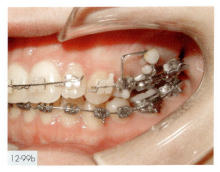 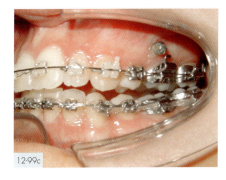

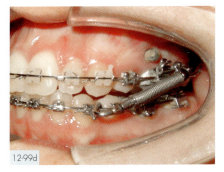 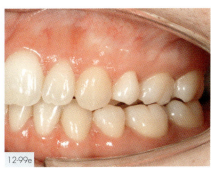

Abb. 12-99a–e Distalisation OK Molaren .

auszugleichen, sind anschließend allerdings meistens noch für einige Wochen vertikale Gummizüge am Eckzahn erforderlich[30]. Es empfiehlt sich deshalb, bei der einseitigen Korrektur von vornherein einen möglichst horizontalen Kraftvektor zu wählen, um unerwünschte Nebeneffekte hinsichtlich einer seitlichen Kippung der Kauebene zu verhindern.

Bei starker Proklination der Oberkieferfront, bei Platzbedarf im Eckzahnbereich oder bei abgeschlossenem Wachstum kann man auf das distale Umbiegen des oberen Bogens verzichten bzw. mit etwas Abstand umbiegen. Der Headgear-Effekt bewirkt eine Distalisation der oberen Molaren (Abb. 12-99). Die Spiralfeder ist bestens geeignet, Molaren im Oberkiefer über einen langen Zeitraum hinweg eine beträchtliche Strecke zu bewegen. Anschließend bleibt die Forsus-Feder passiv, um auch die Prämolaren und am Ende die Frontzähne sicher nach distal zu führen. Dieses Vorgehen stellt eine gute Alternative zu Extraktionen oder Operationen dar – sogar zu den inzwischen so populären Minischrauben.

Das gleiche Prozedere lässt sich natürlich umgekehrt auch im Unterkiefer anwenden, wenn man eine Verankerung zur Mesialisation von Zähnen braucht, beispielsweise zum posterioren Lückenschluss bei Nichtanlagen

(Abb. 12-100) oder zur Protrusion einer extrem steilen Unterkieferfront.

Nützlich ist der Einsatz der Forsus-Apparatur beim Tiefbiss, da es aufgrund der Kippung der Kauebene zu einem bissöffnenden Effekt kommt (Abb. 12-101). Im Gegensatz zum Herbst-Scharnier intrudieren hier allerdings die ersten Molaren im Oberkiefer, weshalb eine zu starke Bissöffnung verhindert wird und die Forsus-Feder auch bei eher offenen Fällen eingesetzt werden kann[65].

Außerdem hat man mehrere Möglichkeiten, den Kraftvektor je nach Indikation gezielt in seiner Richtung zu beeinflussen (Abb. 12-102). Am horizontalsten wirkt der Kraftvektor bei Verwendung eines Snapclip in einem okklusalen Headgear-Röhrchen, eingehängt am Unterkieferbogen nach dem Eckzahnbracket. Dementsprechend wirkt er umgekehrt am vertikalsten, wenn die Befestigung mit einem L-Kugelkopfstift am gingivalen Headgear-Röhrchen und im Unterkiefer distal vom Prämolarenbracket erfolgt.

Als Kontraindikation wird die Prädisposition zur Wurzelresorption angegeben. Ungeeignet ist die Forsus-Feder bei Patienten mit prognathem oder extrem langem Unterkiefer, im Verhältnis zu den anderen kranialen Strukturen.

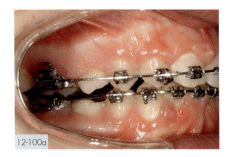
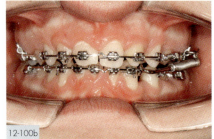
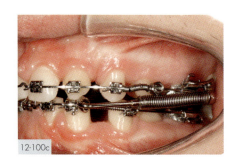

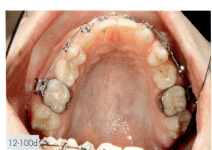
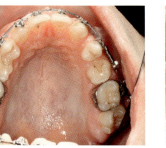
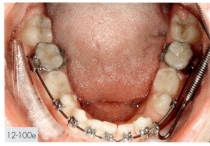

Abb. 12-100a–e Nichtanlagen im UK.

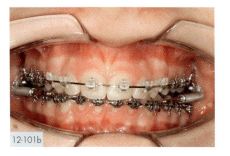
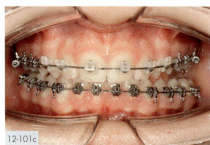

Abb. 12-101a–c Bisshebung vor und nach Forsus.

Abb. 12-102a–d Horizontaler und vertikaler Kraftvektor.

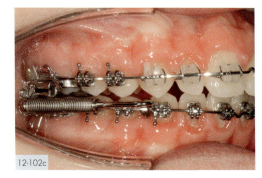
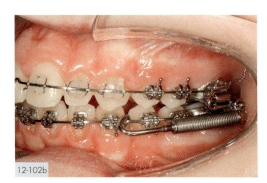

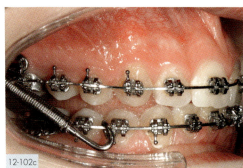
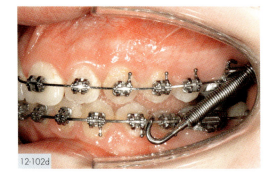

12.3.7 Behandlungsbeispiele

Fall 1: Non-Ex-Fall mit beidseitigen Forsus-Federn (Abb. 12-103 bis 12-108)

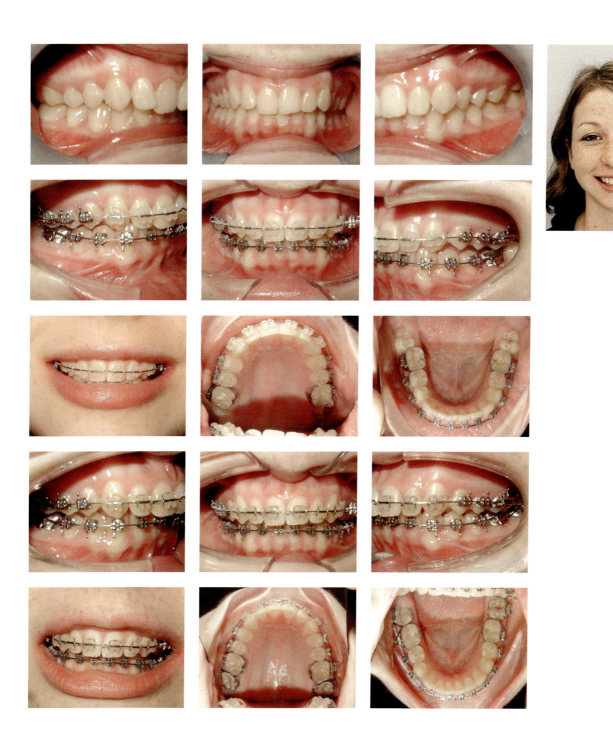

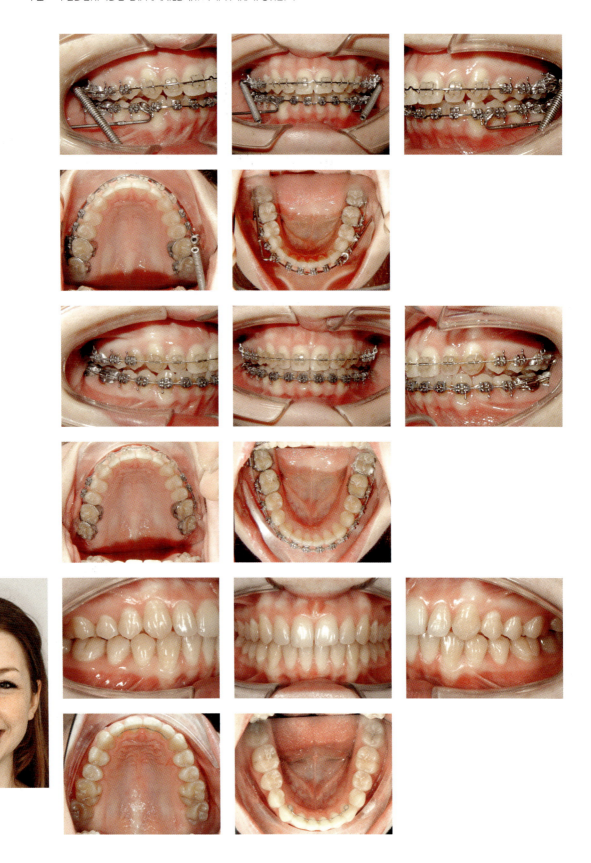

Fall 2: Ex-Fall mit beidseitigen Forsus-Federn (Abb. 12-109 bis 12-117)

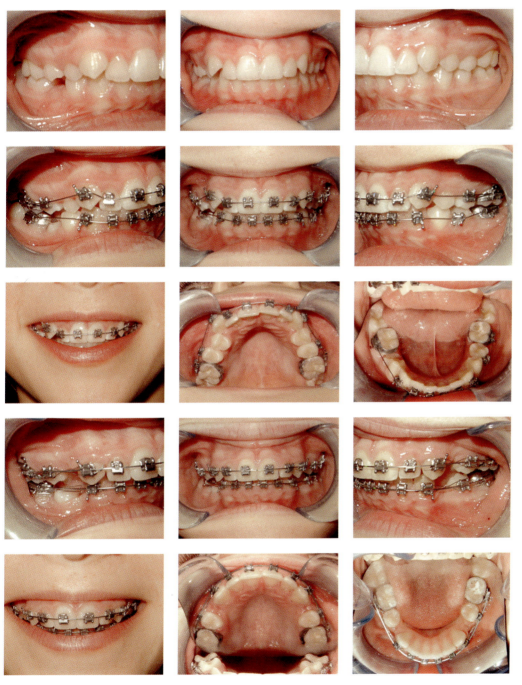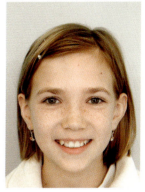

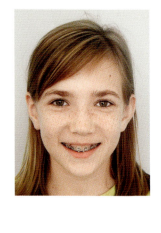

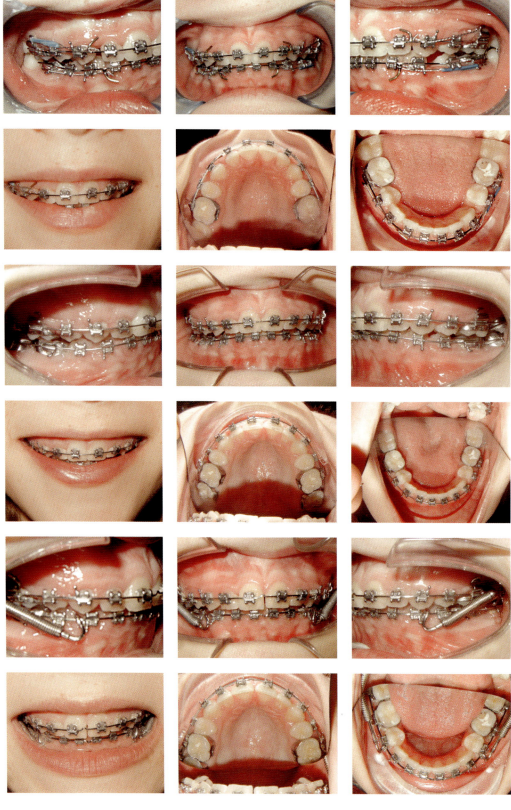

Bimaxilläre Apparaturen

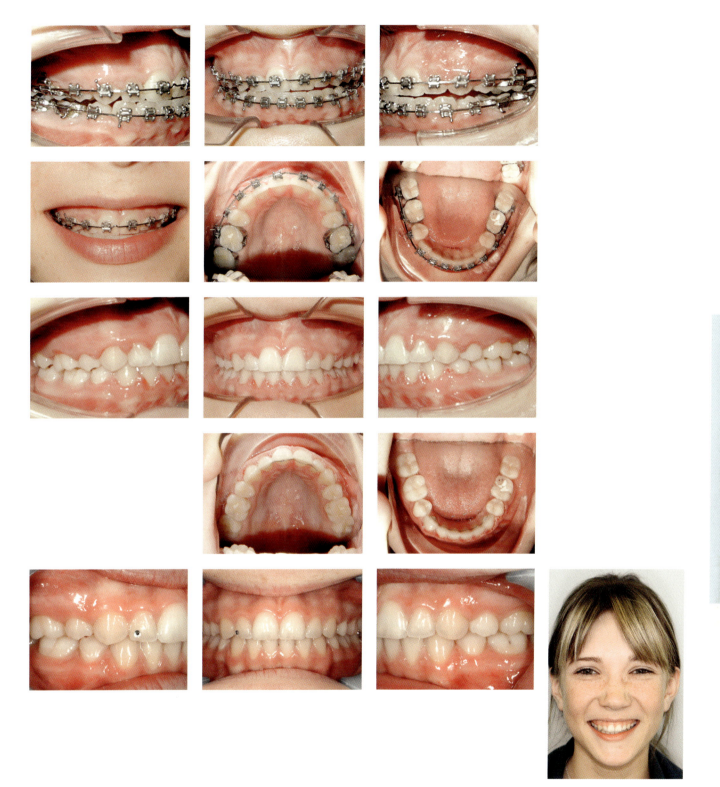

Fall 3: Non-Ex-Fall mit einseitiger Forsus-Feder (Abb. 12-118 bis 12-124)

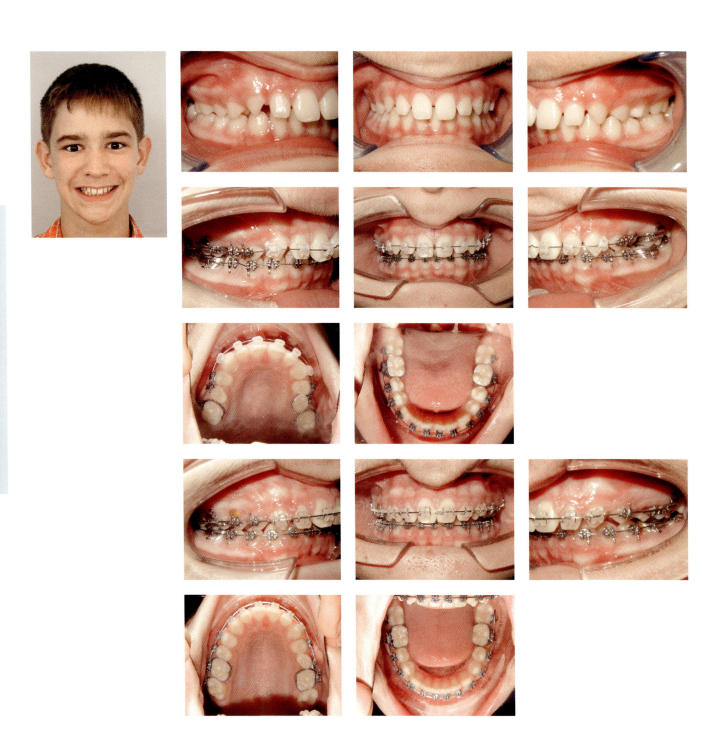

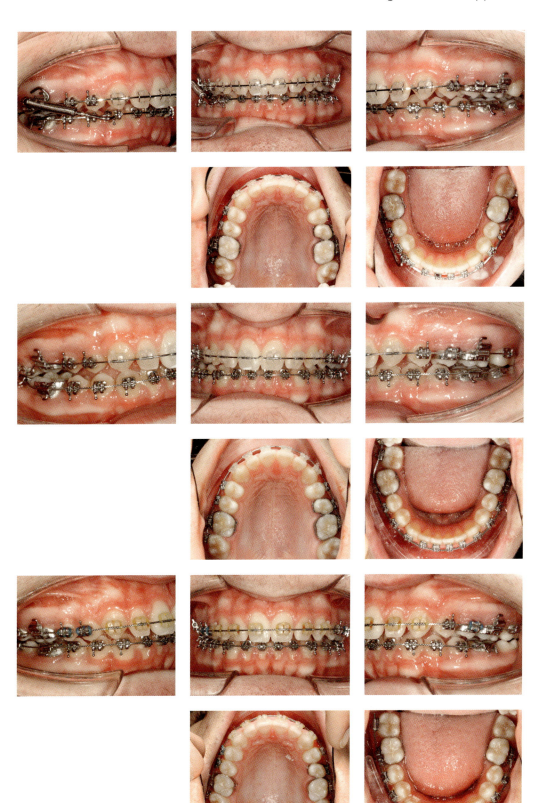

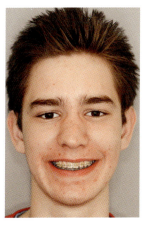

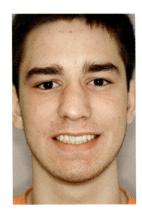
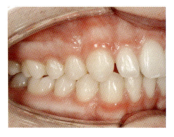
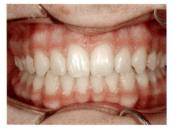
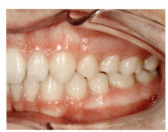
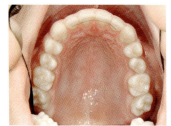
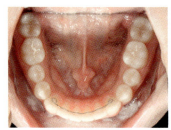

12.3.8 Zusammenfassung

Die Forsus™ Fatigue Resistant Apparatur von 3M Unitek (deutsche Niederlassung in Langsberg) ist eine festsitzende Apparatur, die vom Kieferorthopäden leicht einzufügen und wieder auszugliedern ist, deren Kräfte kalkulierbar sind, die gut nachaktivierbar ist, die vom Patienten gut toleriert wird, die nur selten Anlass zu Beschwerden oder gar Reparaturen gibt und bei der die Nutzen-Kosten-Relation stimmt.

Heinz Winsauer und Alfred Peter Muchitsch

12.4 Der Flex Developer

12.4.1 Einführung und Konzept

Die Korrektur der Klasse-II,1-Fehlbisssituation gehört zu den „meistbehandelten Herausforderungen einer orthodontischen Praxis"[13]. Daher ist auch in Bezug auf orthodontische Behandlungskonzepte die Diskussion über Extraktion oder Nicht-Extraktion ein schon lange diskutiertes Thema. Der aktuelle Trend geht dabei deutlich zur Erhaltung der Zahnsubstanz, wo immer dies möglich ist[46].

Bei der Klasse-II-Behandlung kommen zahlreiche intraorale Apparaturen und Hilfsmittel zum Einsatz. Diese können im Wesentlichen in zwei Gruppen – die Zug- und die Druckapparaturen – eingeteilt werden (Abb. 12-125).

Typische Zugapparaturen sind die weitverbreiteten Klasse-II-Gummizüge oder fix montierte Federn wie die Alpern Sentalloy Interarch Coil Springs (GAC International Inc. Islandia, NY, USA) oder Saif Springs (Pacific Coast Manufacturing Inc., Woodinville, WA, USA). Dieser Zug wirkt sich insbesondere auf die Extrusion der unteren Molaren sowie der Zähne im oberen Eckzahnbereich aus. Da die Extrusion von Zähnen schneller erfolgt als die Intrusion, kommt es bei dieser Behandlungsform zu einer Kippung der Okklusionsebene im Uhrzeigersinn. Dies mag zwar bei der Korrektur der Klasse-II-Verzahnung unterstützend wirken. Gefürchtet sind hierbei aber die Tendenz zur Verstärkung des Gummy smile sowie insbesondere die Tendenz zum offenen Biss. Der größte Nachteil von Gummizügen ist die mangelnde Compliance im Jugend- und Erwachsenenalter und analog die unsichere Vorhersage der Mitarbeit zu Behandlungsbeginn[32].

Dies ist ein wesentlicher Grund, Behandlungsgeräte zu bevorzugen, bei denen die Mitarbeit eine untergeordnete Rolle spielt. Gerade in diesem Bereich entsprechen Druckmechaniken zur Klasse-II-Korrektur den gegebenen Erwartungen, weil sie festsitzend im Mund eingebaut sind. Die klassische Apparatur auf diesem Gebiet ist das Herbst-Scharnier, das erstmalig von seinem Erfinder Emil Herbst

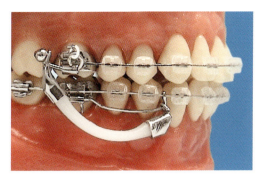

Abb. 12-125 Flex Developer (Nylonfederstab mit lebenslanger Bruchgarantie).

beim Internationalen Kongress für Zahnheilkunde in Berlin 1905 vorgestellt wurde[17].

Umfangreiche Nachuntersuchungen durch Pancherz[33–37,39] machten dieses Gerät zu einem der bestuntersuchten und bestdokumentierten Geräte in der modernen Kieferorthopädie. Diese Mechanik ist der Prototyp der Druckmechaniken, bei denen neben der erwünschten sagittalen Kraftkomponente zur Klasse-II-Korrektur vektoriell auch eine intrusive Kraft (Druck) auf die oberen Molaren und auf den unteren Zahnbogen im Bereich der Eckzähne ausgeübt wird. Dabei kommt es ebenfalls zu einer leichten Neigung der Okklusionsebene im Uhrzeigersinn. Da die Intrusion jedoch langsamer erfolgt als die Extrusion, sind diese meist unerwünschten Nebeneffekte geringer. Klasse-II-Druckmechaniken eignen sich daher gut zur Behandlung bei einer vertikalen Wachstumstendenz.

Der Jasper Jumper (American Orthodontics, Sheboygan, WI, USA) wurde 1987 als flexible Alternative eingeführt und konnte erstmals gleichzeitig mit festsitzenden Apparaturen verwendet werden[4]. Es gibt einige Diskussionen bezüglich der Wirkungsweise dieses Gerätes, inwieweit skelettale oder dentoalveoläre Effekte in Erscheinung treten. Weiland und Bantleon[67] konnten in einer Untersuchung 40 % skelettale und 60 % dentoalveoläre Effekte bei Verwendung des Jasper Jumpers nachweisen. Die angestrebte klinische Wirkung entfaltet sich dabei ohne Mitarbeit des Patienten. Einen mechanischen Schwachpunkt stellt allerdings die gelötete Verbindung zwischen der hinteren Öse und der gummiummantelten Stahlfeder des Federelements dar. An dieser Stelle können Brüche auftreten[60]. Die Notwendigkeit, sieben verschiedene Grö-

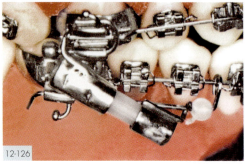

Abb. 12-126 Vorläufer des Flex Developers: der „Sagittal Developer" nach Steve Williams

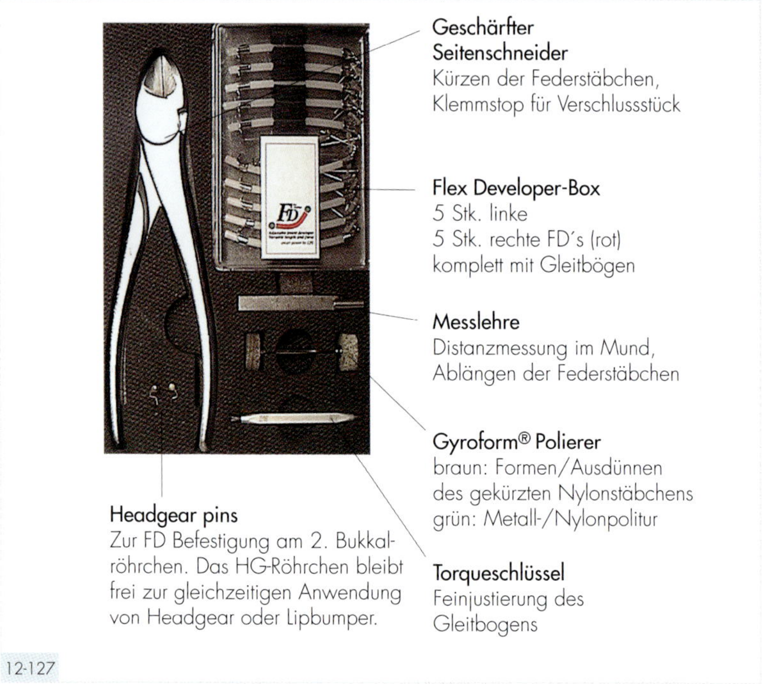

Geschärfter Seitenschneider
Kürzen der Federstäbchen, Klemmstop für Verschlussstück

Flex Developer-Box
5 Stk. linke
5 Stk. rechte FD's (rot)
komplett mit Gleitbögen

Messlehre
Distanzmessung im Mund, Ablängen der Federstäbchen

Gyroform® Polierer
braun: Formen/Ausdünnen des gekürzten Nylonstäbchens
grün: Metall-/Nylonpolitur

Headgear pins
Zur FD Befestigung am 2. Bukkalröhrchen. Das HG-Röhrchen bleibt frei zur gleichzeitigen Anwendung von Headgear oder Lipbumper.

Torqueschlüssel
Feinjustierung des Gleitbogens

Abb. 12-127 Das Starter-Kit enthält nützliche Tools wie beispielsweise eine Messlehre zum einfachen Ausmessen der benötigten Länge für den FD im Mund.

ßen jeweils für die linke und die rechte Seite vorrätig zu haben, erfordert eine aufwendige Lagerhaltung. Die maximal anwendbare Kraft ist auf ca. 250 cN beschränkt.

12.4.2 Entwicklung und Geschichte

1995 präsentierte Dr. Steve Williams vom Royal Dental College, University of Aarhus, den Sagittal Developer als Alternative zum erwähnten Gerät, wobei als Federelement erstmals ein völlig bruchsicherer Polyamid-Stab zum Einsatz kam (persönliche Mitteilung von Dr. Williams). Ebenfalls wurde durch Williams eine wiederverschließbare Öse auf einem verschiebbaren Röhrchen angebracht, wodurch der Sagittal-Developer jederzeit am Bypass-Bogen ein- und ausgehängt und auch jede benötige Länge hergestellt werden konnte. Material- und Formprobleme führten im Bereich dieser Öse jedoch häufig zum Bruch und zu Verletzungen. Zudem neigte das Polyamidstäbchen zu Verfärbungen und Verformungen (Abb. 12-126).

1997 wurde dieses System von Winsauer grundlegend überarbeitet und als „Flex Developer" (FD) (Tiger Dental Company, Bregenz,

Österreich) bezeichnet. Dabei wurden folgende Neuerungen umgesetzt:

Die Metallkomponenten wurden in ihrer Form den funktionellen Erfordernissen angepasst, widerstandsfähiger dimensioniert und plasmageschweißt. Das vordere Verschlussstück wurde völlig überarbeitet und verstärkt und bietet nun dem Patienten selbst die Möglichkeit, in Notsituationen mittels Nagelklipper das Häkchen leicht aufzubiegen, um den FD am Gleitbogen auszuhängen. Polyamid PA6 machte das Federelement kräftiger sowie form- und farbstabiler. Ein Dauertest zeigte, dass die Kraft eines 36 mm langen FDs, zu Testbeginn 640 cN und nach 4 Millionen Biegezyklen noch immer 615 cN aufwies. Keines der 20 getesteten Federstäbchen brach bei dieser Versuchsserie. Dies entspricht einem Kraftrückgang von weniger als 5 %. Zusätzlich stellte Winsauer auch die Möglichkeit vor, das Polyamid-Stäbchen in seinem Durchmesser zu reduzieren, um so eine Kraftverringerung zu bewirken. Dies kann besonders bei der Behandlung parodontal reduzierter Gebisse Anwendung finden. Ein Starter-Kit beinhaltet mehrere Präzisionsinstrumente und erleichtert seither durch standardisierten Einbau die klinische Anwendung (Abb. 12-127).

Neben einem geschärften Seitenschneider zum Kürzen des Federelementes und zum Klemmen des Endösenstückes wurde vor allem eine Mess-Einbaulehre beigelegt. Mit dieser kann der Behandler den Abstand zwischen dem Eingang des Headgear-Röhrchens am oberen Molaren und dem vorderen Ende des Bypass-Gleitbogens im UK messen. Dieser Wert wird auf der Rückseite der Lehre verwendet, um das FD-Federstäbchen auf seine exakt notwendige Länge zu kürzen. Dabei werden durch die Messlehre automatisch 8 mm zusätzliche Länge als Aktivierung hinzugefügt. Hierdurch ist die individuelle Anpassung des Flex Developers von einer Universalgröße ausgehend für jeden Patienten möglich.

Um den Einbauprozess nochmals zu vereinfachen, ist der Flex Developer auch in bereits vorgekürzten verschiedenen Einbaulängen (20, 22, 24, 26, 29 mm) erhältlich und muss nur noch in der richtigen Länge entnommen werden. Falls in einer solchen Situation ein entsprechend vorgefertigter FD nicht vorhanden wäre, kann die benötigte Länge auch durch einen Universal-FD selbst hergestellt werden.

Eine entscheidende Neuerung war auch der standardisiert vorgebogene Bypassbogen (Gleitbogen), der schnell einsetzbar ist und aufgrund seiner Gleichförmigkeit eine hohe Funktionalität und Zuverlässigkeit garantiert. Dieser Bypassbogen dient nicht nur als Gleitstrecke für das Verschlussstück des Flex Developers, sondern auch als Kipp- und Rotationsmeider bei der Mesialisierung von UK-Molaren (z. B. Lückenschluss bei Prämolarenaplasie). Der Einbau des FDs wurde durch eine abnehmbare Sicherungsscheibe im Bereich des Pins verbessert, sodass dieser beim Einsetzen nicht aus dem Endösenstück gleiten und möglicherweise verschluckt werden kann.

Die schnelle Längenermittlung und der standardisierte sichere Einbau des Flex Developers machen es möglich, die Apparatur samt vorgefertigtem Bypass-Gleitbogen in nur 3 bis 4 Minuten einzubauen. Daher ist diese Non-Compliance-Klasse-II-Apparatur unter Behandlern wie unter Patienten gleichermaßen beliebt.

12.4.3 Bestandteile und Aufbau der Apparatur

(Abb. 12-128 und 12-129)

12.4.4 Wirkungsweise der Apparatur

Die übliche Aktivierung eines Flex Developers beträgt je nach Länge zwischen 6 und 9 mm. Bei 9 mm Aktivierung erreicht ein nicht ausgedünnter 38-mm-Flex-Developer ca. 650 cN Kraftanstieg, ein Wert, der weit höher liegt als bei vergleichbaren Behandlungsgeräten wie beispielsweise dem Jasper Jumper (Maximum ca. 250 cN), dem Forsus (3M Unitek, Monrovia, CA, USA) dem Twin Force Bite Corrector (210 cN, OrthoOrganizers Inc., San Marcos, CA, USA) oder der Eurekafeder (225 cN, Eureka Orthodontics, San Luis Obispo, CA, USA). Damit ist die Wirkung des Flex Developers als semiflexibel zu bezeichnen und kommt der Wirkung des Herbst-Scharniers nahe. Obwohl bereits mit dem Jasper Jumper skelettale Veränderungen erzielt werden konnten[66–68], ist davon auszugehen, dass die größere Steifigkeit des Flex Developers neben seiner dentoalveolären Wirkung einen größeren skelettalen Effekt hervorruft[67] (Abb. 12-130).

Bis zu 1 mm körperlicher Zahnbewegung pro Monat ist bei Klasse-II-Behandlungen mit dem FD zu erwarten. Auch die einseitige Anwendung des Flex Developers stellt absolut kein Problem dar und wird vom Patienten gut toleriert. So können auch einseitige Klasse-II-Situationen bei gleichzeitiger Einstellung der Mittellinie zügig korrigiert werden. Die intrusive Komponente im Bereich der unteren Eckzähne kann zu einer leichten Bissöffnung in diesem Bereich führen, die jedoch nach Entnahme des Geräts schon nach wenigen Tagen von selbst verschwindet. Bei der Behandlung der Klasse II mit dem Flex Developer sollte eine sagittale Überkorrektur bis zum frontalen Kantbiss eingeplant werden, da nach Entnahme der Apparatur mit einem minimalen Rezidiv zu rechnen ist.

Auf den ersten Blick paradox wirkt die Anwendung des Flex Developers als Klasse-II-Behandlungsapparat bei der präoperativen Dekompensation von Klasse-III-Patienten.

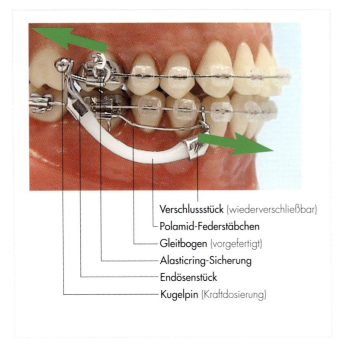

Verschlussstück (wiederverschließbar)
Polamid-Federstäbchen
Gleitbogen (vorgefertigt)
Alasticring-Sicherung
Endösenstück
Kugelpin (Kraftdosierung)

Abb. 12-128 Die Bestandteile des Flex Developer-Konzeptes.

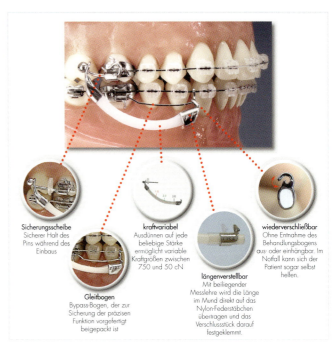

Sicherungsscheibe
Sicherer Halt des
Pins während des
Einbaus

kraftvariabel
Ausdünnen auf jede
beliebige Stärke
ermöglicht variable
Kraftgrößen zwischen
750 und 50 cN

wiederverschließbar
Ohne Entnahme des
Behandlungsbogens
aus- oder einhängbar. Im
Notfall kann sich der
Patient sogar selbst
helfen.

längenverstellbar
Mit beiliegender
Messlehre wird die Länge
im Mund direkt auf das
Nylon-Federstäbchen
übertragen und das
Verschlussstück darauf
festgeklemmt.

Gleitbogen
Bypass-Bogen, der zur
Sicherung der präzisen
Funktion vorgefertigt
beigepackt ist

Abb. 12-129 Die wesentlichen Vorteile des Flex Developers: kostengünstige, individuelle Herstellung jeder Länge, direkte Kraftübertragung auf die Molaren mittels Gleitbogen, der auch als Kipp- und Rotationsmeider fungiert. Schneller Ein- oder Ausbau durch wiederverschließbare Komponenten. Individuelle Krafteinstellung durch Ausdünnen des unverwüstlichen Federelements.

Abb. 12-130 Messtabelle mit Kraftvergleichen

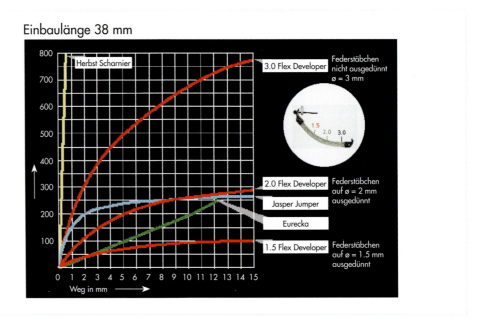

Bei einer solchen Vorbehandlung müssen nach Proklination der UK-Frontzähne die UK-Seitenzähne mesialisiert und die Oberkieferseitenzähne distalisiert werden. Übliche Klasse-II-Gummizüge zeigen hier eine beinahe vertikale Zugrichtung mit nur geringer sagittaler Wirkung. Der enorme Vorteil von Klasse-II-Druckmechaniken in gerade dieser Situation ist die deutliche sagittale Kraftentwicklung (Abb. 12-131a–c, 12-132).

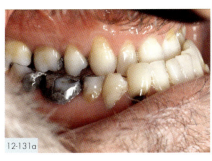 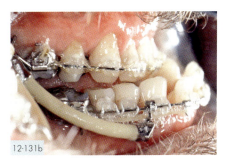 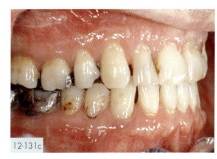

Abb. 12-131a–c Gerade bei der präoperativen Dekompensation von Klasse-III-Situationen sind Klasse-II-Druckmechaniken ideal. Hier würde die Anwendung von Klasse-II-Gummizügen zu einer sehr vertikalen Zugrichtung mit unerwünschten extrusiven Nebenwirkungen führen. Durch die hohe Kraftabgabe und Robustheit des Flex Developers lässt sich die präoperative Mesialisierung von Seitenzähnen bei Klasse-III-Patienten in 3 bis 6 Monaten erzielen.

Die immense Robustheit des Polyamid-Federelementes ist hier von Vorteil, da während dieser präoperativen Dekompensationsbehandlung die Federstäbchen häufig und intensiv an scharfen Kanten oder Bracketrändern reiben. Trotz deutlicher Abnützung ist aber die Wirkkraft des Flex Developers nur minimal verringert.

12.4.5 Klinisches Management und Anwendung

Einbau

Als Voraussetzung zur Verwendung des Flex Developers sind HG-Röhrchen an den oberen Molarenbändern und Doppeltubes (auxilliary tubes) an Unterkiefermolarenbändern erforderlich.

Nach abgeschlossener Nivellierung sollten im Ober- und Unterkiefer zumindest 0.016 x 0.022 Inch stainless-steel Bögen eingebaut worden sein. Das distale Ende des oberen Bogens wird direkt hinter den ersten Molaren umgebogen, um eine isolierte Distalisation dieser Zähne zu verhindern (es sei denn, dies wäre erwünscht). So verteilt sich die distalisierende Kraft auf den gesamten oberen Zahnbogen. Im Falle des Lückenschlusses bei Aplasie oder nach Extraktion von Prämolaren im Ober- oder Unterkiefer ist es empfehlenswert, die Bänder auf den zweiten Molaren zu setzen. Dadurch kann der Flex Developer länger dimensioniert und so eine horizontalere Wirkrichtung erzielt werden.

Der vorgefertigte Bypass-Gleitbogen wird direkt ins Hilfsröhrchen des unteren Molaren gesteckt und initial nicht umgebogen. Nun erfolgen Adaptationsbiegungen, um die offene Öse im vorderen Bereich des Teilbogens zwischen Eckzahn und erstem Prämolaren zu platzieren. Mit einer Aderer-Zange wird dann unterhalb des zweiten Prämolarenbrakkets eine Bajonett-Biegung am Teilbogen eingebracht, wodurch der Gleitbogen parallel zum Behandlungsbogen verläuft. Die Öse wird dann mit leichtem Auflagedruck definitiv eingehängt und geschlossen. So dient der Bypassbogen neben seiner Funktion als Gleitbogen auch als Kipp- und Rotationsmeider für den UK-Molaren. Es ist darauf zu achten, das Ende des Gleitbogens distal des Hilfsröhrchens nach kranial umzubiegen, um Beschädigungen des Federstäbchens bei Mundöffnung zu vermeiden.

Bei dieser Gelegenheit sollte auch das Häkchen am Molarenattachment senkrecht nach kaudal gebogen werden, wodurch es als Abstreifer wirkt und sich der Flex Developer nicht unter dem Bandattachment verklemmen kann (Abb. 12-133).

Als nächster Schritt wird die Messlehre am mesialen Eingang des Headgear-Röhrchens eingesetzt und die entsprechende Zahl im Bereich der vorderen Knickstelle des Bypassbogens abgelesen. Dreht man nun die Messlehre um und schiebt ein Federstäbchen durch das dort befindliche Rohr, so soll der mesiale Rand des Endösenstückes genau bei dem zuvor abgelesenen Zahlenwert platziert und das

Abb. 12-132 Auch intensiver Kontakt mit scharfen Kanten führt nicht zum Bruch.

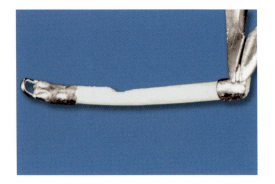

Abb. 12-133a, b Das Häkchen am Molarenattachment sollte senkrecht nach kaudal gebogen werden, wodurch es als Abstreifer wirkt und sich der FD nicht unter dem Bandattachment verklemmen kann.

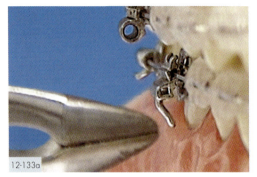

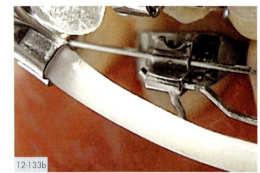

Abb. 12-134 Durch einen Alastik-Ring wird der Haltepin ruhiggestellt, bleibt aber dennoch beweglich.

Abb. 12-135 Eine von mehreren Aktivierungsmöglichkeiten: Verkürzung der Gleitstrecke durch Aufbringen einer Kugel aus lichthärtendem Kunststoff.

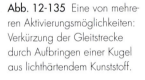

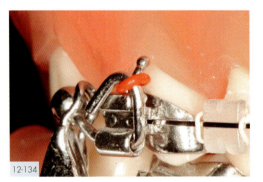

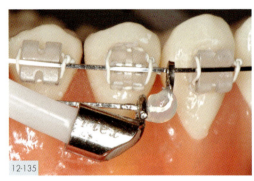

überstehende Ende des Polyamidstäbchens abgeschnitten werden. Anschließend wird das Endösenstück nach vorne geschoben und um ca. 10° nach mesial verdreht. Mit dem Seitenschneider wird es durch 2 bis 3 Pressungen (Kerben) am Federstäbchen festgeklemmt. Nach Entfernung eines geringen Polyamid-Überstandes mit dem Gyroform-Polierer kann der FD bereits eingesetzt werden. Der durch eine Sicherungsscheibe gehaltene Pin wird von distal durch das Headgear-Röhrchen eingeführt, das Pinende auf den ersten 3 mm mit einer Weingart-Zange gefasst und dann rechtwinklig nach oben umgebogen. Der so befestigte Pin stellt ebenfalls eine Gleitstrecke distal des Headgear-Röhrchens dar. Nun soll das Endösenstück mit seinem Häkchen am Gleit-

bogen eingehängt werden. Um ein spannungsfreies Einhängen zu ermöglichen, schiebt der Patient dabei den Unterkiefer leicht vor. Erst beim Zurückziehen des Unterkiefers kann das Pinende neuerlich mit der Weingart-Zange gefasst und kreisförmig eingedreht werden. Dadurch kommt die Kugel des Pins dem Headgear-Röhrchen näher und eine entsprechende Aktivierung tritt ein. Im Zweifelsfall kann bei geschlossenem Mund diese Aktivierung mit der Correx-Waage überprüft werden. Das eingedrehte Pinende wird mit einem oder zwei Alastik-Ringen gegen das Häkchen am Molarenattachment gesichert, sodass es zu keiner für den Patienten lästigen Wackelbewegung kommt (Abb. 12-134).

Idealerweise arbeitet der Flex Developer, je nach Aktivierung, in einem Spannungsbereich zwischen 300 und 600 cN. Dies bedeutet keine Gefahr für die Zähne des Patienten, da der FD, ähnlich wie beim Herbst-Scharnier, bei zu hoher Kraftwirkung den Unterkiefer leicht nach vorne schieben kann und so schon nach wenigen Millimetern Vorschub einen deutlichen Kraftabfall verursacht.

Aktivierung des Flex Developers

Der Flex Developer kann auf drei Arten nachaktiviert werden:
- Pin: Hier kann das bereits eingedrehte anteriore Ende des Pins weiter eingedreht und so die Kugel des Pins der distalen Öffnung des Headgear-Röhrchens genähert werden. Allerdings ist darauf zu achten, dass das Endösenstück nicht zwischen Kugel und Headgear-Röhrchen eingeklemmt wird.
- Teilbogen: Falls zu Behandlungsbeginn feine Lücken im UK-Seitenzahnbereich bestehen, werden diese bei der Behandlung mit dem Flex Developer von distal nach mesial geschlossen. Dabei wandert der Bypass-Gleitbogen mit seiner Öse am Vollbogen Richtung Eckzahnbracket. In so einem Fall ist die Berührung mit Letzterem zu vermeiden. Hier kann das distale Gleitbogenende weiter aus dem Hilfsröhrchen herausgezogen, damit verkürzt und wieder nach oben umgebogen werden. Gegebenenfalls muss zuvor die Bajonettbiegung weiter nach anterior verlagert werden.
- Die dritte Aktivierungsmöglichkeit findet sich nach maximalem Nachstellen des Bypassbogens, wenn dieser bereits am vorderen Rand des ersten Prämolarenbrackets ansteht. In einem solchen Fall könnte ein neuer, längerer Flex Developer eingesetzt oder aber eine Kugel aus lichthärtendem Kunststoff wie beispielsweise Triad VLC Gel (Dentsply Degudent, Hanau) oder Heliosit (Ivoclar Vivadent, Ellwangen) an der Gleitbogen-Knickstelle appliziert werden. Durch eine Kugel im anterioren Bereich des Bypassbogens wird das Endösenstück weiter nach posterior geschoben und somit das Federstäbchen weiter durchgebogen (Abb. 135).

Es ist wichtig, den FD solange im Mund zu belassen bis eine Überkorrektur eingestellt ist. Diese kann durchaus bis zu einem frontalen Kantbiss gehen. Nach Entnahme der Federstäbchen ist mit einem geringen Rezidiv zu rechnen, sodass sich dann von selbst eine präzise Regelverzahnung einstellt (Abb. 12-136).

Der Flex Developer kann auch gut an abnehmbaren Geräten, wie z. B. an Schienenpositionern, angebracht werden. Hierbei wird seitlich am oberen Positioner ein doppeltes Headgear-Röhrchen und am unteren Schienenpositioner ein Gleitbogen einpolymerisiert (Abb. 12-137).

Dieses Gerät findet ganz besonders nach Herbstscharnier-Behandlungen als Rezidivprophylaxe, bei hartnäckigen Kiefergelenkserkrankungen aber auch nach schwierigen Klasse-II-Behandlungen Anwendung.

Das Ausdünnen des Federstabs kann bis zu 50 % seiner ursprünglichen Dicke erfolgen. Die Bearbeitung erfolgt mit dem beigelegten grünen Gyroform-Vliespolierer oder einem herkömmlichen Gummipolierer. Interessanterweise ist dies jedoch selten notwendig, da der Patient durch geringes Vorschieben des Unterkiefers sofort selbst die angewandte Kraftgröße reduzieren kann.

Vom Konzept und Einbau dem Flex Developer sehr ähnlich ist der Herbst Developer (HD) (Abb. 12-138).

Hier kommen allerdings zwei dünne, starre Teleskoprohre anstelle der flexiblen Polyamid-Stäbchen zum Einsatz. Diese Teleskope bewirken einen „Vorhalte-Effekt" des Unterkiefers, wodurch deutlich weniger Kraft auf die Zähne wirkt. Der Einbau ist dem des Flex Developers sehr ähnlich. Auch hier wir das Gerät mittels Pin am HG-Röhrchen des ersten Oberkiefermolaren befestigt und mit einem Alastik-Ring gesichert. Im vorderen Anteil befindet sich die wiederverschließbare Metallöse, mit welcher der HD am Bypass-Teilbogen eingehängt wird. Bei Mundöffnung besteht doppelte Sicherheit, da der HD sich einerseits teleskopartig verlängern kann, andererseits auch am Bypass-Bogen vor und zurück gleitet.

Abb. 12-136a–c Ausreichende Überkorrektur bis hin zum frontalen Kantbiss garantiert ein stabiles Abschlussergebnis.

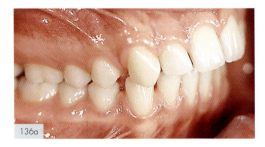
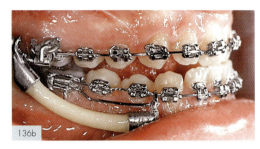

Abb. 12-137 Der FD-Copyplast-Schienenpositioner (Scheu Dental, Iserlohn) ist ein aktives Retentionsgerät nach Klasse-II-Behandlungen. Ideal auch zur Therapie von Kiefergelenkserkrankungen und als Anti-Schnarchgerät.

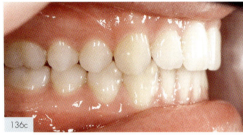
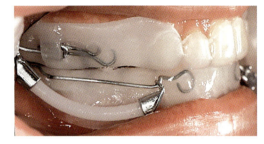

Abb. 12-138 Der Herbst Developer ist vom Aufbau dem Flex Developer sehr verwandt und wird am Molarenröhrchen ebenfalls mit einem Pin und im anterioren Bereich mit einer wiederverschließbaren Öse am Bypass-Teilbogen befestigt. Die Teleskoprohre sind leicht gebogen und schlank, wodurch hoher Patientenkomfort und große seitliche Beweglichkeit gegeben sind. Der Herbst Developer hat eine überwiegend skelettale Wirkung.

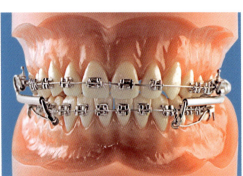

12.4.6 Indikationen und Kontraindikationen für den Flex Developer

Indikationen
- Dentale (und skelettale) Klasse-II-Korrektur
- Einseitige dentale Klasse-II-Korrektur (unilateraler FD)
- Mittellinienkorrektur (bei einseitiger Anwendung)
- Unterkiefer Wachstumsförderung (orthopädischer Effekt)
- Lückenschluss im Unterkiefer bei Aplasie- oder Extraktionssituation (auch einseitig)
- Platzbeschaffung durch Distalisation der Oberkiefermolaren (Kein Umbiegen des Bogens distal der Molaren)
- Retraktion proklinierter Oberkieferfrontzähne (Verankerung oberer Molaren)
- Protrusion unterer Frontzähne (prächirurgische Dekompensation bei Klasse-III-Fällen)

Kontraindikationen
- Deutlich proklinierte UK-Frontzähne (zusätzlich erschwerend bei gleichzeitigem Engstand der UK-Front)
- Ausgeprägtes Gummy smile
- Steile Okklusionsebene

12.4.7 Behandlungsbeispiele

Fall 1 (Abb. 12-139 bis 12-144)

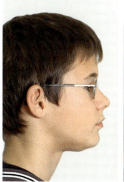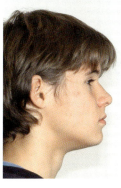

Abb. 12-139 Der Patient war zu Behandlungsbeginn 13 Jahre und 8 Monate alt. Die Gesamtbehandlungszeit betrug 14 Monate (Multiband), davon 6 Monate mit Flex Developer beidseits.

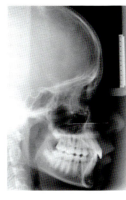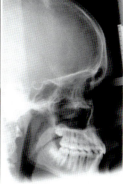

Abb. 12-140 Anfänglich leichte Unterkieferrücklage (Wits-Wert +2 mm). Hier zeigt sich der für den Unterkiefer wachstumsfördernde Effekt des FDs: Zu Behandlungsende Wits-Wert –1 mm bei Regelverzahnung beidseits.

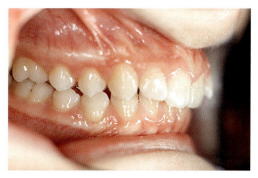

Abb. 12-141 Zu Behandlungsbeginn intercanine 1/2-PB-Klasse-II-Verzahnung mit Pseudotiefbiss.

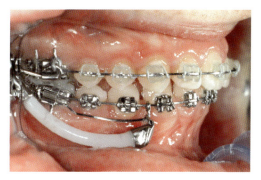

Abb. 12-142 Einbau der Flex Developers. Mit dem im FD-Starterkit befindlichen Messlineal wird die Länge des FD-Polyamidstäbchens so bemessen, dass eine Nachaktivierung später leicht möglich ist. Dies geschieht im Bereich des Befestigungspins durch Eindrehen des Pinendes und am Bypass-Gleitbogen durch Zurückziehen ins Molarenhilfsröhrchen.

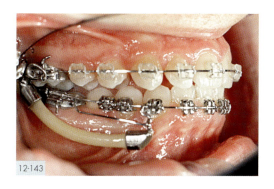

12-143

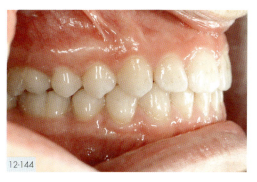

12-144

Abb. 12-143 Nach knapp 6-monatiger Wirkzeit sind eine leichte Überkorrektur und Bisshebung erfolgt. Das Pinende wurde durch Eindrehen des Endes verkürzt und der FD fortlaufend nachaktiviert.

Abb. 12-144 Abschlussergebnis 1 Jahr nach Abnahme der festsitzenden Behandlung und Feineinstellung mittels Schienenpositionern.

Fall 2 (Abb. 12-145 bis Abb. 12-150)

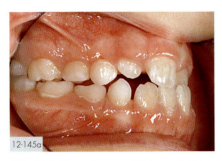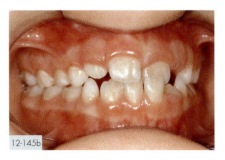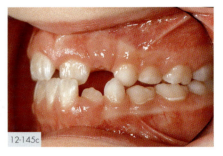

Abb. 12-145a–c Patientin, 7 Jahre und 8 Monate alt, mit singulärem Kreuzbiss 21 bei Regelverzahnung/Regellage und ausreichend Platz für den Durchbruch der bleibenden Zähne. Kreuzbissüberstellung mit Y-Dehnplatte (singulärer Vorschub 21). Nebenbefund zu Behandlungsbeginn: Nichtanlage 35 und 45.

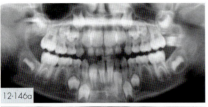

Abb. 12-146a–c Panoramaschichtaufnahmen: (a) (7 Jahre, 8 Monate) Als Nebenbefund: Nichtanlage der Zähne 35 und 45. (b) (12 Jahre, 7 Monate) Kontrollröntgen des spontanen Lückenschlusses, nachdem mit 11 Jahren und 4 Monaten die Zähne 75 und 85 extrahiert worden waren. Ab einem Alter von 12 Jahren und 7 Monaten beginnt der aktive Lückenschluss. (c) (14 Jahre, 1 Monat) Nach Ende der 18-monatigen, festsitzenden Behandlung, davon 7 Monate mit Flex Developern. Feineinstellung mittels Schienenpositioner und Restlückenschluss noch ausstehend.

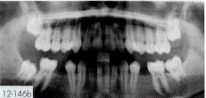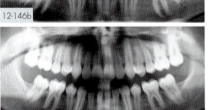

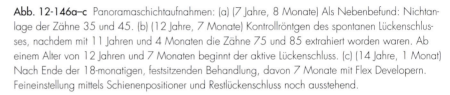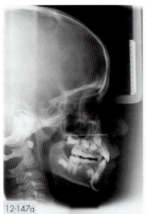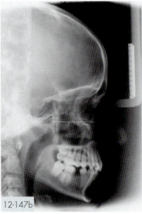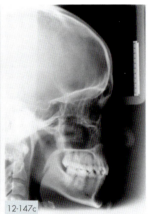

Abb. 12-147a–c Fernröntgenseitenbilder: (a) 7 Jahre, 8 Monate; (b) 12 Jahre, 7 Monate; (c) 14 Jahre, 9 Monate.

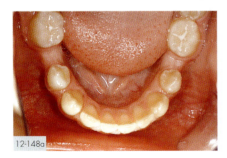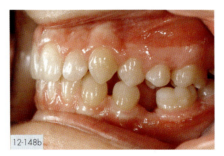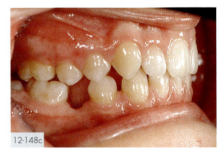

Abb. 12-148a–c (12 Jahre, 7 Monate) Nachdem mit 11 Jahren und 4 Monaten 75 und 85 extrahiert worden waren, schloss sich zwar die Lücke ein Stück spontan, es kam aber auch zum sanduhrartigen Alveolarfortsatzverlust und zur Distalwanderung 34, 44.

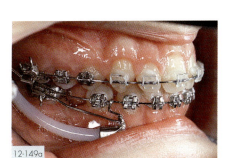 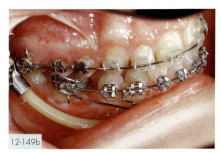

Abb. 12-149a, b Durch das Polyamid-Feder-stäbchen werden intermittierend (bei geschlossenem Mund) ca. 300cN Kraft freigesetzt. Zwischen beiden Fotos liegen 5 Monate, was die schnelle und verlässliche Zahnbewegung sichtbar macht. Wegen des verkürzten Zahnbogens durch Fehlen eines Prämolaren kommt ein „verlängerter Bypass-Gleitbogen" mit anteriorer Schlaufe zum Einsatz (gesamt 7 Monate FD-Behandlung).

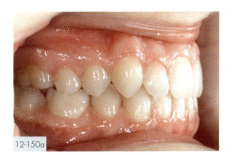 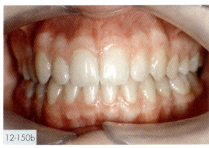 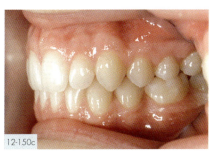

Abb. 12-150a–e (14 Jahre, 1 Monat) körperliche Mesialisierung der unteren Mahlzähne um eine Prämolarenbreite.

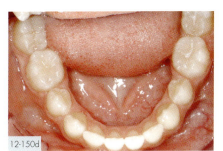 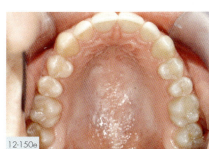

12.4.8 Zusammenfassung

Der Flex Developer (FD) ist ein äußerst kräftiges, robustes und Compliance-unabhängiges intermaxilläres Klasse-II-Behandlungsgerät. Seine Kraft entsteht durch Abbiegen eines im Durchmesser 3 mm dicken Polyamidfederstäbchens. Der Flex Developer kann problemlos zusätzlich an einer bestehenden Multibandapparatur befestigt werden. Er ist als Universallänge erhältlich und kann so an jede benötigte Distanz angepasst werden oder man verwendet eine der 5 vorgefertigten Längen. Das vordere Verschlussstück besitzt ein wiederverschließbares Häkchen, welches dem Kieferorthopäden eine schnelle Entnahme und einfache Justierung der Apparatur ermöglicht. Aufgrund der Fähigkeit, verlustfrei hohe intermaxilläre Kräfte abzugeben, kann die Wirkungsweise des FDs mit der des Herbstgerätes verglichen werden. Andererseits ist die Möglichkeit, den Durchmesser des Federstäbchens zu reduzieren eine Option, den FD mit schwach wirkenden Kräften auch im parodontal geschädigten Gebiss anzuwenden. Die klinische Beobachtung hat gezeigt, dass der FD bis zu 1 mm Zahnbewegung pro Monat ohne jede Patientenkooperation ermöglicht. Eine Vorverlagerung des Unterkiefers um nur wenige Millimeter bewirkt augenblicklich einen totalen Kraftabfall und zugleich einen Effekt ähnlich dem Herbstgerät. Da sich das Kraftmaximum erst unmittelbar vor Bissschluss aufbaut, ist dafür gesorgt, dass die Kraftwirklinie weitgehend horizontal verläuft, wodurch die intrusive Komponente im Eckzahnbereich bei der Anwendung des Flex Developers gering ist. Das Starterset beinhaltet sämtliche Instrumente, um den Einbau in wenigen Minuten zu ermöglichen.

Literatur

1. Aelbers CMF, Dermaut LR. Orthopädie in der Orthodontie – Ein Literaturüberblick. Inf Orthod Kieferorthop 1999;31:65–79.
2. Arcos JJ, Deprit I. Lingual orthodontiocs with Incognito brackets and Forsus class II correctors. Innova Incognito system special edition; 2009. S. 13–18.
3. Arici S, Akan H, Yakubov K, Arici N. Effects of fixed functional appliance treatment on the tempomandibular joint. Am J Orthod Dentofacial Orthop 2008;133:809–814.
4. Blackwood HO. Clinical management of the Jasper Jumper. I Clin Orthod 1991;25:755–760.
5. Bumann A. Lotzmann U. Funktionsdiagnostik und Therapieprinzipien. Farbatlanten der Zahnmedizin, Band 12. Stuttgart: Thieme; 2000.
6. Burkhard DR, McNamara JA, Baccetti T. Maxillary molar distalization or mandibular enhancement: A cephalometric comparision of comprehensive orthodontic treatment including the pendulum and the Herbst appliances. Am J Orthod Dentofacial Orthop 2003;123:108–116.
7. Chai ZW, Li LH, Song JL, Deng F, Fan YB. Three-dimensional finite element analysis of stress distribution in mandibule advanced with Forsus. Zhonghua Kou Qiang Yi Xue Za Zhi 2009;44:293–296.
8. Covell DA, Trammell DW, Boero RP. A cephalometric study of Class II Division 1 malocclusions treated with the Jasper Jumper appliance. Angle Orthod 1999;69:311–320.
9. Ehmer U, Tulloch CJF, Proffit WR, Phillips C. Internationaler Vergleich zur Frühbehandlung von Angle Klasse II/1-Dysgnathien. J Orofac Orthop 1999;60:392–408.
10. El-Sheikh MM, Godfrey K, Manosudprasit M, Viwattanatipa N. Force-deflection characteristics of the fatigue-resistant device spring: an in vitro study. World J Orthod 2007;8:30–36.
11. Erdogan E, Erdogan E. Asymmetric Application of the Jasper Jumper in the correction of midline discrepancies. J Clin Orthod 1998; 32:170–180.
12. Exarchou F, Göz G. Results of an Anonymous Survey about Compliance During Treatment with Fixed Orthodontic Appliance. Abstract of the University of Tübingen at the Scientific Annual Meeting of the German Orthodontic Society 2004 in Freiburg. S. 33.
13. Fisk RO. When malocclusions concernes the public. J Can Dent Assoc 1960; 26:397–412.
14. Gesch D. Eine Longitudinale Untersuchung über das Wachstum bei unbehandelten Kindern mit Angle-Klasse II/1-MaIokklusion. J Orofac Orthop 2000;61:20–33.
15. Godt A, Koos B, Marcovic M, Göz G. Patientenakzeptanz verschiedener Klasse-II-Behandlungsgeräte – eine Fragebogenstudie. Abstract of the University of Tübingen at the Scientific Annual Meeting of the German Orthodontic Society 2009 in Mainz. S. 23.
16. Heinig N, Göz G. Klinische Anwendung und Effekte der Forsus-Feder. Fortschritte der Kieferorthopädie 2001;6:436–450.
17. Herbst E. 30-jährige Erfahrungen mit dem Retentions-Scharnier. Zahnärztl Rundschau 1934; 43:1015–1024, 1563–1568, 1611–1616.
18. Herbst E. Atlas und Grundriss der Zahnärztlichen Orthopädie. München: Lehmann; 1910.
19. Jones G, Buschang PH, Kim KB, Oliver DR. Class II non-extraction patients with the Forsus Resistant Device versus intermaxillary elastics. Angle Orthod 2008;78:332–338.
20. Jung M. The Forsus Appliance: Characteristics and clinical case. Orthodontic Perspectives 2009;16:3–6.
21. Kahl-Nieke B. Einführung in die Kieferorthopädie. 3. Aufl. Köln: Deutscher Zahnärzte Verlag; 2010.
22. Karacay S, Akin E, Olmez H, Gurton AU, Sagdic D. Forsus Nitinol Flat Spring and Jasper Jumper corrections of Class II division 1 malocclusions. Angle Orthod 2006;76:666–672.
23. Kinzinger G, Dietrich P. Skeletal effects in class II treatment with the functional mandibular advancer (FMA). J Orofac Orthop 2005;6:469–488.
24. Kinzinger G, Gülden N, Roth A, Diedrich P. Disccondyle Relationships during Class II Treatment with the Functional Mandibular Advancer (FMA). J Orofac Orthop 2006;67:356–375.
25. Lin XP, Lin JX, Wang JF, Cao YB, Sun XR, Chen WT, Xu T. Assessment of facial skeletal growth and response to implanted funtctional appliance therapy with three-dimensional images. Shanghai Kou Qiang Yi Xue 2008;17:71–76.
26. Liu XP, Zhou H, Zou M, Ming LF. Treatment of mandibular retrusion patients with Forsus appliance following growth spurts. Shanghai Kou Qiang Yi Xue 2007;16:391–394.
27. McNamara JA Jr. Neuromuscular and skeletal adaptations to altered function in the orofacial region. Am J Orthod 1973;64:578–606.
28. McNamara JA, Howe RP, Dischinger TG. A comparison of the Herbst and Fränkel appliances in the treatment of Class II malocclusion. Am J Orthod Dentofacial Orthop 1990;98:134–144.
29. McSherry PF, Bradley H. Class II Correction-Reducing Patient Compliance: a Review of the Available Techniques. J Orthod 2000;27:219–225.
30. Murdock D. Correction of class II subdivision malocclusion with the Forsus appliance. Orthodontic Perspectives 2008;15:13–15.
31. Nakhleh A, Isaza Penco S, Sabbagh A, Bianchi R. SUS-multibracket appliance treatment for noncompliant class II patients. 83rd Congress of the European Orthodontic Society. Berlin; 2007.
32. Nanda RS, Kierl MJ. Prediction of corporation in orthodontic treatment. Am J Orthod Dentofacial Orthop 1992;102:15–21.
33. Pancherz H. Dentofacial orthopedics in relation to somatic maturation. Am J Orthod 1985;88: 273–287.
34. Pancherz H. The effect of continuous bite jumping on the dentofacial complex: A follow-up study after Herbst appliance treatment of Class II malocclusions. Eur J Orthod 1981;3:49–60.
35. Pancherz H. The Herbst appliance--its biologic effects and clinical use. Am J Orthod Dentofac Orthop 1985;87:1–20.
36. Pancherz H. The mechanism of Class II correction in Herbst appliance treatment. Am J Orthod Dentofac Orthop 1982;82:104–113.
37. Pancherz H. Treatment of Class II malocclusions by jumping the bite with the Herbst appliance. A cephalometric investigation. Am J Orthod 1979;76:423–442.

38. Pancherz H, Hansen K. Occlusal changes during and after Herbst treatment: a cephalometric investigation. Eur J Orthod 1986;8:215–228.

39. Pancherz H. Malmgren O, Hagg U, Omblus J, Hansen K. Class II correction in Herbst and Bass therapy. Eur J Orthod 1989;11:17–30.

40. Pancherz H, Ruf S, Kohlhas P. „Effective condylar growth" and chin position changes in Herbst treatment: a cephalometric roentgenographic long-term study. Am J Orthod Dentofacial Orthop 1998;114:437–446.

41. Pangrazio-Kulbersh V. Berger JL, Chermak DS, Karaczynski R, Simon ES, Haerian A. Treatment effects of the mandibular anterior repositioning appliance on patients with Class II malocclusion. Am J Orthod Dentofacial Orthop 2003;123:286–295.

42. Papadopoulos MA, Hrsg. Orthodontic treatment of class II noncompliant patient: current principles and techniques. Edinburgh: Mosby; 2006.

43. Rabie AB, Wong L, Tsai M. Replicating mesenchymal cells in the condyle and glenoid fossa during mandibular forward advancement. Am J Orthod Dentofacial Orthop. 2003; 123:49–57.

44. Richter U, Richter F. An MRI-monitored investigation of the condyle- fossa relationship during Herbst appliance treatment. Orthodontics 2004;1:43–51.

45. Ross AP, Gaffey BJ, Quick AN. Breakages using a unilateral fixed functional appliance: a case report using the forsus fatigue resistant device. J Orthod 2007;34:2–5.

46. Rossouw PE, Preston CB, Lombard C. A longitudinal evaluation of extraction versus nonextraction treatment with special reference to the posttreatment irregularity of the lower incisors. Semin Orthod 1999;5:160–170.

47. Ruf, S. The effects of Herbst treatment on the different hard and soft tissue joint structures, a short- and long-term TMJ research using tomography and MRI. Encuentro Internacional de Ortopedia Dentofacial Amom 2002 México–Alemania, Pto. Vallarta 27 Nov – 1 Dic, 7 Reunión Anual de Ortopedia Maxila.

48. Ruf S, Pancherz H. Dentoskeletal effects and facial profile Changes in young adults treated with the Herbst appliance. Angle Orthod 1999;69: 239–246.

49. Ruf S, Pancherz H. The mechanism of Class II correction during Herbst therapy in relation to the vertical jaw base relationship: A cephalometric roentgenographic study. Angle Orthod 1997;67:271–276.

50. Sabbagh A. CMD: Das Aqua Splint Konzept. ZMK 2009;25:700–703.

51. Sabbagh A. Die „Kombi-Herbst"-Apparatur. Abstractband Gemeinsame Jahrestagung der DGZMK und DGKFO, Sept./Okt. 1995. Wiesbaden; 1995.

52. Sabbagh A. Die Korrektur der Distalbisslage durch eine vereinfachte Herbstapparatur – die SUS Apparatur. In: Proceedings of the 76th Annual meeting of the German Orthodontic Society, 2003 Sep 10–14. München; 2003. S. 5.

53. Sabbagh A. Die progressive Bissumstellung mit der SUS-Apparatur. ZMK 2006;22:292–294.

54. Sabbagh A. Influence of condylar hypermobility on relapse after bite jumping. 83rd Congress of the European orthodontic society, Berlin, Jun 20–27 2007.

55. Sabbagh A. Kiefergelenkdysfunktion, ZMK 2000; 3:130–133, 210–212, 294–298.

56. Sabbagh A. Neue klinische Anwendungsmöglichkeit der Herbst-Apparatur. ZMK 1997;1:29–32.

57. Sabbagh A. The Sabbagh Universal Spring (SUS). In: Papadopoulos MA, Hrsg. Orthodontic treatment of class II noncompliant patient. Edinburgh: Mosby; 2006.

58. Schindler S. Dentoskelettale und faziale Veränderungen bei der Distalbissbehandlung (Klasse II-1) von Erwachsenen mit der Herbst-/Multibracket-Apparatur: eine röntgenkephalometrische Untersuchung. Gießen, 2003.

59. Schweitzer M, Pancherz H. The incisor-lip relationship in Herbst/multibacket appliance treatment of Class II, Division 2 malocclusions. Angle Orthod 2001;71:358–363.

60. Schwindling FP. Jasper-Jumper-Bildatlas. Merzig: Schwindling; 1995.

61. Sergl HG, Schmalfuß E. Probleme des Managements in der Kieferorthopädie. Zahnärztl Praxis 1973;24:122.

62. Stomeyer EL, Caruso JM, DeVincenzo JP. A cephalometric study of the class II correction effects of the Eureka spring. Angle Orthod 2002;72:203–210.

63. Stucki N, Bengt I. The use of the Jasper Jumper for the correction of Class II malocclusion in the young permanent dentition. Eur J Orthod 1998;20:271–281.

64. Vogt W. Forsus fatigue Resistant Device: small push rods, large benefits. Orthodontic Perspectives 2009;16:7–9.

65. Vogt W. The Forsus Fatigue Resistant Device. J Clin Orthod 2006;40:368–377; quiz 358.

66. Weiland FJ. Distalbiss-Therapie mit Jasper Jumper und Aktivator – eine vergleichende kephalometrische Studie. Doctorate degree thesis. Bern: Bern University; 1994. S. 143/27.

67. Weiland FJ, Bantleon HP. Treatment of Class II malocclusions with the Jasper Jumper appliance -a preliminary report. Am J Orthod Dentofacial Orthop. 1995;108:341–350.

68. Weiland FJ, Ingervall B, Bantleon HP, Droschl H. Initial effects of treatment of Class II malocclusions with the Herren activator, activator-headgear combination and Jasper Jumper. Am J Orthod Dentofacial Orthop 1997,112:19–27.

69. Wieslander L. Intensive treatment of servers Class II malocclusions with a headgear-Herbst-appliance in the early mixed dentition. Am J Orthod 1984;86:1–13.

70. Wong GW, So LL, Hägg U. A comparative study of sagittal correction with the Herbst appliance in two different ethnic groups. Eur J Orthod. 1997;19:195–204.

71. Xi Du, Hägg U, Bakr A, M. Rabie. Effects of headgear Herbst and mandible step-by-step advancement versus conventional Herbst appliance and maximal jumping of the mandible. Eur J Orthod 2002;24:167–174.

72. Xiong H, Hägg U, Tang GH, Rabie AB, Robinson W. The effect of continuous bite-jumping in adult rats: a morphological study. Angle Orthod 2004;74:86–92.

73. Ye J, Wang CL, Liu DX, Guo J, Zhang F. Clinical effect of modified forsus appliance to children with mandibular retrusion. Hua Xi Kou Qiang Yi Xue Za Zhi 2006;24:246–249.

ALTERNATIVE VERWENDUNG BIMAXILLÄRER APPARATUREN

Aladin Sabbagh

13

13.1 Die CMD-Therapie

13.1.1 Einführung und Konzept

Die Diskussion über die Ätiologie der kraniomandibulären Dysfunktion (CMD) ist eine der ältesten Debatten in der Zahnheilkunde[43]. Seit der Otolaryngologe Costen[7] im Jahre 1934 die Funktionsstörungen des Kauorgans erstmals beschrieb, und diese als Costen-Syndrom in die Literatur eingingen, wird die Okklusion als potenziell kausaler Faktor[6,22,23] in der Entstehung temporomandibulärer Dysfunktionen diskutiert. Klinische Studien beschreiben einen Anstieg der Inzidenz temporomandibulärer Dysfunktionen mit dem Lebensalter. Das Verhältnis Frauen zu Männer beträgt 3 : 1 [44].

Ein kausaler Zusammenhang zwischen einer Malokklusion im Allgemeinen bzw. einer Distalbisslage im Speziellen (erhöhte Overjet-/Overbite-Werte) und einer CMD ist in der aktuellen Wissenschaft ein sehr kontrovers diskutiertes Thema. Der pathogenetische Faktor der Okklusion wird oft infrage gestellt. Teilweise geht die Meinung sogar soweit, dass die Okklusion als kausaler Faktor negiert wird[11,22,23,24,28,29]. Die multifaktorielle Genese der CMD wird heute allgemein akzeptiert[22,23,41,45].

Studien mit dem höchsten „Evidence based"-Standard, die diese Assoziation eindeutig belegen, existieren bislang nicht – was allerdings nicht zwangsläufig das Gegenteil bedeuten muss.

Die Durchführung solcher evidenzbasierter Studien scheitert oft an technischer Undurchführbarkeit bzw. ethischen Hindernissen. Ferner sollte die Evaluation der Studien unter Berücksichtigung der Tatsache erfolgen, dass die Ergebnisse mancher Studien kontrovers interpretierbar sind. So wird etwa das Verschwinden eines Knackens ohne Behandlung und okklusale Rehabilitation als eine Verbesserung bzw. Spontanheilung bewertet und als Beweis für fehlende Kausalität interpretiert[6,27,46]. In den meisten Fällen lag allerdings eine Verschlechterung vor, da sich die vorliegende Diskusvorverlagerung mit Reposition (mit Knacken) in eine Diskusvorverlagerung ohne Reposition (ohne Knacken) umgewandelt hatte.

Ein weiterer Schwachpunkt ist die Tatsache, dass in den meisten Studien Symptome (Knacken, Schmerz, Palpationsempfindlichkeit der Muskulatur etc.) statt spezifischer Krankheitsbilder zu okklusalen Faktoren korreliert werden.

Alanen[2] formulierte ebenfalls einige methodische Fehler, die viele Studien zur Ätiologie ungeeignet machen, so z. B. Verallgemeinerungen von unselektiert verwendetem Probandengut. Aufgrund dieser Fehler wurde laut Alanen bei der Untersuchung der Okklusion in der CMD-Ätiologie der Mangel an Beweisen als Beweis für fehlende Zusammenhänge interpretiert.

Das gilt auch für repräsentative bevölkerungsbasierte Querschnittsstudien mit beeindruckenden Untersuchungen von mehreren Tausend Probanden, die keine Kausalität zeigten. Weil in erster Linie das Knackphänomen und die oft damit verbundene Mundöffnungseinschränkung abgefragt wurde, sind die Ergebnisse verfälscht, denn Diskopathien sind tatsächlich keine Direktfolge der Malokklusion, sondern einer allgemeinen Bindegewebsschwäche bzw. Hypermobilität[36].

Andererseits scheint eine Angle-Klasse II aufgrund ihrer häufigen Verbindung mit einer dorsalen Zwangsposition des Unterkiefers eine der Hauptursachen der CMD zu sein. Vermehrt trifft dies bei den Klassen II,2 und II,1 mit schmalem, spitzem Oberkiefer zu. Diese dorsale Zwangsführung bzw. dorsale Kompression verursacht eine Verkleinerung des Gelenkspaltes (Abb. 13-1) und kann zu Schmerzen und Überdehnungen in der bilaminären Zone und in fortgeschrittenen Fällen bis zu degenerativer Osteoarthrose führen. Bisweilen führt diese Kompression sogar zur Entstehung oder Verschlechterung von Diskopathien, Migräne, Tinnitus oder einem HWS-Syndrom[37,38].

Die alte Hypothese, dass sich Ursachen einer Kiefergelenkserkrankung bzw. CMD ausschließlich im Bereich der Okklusion finden, hat keine Gültigkeit mehr. Eine CMD entsteht durch Summierung mehrerer Ursachen. In den meisten Fällen kann eine Malokklusion alleine nicht für die Entstehung einer CMD verantwortlich gemacht werden. Es gibt Pati-

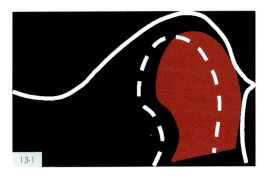 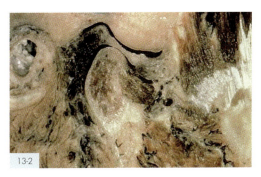

Abb. 13-1 Kompressionsgelenk dorsal aufgrund einer posterioren Zwangsführung.

Abb. 13-2 Der Diskus-Kondylus-Komplex in einem gesunden Kiefergelenk.

enten, die trotz extremer Zahnfehlstellungen wenige oder gar keine Beschwerden haben, wogegen andere Patienten mit unbedeutenden oder überhaupt keinen Diskrepanzen in statischer und dynamischer Okklusion stark davon betroffen sein können.

Ursachen von CMD[37,38]

- Malokklusion, Überbelastung des Kiefergelenks (Kompression, Zwangsposition etc.)
- Psychosomatische Störungen, Stresssyndrom
- Hyperaktivität der Kaumuskulatur (Bruxismus/Zähnepressen)
- Allgemeine Bindegewebsschwäche/Kondylushypermobilität
- Trauma
- Orthopädische Erkrankungen/HWS-Syndrom
- Internistische Erkrankungen (Pseudo-CMD: hormonelle Erkrankungen, Durchblutungsstörungen, Rheuma etc.)

Dank der manuellen Funktionsdiagnostik kann eine genaue gewebespezifische Diagnostik durchgeführt werden[4]. Dabei ist als Erstes festzustellen, ob die Beschwerden des Patienten tatsächlich im Bereich der myogenen bzw. arthrogenen Strukturen des Kiefergelenkes liegen. Es kommt nicht selten vor, dass Patienten mit Projektionsschmerzen, Pulpitis, dentogenen Abszessen, HNO-Läsionen, psychosomatischen Störungen etc. fälschlicherweise als Kiefergelenkdysfunktionen bzw. CMD-Patienten überwiesen werden[38].

Während der manuellen Untersuchung wird eine reproduzierbare Reaktion der durch die Testbelastung provozierten Gelenksstruktur erzeugt. Dadurch kann die für die Beschwerden verantwortliche anatomische Struktur identifiziert und eine Diagnose gestellt werden. Mittels strukturbezogener Untersuchungen des Kiefergelenkes ist es daher möglich, zu überprüfen, ob eine Läsion des Kiefergelenkes oder der Kaumuskulatur vorliegt bzw. welche spezifischen Strukturen des Kiefergelenkes (Gelenkflächen, bilaminäre Zone, Diskus-Kondylus-Komplex, Gelenkkapsel, Ligamente) für die vom Patienten angegebenen Beschwerden ursächlich verantwortlich sind[43] (Abb. 13-2).

Die manuelle Funktionsdiagnostik umfasst neben der Anamnese und der allgemeinen intra- und extraoralen Untersuchung:
- aktive Unterkieferbewegungen
- passive Unterkieferbewegungen
- isometrische Anspannungen
- dynamische Kompressionen und Translationen
- Gelenkspieltechniken (passive Kompressionen, Traktionen, Translationen)

Nachfolgend sollen die verschiedenen Techniken und deren differenzialdiagnostische Bedeutung kurz erläutert werden. Eine genaue Beschreibung der einzelnen Techniken ist weiterführender Literatur zu entnehmen[4,39].

Bei Patienten die aufgrund einer bereits vorhandenen und objektiven CMD die Behandlung aufsuchen[38], müssen alle Testbelastungen des Untersuchungsbogens (Abb. 13-3) durchgeführt werden. Anders verhält es sich bei Patienten, die keine CMD-Beschwerden haben, aber zahnärztlich, kieferorthopädisch oder kieferchirurgisch behandelt werden

Abb. 13-3 Die manuelle Funktionsdiagnostik muss bei Verdacht auf CMD komplett durchgeführt werden.

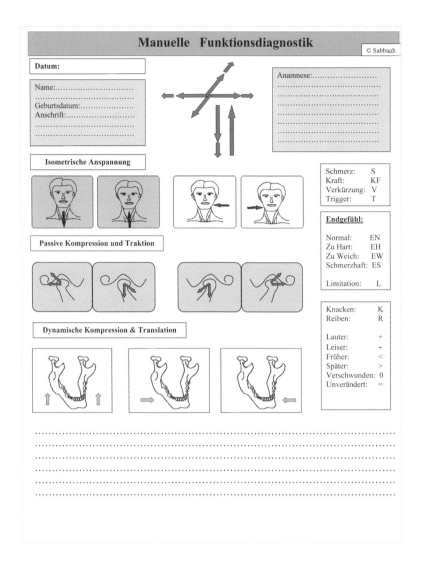

müssen. Hier ist die Durchführung der prophylaktischen Mini-Untersuchung/Schnellscreening ausreichend (Abb. 13-4).

Die prophylaktische Mini-Untersuchung (Schnellscreening)

Dieses Vorgehen, als ein Teil der oben genannten Gesamtuntersuchung, ist ausreichend für die Ausgrenzung von Risikofällen vor einer kieferorthopädischen, prothetischen oder chirurgischen Behandlung. Diese Risikofälle sind Patienten, die subklinische (noch symptomarme) nicht adaptierte Läsionen im Kiefergelenk oder der Kaumuskulatur haben. Die rechtzeitige Erkennung dieser Läsionen ermöglicht eine ggf. notwendige Vorbehandlung und trägt dazu bei, dass eine eventuelle spätere Verschlechterung der Läsionen bzw. die Entstehung von Symptomen und Beschwerden nicht fälschlicherweise auf die Zahnbehandlung zurückgeführt wird.

Die Miniuntersuchung/Schnellscreening umfasst folgende Schritte[38]:

- Mundöffnung und Retrusion (aktiv und passiv)
- Isometrische Anspannung der Muskulatur (Abduktoren und Adduktoren)
- Passive Kompression zur Überprüfung der bilaminären Zone
- Kaudaltraktion zur Überprüfung der Gelenkkapsel und der Bänder
- Dynamische Kompression zur Überprüfung des Knacksphänomens

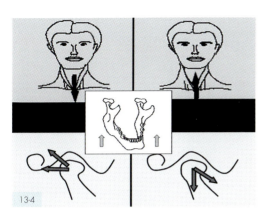

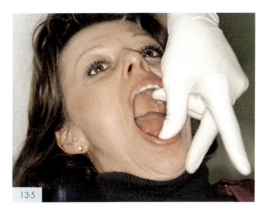

Mundöffnung und Retrusion

Aktiv

Bei der Befunderhebung achtet der Untersucher auf den Bewegungsablauf, die Bewegungsbahn (Deflektion, Deviation etc.) sowie auf die Bewegungsab- oder -zunahme und auf evtl. Kiefergelenkgeräusche oder Schmerzen. Der Patient führt diese aktive Bewegung bis zur funktionellen Grenze durch (soweit es ihm möglich ist).

Passiv

Anschließend führt der Behandler die vom Patienten aktiv durchgeführte Bewegungen weiter (Patient ist passiv) und versucht durch seine zusätzliche Kraft den bereits erreichten aktiven Abstand zu vergrößern. Eine Mundöffnungsbewegung umfasst im normalen aktiven Zustand einen Abstand von ca. 3 aufeinanderliegenden Fingern des Patienten (ca. 38 bis 45 mm). Das Vergrößern dieses Abstandes durch die Weiterführung des Behandlers – passive Bewegung – ist vom Zustand der Gelenkstrukturen abhängig (Abb. 13-5). Die Kiefergelenkstrukturen reagieren und fühlen sich je nach vorliegender Problematik entsprechend unterschiedlich an (Endgefühl). Im Falle einer Verhärtung der Gelenkkapsel/Bänder tritt das so genannte zu harte Endgefühl auf, was den Zustand des Ligaments widerspiegelt und nur eine geringe passive Weiterführung erlaubt. Im Gegensatz dazu bedeutet ein zu weiches Endgefühl, mit einer großen Möglichkeit der passiven Weiterführung der Bewegung, eine Überdehnung der entsprechenden Bänder. In beiden Fällen ist der Patient weitgehend schmerzfrei. Eine schmerzhafte passive Weiterführung der aktiven Bewegung deutet meistens auf Trauma oder Entzündung der untersuchten Bänder/Kapsel bzw. auf eine Diskusvorverlagerung hin.

Abb. 13-6 Die isometrische Anspannung der Adduktoren (links) und der Abduktoren (rechts).

Isometrische Anspannung (Überprüfung der Kaumuskulatur)

Hierbei werden myogene Läsionen abgeklärt. Es werden dabei einzelne Muskeln bzw. Muskelgruppen stark belastet und provoziert (isometrisch = starke Muskelaktivität ohne Bewegung). Dabei wird überprüft, ob Schmerzen in bestimmten Muskeln/Muskelgruppen provoziert werden können und ob Kraftab- oder -zunahme feststellbar ist.

Der Untersucher übt seine Kraft entsprechend dem im Untersuchungsbogen gezeigten Pfeil aus. Der Patient widersetzt sich der Kraft des Behandlers ca. 15 Sekunden lang und versucht, die Unterkieferstellung zu halten. Bei Schmerzen zeigt der Patient den Schmerzort und wird nach der Schmerzqualität gefragt (Abb. 13-6).

Passive Kompressionen (Überprüfung der bilaminären Zone)

Bei den passiven Kompressionen drückt der Behandler den Kondylus in verschiedene Rich-

Abb. 13-7 Die kraniodorsale Kompression zu Überprüfung der bilaminären Zone.

Abb. 13-8 Die Kaudaltraktion zur Überprüfung der Gelenk-kapsel.

Abb. 13-9 Die dynamische Kompression zu Überprüfung des Knackphänomens.

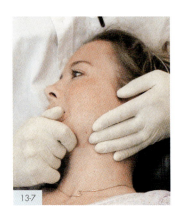 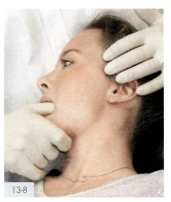 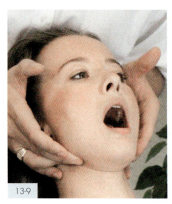

tungen: zuerst nach kraniodorsal (Abb. 13-7), dann nach dorsal gegen die bilaminäre Zone[43]. Ein stechender Schmerz enttarnt nicht adaptierte Areale und ist ein Zeichen einer arthrogenen Läsion in der bilaminären Zone (Kapsulitis, Genuvaskulitis etc.).

Kaudaltraktion (Überprüfung der Gelenkkapsel und der Bänder)

Bei der Traktion zieht der Behandler den Kondylus nach kaudal etwas aus der Fossa und der Funktionszustand der Gelenkkapsel und der Ligamente wird überprüft (Abb. 13-8). Bei erschwerter Traktion mit überdurchschnittlichem Widerstand der genannten Gewebsstrukturen kann von einer funktionellen Gelenkkompression ausgegangen werden (Verhärtung/Hypomobilität) – im umgekehrten Fall von Gelenkdistraktion (Überdehnung/Hypermobilität).

Dynamische Kompression/Translation (Überprüfung des Knackphänomens)

Diese Untersuchungsmethode ermöglicht die Differenzialdiagnostik zwischen den verschiedenen Knackphänomenen im Kiefergelenk, wie Diskusvorverlagerung mit Reposition, Diskusadhäsion, Knacken durch Kondylushypermobilität sowie Knacken durch Knorpelhypertrophie. Diese verschiedenen Knackphänomene reagieren unterschiedlich während der Durchführung der dynamischen Kompression.

Der Untersucher komprimiert beide Gelenke gleichmäßig und gleichzeitig und lässt eine Mundöffnungsbewegung durchführen. Das

veränderte Verhalten des Knackens unter dieser Kompression deutet auf die Knackart (Abb. 13-9). Zum Beispiel wird aufgrund des verkleinerten Gelenkspaltes unter Kompression eine Diskusvorverlagerung mit Reposition erst später und lauter auftreten oder das Knacken verschwindet, weil der Diskus unter diesen Umständen nicht mehr reponiert werden kann. Dabei begleitet das Verschwinden des Knackens eine eingeschränkte Mundöffnung mit Deflektion zur kranken Seite und Schmerzen, was im Vergleich zu späterem Knacken unter Kompression eine schlechtere Prognose bedeutet.

Bei der Diskusfixation verlagert sich der Diskus articularis. Ursache ist häufig ein Trauma. Er bleibt allerdings nicht frei im Gelenkspalt, sondern fixiert sich auf der Gelenkbahn. Durch die Fixation kann das Knacken unter Kompression nicht verspätet auftreten, sondern bleibt an der gleichen Stelle, wird allerdings viel lauter und heller (Abb. 13-10).

Bei der dynamischen Translation bewegt der Untersucher den Kondylus in einer transversalen Richtung nach medial und lässt erst dann den Patienten den Mund öffnen. Dadurch kann eine bevorstehende Diskusvorverlagerung vorausgesagt werden. Ferner wird die genaue Art und Position einer bereits vorhandenen Diskusvorverlagerung festgestellt.

Diese Untersuchung vor der kieferorthopädischen Behandlung sollte aus folgenden Gründen durchgeführt werden[4,38,39].

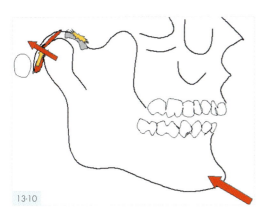

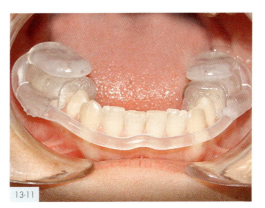

Abb. 13-10 Diskusvorverla-gerung mit Fixation/Adhäsion kann traumatisch bedingt sein.

Abb. 13-11 Der Aqua Splint als effektiver Ersatz zur Relaxie-rungs- und Distraktionsschiene.

- *Prophylaktisch:*
  Die Untersuchung erfolgt auch bei Patienten mit symptomfreien Gelenken, da diskrete momentan unauffällige Symptome und Befunde vorhanden sein können. Diese Symptome können sich spontan aber auch während einer kieferorthopädischen Behandlung verstärken, was den Verdacht auf eine iatrogene CMD (durch Kieferorthopädie) lenken kann. Durch das frühzeitige Erkennen von initialen Läsionen können vorbeugende Maßnahmen getroffen werden.
- *Prognostisch:*
  Diese Untersuchung unterstützt die kieferorthopädische Diagnostik und Prognose. Der Zustand der Kiefergelenkkapsel und der Bänder hat einen direkten Einfluss auf die Reaktionslage der Mandibula während einer Unterkiefervorverlagerung, aber auch auf die Stabilität der kieferorthopädischen Behandlung (Kap. 13.6).
- *Therapeutisch:*
  Nach einer erfolgreichen Schienentherapie (Aqua-Splint-Therapie) muss die neue therapeutische Bisslage stabilisiert werden. Diese okklusale Rehabilitation erfolgt prothetisch, wenn die vertikale Dimension im Seitenzahnbereich erhöht oder wiederhergestellt werden soll (Freiendsituation). Bei sagittalen (z. B. Klasse II) und transversalen Anomalien (z. B. Kreuzbiss) soll die okklusale Rehabilitation in der Regel kieferorthopädisch durchgeführt werden.
- *Forensisch:*
  Die Untersuchung des Kiefergelenks ist vor jeder prothetischen, kieferorthopä-

dischen oder chirurgischen Bissumstellung laut DGZMK und AFDT notwendig (auch bei Kindern und Jugendlichen)[1,38]. Gerichtsurteile zu Schadensersatzklagen zeigen, dass sich die Erfolgsaussichten vor Gericht erheblich verschlechtern, wenn vor der zahnärztlichen Behandlung keine Funktionsdiagnostik durchgeführt wurde.

Diagnostik mit dem Aqua Splint

Sollten während der manuellen Funktionsdiagnostik eindeutige Befunde festgestellt werden, die eine arthrogene oder myogene Struktur betreffen, so muss als Nächstes eine Diagnostik zur Klärung der Ätiologie durchgeführt werden (vorübergehende Beseitigung der Malokklusion mithilfe des Aqua Splints, unter Umständen auch mit physiotherapeutischer Unterstützung). Bei einem deutlichen Rückgang der Beschwerden kann davon ausgegangen werden, dass die Malokklusion und nicht etwa einer der genannten Co-Faktoren die Hauptursache für die CMD ist.

Der neue Aqua Splint (Abb. 13-11) ist eine individualisierbare selbstjustierende Aufbiss-Schiene, die zu diagnostischen und therapeutischen Zwecken ohne Abdruck oder Registrieren sofort eingesetzt werden kann. Durch den hydrostatischen Aquabalance-Effekt der beiden Wasserkissen entsteht ohne Einschleifen und Anpassen (klassische Aufbiss-Schiene) eine Nivellierung und Harmonisierung der Kondylenposition/Okklusion – der Unterkiefer balanciert sich praktisch selbst.

Bei einer behandlungsbedürftigen CMD (vgl. Abschnitt 13.1.6) kann sich eine passive Kondylusvorwanderung/-umstellung bei vorliegender dorsaler Zwangsposition (z. B. Deckbiss, schmaler Oberkiefer; Abb. 13-1) von selbst einstellen, wenn okklusale Zwangsführungen, Kiefergelenkskompressionen, Kapselverhärtungen oder Muskelverkürzungen beseitigt werden. Die dadurch erreichte schmerzarme, gelenkzentrierte therapeutische Position liegt meistens weiter ventral und hat den zusätzlichen Vorteil, die kieferorthopädische Rehabilitation durch die Reduzierung der sagittalen Stufe zu vereinfachen.

Sollte andererseits ca. 6 Wochen nach der Aqua-Splint-Therapie kein wesentlicher Rückgang der Beschwerden zu verzeichnen sein, kann davon ausgegangen werden, dass die Malokklusion eine unbedeutende Rolle in der Entstehung der vorliegenden CMD spielt. Eine kieferorthopädische Behandlung kann dann prophylaktisch und ästhetisch indiziert sein, hat allerdings – was die CMD betrifft – kaum einen therapeutischen Effekt.

13.1.2 Entwicklung und Geschichte

Die manuelle Diagnostik und Therapie ist so alt wie die Medizin selbst. Die unter dem Namen des Hippokrates (460–377 v. Chr.) überlieferten Werke zeigen zahlreiche Behandlungen mit Zug an den Gelenken[43]. Die Anfänge der modernen manuellen Diagnostik und Therapie an großen Gelenken (kein Kiefergelenk) sind Ärzten und Physiotherapeuten des 19. Jahrhunderts zu verdanken. Pioniere wie z. B. Andrew Taylor Still, James A. Mennell sowie dessen Nachfolger James Cyriax haben die ersten Meilensteine der aktuellen manuellen Medizin gesetzt[8,9,10].

Erst in den 70er-Jahren des letzten Jahrhunderts wurde das manuelle Konzept für das Kiefergelenk entdeckt und modifiziert[16,17]. Es erfolgten die ersten Schritte in dieser Richtung: Die sogenannte manuelle Basisuntersuchung wurde ein wichtiger Bestandteil der Kiefergelenksuntersuchung.

In den 1980er-Jahren hat sich die manuelle Diagnostik und Therapie durch Bumann und Groot Landeweer an der Universität Kiel entscheidend weiterentwickelt. Dadurch ist ein praxisgerechtes und Erfolg versprechendes Konzept entstanden: das Kieler Konzept. Es hat sich in den vergangenen Jahren bewährt, inzwischen etabliert und wird von zahlreichen Autoren positiv beurteilt[12,25,32,42].

Das Aqua-Splint-Konzept

Aufbauend auf den genannten Therapieprinzipien wurde das Aqua-Splint-Konzept entwickelt[38]. Die Auswertung der diagnostischen Maßnahmen, die therapeutischen Ergebnisse und die Stabilität von zahlreichen CMD-Patienten in den 20 Jahren seit der Entstehung der Kieler Konzeptes, trugen zu Weiterentwicklung und Modifizierung des Konzeptes bei. Manche Indikationen haben an Bedeutung verloren, wie die Reposition einer Diskusvorverlagerung, andere an Bedeutung gewonnen, wie die interdisziplinäre ganzheitliche Betrachtung und Therapie der CMD – insbesondere in Zusammenhang mit einer allgemeinen Bindegewebsschwäche. Die einfache Handhabung und die Effektivität des Aqua Splints öffnete für viele Kollegen (auch Nicht-CMD-Spezialisten) die Möglichkeit einer schnellen, genauen Diagnostik und einer zielgerichteten Therapie.

Eine Mobilisation der verhärteten Kapsel und Bänder bzw. der verkürzten hypertonischen Muskulatur sollte gerade bei erwachsenen Patienten mithilfe der manuellen Physiotherapie ein- bis zweimal in der Woche parallel zu der Aqua-Splint-Behandlung durchgeführt werden.

Wird durch diese Maßnahmen eine deutliche Reduzierung der Beschwerden von mindestens 50 % erreicht, kann davon ausgegangen werden, dass die Malokklusion (Distalbisslage) der Grund für die CMD ist. Eine okklusale Rehabilitation sollte anschließend diese neue therapeutische Bisslage stabilisieren.

13.1.3 Bestandteile und Aufbau der Apparatur: Aqua Splint

Der Aqua Splint (Abb. 13-11) ist eine Unterkiefer-Wasserschiene, bestehend aus zwei miteinander verbundenen okklusalen Wasserkissen. Dies ermöglicht einen hydrostatischen Aquabalance-Effekt (pascalsches Gesetz) und dient der Nivellierung und Harmonisierung der Kieferposition und der okklusalen Kontakte bzw. der Beseitigung der Zwangsführungen. Auch eine während einer kieferorthopädischen Behandlung entstandene CMD kann (ohne Bracketentfernung) therapiert werden (Abb. 13-12).

Durch diesen Aquabalance-Effekt reagiert der Aqua Splint simultan auf Lageveränderungen des Unterkiefers durch immer wiederkehrende äußere Einflüsse, wie z. B. den emotionalen und orthopädischen Momentanzustand des Patienten. So entsteht ohne Einschleifen und Anpassen (klassische Aufbiss-Schiene) eine nahezu dauerhaft optimale therapeutische Position des Unterkiefers.

Der Aqua Splint hat eine universelle Größe und wird ohne Abdrucknahme, Registrierung oder Laborarbeiten innerhalb von wenigen Minuten direkt im Bereich der ersten Molaren des Unterkiefers appliziert. Die Tragedauer von 8 Stunden nachts und 2 Stunden während des Tages ist ausreichend (außer bei vertikaler präprothetischer Dekompressionstherapie).

Die weichbleibende Silikonunterfütterung (Abb. 13-13) dient als Halt für den Aqua Splint und wird 90 Sekunden nach dem Auftragen des Haftvermittlers auf die Innenfläche der beiden Sättel aufgespritzt. Innerhalb von 2 Minuten müssen die gefüllten Sättel auf die ersten Molaren im Unterkiefer positioniert werden. Die Markierung in Form eines umgekehrten V in der Mitte des Verbindungsschlauches soll im Bereich der Unterkiefermitte liegen, um eine symmetrische Ausrichtung zu gewährleisten.

13.1.4 Wirkungsweise, klinisches Management und Anwendung

CMD-Patienten mit Distalbisslage werden durch den Einsatz von zwei Apparaturen behandelt: Aqua Splint und Sabbagh Universal Spring (SUS²).
- *Anwendungsbereich des Aqua Splints:*
  – Ätiologische Diagnostik, d. h. Feststellung, ob die Malokklusion einen erheblichen Anteil an der CMD hat

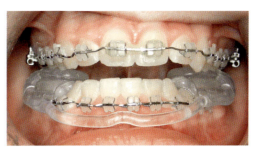

Abb. 13-12 Der Aqua Splint kann für die Therapie der CMD auch während einer kieferorthopädischen Behandlung eingesetzt werden.

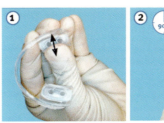 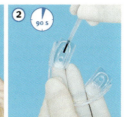

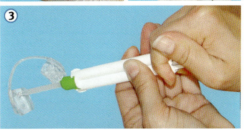

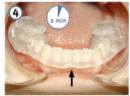 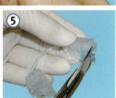

Abb. 13-13 Die weichbleibende Silikonunterfütterung dient als Halt für den Aqua Splint.

– Ermittlung einer neuen schmerzreduzierten therapeutischen Bisslage zum Zwecke einer anschließenden kieferorthopädischen Rehabilitation
- *Anwendungsbereich der SUS²* (Abb. 13-14):
  – Rehabilitation in dieser neuen Bisslage, möglichst ohne Extraktionen, Dysgnathiechirurgie oder Headgear etc. (vgl. Kap. 12.1)

Es gibt zahlreiche Möglichkeiten, um eine Angle-Klasse II zu therapieren, angefangen bei abnehmbaren funktionskieferorthopädischen Apparaturen über Multibracketapparaturen mit Klasse-II-Elastics, Headgear und anderen Distalisationstechniken bis hin zur Extraktionstherapie im Oberkiefer und chirurgischen Unterkiefervorlagerung.

Abb. 13-14 Die SUS² (Sabbagh Universal Spring).

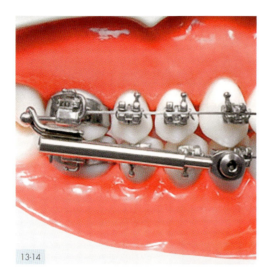

Abb. 13-15 Kiefergelenksadaptation 3 Monate nach der Unterkiefervorverlagerung mit der SUS² (links) und nach 6 Monaten (rechts).

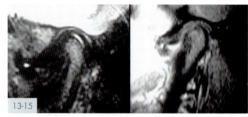

Abb. 13-16 Die Kiefergelenksadaptation besteht aus Condylus capping und Fossa shifting.

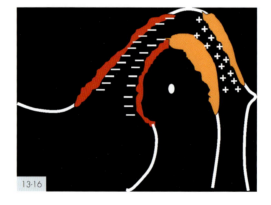

- Passive Kondylusvorwanderung/Drift
- Progressive stufenweise Unterkiefervorverlagerung (aktiv)
- Langzeitretention ggf. festsitzend

Passive Kondylusvorwanderung/Drift

Die durch Aqua Splint-Therapie erreichte therapeutische gelenkzentrierte Position hat zusätzlich den Vorteil, die kieferorthopädische Rehabilitation durch Reduzierung der sagittalen Stufe zu vereinfachen.

Progressive stufenweise Unterkiefervorverlagerung (aktiv)

Im Gegensatz zur traditionellen Herbst-Scharnier-Philosophie[20], die eine totale Unterkiefervorverlagerung in einem Schritt fordert, wird die SUS² in kleinen Schritten aktiviert, bis eine Neutralokklusion erreicht ist. Anschließend erfolgt eine Überkorrektur auf Kopfbiss für ca. 8 Wochen. Eine Überkorrektur in Mesialokklusion ist nicht notwendig.

Aktuelle klinische, histologische und morphologische Untersuchungen zeigen, dass die progressive Vorverlagerung einen signifikant höheren skelettalen Effekt und eine bessere Adaptation ermöglicht und gleichzeitig eine Reduzierung der Belastung bzw. der Bruchgefahr der Verankerungseinheit herbeiführt[20,47].

Eine Remodellierung/Adaptation des Kiefergelenks erfolgt im Normalfall durch die erwähnte passive und aktive Kondylusvorverlagerung[34,40]. Diese Remodellierung/Adaptation besteht aus:

- *Condylus capping:*
  Nach der Kondylusvorverlagerung entsteht eine neue Knorpelschicht auf der kraniodorsalen Seite des Kondylus (Abb. 13-15). Diese Schicht verknöchert sich anschließend und bildet das sogenannte Condylus capping.
- *Fossa shifting:*
  Durch den vorgewanderten Kondylus verringert sich der Gelenkspalt in ventraler Richtung. Die Gelenkbahn reagiert auf diesen Druck, baut sich um, die Gelenksspaltbreite wird wiederhergestellt (Abb. 13-16). Condylus capping ist bei der Behandlung von Jugendlichen und jungen Erwachsenen an der gesamten Adaptation propor-

Allerdings sollte bei einem Klasse-II-Patienten mit CMD-Anamnese eine Behandlungstechnik gewählt werden, die die erreichte therapeutische Position möglichst ohne Tagesrezidiv stabilisiert. Daher scheiden alle abnehmbaren Apparaturen sowie Headgear und Klasse-II-Elastics aus. Die chirurgische Korrektur sollte aufgrund des Aufwandes und des Risikos, d. h. in Anbetracht der Tatsache, dass die CMD sich dadurch häufig verschlechtert, nur als letzte Möglichkeit in Betracht gezogen werden.

Das Konzept der progressiven Bissumstellung[40] hat sich als effektiv und erfolgversprechend bewährt. Es basiert auf drei Grundsätzen (Kap. 12-1):

tional mehr beteiligt als das Fossa shifting. Bei erwachsenen Patienten ist die Remodellierung insgesamt geringer, wobei umso mehr Fossa shifting festzustellen war, je fortgeschrittener das Alter des Patienten ist.

Diese neuen Erkenntnisse eröffnen die Möglichkeit, Grenzfälle bei erwachsenen Patienten mit Distalbisslage (bis zu 6 mm sagittale Stufe)[38] ohne Dysgnathiechirurgie zu behandeln[35]. Die strenge Einhaltung der Prinzipien der progressiven Bissumstellung und die Beachtung der Kontraindikationen (s. Abschnitt 13.1.5) sind unabdingbar.

Eine chirurgische Unterkiefervorverlagerung behandelt die Klasse II im Gegensatz zur SUS[2] überwiegend skelettal, womit eine entscheidende Verbesserung des Profils verbunden ist. Aufgrund dessen sollte dies die Therapie der Wahl sein, wenn die Profilästhetik das Hauptanliegen des Patienten ist.

Langzeitretention ggf. festsitzend

Eine für den Patienten geeignete und tragbare Retentionsapparatur ist für die langfristige Stabilität ein nicht zu unterschätzender Bestandteil des Gesamtkonzepts. Elektromyographische Untersuchungen zeigen, dass die Kaumuskulatur bis zu einem Jahr benötigt, um sich der neuen Unterkieferposition anzupassen[30,33]

Um besonders in rezidivgefährdeten Fällen eine ausreichende Stabilisierung der Bisslage zu gewährleisten, wurde die SARA-Technik entwickelt (Sabbagh-Anterior-Retention-Appliance). Diese passiven Stops finden als abnehmbare Doppelschiene (SARA-Splint) oder als festsitzende Stops (SARA-Stops) im Bereich der ersten Molaren Anwendung (vgl. Kap. 12.1).

13.1.5 Indikationen und Kontraindikationen

Distalbisslage und Knackphänomen

Die oben beschriebene Aqua-Splint- und Bissumstellungstherapie dient hauptsächlich einer deutlichen Reduzierung des Schmerzes und der Limitationen durch die Erstellung einer funktionellen Okklusion und zentrischen Kondylenposition. Die Existenz des Knackens stellt allein keine ausreichende Behandlungsindikation dar. Auch wenn die theoretische Möglichkeit einer gleichzeitigen Klasse-II-Therapie mit Reposition des vorverlagerten Discus articularis besteht, ist diese Option aufgrund des großen Aufwandes und der hohen Rezidivgefahr nicht zu empfehlen. Fühlt sich der Patient durch das Knackgeräusch oder eine Bewegungseinschränkung gestört, kann durch krankengymnastische Übungen (Rotationsübungen) eine Verbesserung erreicht werden.

Diese Rotationsübungen sind isotonische Muskelaufbaubewegungen (analog zum Muskelaufbautraining nach einem Bandscheibenvorfall) und dienen der Verbesserung der Mundöffnungsbewegung, sodass mehr Rotation und weniger Translation während der Mundöffnungsbewegung stattfindet. Dadurch verzögert sich der Knackzeitpunkt, sodass ein Knacken insbesondere während der Kaufunktion in aller Regel nicht mehr stattfindet, wohl aber bei einer extremen Mundöffnung, z. B. beim Gähnen.

Der Patient führt über einen Zeitraum von 3 Monaten dreimal täglich ca. 30 Mundöffnungsbewegungen mit zurückgehaltener Zunge durch (Abb. 13-17). Anschließend können die Übungen schrittweise bis auf einmal pro Woche reduziert werden, sie sollten allerdings aufgrund der Nachhaltigkeit und der Stabilität lebenslang durchgeführt werden.

Eine Diskusrepositionstherapie sollte nur in Ausnahmefällen und nur bei strenger Indikationsstellung durchgeführt werden:
- Es muss eine behandlungsbedürftige Distalbisslage vorliegen (keine Klasse I oder III).
- Mithilfe der manuellen Funktionsdiagnostik (dynamische Kompression und Translation) und bildgebender Verfahren (MRT) muss eine totale Diskusvorverlagerung mit Reposition sowie eine Abnutzung der Pars posterior des Discus articularis ausgeschlossen sein[39] (Abb. 13-18).

Im Gegensatz zu einer abnehmbaren Repositionsschiene zeichnet sich die Reposition mit

Abb. 13-17 Die Rotationsübungen zur Verbesserung der Mundöffnungsbewegung.

Abb. 13-18 Eine totale Diskusvorverlagerung ist eine Kontraindikation für die Repositionstherapie.

Abb. 13-19 Die SUS² kann bei entsprechender Indikation zur Diskusreposition eingesetzt werden.

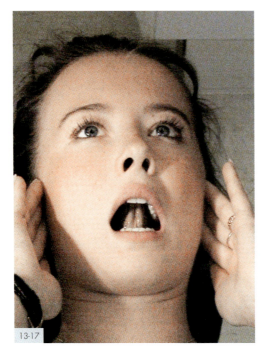

13-17

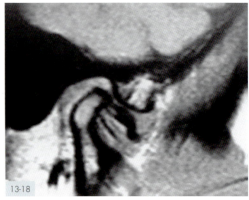

13-18

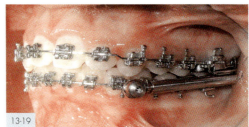

13-19

dem SUS²-Scharnier in festsitzender Behandlungsweise (Abb. 13-19) durch folgende Vorteile aus:

- Ausbleiben des erneuten Gelenktraumas durch eine stabile Repositionierung der verlagerten Diszi (kein Tagesrezidiv).
- Dauerhafte Stabilisierung der neuen schmerz- und knackfreien therapeutischen Position des Kondylus (therapeutische Zentrik).
- Alle Funktionen (Essen, Sprechen etc.) können ausgeübt werden – im Gegensatz zu herkömmlichen Repositionsschienen.
- Eine gleichzeitige okklusionsbezogene Rehabilitation durch festsitzende Apparaturen ist möglich.

Der Unterschied zwischen der Klasse-II-Therapie mit und ohne Diskusreposition liegt hauptsächlich im Ausmaß und der Art der Unterkiefervorverlagerung durch die SUS². Bei einer gleichzeitigen Diskusreposition sollte die SUS² den Unterkiefer schon bei der ersten ventralen Positionierung in einer überkorrigierten knackfreien Position starr fixieren (ohne Möglichkeit einer Retrusionsbewegung durch den Patienten).

Diese knackfreie Position (Abb. 13-20) kann manuell ermittelt werden: Der Patient nimmt die Kopfbissstellung ein und führt eine lang

same Retrusionsbewegung bis zum Punkt des Knackens aus. Die knackfreie Position sollte 1 bis 2 mm weiter ventral liegen. Danach folgt eine monatliche Aktivierung/Vorverlagerung mithilfe von 2 mm breiten Ringen (easy clips), bis eine Kopfbissstellung erreicht ist, die aus Stabilitätsgründen 6 bis 8 Wochen beibehalten bleibt.

Aufgrund des großen Aufwandes, der hohen Rezidivgefahr, der engen Indikationsstellung, aber auch aus forensischen Gründen, sollten Diagnose und der Therapieverlauf/Erfolg durch bildgebende Verfahren (MRT) dokumentiert werden.

Klasse II und Kondylushypermobilität

Eine verzögerte Reaktionslage der Gewebsstrukturen kann für eine unzureichende ggf. instabile Unterkiefervorverlagerung verantwortlich gemacht werden[36]. Es liegt allerdings nicht immer an unzureichendem Wachstumspotenzial oder ungünstiger Wachstumsrichtung, auch eine überdehnte Gelenkstruktur, insbesondere Gelenkskapsel und Bänder bei Kondylushypermobilität (Abb. 13-21), kann als eine ungünstige Ausgangssituation betrachtet werden und ist oft mit einer verzögerten Reaktionslage bezüglich der Unterkiefervorverlagerung verbunden.

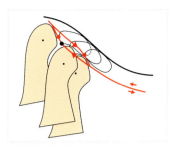

Abb. 13-20 Der Unterkiefer soll bis zur knackfreien Position vorverlagert werden (schwarzer Punkt).

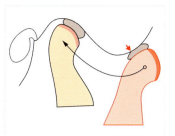

Abb. 13-21 Kondylus Hypermobilität als häufiger Bestandteil der allgemeinen Bindegewebsschwäche.

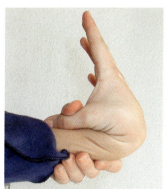

Abb. 13-22 Die Untersuchung des Handgelenkes hilft bei der Feststellung der Bindegewebsschwäche.

Die Gründe für eine Kondylushypermobilität sind vielfältig, auch iatrogene Gründe sind nicht selten (z. B. Intubationsnarkose). Hauptursache allerdings ist eine erblich bedingte allgemeine Bindegewebsschwäche. Aus diesem Grund gehört die Untersuchung des Handgelenkes zu unserem Routine-Schnellscreening (Abb. 13-22).

Welche Befunde kennzeichnen eine kieferorthopädisch relevante Bindegewebsschwäche?

- Eine überdurchschnittliche Mundöffnung (55 bis 60 mm bzw. mehr als Vierfingerabstand)
- Ein weiches Endgefühl während der Kaudaltraktion und der passiven Mundöffnung
- Über die physiologische Grenze hinaus dehnbare Handgelenke

Generell ist bei Frauen öfter ein schwaches Bindegewebe anzutreffen als bei Männern, was am Aufbau des Gewebes liegt. Meistens berichten diese Patienten über Beschwerden, die bereits andere Gelenke betroffen haben, wie Halswirbelsäule, Bandscheiben, Knie etc., oder über andere orthopädische Erkrankungen in der Familie.

Laut einer Studie des Autors [36] liegt ein statistisch relevanter Zusammenhang zwischen der verzögerten kieferorthopädischen Bissumstellung bzw. ihrer Stabilität und einer Bindegewebsschwäche vor (Abb. 13-23).

Die Untersuchung umfasste 114 Klasse-II,1-Patienten (Overjet 7 ± 1 mm) im Alter zwischen 11 und 16 Jahren (68 weiblich, 46 männlich) mit Bindegewebsschwäche und eine Kontrollgruppe von 120 Patienten (68 weiblich, 42 männlich) ohne Bindegewebsschwäche.

Alle diese Patienten wurden mit abnehmbaren funktionskieferorthopädischen Geräten behandelt (Bionator nach Balters). Die Tragedauer betrug 10 bis 14 Stunden täglich. Die Behandlungsdauer bis zum Erreichen der Klasse I war bei 86 % der weiblichen und 82 % der männlichen Patienten um 6,5 ± 1,5 Monate länger als in der Kontrollgruppe ohne Bindegewebsschwäche, hier betrug die Behandlungsdauer 13 ± 2 Monate. Ferner wurde bei 28 % der weiblichen Patienten und 22 % der männlichen Patienten in der Gruppe mit Bindegewebeschwäche ein Rezidiv von 2,8 ± 0,3 mm ca. 6 Monate nach Retentionsende festgestellt.

Als Schlussfolgerung kann festgehalten werden, dass die weiche Struktur der Gelenkkapsel und Bänder in Zusammenhang mit einer erblich bedingten allgemeinen Bindegewebsschwäche offensichtlich bei der Unterkiefervorverlagerung keine ausreichende Spannung aufbauen kann, um eine Wachstumsstimulation bzw. einen Kiefergelenkumbau zu erzielen.

Durch die manuelle Miniuntersuchung/Schnellscreening kann eine Bindegewebsschwäche rechtzeitig festgestellt und bei der kieferorthopädischen Behandlungsplanung entsprechend berücksichtigt werden. Im Umgang mit dieser ungünstigen Reaktionslage haben sich folgende Maßnahmen bewährt:

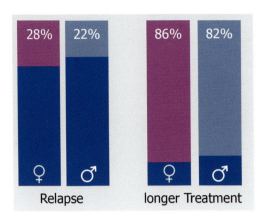

Abb. 13-23 Die Behandlungsdauer und Rezidivgefahr ist in der Hypermobilitätsgruppe signifikant höher.

- Die Unterkiefervorverlagerung sollte mit festsitzender Klasse-II-Technik (z. B. Herbstapparatur oder SUS[2]) und nicht mit abnehmbaren funktionskieferorthopädischen Geräten durchgeführt werden. Die 24-Stunden-Wirkung (ohne Tagesrezidiv) verbessert die Erfolgs- und Stabilitätschancen der Bissumstellung.
- Mehr Überkorrektur.
- Längere Retentionsphase.
- Eine Extraktionstherapie im Oberkiefer sollte für den Rezidivfall vorbehalten werden. Dies erspart die unangenehme nachträgliche Patientenaufklärung bzw. die Nachbeantragung bei den Kostenerstattern.
- Zur Vorbeugung vor einer CMD können Rotationsübungen verordnet werden.

Schlafapnoe, OSAS, SBAS

Eine Verbindung zwischen der Klasse II und dem obstruktiven Schlafapnoe-Syndrom (OSAS) bzw. den schlafbezogenen Atmungsstörungen (SBAS) wird häufiger, als allgemein angenommen, festgestellt und betrifft mehr Männer als Frauen (im Gegensatz zur CMD-Epidemiologie). Das einfache Schnarchen ist bei ca. 30 % der Bevölkerung feststellbar, wobei ca. 4 % unter dem SBAS-Syndrom leiden[13]. Zu den Symptomen gehören:

- erhöhte Tagesmüdigkeit, Einschlafzwang am Tag,
- plötzliche Weckreaktionen in der Nacht (Arousal),
- Verminderung der körperlichen und geistigen Leistungsfähigkeit,
- Konzentrationsschwierigkeiten, Nervosität, Bettnässen bei Kindern,
- Bluthochdruck,

- Kopfschmerzen,
- depressive Verstimmung und Lustlosigkeit,
- sexuelle Probleme und Impotenz.

Die Folgen der Erkrankung werden trotzdem leider oft unterschätzt und umfassen ein erhöhtes Herzinfarkt- und Schlaganfallrisiko sowie ein bis zu 300 % erhöhtes Unfallrisiko durch Sekundenschlaf[3].

Auch bei Kindern sind Schlafstörungen und SBAS nicht selten und können mit folgenden Erscheinungen vergesellschaftet sein[13]:

- Klasse II, Retrognathie,
- Einengung der Atemwege,
- vergrößerte Mandeln oder Polypen
- psychosoziale Probleme in Familie oder Schule,
- ungewöhnliche Schlafposition,
- übermäßiger Fernsehkonsum und Bewegungsmangel,
- neurologische Erkrankungen, Unruhe und/oder aggressives Verhalten,
- Einnässen oder Schwitzen in der Nacht,
- Lungenerkrankungen oder Herz-Kreislauf-Störungen.

Diese neue Dimension in der Indikationsstellung der Klasse-II-/SBAS-Kombinationstherapie erfordert eine erweiterte Anamnese und verleiht der Behandlung von Klasse-II-Fällen eine zusätzliche funktionelle Bedeutung und Behandlungsnotwendigkeit[15].

Die Planung der kieferorthopädischen Behandlung von Klasse-II-Patienten und SBAS sollte ein Maximum an Unterkiefervorverlagerung vorsehen, um eine möglichst große Öffnung des Pharynxlumens und Reduktion des Atemwegswiderstandes zu erreichen.

Diese Unterkiefervorverlagerung kann durch die Anwendung von abnehmbaren kieferorthopädischen Geräten, vorzugsweise durch festsitzende Apparaturen (Herbst, SUS[2]) erreicht werden (Abb. 13-19). In extremen Fällen ist eine chirurgische Unterkiefervorverlagerung indiziert. Bei der Planung einer chirurgischen Korrektur der Bisslage sollten die genannten Aspekte hinsichtlich der Atmung einbezogen werden. Beispielsweise ist die Unterkiefervorverlagerung in dieser Hinsicht vorteilhafter als eine Oberkieferrückverlagerung, falls beide Möglichkeiten zu Wahl stehen. Eine Extraktionstherapie ist aus diesen Gründen im Bezug auf SBAS eher nachteilig und sollte möglichst vermieden werden.

Ist eine kieferorthopädische Bissumstellung nicht indiziert, nicht durchführbar oder vom Patienten nicht erwünscht, besteht die Möglichkeit, durch eine vorübergehende nächtliche Unterkiefervorlagerung eine Verbesserung der Situation zu erreichen.

Zur Behandlung des OSAS bzw. von SBAS stehen laut Aussage der Deutschen Gesellschaft für Zahnärztliche Schlafmedizin unterschiedliche Therapieoptionen zur Verfügung:
- kontinuierliche oder geregelte positive Überdruckanwendungen (nCPAP/biPAP),
- Protrusionsschienen,
- chirurgische Verfahren,
- weitere Verfahren.

Die Anwendung von intraoralen Geräten zur Behandlung von SBAS wurde 1982[5] erstmals beschrieben. Die ersten Ergebnisse zum therapeutischen Effekt von Protrusionsschienen wurden 1984 präsentiert[31]. Aus den verschiedenen Konstruktionen von intraoralen Geräten zur Anwendung bei SBAS haben sich Protrusionsschienen als die am intensivsten untersuchte Therapieform durchgesetzt.

Durch den zahnmedizinischen und technischen Fortschritt haben sich die Protrusionsschienen seither grundlegend verändert. Die klinische Wertigkeit dieser Therapieform wurde in zahlreichen Studien unterschiedlicher Evidenz nachgewiesen. Durch die verbesserte Daten- und Informationslage zur Wertigkeit der Therapieform wird der klinische Stellenwert der Behandlungsform ständig aktualisiert. Als höchste Stufe der wissenschaftlichen Evidenz wird die Effektivität der Anwendung von Protrusionsschienen bei SBAS durch eine systematische Übersichtsarbeit der Cochrane-Arbeitsgruppe belegt[26].

Definition Protrusionsschienen bei SBAS (laut DGZS)

Ein nach Abformung der Zähne individuell für den Patienten im zahntechnischen Labor gefertigtes, im Ober- und Unterkiefer angepasstes, einstellbares Schienensystem. Diese Schienen positionieren Unterkiefer,

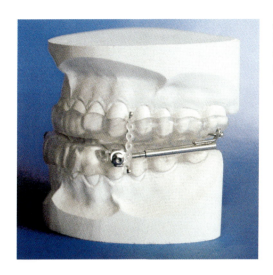

Abb. 13-24 Das SUS²-Splint kann bei entsprechender Indikation zur Therapie einer Schlafapnoe eingesetzt werden.

Zunge und weitere Strukturen nach vorne und öffnen den Biss, sodass es zu einer Öffnung des Pharynxlumens kommt, der Atemwegswiderstand abnimmt und die Atemwege im Schlaf mechanisch offen gehalten werden. Auf der Basis der wissenschaftlichen Bewertungen und internationalen Leitlinien empfiehlt die DGZS die Verwendung von Protrusionsschienen zur Behandlung von SBAS wie folgt:
- Als initiale Therapie bei:
  - primärem Schnarchen
  - Upper-Airway-Resistance-Syndrom
  - leicht- bis mittelgradiger obstruktiver Schlafapnoe mit:
    - Apnoe-Hypopnoe-Index (AHI) bis ca. 25/h (Dieser Index bezeichnet das prozentuale Verhältnis der atemgestörten Schlafphasen zur gesamten Schlafdauer.)
    - geringer klinischer Symptomatik
    - ausreichender intraoraler Verankerungsmöglichkeit
    - Body-Mass-Index (BMI) bis ca. 30 kg/m²
- Bei SBAS mit einem AHI von über ca. 25/h können Protrusionsschienen nach vorherigem Therapieversuch mit nCPAP alternativ angewandt werden.
- Unabhängig vom Schweregrad der SBAS bei nCPAP-Versagen und nCPAP-Noncompliance.
- Eine spezifische dentale, orale und funktionelle Diagnostik ist vor dem Einsatz einer Protrusionsschiene durchzuführen, um die zahnärztlichen Voraussetzungen für einen dauerhaften Einsatz zu überprüfen.

- Vorgehensweise unter Beachtung eines festgelegten inter- und intradisziplinären Behandlungsablaufes, insbesondere vorangestellte fachärztliche Diagnostik und anschließende Therapiekontrolle.
- Die Leistungen sollten durch Zahnmediziner erbracht werden, die auf dem Gebiet der Schlafmedizin fortgebildet sind.

Der Einsatz eines SUS^2 Splints (Abb. 13-25) als Protrusionsschiene dient der nächtlichen Vorverlagerung des Unterkiefers und kann in manchen Fällen den Einsatz von nCPAP-Masken bzw. chirurgische Maßnahmen, wie z. B eine Uvulopalatopharyngoplastik (UPPP), ersetzen.

Die Herstellung des SUS^2 Splints erfolgt mit Einbetten der Verankerungsteile der SUS^2 (vgl. Kap. 12.1) in der Polymethacrylatmasse der jeweiligen Schiene. Die Vorverlagerung sollte nicht über die Klasse-I-Verzahnung (maximale Kopfbissstellung) hinausgehen. Durch die Aktivierungsringe (easy clips) kann der Patient oder eine Hilfsperson die Position testweise um 1 bis 2 mm verändern, bis die optimale Position erreicht ist. Bei Bedarf können durch ein DVT die Veränderungen des Pharynxlumens überprüft und kontrolliert werden.

Zusätzliche Therapiemaßnahmen

- Mandeln, Polypen behandeln/entfernen (HNO)
- Reduzieren bzw. Vermeiden von:
  – starkem Übergewicht
  – Alkohol, Tabakkonsum, großen Mahlzeiten insbesondere am Abend
  – Schlafmitteln und unregelmäßigen Schlafzeiten
  – muskelentspannenden Medikamenten

Nebenwirkungen von Protrusionsschienen (Schnarcherschiene)

- nächtlicher Speichelfluss/Mundtrockenheit am Morgen
- okklusale Veränderung
- überempfindliche Zähne
- Hypertonie der Kaumuskulatur
- Veränderungen im Kiefergelenk (Adaptation/Resorption)

Insbesondere die Kiefergelenksveränderungen sind weitgehend unbekannt und unzureichend erforscht. In seltenen Fällen sind Adaptation in Klasse-III-Richtung bzw. degenerative Kiefergelenksveränderungen festgestellt worden. Deshalb sollte der Patient diesbezüglich ausreichend aufgeklärt werden.

Ärztliche Aufklärung

Der Patient ist im Gespräch mit dem Kieferorthopäden darüber aufzuklären, dass die Behandlung der Schlafapnoe (Schnarchen) durch eine Schnarcherschiene nur nach Untersuchung und Empfehlung eines Schlaflabors bzw. HNO-Arztes erfolgen kann. Regelmäßige Kontrollen während und nach der Behandlung sind unbedingt notwendig. Aufgrund der vielfältigen Ursachen für diese Gesundheitsstörung ist der Behandlungserfolg nicht in jedem Fall gewährleistet.

Der Patient ist darüber zu unterrichten, dass trotz gewissenhafter Durchführung der Behandlung, nach den derzeit geltenden wissenschaftlichen Erkenntnissen, Nebenwirkungen und Komplikationen nicht ausgeschlossen werden können, wie z. B. die Lockerung oder Beschädigung prothetischer Arbeiten, Veränderung der Zahnstellung (insbesondere im Unterkiefer), Veränderungen des Zahnhalteapparates sowie der Wurzellänge. Negative Veränderungen im Kiefergelenk oder an der Kaumuskulatur konnten bis jetzt nicht nachgewiesen werden, sind aber nicht ausgeschlossen.

13.1.6 Behandlungsbeispiele

Fall 1: Patient männlich, 32 Jahre alt

Anamnese/Befunde: stechende, punktuell lokalisierte Schmerzen im Bereich der Kiefergelenke/Ohren, reziprokes Knacken im Kiefergelenk beidseits, Bruxismus, Attritionen im Front- und Eckzahnbereich, allgemeine Bindegewebsschwäche/überdurchschnittlich weite Mundöffnung von 58 mm
Diagnose:
- Distalbisslage und tiefer Biss (1 PB im Molarenbereich), schmaler Oberkiefer, bukkale Nonokklusion bei Zahn 14, Diastema mediale (Abb. 13-25)

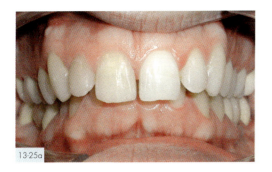 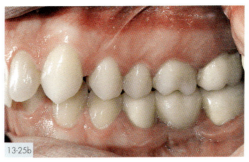

Abb. 13-25a, b Distalbisslage mit tiefem Biss als Ursache einer dorsalen Zwangsposition des Unterkiefers.

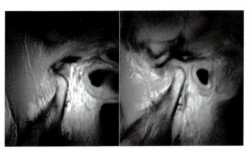

Abb. 13-26 Die MRT-Aufnahme zeigt eine totale Diskusvorverlagerung mit Reposition, mit offenem (links) und geschlossenem (rechts) Mund.

- totale anteriomediale Diskusvorverlagerung mit Reposition beidseits (Abb. 13-26)
- Kompressionsgelenk dorsal, Arthritis der bilaminären Zone beidseits (Stratum superius/inferius)
- Kondylusdeformation (Abb. 13-27)
- muskuläre Hypertonie

Die ursprüngliche Planung einer Dysgnathieoperation und Diskusreposition des Vorbehandlers wurde verworfen bzw. als letzte Möglichkeit vorbehalten. Die neue Behandlungsplanung hatte folgende Ziele:
- Beseitigen/Reduzieren der Hauptbeschwerden des Patienten (Schmerzen/Knacken)
- Klärung der Frage, ob die Malokklusion an der Entstehung der CMD maßgeblich oder nur marginal beteiligt ist (vgl. Anschnitt 13.1.2)
- kieferorthopädische Rehabilitation der neuen therapeutischen Bisslage (Abb. 13-28) mit der SUS[2] auf Basis einer progressiven Bissumstellung (vgl. Anschnitt 13.1.2 und 13.1.4)
- Therapie des Knackens durch Rotationsübungen (vgl. Anschnitt 13.1.5)

Eine Diskusreposition war behandlungstechnisch möglich, wurde allerdings nicht angestrebt, da erfahrungsgemäß die Rezidivgefahr aufgrund der totalen Vorverlagerung bzw. der

vorliegenden Bindegewebsschwäche sehr hoch war.

Die Kiefergelenkdiagnostik wurde manuell, instrumentell und mithilfe eines MRT durchgeführt (Abb. 13-26). Die initiale Kiefergelenktherapie (vgl. Anschnitt 13.1.2) führte innerhalb von 4 Wochen zu einer deutlichen Schmerzlinderung. Das Knacken ließ sich durch die Rotationsübungen fast vollständig beseitigen und war nur zeitweise bei weiter Mundöffnung bzw. beim Gähnen feststellbar.

Anschließend wurde eine 0.018-Roth-Technik-Multibracketapparatur mit Bändern für 16/26 zwecks Aufnahme der SUS[2] eingegliedert. Ein Unterkieferbogen 17 x 22 SS mit lingualem Kronentorque und die SUS[2] folgten auf die 5-monatige Nivellierungsphase. (Abb. 13-29)

Die SUS[2]-Phase dauerte ca. 6 Monate. Die Aktivierung erfolgte progressiv einmal monatlich mithilfe der Verlängerungsringe und am Ende der Behandlung mithilfe der Turbofeder (vgl. Anschnitt 13.1.4).

Die erreichte Kopfbissstellung (Überkorrektur) wurde für ca. 8 Wochen gehalten. Die Retention erfolgte durch einen permanenten 3–3/2+2-Retainer und SARA-Splints für ein Jahr (Abb. 13-30 bis 13-33).

Abb. 13-27a, b Die Panoramaschichtaufnahme vor der Behandlung (a) zeigt Deformationen/Abflachungen des Kondylus; nach der Behandlung (b).

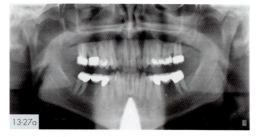 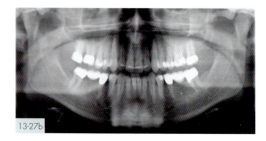

Abb. 13-28 Die neue therapeutische schmerzarme Bisslage zeigt eine ventrale Position und einen seitlich offenen Biss.

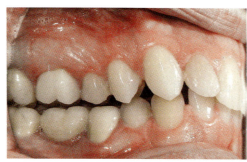

Abb. 13-29a–c Aktivierung der SUS² mit der Turbofeder (b), das rechte Bild zeigt die Situation ein Jahr nach der Retention.

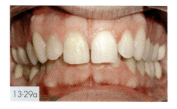 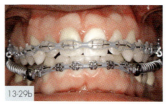 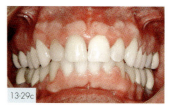

Abb. 13-30a, b Die seitliche Ansicht zeigt eine stabile Klasse I ein Jahr nach Retention.

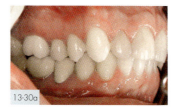 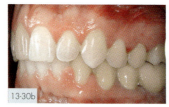

Abb. 13-31 Die Fernröntgenseitenbilder zeigen die Situation vor (links) und am Ende (rechts) der Behandlung.

Abb. 13-32 Die kephalometrischen Werte zeigen die dentalen und skelettalen Veränderungen der Therapie.

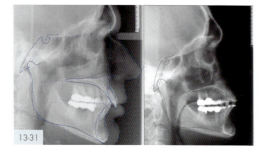

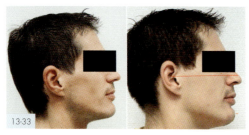

Abb. 13-33 Die posttherapeutische Profilaufnahme des Patienten (rechts) zeigt eine deutliche Entspannung der orofazialen Muskulatur und eine geringe Profilveränderung.

SNA	82,2°	82,3°	+0,1°
SNB	78,4°	80,4°	+2,0°
SNPog	81,4°	82,4°	+1,0°
ANB	3,8°	1,9°	-1,9°
indiv. ANB	3,3	3,3	±0,0
NSBa	132,6°	130,2°	-2,4°
Gn-Go-Ar (Kieferwin	117,5°	116,1°	-1,4°
Summenwinkel	386,0°	385,5°	-0,5°
NL-NSL	2,4°	3,7°	+1,3°
ML-NSL	28,1°	27,9°	-0,2°
ML-NL	25,8°	24,1°	-1,7°
NL-Ocp	9,1°	10,2°	+1,1°
ML-Ocp	16,6°	14,0°	-2,6°
Index (Hasund)	71,8%	72,2%	+0,4%
FHR	69,5%	68,7%	-0,8%
y-Achse	66,2°	64,1°	-2,1°
1_-NL	79,3°	75,0°	-4,3°
1_-N-S	98,3°	101,3°	+3,0°
1⁻-ML	99,5°	109,9°	+10,4°

Fall 2: Patient männlich, 14 Jahre und 2 Monate alt

Anamnese/Befunde: stechende punktuell lokalisierte Schmerzen im Bereich der Kiefergelenke/Ohren vor allem links, Palpationsschmerz beidseits im Bereich des M. digastricus und im unteren Bereich des M. temporalis, keine Diskopathie

Diagnose:
- Kompressionsgelenk dorsal, Arthritis der bilaminären Zone beidseits (Stratum superius/inferius)
- muskuläre Hypertonie
- Distalbisslage und tiefer Biss (Deckbiss), Tendenz zur bukkalen Nonokklusion von Zahn 14, mandibuläre Mittellinienverschiebung nach links, Retentionstendenz von Zahn 13, Diastema mediale

Die Kiefergelenkdiagnostik wurde manuell und instrumentell durchgeführt. Auf eine MRT-Diagnostik wurde aufgrund des eindeutigen klinischen Befundes und der nicht vorhandenen Diskopathie verzichtet. Die initiale Kiefergelenktherapie (vgl. Anschnitt 13.1.2) führte innerhalb von 3 Wochen zu einer weitgehenden Schmerzlinderung. Die schmerzfreie Unterkieferposition war ca. 1,5 mm weiter ventral mit dann seitlich offenem Biss und Frühkontakten in der Front (Abb. 13-34).

Anschließend wurde eine 0.018-MBT-Multibracketapparatur mit Bändern für 16/26 zwecks Aufnahme der SUS^2 im Oberkiefer eingegliedert (Abb. 13-35). Die Oberkieferfront wurde als erstes intrudiert und getorquet, um die ventrale Vorverlagerung des Unterkiefers zu ermöglichen. Die Lückenöffnung regio 13 ermöglichte das spontane Durchbrechen des Eckzahns (Abb. 13-36).

Die Multibracketapparatur (0.018 MBT) im Unterkiefer wurde 3 Monate später eingegliedert (Abb. 13-37). Nach weiteren 3 Monaten konnte ein Unterkieferbogen 17 x 22 SS und die SUS^2 eingesetzt werden.

Die SUS^2-Phase dauerte ca. 7 Monate (Abb. 13-38). Die Aktivierung erfolgte progressiv einmal monatlich mithilfe der Verlängerungsringe.

Die erreichte Kopfbissstellung (Überkorrektur) wurde für ca. 6 Wochen gehalten. Die Retention erfolgte durch einen permanenten 3–3 Retainer (Abb. 13-39 bis 13-41) und eine Vorschubdoppelplatte für ein Jahr.

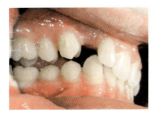 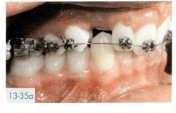 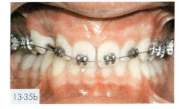 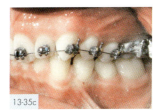

Abb. 13-34 Die neue therapeutische schmerzarme Bisslage zeigt eine ventrale Position und einen seitlich offenen Biss.

Abb. 13-35a–c Aufgrund des tiefen Bisses wurde die Behandlung im Oberkiefer begonnen.

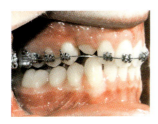 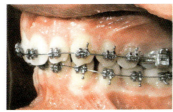 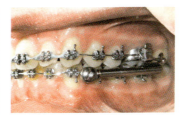

Abb. 13-36 Spontaner Durchbruch des Eckzahnes 13.

Abb. 13-37 Die Intrusion/Torque der Oberkieferfrontzähne ermöglicht die Eingliederung der Unterkieferbrackets.

Abb. 13-38 Die SUS^2 wurde aufgrund der mandibulären Mittellinienverschiebung zuerst links eingesetzt.

Abb. 13-39 Die Überlagerung der seitlichen Fernröntgenbilder zeigt deutliche dentale und skelettale Veränderungen in Richtung Neutralbisslage/Klasse I.

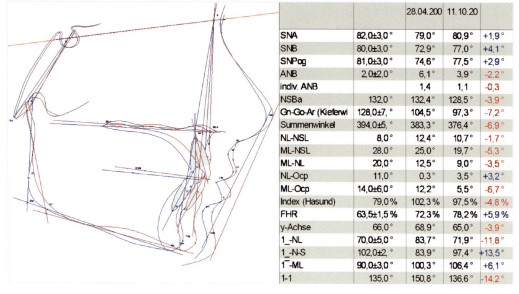

		28.04.200	11.10.20	
SNA	82,0±3,0°	79,0°	80,9°	+1,9°
SNB	80,0±3,0°	72,9°	77,0°	+4,1°
SNPog	81,0±3,0°	74,6°	77,5°	+2,9°
ANB	2,0±2,0°	6,1°	3,9°	-2,2°
indiv. ANB		1,4	1,1	-0,3
NSBa	132,0°	132,4°	128,5°	-3,9°
Gn-Go-Ar (Kieferwi	128,0±7,°	104,5°	97,3°	-7,2°
Summenwinkel	394,0±5,°	383,3°	376,4°	-6,9°
NL-NSL	8,0°	12,4°	10,7°	-1,7°
ML-NSL	28,0°	25,0°	19,7°	-5,3°
ML-NL	20,0°	12,5°	9,0°	-3,5°
NL-Ocp	11,0°	0,3°	3,5°	+3,2°
ML-Ocp	14,0±6,0°	12,2°	5,5°	-6,7°
Index (Hasund)	79,0%	102,3%	97,5%	-4,8%
FHR	63,5±1,5%	72,3%	78,2%	+5,9%
y-Achse	66,0°	68,9°	65,0°	-3,9°
1_-NL	70,0±5,0°	83,7°	71,9°	-11,8°
1_-N-S	102,0±2,°	83,9°	97,4°	+13,5°
1̄-ML	90,0±3,0°	100,3°	106,4°	+6,1°
1-1	135,0°	150,8°	136,6°	-14,2°

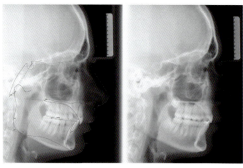

Abb. 13-40a, b Die posttherapeutische Profilaufnahme (b) zeigt eine deutliche Profilverbesserung und Harmonisierung des Lippenschlusses.

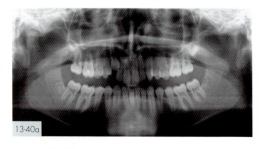

Abb. 13-41 Die Panoramaschichtaufnahme vor (links) und nach (rechts) der Behandlung, der 3–3-Retainer sollte bei Deckbiss-Patienten permanent eingesetzt werden.

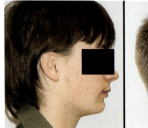
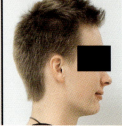

13.1.7 Zusammenfassung

Die Malokklusion (insbesondere Klasse II[19] und unilateraler Kreuzbiss[14]) ist ein nicht zu vernachlässigender Faktor der multifaktoriellen Genese der CMD[22,23,41,45].

Dieser Faktor kann an der Entstehung der CMD maßgebend oder auch nur marginal beteiligt sein, daher sind die initialen Untersuchungen hinsichtlich der Ätiologie im Rahmen des Aqua-Splint-Konzeptes von entscheidender Bedeutung.

Andererseits liegen keine Indizien oder Untersuchungen vor, die eine durchgeführte kieferorthopädische Behandlung für die Entstehung der CMD verantwortlich machen[18]. Die kieferorthopädische Rehabilitation der Bisslage scheint im Gegenteil (nach entsprechender Vorbehandlung) einen positiven Effekt auf das gesamte kraniomandibuläre System zu haben.

Literatur

1. Ahlers O, Freesmeyer WB, Göz G, Jakstat HA, Koeck B, Meyer G, et al. Klinische Funktionsanalyse. Stellungnahme der DGZMK und der AFDT. Zahnärztl Mitt 2003;14:36.
2. Alanen P. Occlusion and temporomandibular disorders (TMD): still unsolved question? J Dent Res 2002;81:518–519.
3. An American Academy of Sleep Medicine Report: Practice parameters for the treatment of snoring and obstructive sleep apnea with oral appliances: An update for 2005. Sleep 2006;29:240–243.
4. Bumann A, Lotzmann U. Funktionsdiagnostik und Therapieprinzipien. Farbatlanten der Zahnmedizin, Band 12. Stuttgart New York: Thieme; 2000.
5. Cartwright RD, Samelson CF. The effects of a nonsurgical treatment for obstructive sleep apnea. The tongue-retaining device. JAMA 1982;248:705-709.
6. Conti PCR, Ferreira PM, Pegoraro LF, Conti JV, Salvador MCG. A cross-sectional study of prevalence and etiology of signs and symptoms of temporomandibular disorders in high school and university students. J Orofac Pain 1996;10:254–262.
7. Costen JB. A syndrome of ear and sinus symptoms dependent upon disturbed function of the temporomandibular joint. Ann Otol Rhinol Laryngol 1934;43:1–5.
8. Cyriax J. Massage, manipulation and local anaesthesia. London: Hamilton; 1941.
9. Cyriax J. Rheumatism and soft tissue injuries. London: Hamilton; 1947.
10. Cyriax J. Textbook of orthopaedic medicine. Vol. l. Diagnosis of soft tissue lesions. London: Tindall; 1975.
11. De Boever JA, Carlsson GE, Klineberg IJ. Need for occlusal therapy and prosthodontic treatment in the management of temporomandibular disorders. Part I. Occlusal interferences and occlusal adjustment. J Oral Rehabil 2000;27: 367–379.
12. De Laat A, Horvath M, Bossuyt M, Fossion E, Baert AL. Myogenous or arthrogenous limitation of mouth opening: Correlations between clinical findings, MRI, and clinical outcome. J Orofac Pain 1993;7:150–155.
13. Fischer J, Mayer G, Peter JH, Riemann D, Sitter H. Nicht-erholsamer Schlaf. Leitlinie "S2" der Deutschen Gesellschaft für Schlafforschung und Schlafmedizin (DGSM). Berlin Wien: Blackwell; 2002.
14. Fushima K, Akimoto S, Takamoto K, Sato S, Suzuki Y. Morphological feature and incidence of TMJ disorders in mandibular lateral displacement cases. Nippon Kyosei Shika Gakkai Zasshi 1989;48:322–328.
15. Hänggi MP, Teuscher UM, Roos M, Peltomäki TA. Zurich Long-term changes in pharyngeal airway dimensions following activator-headgear and fixed appliance treatment. Eur J Orthod 2008;30:598–605.
16. Hansson TL, Wessmann C, Öberg T. Sakräre diagnoser med ny teknik. Tandläkartidningen 1980;72:1372–1380.
17. Hansson TL, Honee GLJM, Hesse JR. Funktionsstörungen im Kausystem. Heidelberg: Hüthig; 1990.
18. Henrikson T, Nilner M. Temporomandibular disorders, occlusion and orthodontic treatment. J Orthod 2003; 30:129–137; discussion 127.
19. Henrikson T. Temporomandibuläre Störungen im Vergleich zu Okklusion und kieferorthopädischer Therapie – eine kontrollierte, prospektive und longitudinale Studie. Inf Orthod Kieferorthop 2000;33:309–334
20. Herbst E. Atlas und Grundriss der Zahnärztlichen Orthopädie. München: Lehmann; 1910.
21. Xiong H, Hägg U, Tang GH, Rabie AB, Robinson W. The effect of continuous bite-jumping in adult rats: a morphological study. Angle Orthod 2004;74:86–92.
22. John M. Ätiopathogenese von funktionellen Kiefergelenkerkrankungen unter besonderer Berücksichtigung der Okklusion. Dtsch Zahnärztl Z 1996;8:441–446.
23. John M, Zwijnenburg A, Reiber Th, Haerting J. Okklusale Faktoren bei Patienten mit kraniomandibulären Dysfunktionen (CMD) und symptomfreien Probanden. Dtsch Zahnärztl Z 1998;53:670–673.
24. Kemper JT Jr, Okeson JP. Craniomandibular disorders and headaches. J Prosthet Dent 1983;49:702–705.
25. Koller MM. Funktionsstörungen des Kausystems: Befunderhebung und Diagnose. Phillip J 1989;6:45–58.
26. Lim J, Lasserson TJ, Fleetham J, Wright J. Oral appliances for obstructive sleep apnoea. Cochrane Database Syst Rev 2006:CD004435.
27. Lundh H, Westesson PL, Kopp S. A three-year follow-up of patients with reciprocal temporomandibular joint clicking. Oral Surg Oral Med Oral Pathol 1987;63:530–533.
31. Luther F. Orthodontics and the temporomandibular joint: Where are we now? Part 2. Functional occlusion, malocclusion, and TMD. Angle Orthod 1998;68:305–318.

28. Marzooq AA, Yatabe M, Ai M. What types of occlusal factors play a role in temporomandibular disorders ? A literature review. J Med Dent Sci 1999;46:111–116.

29. McNamara JA Jr. Neuromuscular and skeletal adaptations to altered function in the orofacial region. Am J Orthod 1973;64:578–606.

30. Meyer-Ewert K, Schäfer H, Kloß W. Treatment of sleep apnea by mandibular protracting device. In: Proceedings of the 7th European Congress on Sleep Research, Munich, Sept 3–7 1984. Stuttgart: Fischer; 1984. S. 217.

32. Palla S. Neue Erkenntnisse und Methoden in der Diagnostik der Funktionsstörungen des Kausystems. Schweiz Monatsschr Zahnmed 1986;96 Suppl:1329–1351.

33. Pancherz H. The Herbst appliance - its biologic effects and clinical use. Am J Orthod Dentofac Orthop 1985;87:1–20.

34. Richter U, Richter F. An MRI-monitored investigation of condyle-fossa relationship during Herbst appliance treatment. Orthodontics 2004;1:43–51.

35. Ruf S, Pancherz H. Dentoskeletal effects and facial profile changes in young adults treated with the Herbst appliance. Angle Orthod 1999;69:239–246.

36. Sabbagh A. Influence of condylar hypermobility on relapse after bite jumping. 83rd Congress of the European orthodontic society, Berlin, Jun 20–27 2007.

37. Sabbagh A. The Sabbagh Universal Spring (SUS). In: Papadopoulos MA, Hrsg. Orthodontic treatment of class II noncompliant patient. Edinburgh: Mosby; 2006.

38. Sabbagh A. CMD: Das Aqua Splint Konzept, ZMK 2009;10:700–703.

39. Sabbagh A. Kiefergelenkdysfunktion, ZMK 2000;3:130–133.

40. Sabbagh A. Die progressive Bissumstellung mit der SUS-Apparatur. ZMK 2006;5;292–294.

41. Seligman DA, Pullinger AG. The role of functional occlusal relationships in temporomandibular disorders: a review. J Craniomandib Disord 1991;5:265–279.

42. Solberg WK. Temporomandibular disorders: physical tests in diagnosis. Br Dent J 1986;160:273–277.

43. Stark T. Temporomandibuläre Dysfunktionen bei Zahnmedizinstudenten unter besonderer Berücksichtigung der Okklusion. Diss. Gießen: Univ.; 2005. [http://geb.uni-giessen.de/geb/volltexte/2006/2684/pdf/StarkTobias-2005-12-13.pdf]

44. Türp JC, Hugger A. Schmerzhafte Myoarthropathien des Kausystems. Zahnärztl Mitteilungen 2000;90:1194–1199.

45. Uyanik JM. Evaluation and management of TMDs, Part 2. Dent Today 2003;22:108–117.

46. Wabeke KB, Hansson TL, Hoogstraten J, van der Kuy P. Temporomandibular joint clicking: a literature overview. J Craniomandib Disord 1998;3:163–173.

47. Du X, Hägg U, Rabie AB. Effects of headgear Herbst and mandibular step-by-step advancement versus conventional Herbst appliance and maximal jumping of the mandible. Eur J Orthod 2002;24:167–174.

EINFÜHRUNG

BIMAXILLÄRE
APPARATUREN

MONOMAXILLÄRE
APPARATUREN

Monomaxilläre Apparaturen

Bei der Verwendung von monomaxillären Apparaturen spielt im Gegensatz zu den bimaxillären Apparaturen das Kieferwachstum eine untergeordnete Rolle. Im späten 19. Jahrhundert war es selbstverständlich, bei einer Klasse II das Wachstum des Mittegesichts durch Druck auf die Maxilla zu hemmen. Hierzu wurde ein Headgear verwendet. Da der Headgear aufgrund seiner reduzierten ästhetischen Verträglichkeit meist im klinischen Alltag auch eine reduzierte Mitarbeit seitens der Patienten zur Folge hat, entstanden ein Vielzahl unterschiedlicher Apparaturen zur Distalisierung der oberen Molaren. Diese waren in der Regel Zahn- oder Schleimhaut getragen, sodass eine wirklich stabile Verankerung zwar erhofft wurde, aber in der Realität dann die entsprechenden Nachweise schuldig blieb. Nichtsdestotrotz lieferten natürlich auch diese Apparaturen hervorragende Ergebnisse in den Händen derjenigen Kieferorthopäden, die um die Grenzen wussten und die resultierenden Nebeneffekte durch eine gute Behandlungsplanung minimieren konnten. In der Zeit der (Mini-)Implantat-getragenen Verankerungseinheiten wächst nun erneut die Hoffnung, ein optimales Behandlungskonzept gefunden zu haben. Im folgenden Teil des Buches werden die etablierten ebenso wie die neuesten Möglichkeiten monomaxillärer Apparaturen zur Therapie der Klasse II beschrieben.

ZAHN- UND SCHLEIMHAUT- GETRAGENE APPARATUREN

Johanna Franke, Torsten Krey, Michael Schön

14

14.1 Der Distal Jet

14.1.1 Einleitung

In der modernen Kieferorthopädie gibt es eine Vielzahl von Systemen zur Distalisierung von Molaren. Die Molarendistalisation kann unter anderem bei sekundären Engständen, bei Molarenvorwanderung, zur Vermeidung einer Extraktionstherapie sowie zur Behandlung der Distalbisslage mit Ursache im Oberkiefer indiziert sein. Viele der Therapiewege dieser Anomalien bedürfen einer zuverlässigen und konsequenten Mitarbeit der Patienten, die abhängig von Alter, sozialem Umfeld und privatem Terminkalender nicht immer gegeben ist. Darüber hinaus ist die durch manche Apparaturen bedingte Ästhetik oft ein Grund für den Wunsch nach einer unsichtbaren und kooperationsunabhängigen Molarendistalisation. Der Distal Jet ermöglicht es, auch bei einem Minimum an Mitarbeit des Patienten, die Molaren im Oberkiefer schnell und kontrolliert zu distalisieren.

14.1.2 Entwicklung und Geschichte

Distalbisse können bis zu 75 % aller Zahnfehlstellungen ausmachen und stellen somit die größte Gruppe des kieferorthopädischen Patientengutes dar. In dieser heterogenen Gruppe von Malokklusionen ist für Patienten mit vorwiegend dentoalveolärer Problematik mit Ursache im Oberkiefer ohne größere skelettale Komponente eine Distalisation der Oberkiefermolaren erstrebenswert. Mit herausnehmbaren aktiven Apparaturen oder extraoralen Geräten wie dem Headgear können nur mittelmäßige Ergebnisse erreicht werden. Zum einen ist der Erfolg mit diesen Geräten direkt von der konsequenten Mitarbeit der Patienten abhängig, zum anderen ist der Kraftansatz sehr koronal, sodass es vor allem zu Kippbewegungen der Zähne kommt. Im Bestreben nach einer einfachen, schnellen und mitarbeitsarmen Therapie als Alternative zur Extraktion der Prämolaren wurde daher in den letzten Jahren eine Vielzahl von festsitzenden Distalisationsapparaturen entwickelt[19]. Auf der Suche nach einem Gerät, das effektiv und leicht zu handhaben sowie gleichzeitig arm an unerwünschten Nebenef-

fekten ist, stellten Dr. Aldo Carano und Mauro Testa mit Unterstützung von American Orthodontics 1996 erstmalig den Distal Jet vor. Die grundlegenden Ideen waren zum einen eine möglichst körperliche und kontrollierte Führung der Molaren und zum anderen eine möglichst stabile Verankerung ohne Mitarbeit des Patienten. Grundstruktur bildeten vier kieferorthopädische Bänder, eine Nance-Pelotte und ein Teleskopmechanismus mit Druckfeder (Abb. 14-1, 14-2)[4,8]. Beim aktuell verwendeten Distal Jet wurden demgegenüber nur wenige Details verändert: Die Lage der Teleskope befand sich anfangs nur wenige Millimeter kranial des Molarenbandes. Mit dem Bestreben eines möglichst optimalen Kraftansatzes wurden die Teleskope weiter apikal, auf Höhe des Widerstandszentrums der Molaren ausgerichtet (Abb. 14-3). Die anfänglich verwendeten Druckfedern aus Stahl wurden durch superelastische Nickel-Titan-Federn ersetzt. Darüber hinaus hat sich die Form des Activation-Locks verändert. Die ursprünglich entwickelte Klemmhülse enthielt zwei Stellschrauben, die mit einem sehr grazilen Schlüssel nur schlecht zu fixieren waren. Sowohl die Form der Hülse als auch Form und Anzahl der Schrauben wurden verändert, sodass die Fixierung nun mittels einer einzigen Innensechskantschraube schnell und sicher vorgenommen werden kann.

Als Alternative zu den Verankerungsbändern wurde von einigen Autoren eine Befestigung mittels Komposit an den Prämolaren propagiert (Abb. 14-2)[8,15]. Als Vorteil wird eine bessere Ästhetik bei gleich guter Verankerung angegeben. Die eigene Erfahrung hat jedoch gezeigt, dass ein unbemerkter Verlust der Klebefläche verheerende Auswirkungen auf die Front haben kann. Diese Technik ist außerdem wesentlich reparaturanfälliger und deshalb nicht zu empfehlen.

14.1.3 Bestandteile und Aufbau der Apparatur

Der Distal Jet ist eine rein intraorale Apparatur zur Distalisation der Molaren und gehört zur Jet-Familie. Der konventionelle Distal Jet im Oberkiefer besteht aus vier kieferorthopädischen Bändern und einer Kunststoffbasis am Gaumen (Nance-Pelotte) (Abb. 14-1). Die

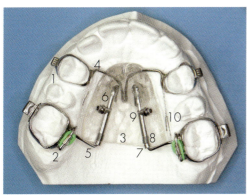

Abb. 14-1 Distal Jet am OK-Modell, bereits aktiv und mit Ligaturendraht verseilt:

1 – Prämolarenband mit Attachment
2 – Molarenband mit Palatinalschloss
3 – Nance-Pelotte
4 – Verbindungsdraht
5 – Innenteleskop
6 – Außenteleskop
7 – Stoppröhrchen
8 – Nickel-Titan-Feder
9 – Activation-Lock
10 – Drahtligatur

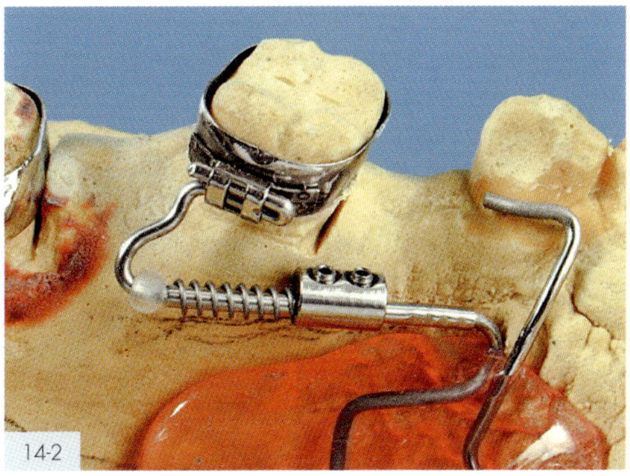

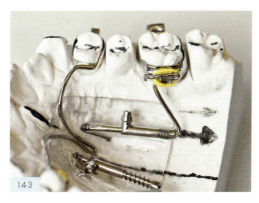

Abb. 14-2 Einer der ersten Distal Jets (Bildquelle: Mauro Testa).

Abb. 14-3 Lage des Innenteleskops in regio des Widerstandszentrums des Sechsjahrmolaren 26.

beiden vorderen Bänder dienen als Verankerungsbänder und sind über einen angelöteten 0,9-mm-Crozat-Draht sowohl miteinander verbunden als auch in die Kunststoffbasis eingebettet. Es besteht die Möglichkeit, Prämolarenbänder mit Attachments zu verwenden bzw. die Bänder mit Attachments zu versehen, um zu jeder Zeit der Behandlung eine Kombination des Distal Jets mit einer Multibracketapparatur zu ermöglichen. Die Molarenbänder sind mit Palatinalschlössern versehen, in welche die vorgefertigten Innenteleskope gesteckt sind. Diese werden durch zwei nahezu rechtwinklige Biegungen in Höhe des Widerstandszentrums (Höhe der Bifurkation) der Sechsjahrmolaren parallel zur Okklusionsebene nach ventral geführt (Abb. 14-3). Die Außenteleskope sind von mesial auf die Innenteleskope gesteckt und enden mit Retentionsarmen in der Nance-Pelotte. Auf das Außenteleskop aufgeschoben, befinden sich je Seite eine Nickel-Titan-Feder sowie das sogenannte Activation-Lock, eine Hülse mit Gewinde, durch das die Nickel-Titan-Feder nach distal komprimiert werden kann. Am distalen Ende des horizontalen Armes des Innenteleskopes befindet sich jeweils ein Stoppröhrchen, um ein Durchrutschen der aktivierten Nickel-Titan-Feder zu verhindern.

Bei maximalem Verankerungsbedarf kann der Distal Jet mit kieferorthopädischen Minischrauben kombiniert werden. Bei dieser Modifikation kann auf die Prämolarenbänder sowie die Nance-Kunststoffbasis verzichtet werden. Die ventralen Anteile der Außenteleskope werden in diesem Fall direkt mit den Miniimplantaten verbunden bzw. an ein entsprechendes Verbindungsstück angelasert (Abb. 14-10).

14.1.4 Wirkungsweise der Apparatur

Der Distal Jet ist ein rein intramaxilläres Distalisationsgerät. Die erwünschte aktive orthodontische Kraft sowie die reziproke Verankerungseinheit werden also in demselben Kiefer gebildet. Es handelt sich um eine Kombination von parodontaler Verankerung mit schleimhautgetragener Gaumenabstützung. Die

Abb. 14-4 Umwandlung des Distal Jets in eine Nance-Apparatur nach einseitiger Distalisation von 16, Verblockung der Federn mit Kunststoff.

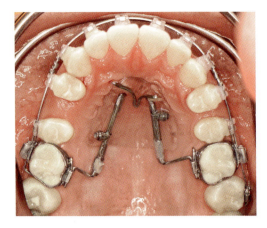

Abb. 14-5 Am vorgefertigten Innenteleskop wurde im rechten Winkel zum Palatinalschlösschen eine Bajonett-Biegung von zwei bis drei Millimetern angebracht, wodurch Druckstellen zervikal am Band vermieden werden.

Abb. 14-6 Fixierte Innen- und Außenteleskope mit Gummischlauch als Platzhalter.

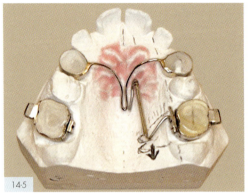

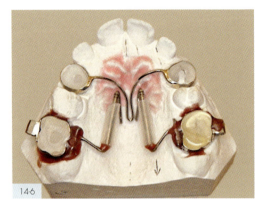

Kraftapplikation erfolgt palatinal auf Höhe des Widerstandszentrums der ersten Molaren und wird über die komprimierten Nickel-Titan-Federn (Federkraft 180 g oder 240 g) erzeugt. Das Innenteleskop des Gerätes gibt die Richtung der Distalisation vor. Dementsprechend ist die richtige Positionierung der Teleskope von großer Bedeutung. Eine Kombination aus dem tiefen Kraftansatz am Widerstandszentrum, eine eingebaute 5°-Antirotation (5° palatinal zur Fissurenlinie) und der Verlauf parallel zur Okklusionsebene, ergeben die optimale Lage der Innenteleskope (Abb. 14-5, 14-6). Aufgrund des individuellen Platzangebotes ist es nicht immer möglich, die Positionierungsanforderungen exakt umzusetzen, sodass vom Techniker der bestmögliche Kompromiss gewählt werden muss[5,11,17,18].

Die teleskopische Führung des Distal Jets erlaubt eine weitestgehend körperliche Bewegung der Molaren. Durch den Kraftansatz auf Höhe des Widerstandszentrums wird eine nahezu translatorische Bewegung ermöglicht (Abb. 14-3). Die bei den meisten anderen rein intraoralen Distalisationsgeräten auftretende

initiale Distalkippung der Molarenkrone entfällt. Aufgrund des palatinalen Kraftansatzes entsteht ein Drehmoment, das zu einer Innenrotation der Molaren nach mesiopalatinal führt. In der Praxis wirkt sich diese unerwünschte Rotation jedoch nur gering aus und lässt sich im Zuge der Multibandbehandlung leicht korrigieren. Bei der Therapie mit dem Distal Jet entstehen nur äußerst geringe vertikale Nebeneffekte, die folglich vernachlässigbar sind[2,5,8,13,14].

Die entstehenden reziproken Kräfte werden durch die Verankerungseinheit, bestehend aus den in die Apparatur mit einbezogenen Prämolaren, sowie die Kunststoffauflage nach Nance abgefangen. Um die desmodontale Reaktionsbereitschaft der Zähne der Verankerungseinheit und somit die reziproke Protrusion des anterioren Segmentes möglichst gering zu halten, sollte auf eine orthodontische Vorbehandlung des Zahnbogens unbedingt verzichtet werden[7,9,12]. Darüber hinaus ist auf die Beziehung der Oberkieferprämolaren mit ihren Antagonisten zu achten. Während eine satte Okklusion im Prämolarenbereich die

Monomaxilläre Apparaturen

Verankerung stabilisiert, können unsicher verzahnte Prämolaren (Kopfbissrelation) nur geringe Kräfte abfangen. In solchen Fällen empfiehlt es sich, Aufbisse mit okklusalem Einbiss anzubringen und die Wertigkeit der Verankerung dadurch zu erhöhen[6].

Die Nance-Pelotte liegt dem anterioren Gaumen großflächig und flach an. Durch die teleskopische und tief angreifende Kraftübertragung werden die reziproken Kräfte ohne Rotationskomponente auf den Gaumen übertragen. Die Gaumenschleimhaut wird dadurch flächig komprimiert, tiefe Einlagerungen des Gerätes oder Ulzerationen der Gaumenschleimhaut treten nicht auf[6]. Der Erfahrung nach beeinträchtigt die anatomische Form des anterioren Gaumens die Verankerungsqualität. Dabei scheint ein hoher Gaumen einem flachen Gewölbe deutlich überlegen[13]. Die eingeschränkten Hygiene-Bedingungen unter der Nance-Pelotte bedingen häufig eine leichte Rötung des bedeckten Gaumenareals, die jedoch keinen weiteren Einfluss auf die weitere Behandlung hat (Abb. 14-21). Der Patient ist über eine sorgfältige Reinigung mittels Superfloss-Zahnseide zu unterrichten, und bei Bedarf ist eine gründliche Reinigung in der Praxis durchzuführen.

Der Distal Jet erreicht Molarenbewegungen in der Größenordnung anderer intramaxillärer Distalisationsapparaturen bei geringem bis mäßigem Verankerungsverlust[1,2,10]. Acht Wochen nach Eingliederung der aktiven Apparatur ist eine Lückenöffnung mesial der Molaren von mindestens 1 mm vorhanden. Dabei ist zu beachten, dass sich der geschaffene Platz zwischen ersten und zweiten Prämolaren sowie zwischen zweiten Prämolaren und ersten Molaren verteilen kann, sofern sich die Apparatur auf den ersten Prämolaren abstützt. In großen zeitlichen Abständen erfolgt die Aktivierung der Nickel-Titan-Federn, die elastischen Kraftelemente werden mittels des Activation-Lock vollständig komprimiert. Die Distalisation kann so lange erfolgen, bis entweder die Molaren in gewünschter Position stehen oder Innen- und Außenteleskope soweit auseinandergezogen sind, dass keine weitere Aktivierung möglich ist.

Entscheidend für eine störungsfreie Funktion des Gerätes ist zuerst die exakte Herstellung im Labor. Eine gute Absprache zwischen Behandler und erfahrenem Techniker ermöglicht auch bei beengtem Platzangebot ein funktionstüchtiges und graziles Gerät. Eine ungenaue Herstellung im Labor oder unsachgemäße Handhabung seitens des behandelnden Kieferorthopäden führt unweigerlich zur Erhöhung der Friktion. Beim Einsetzen des Apparates ist darauf zu achten, den Distal Jet möglichst passiv einzugliedern. Ein Verbiegen der Teleskope ist unbedingt zu vermeiden, Gleithindernisse bis hin zur völligen Störung der Bewegung wären die Folge.

Im Anschluss an die Distalisation kann der Distal Jet durch eine schnelle, einfache und kostengünstige Umgestaltung als reines Verankerungsgerät weiter verwendet werden. Dazu wird lediglich die Verbindung von der Kunststoffauflage zu den Prämolaren gekappt, die Teleskope werden verblockt. Es verbleibt eine herkömmliche Nance-Apparatur (Abb. 14-4).

14.1.5 Klinisches Management, Anwendung und Labortechnik

Wurde anhand der kieferorthopädischen Diagnostik der Distal Jet für die apparative Umsetzung der Distalisationstherapie gewählt, muss zunächst die genaue Planung der Konstruktion des Gerätes erfolgen. In den meisten Fällen werden im Oberkiefer die ersten Prämolaren und die Sechsjahrmolaren über kieferorthopädische Bänder in die Apparatur mit eingebunden. Je nach Situation können anstelle der ersten auch die zweiten Prämolaren bebändert werden. Die Einbeziehung der ersten Prämolaren bringt den Vorteil, dass die zweiten Prämolaren aufgrund des Distal Drifts spontan den Molaren folgen und dementsprechend im Anschluss meist nur noch derotiert werden müssen. Werden die zweiten Prämolaren in die Verankerungseinheit mit einbezogen, entfällt diese Zeitersparnis. Dafür erscheint jedoch der Verankerungsverlust etwas geringer. Im Wechselgebiss kann an den zweiten Milchmolaren verankert werden, sofern die Wurzel noch mindestens ein Drittel ihrer Ursprungslänge aufweist. Welche Zähne im Einzelfall als Verankerung gewählt werden, wird individuell vom Behandler entschieden. Die ersten und zweiten Molaren können mittels des Distal Jets gleichzeitig distalisiert werden. Es ist nicht notwendig, die Bänder zunächst auf die zweiten Molaren und nach deren erfolgter Distalisation auf die ersten Molaren umzusetzen. Bei älteren Jugendlichen oder Erwachsenen ist es allerdings empfehlenswert, vor Behandlungsbeginn die Ausbildung und Lage der Weisheitszähne zu kontrollieren. Sofern diese noch keine weit ausgebildeten Wurzeln besitzen und mit Abstand zu den Wurzeln der zweiten Molaren liegen, können sie belassen werden. Anderenfalls ist es ratsam, die dritten Molaren vor Beginn der Distalisation extrahieren zu lassen[7].

Wie für die Multibandtechnik üblich, werden die zu bebändernden Zähne kurze Zeit vor der Bandanprobe separiert. Einige Tage nach der Separation kann die Bandanprobe erfolgen. Dabei sollte eine annähernd gleiche Einschubrichtung der Bänder sichergestellt werden. Des Weiteren muss dafür Sorge getragen werden, dass ein ausreichender Anteil der palatinalen Bandfläche supragingival zu liegen kommt, sodass im Laborprozess genügend Platz für den Löt- oder Laserverbund zur Verfügung steht. Sind die entsprechenden vier Bänder gesetzt und gegebenenfalls individuell angepasst, erfolgt die Abdrucknahme mit Alginat oder Silikon. Eine gute Abformung und präzise Modellherstellung sind die Voraussetzung, um ein funktionell korrektes Gerät herstellen zu können. Es muss unbedingt darauf geachtet werden, dass der Abdruck im Bereich des Gaumens (Basis), der Bänder und der AH-Linie (verlängerter Verlauf der Teleskope) sehr gut abgeformt ist. Es hat sich bewährt, an den Bändern kleine Retentionen zu belassen bzw. anzubringen, um die Bänder später optimal in der Abformung reponieren zu können.

Nach der Abdrucknahme für die Herstellung des Gerätes werden die entsprechenden Zähne wieder separiert, um das Einsetzen des Distal Jets zu erleichtern. Am Einsetztermin werden die Zähne gereinigt und das Gerät anprobiert. Eine Ligatur auf jeder Seite des Distal Jets verhindert das Auseinanderrutschen der Teleskope und erleichtert so die Handhabung während Anprobe und Einsetzen des Gerätes erheblich (Abb. 14-1). Wird der Distal Jet zum ersten Mal eingesetzt, ist auf einen möglichst spannungsfreien Sitz der Bänder sowie die dichte Auflage der Nance-Pelotte auf der Gaumenschleimhaut zu ach-

ten. Es muss außerdem kontrolliert werden, dass das distale Ende des horizontalen Armes des Innenteleskopes einen Abstand von mindestens 1 bis 2 mm zur Gaumenschleimhaut aufweist. Liegt dieser Bereich des Gerätes zu nah an, kommt es bereits nach kurzer Distalisationsstrecke zur Einlagerung in die Gaumenschleimhaut. Eine resultierende schmerzhafte Entzündung des betroffenen Areals sowie die mechanische Blockade führen dann unweigerlich zum Erliegen der Distalisationsbewegung. Gegebenenfalls muss deshalb während der Anprobe des Gerätes durch eine Verstärkung der Bajonettbiegung der entsprechende Abstand im distalen Bereich sichergestellt werden[5,6].

Nach zufriedenstellender Anprobe des Gerätes werden die Bänder zementiert, die Zementreste entfernt und die Fixierungsligaturen gelöst. Der Distal Jet ist jetzt aktiv. Die Eingewöhnungszeit ist in der Regel kurz und die Beeinträchtigung seitens des Patienten (Sprache, Essen etc.) unerheblich[19].

Während der Patient bereits nach wenigen Wochen eine Lockerung der Kontaktpunkte feststellt, sind in der Regel nach ca. 6 bis 8 Wochen die ersten Lückenbildungen sichtbar. Die Kontrolltermine können bei guter Mundhygiene in weitmaschigen Abständen (mindestens 8 Wochen) erfolgen. Durch die vollständige Kompression der Nickel-Titan-Federn erfolgt während dieser Zeit eine dauerhafte und konstante Kraftapplikation. In der Praxis werden (bei Bedarf) die Federn erneut aktiviert. Mit einem kleinen Inbusschlüssel wird die Aktivierungshülse (Activation-Lock) gelockert und über das Außenteleskop nach distal geschoben. Dadurch wird die Nickel-Titan-Feder wieder vollständig komprimiert und somit aktiviert. Anschließend wird die Aktivierungshülse wieder fixiert und gegebenenfalls mithilfe einer Weingard- oder How-Zange in Richtung Alveolarkamm gedreht. Es handelt sich hierbei um einen äußerst unkomplizierten und kurzen Vorgang. Falls erforderlich wird der Nance-Button gründlich gespült und mit Superfloss-Zahnseide gereinigt.

Im weiteren Verlauf der Behandlung zeigt sich, dass die zweiten Prämolaren aufgrund der desmodontalen Fasern meist eine gewisse Strecke mit den ersten Molaren nach distal

Monomaxilläre Apparaturen

laufen und die größeren Lücken zwischen ersten und zweiten Prämolaren entstehen. Das primäre Ziel ist erreicht, wenn die ersten Molaren in einer leichten sagittalen Überkorrektur (Super-Klasse I) stehen[3, 13]. Mittels Multibandtechnik werden nun die zweiten Prämolaren komplett distalisiert und gegebenenfalls derotiert. Fallabhängig kann bereits zu diesem Zeitpunkt mit dem Ausformen der Front begonnen werden. Sobald die zweiten Prämolaren an die gewünschte Stelle gerückt sind, kann der Distal Jet entfernt werden. Dabei werden die Prämolarenbänder samt Nance komplett herausgenommen, während die Molarenbänder belassen werden und die Apparatur lediglich aus den Palatinalschlösschen herausgelöst wird. Hierfür müssen vorher die Activation-Locks gelöst werden, damit ein Auseinanderziehen der Teleskope ermöglicht wird. Alternativ kann der Verbindungsdraht zum Nance-Button dicht an der Kunststoffbasis abgetrennt werden. Anschließend werden lediglich die Prämolarenbänder entfernt. Der Nance-Button kann so noch als passives Verankerungselement genutzt werden. Zur Stabilisierung der erreichten Distalisation empfiehlt es sich, die Außenteleskope mit einer Zange soweit zu komprimieren, dass sie keine Bewegung der Innenteleskope mehr zulassen. Zusätzlich kann die freiliegende Nickel-Titan-Feder mit fließfähigem (lichthärtendem) Kunststoff verschlüsselt werden (Abb. 14-4). Die weitere Ausformung der Zahnbögen, Okklusionseinstellung und Feineinstellung erfolgen mit Multiband-Technik.

Während die Distalisation der Molaren mithilfe des Distal Jets einfach und schnell vonstattengeht, ist die Sicherung der erreichten Molarenrelation in der zweiten Behandlungsphase für den Erfolg der Behandlung absolut unerlässlich. Eine leichte sagittale Überkorrektur der Molaren mithilfe des Distal Jets ist daher anzustreben[3,13]. Der anschließende Lückenschluss des anterioren Segmentes nach distal beansprucht die Verankerung nicht unwesentlich. Es bleibt daher dem Behandler überlassen, für eine entsprechende Positionssicherung der Oberkiefermolaren zu sorgen. Neben dem Belassen der Nance-Pelotte oder alternativ der Eingliederung eines Transpalatinalbogens sollte auf klassische Verankerungselemente wie Blockbildung durch Ligaturen, Klemmstopps auf dem eingegliederten Bogen

mesial der Sechser sowie Tipback-Biegungen zurückgegriffen werden[9]. Unterstützend und fallabhängig können Klasse-II-Gummizüge eingehängt werden. Manche Autoren empfehlen, bei absolut unkooperativen Patienten anstelle der Gummizüge sogar die Eingliederung einer festsitzenden Funktionsapparatur (z. B. Jasper Jumper)[3,7]. Bei den beiden letztgenannten Mechaniken sind die Bebänderung des Gegenkiefers und die Eingliederung eines stabilen Vierkantbogens zur Verminderung des protrusiven Nebeneffektes auf die Unterkieferfront zwingende Voraussetzung. Erst wenn die Oberkiefereckzähne in eine stabile Neutralokklusion geführt werden konnten, darf die Verankerung guten Gewissens gelockert werden.

Erfolgt die Distalisation im Wechselgebiss, kann der Distal Jet nach der aktiven Phase in eine passive Nance-Verankerung umgestaltet und für einige Zeit belassen werden. Anschließend ist die Stabilisierung der Molaren mittels herausnehmbaren Lückenhalters ausreichend. In der Regel brechen die bleibenden Zähne bei ausreichendem Platzangebot von alleine nahezu in Neutralokklusion durch. Im Anschluss an den Zahnwechsel kann die Feineinstellung mit Multiband erfolgen[7].

Maximale Verankerung

Manche Zahnfehlstellungen, wie beispielsweise eine stark anteinklinierte Oberkieferfront mit flachem Gaumen, die ohne Zahnextraktion gelöst werden sollen, erfordern eine maximale Verankerung. Darüber hinaus ist bei starken sekundären Engständen im Wechselgebiss eine vom Zahnwechsel unabhängige Verankerungsform wünschenswert. Durch eine Kombination des herkömmlichen Distal Jets mit kieferorthopädischen Minischrauben kann auch bei diesen Fällen eine wirksame Distalisation der Molaren erzielt werden[15,16,20]. Die Erfahrung hat gezeigt, dass eine einzeln gesetzte, median im Gaumen platzierte Minischraube den Kraftverhältnissen nicht standhalten kann. Mit zwei sagittal hintereinander gesetzten Miniimplantaten, die miteinander verblockt werden, konnten dagegen gute Ergebnisse erzielt werden. Als Verbindungselement zwischen Minischraube und Distal Jet kann beispielsweise das Mondeal-System verwendet werden, das durch seine austauschbaren Abutments hohe Flexibilität auch bei der Ver-

Abb. 14-7 bis 14-12 Behandlung mit einem Miniimplantat-gestützten Distal Jet.

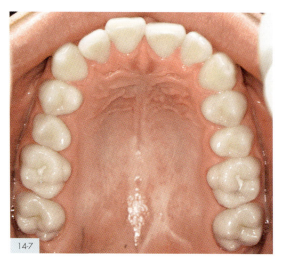

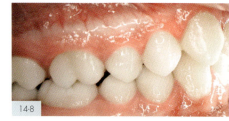

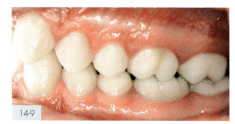

Abb. 14-7 bis 14-9 Anfangsbefund.

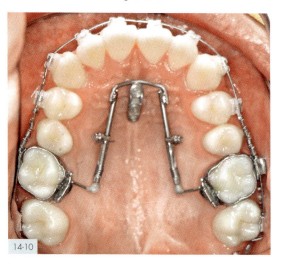

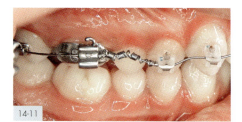

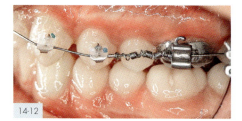

Abb. 14-10 bis 14-12 Nach 6 Monaten.

ankerung nach der Distalisation bietet[21]. Bei der labortechnischen Herstellung wird das Verbindungselement anhand der im Arbeitsmodell eingebetteten Laborimplantate individuell angepasst. Der gesamte Übertragungsprozess (Abdruck, Modell, Herstellung des Gerätes) erfordert höchste Präzision. Auf den Nance-Button wird bei dieser Variante des Distal Jets verzichtet. Klinisch zeichnet sich der Miniimplantat-gestützte Distal Jet als komfortables Distalisationsgerät aus. Da es durch die knöcherne Verankerung zu keinen reziproken Nebenwirkungen kommt, treten die Lückenbildungen in der Regel etwas später auf als beim Einsatz des konventionellen Distal Jets. Anteriore Engstände lockern sich bereits im Laufe der Molarendistalisation von allein auf.

Die Kombination mit einer Multibandapparatur ist jederzeit möglich (Abb. 14-7 bis 14-12).

Das durch den palatinalen Kraftansatz bedingte Drehmoment bewirkt bei dem konventionell gestalteten Distal Jet eine nur unwesentliche nach mesiopalatinal gerichtete Innenrotation der ersten Molaren[13]. In der Praxis der Autoren fiel bei der Verwendung des Miniimplantat-gestützten Distal Jets eine verstärkte Drehung der bebänderten Molaren ins Auge, sodass noch während der ersten Distalisationsphase die Eingliederung von bukkal angreifenden Druckfedern erforderlich wurde (Abb. 14-10). Möglicherweise liegt die Ursache dafür in einer vergleichsweise geringeren Stabilität der Apparatur bzw. der Verbindung zwischen Teleskopen und Beneplate.

Labortechnik

Zur Herstellung des Distal Jets sind interdisziplinäre Zusammenarbeit von Praxis und Labor und ständige Kommunikation von fachlichem Wissen und Können unabdingbar. Im Folgenden wird insbesondere die Herstellung der festsitzenden Distal Jet Apparatur mit dem Ziel aufgezeigt, um Labor und Behandler in verständlichen und einfachen Schritten die Herstellung des Gerätes näher zu bringen[11,17,18].

Sind die kieferorthopädischen Bänder im Abdruck in die richtige Position reponiert und kontrolliert, werden diese mit Klebewachs im Abdruck fixiert. Um die Bänder bei den folgenden Arbeitsschritten vom Modell lösen zu können, ohne das Modell bzw. die Bänder zu beschädigen, sollte der Techniker die Innenseite der Bänder unbedingt leicht auswachsen. Da die Bänder im feuchten Alginat schwierig zu fixieren sind und sich leicht lösen können, sollte unnötiges Rütteln vermieden werden. Ein leichtes vorsichtiges Einklopfen am Rüttlerrand reicht erfahrungsgemäß vollkommen aus. Der Abdruck wird mit Superhartgips ausgegossen. Nach der vorgeschriebenen Abbindezeit kann der Abdruck vorsichtig vom Modell abgezogen werden. Nach dem Ausbrühen erfolgt so in der Regel ein sauberes Abnehmen der Bänder vom Modell, das seinen ursprünglichen Zustand behält und als eine wichtige Kontrolle für den Sitz der Bänder dienen kann. Die Bänder müssen sich auf dem Modell lösen und wieder einwandfrei in der korrekten Position reponieren lassen. Nun kann die labortechnische Modellanalyse mit dreidimensionalem Trimmen vorgenommen werden.

Als Erstes wird der Nance-Verbindungsdraht aus 0,9-mm-Crozat-Draht gebogen und von Verankerungsband 14 zu Verankerungsband 24 gelegt. Er dient gleichzeitig als Retention für die Nance-Kunststoffbasis, in der die Teleskope (links und rechts) verankert sind. Hierbei wird darauf geachtet, dass der Draht symmetrisch zur Raphe-mediana-Ebene verläuft. An den Metallverbindungsstellen soll der Draht exakt am Band anliegen, um eine optimale Löt- oder Laser-Verbindung zu erreichen. Der Abstand zur Gingiva beträgt 1 bis 2 mm. Am Band kann es zervikal leicht zu Druckstellen kommen. Um dies zu verhindern, muss in diesem Bereich genügend Platz zur Schleimhaut eingeplant werden.

Vorteilhaft ist es, bei der Planung des Nance-Buttons den Drahtverlauf auf dem Modell zu skizzieren. Hierbei muss das Platzangebot im Hinblick auf die Beschaffenheit des Gaumens beachtet werden, da die Raumverhältnisse des Gaumens die Platzierung der Apparatur erheblich beeinflussen.

Die Metallverbindungen (von Band zu Verbindungsdraht) können durch das herkömmliche Löten oder mit dem biokompatiblen Phaser- oder Laser-Verfahren hergestellt werden. Diese Varianten unterscheiden sich in ihrer Anwendung, Art und Weise und sollten nach Anspruch des Behandlers bzw. Labors erfolgen.

An die Molarenbänder werden nun die Palatinalschlösser im oberen Drittel des jeweiligen Bandes parallel zur Okklusionsebene angepunktet und anschließend gelötet oder gelasert. Nach der Metallverbindung werden die Bänder sandgestrahlt und ausgearbeitet. Alle bearbeiteten Teile werden auf dem Modell reponiert und auf perfekte und spannungsfreie Passform kontrolliert. Dies gilt sowohl für den Nance-Verankerungsdraht als auch für die Bänder.

Bei geplanter kombinierter Multiband-Therapie empfiehlt es sich, Brackets oder Tubes auf die Prämolaren-Bänder anzubringen (Abb. 14-1). So kann eine Verbindung des Frontsegmentes mit der Distal Jet-Apparatur erfolgen.

Um die Teleskope richtig zu positionieren, muss der auf Hochglanz polierte Verbindungsdraht (von 14 zu 24) zuerst spannungsfrei auf das Modell zurücksetzt werden. Wenn der Nance-Verbindungsdraht entsprechend der Planung korrekt hergestellt wurde, liegt jetzt ausreichend Platz für die korrekte Lage der Teleskope vor. Der Planung entsprechend sollten nun folgende Markierungen auf dem Modell vorgenommen werden: das jeweilige Widerstandzentrum der Sechsjahrmolaren (in regio der Bifurkation), die Raphe mediana sowie eine Linie durch die Zentralfissuren der Seitenzähne (Fissurenlinie). Idealerweise werden die Teleskope auf Höhe des Widerstandszentrums der ersten Molaren parallel zur Okklusionsebene positioniert. In der Horizontalebene sollte darüber hinaus eine Anti-Rotation von 5° nach palatinal zur Fissurenlinie eingebaut werden. Aufgrund des individuellen Platzangebotes ist es nicht immer möglich, die Positionierungsanforderungen exakt umzusetzen, sodass vom Techniker der bestmögliche Kompromiss gewählt werden muss (Abb. 14-3).

Am vorgefertigten Innenteleskop wird im rechten Winkel zum Palatinalschlösschen eine Bajonett-Biegung von 2 bis 3 mm angebracht, wodurch Druckstellen zervikal am Band vermieden werden. Jetzt wird der Draht mit ca. 45° zum Palatinalschlösschen nach dorsal gebogen. Am widerstandsnahen Zentrum des Sechsjahrmolaren wird der Draht parallel zur Okklusionsebene nach ventral geführt (Abb. 14-5).

Anschließend werden die Außen- über die Innenteleskope geschoben und entsprechend gekürzt. Grundsätzlich ist darauf zu achten, dass die Teleskoplänge größer als die zu erzielende Distalisationsstrecke ist. Die Retentionsarme werden direkt am Ende eng umgebogen und als Appendix-Retention 1 bis 2 mm nach palatinal gebogen. Bevor die konfektionierten Teleskope temporär fixiert werden, müssen die Teleskope auf einen störungsfreien Lauf und Gängigkeit überprüft werden. Um sich diffiziles Ausarbeiten zu ersparen, empfiehlt es sich, vor dem Streuen der Nance-Kunststoffbasis als Platzhalter einen passenden Gummischlauch über das Außenteleskop zu schieben (Abb. 14-6).

Vor der Herstellung des Kunststoffanteils wird das Modell zweimal dünn isoliert. Nach dem Isolieren wird das Modell ca. 1,5 Stunden in ein Wasserbad gelegt. Es ist zum Streuen bereit, wenn die Oberfläche feucht-glänzend wirkt.

Um gleichmäßigen Druck und damit Ulzerationen der Gaumenschleimhaut zu vermeiden, empfiehlt es sich, die Basis großflächig, aber sehr dünn zu gestalten. Die prominenten Gaumenfalten werden mit Wachs ausgeblockt.

Bei einem flachen Gaumen sollte die Basis entsprechend groß sein. Ist das Platzangebot eingeschränkt, muss die Basis entsprechend kleiner gestaltet werden. Die Nance-Basis hat eine wichtige Rolle in der Verankerungseinheit. Deshalb ist sehr genaues und sauberes Arbeiten eine wesentliche Voraussetzung für eine komplikationsfreie Apparatur. Die Streutechnik bietet ein ideales Verhältnis von Monomer zu Polymer, wodurch die besten Schrumpfungsergebnisse und damit die ideale Passform der Kunststoffbasis erzielt werden. Für die Nance-Basis empfiehlt es sich, einen transparenten Kunststoff zu verwendet, um die hygienischen Verhältnisse in diesem Bereich besser kontrollieren zu können. Beim Ausarbeiten der Kunststoff-Pelotte muss unbedingt darauf geachtet werden, dass die konfektionierten Teleskop-Elemente nicht beschädigt werden. Die Basis sollte so dünn wie möglich, aber dennoch stabil gestaltet werden. Durch das richtige Isolieren ist eine Bearbeitung der basalen Fläche nicht notwendig.

Nachdem alle Einzelteile säuberlich ausgearbeitet worden sind, wird anschließend der Distal Jet zusammengesteckt. Hierfür wird auf das Innenteleskop je Seite ein Stopp-Röhrchen aufgeschoben. Anschließend wird das Außenteleskop mit Activation-Lock und Nickel-Titan-Feder aufgesteckt. Befinden sich lediglich erste Molaren in situ, wird die 180 g Feder verwendet. Sind die zweiten Molaren bereits durchgebrochen, kann die 240-g-Feder genutzt werden[7]. Zuletzt wird der Distal Jet auf dem Modell aktiviert. Dafür wird die Aktivierungshülse nach distal geführt und dort mittels Inbusschlüssel fixiert. Die Nickel-Titan-Feder ist jetzt aktiv. Um beim Abheben der Apparatur eine Dekompression der Feder und somit ein Herausschieben der Innenteleskope nach distal zu verhindern, wird eine dünne Drahtligatur angebracht. Diese fixiert beide Anteile der Teleskope und ermöglicht so eine einfache Handhabung des Gerätes (Abb. 14-1).

14.1.6 Indikation und Kontraindikation

Der Distal Jet eignet sich hervorragend zur Behandlung aller dentoalveolären Distalbisse von Jugendlichen oder Erwachsenen mit fehlender oder nur geringer skelettaler Problematik. Die Molarendistalisation kann sowohl bei sekundären Engständen mit Mesialwanderung der Oberkiefermolaren als auch als Alternative zur Extraktionstherapie durchgeführt werden. Asymmetrisch vorgewanderte Molaren können problemlos unterschiedlich weit bewegt werden, sodass die häufig beschwerliche Therapie der dentalen Asymmetrien mithilfe dieses Distalisationsgerätes erheblich erleichtert wird (Abb. 14-4 und 14-29 bis 14-40). Werden die Grundvoraussetzungen der Distalisation sowie der Multibandtechnik beachtet, bewirkt der Distal Jet eine zügige und nahezu körperliche Molarendistalisation ohne Mitarbeit der Patienten.

Unabhängig vom Distalisationsgerät können tief liegende Rezessi der Kieferhöhle beispielsweise die Distalbewegung der Seitenzähne erschweren oder sogar vollständig verhindern. Darüber hinaus sollte bei einem Patienten mit ausgeprägt schlechter Mundhygiene und / oder stark angegriffenen Zahnoberflächen die Überlegung angestellt werden, ob in diesem Fall im Allgemeinen eine festsitzende Therapie abzulehnen ist.

Eindeutige Kontraindikation sind Distalbisse mit ausgeprägter skelettaler Komponente, vor allem dann, wenn die Ursache in einer Rücklage des Unterkiefers zu finden ist. Liegt ein prognather Oberkiefer vor, kann jedoch als Kompromissbehandlung eine dentale Kompensation durchgeführt werden. Eine aufgrund des Zahnwechsels ungünstige Situation mit Nichtvorhandensein der Prämolaren als Verankerungszähne macht die Therapie mit dem konventionellen Distal Jet unmöglich. In diesen Fällen kann allerdings auf die Modifikation mit Minischraubenverankerung zurückgegriffen werden. Als ungünstige Voraussetzungen für die Distal Jet-Therapie sind außenstehende Prämolaren sowie ein sehr flaches Gaumengewölbe anzusehen. In ersterem Falle ist die Verankerungsqualität der Verankerungszähne, in letzterem Falle die der Nance-Pelotte fraglich. Überdies ist ein ausgeprägter frontaler Engstand im Unterkiefer in Kombination mit einer Anteinklination der Unterkieferfront vor allem für die zweite Behandlungsphase problematisch. Diese Art der Zahnfehlstellung beschränkt die Stabilisierung der Verankerung über Klasse-II-Mecha-

niken[7]. Im Allgemeinen ist bei frontal offenen Bissen die Distalisationstherapie grundsätzlich eher abzulehnen.

Besonderes Augenmerk sollte noch auf die Funktion von Zunge und perioralem Weichgewebe gelegt werden. Obwohl der Distal Jet ein sehr graziles Gerät ist, das dem Gaumen flach anliegt, kann es bei Patienten mit Zungendysfunktion die Fehlfunktion verstärken. Die Erfahrung hat gezeigt, dass bei Patienten mit Klasse II,1 und kräftiger Einlagerung der Unterlippe die initiale Distalisation zwar problemlos vonstattengeht, die Verankerungssituation aufgrund des ausgeprägten Druckes durch den M. mentalis während des Lückenschlusses des anterioren Zahnbogens nach distal jedoch erheblich erschwert wird. Die frühzeitige Eingliederung eines Lippenschildes im Unterkiefer ist dann nahezu unverzichtbar, darüber hinaus ist Training der perioralen Muskulatur zur Verbesserung des Lippenschlusses hilfreich.

14.1.7 Behandlungsbeispiele

Zur Demonstration des Behandlungsweges sollen die einzelnen Schritte im Folgenden an zwei Patientenfällen gezeigt werden.

Fall 1

Der Patient stellte sich mit einer Angle-Klasse II,1 in der Praxis vor. Neben einer Okklusion von beidseits knapp einer Prämolarenbreite wies er als Hauptmerkmale einen Tiefbiss, eine mäßig vergrößerte sagittale Frontzahnstufe sowie frontale Engstände auf. In beiden Kiefern bestand eine leichte Anteinklination der Front. Die skelettale Relation war unauffällig (Abb. 14-13 bis 14-17).

Zur Korrektur des Distalbisses wurde als Erstes im Oberkiefer ein Distal Jet eingegliedert. Gleichzeitig erhielt der Patient ein Lippenschild im Unterkiefer. In weitmaschigen Abständen wurde der Distal Jet in der Praxis aktiviert. Nach knapp 6 Monaten war im Molarenbereich eine Super-Klasse I erreicht. Die zweiten Prämolaren wurden beklebt und mittels Teilbogen und Druckfeder ebenfalls distalisiert (Abb. 14-18 bis 14-20). Im Anschluss erfolgte die Entfernung des Distal Jets sowie die Eingliederung eines Transpalatinalbogens.

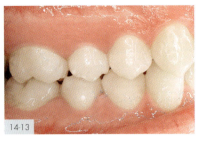
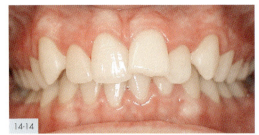
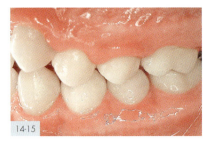

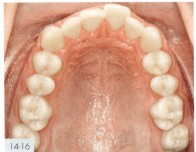
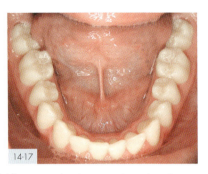

Abb. 14-13 bis 14-17 Anfangsbefund: Distalokklusion von beidseits eine Prämolarenbreite und vergrößerte Frontzahnstufe.

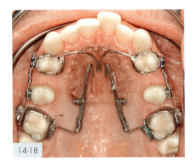
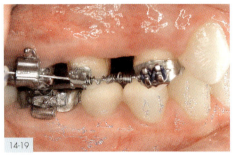
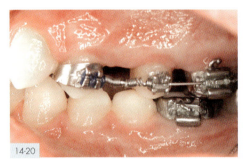

Abb. 14-18 bis 14-20 Distalisation der zweiten Prämolaren. Die ersten Molaren stehen bereits neutral.

Im gleichen Termin wurden alle übrigen Zähne mit Brackets versehen (Abb. 14-21 bis 14-23). Zur Sicherung der Verankerung wurden die Seitenzähne über Ligaturen verblockt und auf dem Oberkieferbogen mesial von 16 und 26 je ein Klemmstopp aufgebracht. Nach der ersten Nivellierungsphase trug der Patient Klasse-II-Gummizüge zur Stabilisierung der Verankerung. Im Zwischenbefund zeigte sich eine stabile Neutralverzahnung auf beiden Seiten mit harmonischer sagittaler und vertikaler Frontzahnstufe. Nach dem Lückenschluss im Oberkiefer sowie der Feineinstellung mit

Multiband konnte die Schneidezahninklination in beiden Kiefern leicht verbessert werden (Retrusion in beiden Kiefern von knapp 3°, Abb. 14-24 bis 14-28). Die aktive Behandlungszeit betrug 21 Monate.

Fall 2

Der Patient wies bei der Erstvorstellung eine seitenungleiche Okklusion (rechts: neutral, links: eine Prämolarenbreite distal) mit Vorwanderung der Molaren im zweiten Quadranten sowie einer Mittellinienverschiebung im

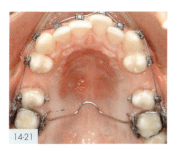
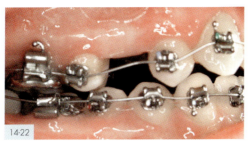
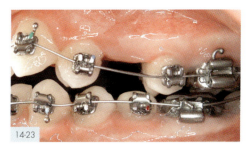

Abb. 14-21 bis 14-23 Der Distal Jet wurde entfernt und ein Transpalatinalbogen sowie eine Multibracketapparatur eingegliedert. Die ersten Molaren und zweiten Prämolaren sind neutral verzahnt.

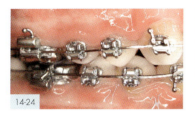
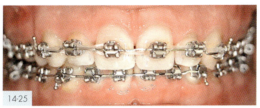
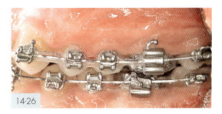

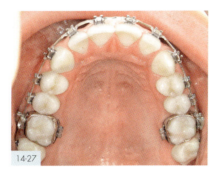
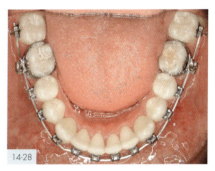

Abb. 14-24 bis 14-28 Zustand während der Finishing-Phase mit Multiband. Es zeigt sich eine stabile Neutralokklusion auf beiden Seiten mit harmonischer Frontzahnrelation.

Oberkiefer nach links auf. In regio 23 bestand Raummangel mit ausgeprägtem Außenstand des Eckzahnes, die Oberkieferfront war deutlich retroinkliniert. Hinzu kamen Schmelzdefekte an allen ersten Molaren, eine unzureichende Mundhygiene sowie der ausdrückliche Wunsch der Eltern nach einer kieferorthopädischen Lösung ohne Extraktion. Es lag keine nennenswerte skelettale Problematik vor (Abb. 14-29 bis 14-33).

Die Behandlung wurde mit der Eingliederung eines Distal Jets begonnen, der während der Kontrollsitzungen lediglich einseitig aktiviert wurde. Darüber hinaus wurde die Gaumenpelotte regelmäßig gründlich gereinigt und der Patient bezüglich besserer Mundhygiene instruiert und motiviert. Nachdem die Neutralokklusion auf der linken Seite erreicht war (Abb. 14-34), wurde das linke Teleskop verblockt, der Verbindungsdraht zwischen 24 und dem Nance-Button getrennt und das Band 24 entfernt. Anschließend wurden die restlichen Zähne mit Brackets beklebt. Nach der ersten Nivellierungsphase konnte mithilfe einer Druckfeder mit der Distalisation der Prämola-

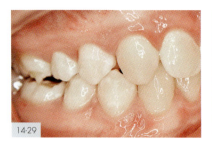 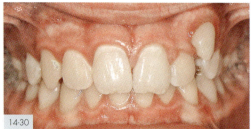 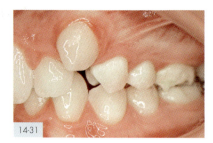

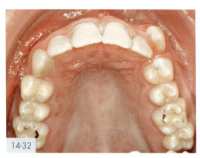 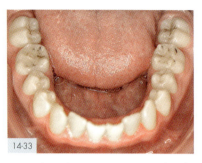

Abb. 14-29 bis 14-33 Anfangsbefund: einseitige Distalverzahnung von einer Prämolarenbreite in regio 26, Raummangel und Außenstand von Zahn 23 und Mittellinienverschiebung im Oberkiefer.

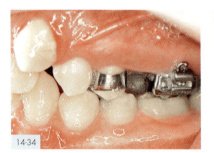 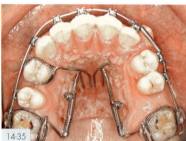

Abb. 14-34 In regio 26 ist eine Neutralokklusion erreicht.

Abb. 14-35 Das Band in regio 24 wurde entfernt und die Multibracketapparatur eingegliedert. Die Lücke in regio 23 wird mittels einer Metallhülse fixiert, während Zahn 25 distalisiert wird.

ren begonnen werden. Die Lücke in regio 23 wurde währenddessen durch eine aufgeschobene Metallhülse stabil gehalten (Abb. 14-35). Im Anschluss an den erfolgten Lückenschluss der Prämolaren nach distal erfolgte die vollständige Entfernung des Distal Jets. Daran schloss sich die Lückenöffnung regio 23 sowie die Korrektur der Mittellinienverschiebung im Oberkiefer mittels einer Druckfeder an, bis schließlich der Eckzahn 23 eingegliedert werden konnte. Während dieser Zeit wurde die Verankerung durch die Eingliederung ei-

nes Transpalatinalbogens, Blockbildung der Seitenzähne über Drahtligaturen, mesial von 16 und 26 aufgesetzte Klemmstopps sowie den Einsatz von Klasse-II-Gummizügen gesichert und regelmäßig kontrolliert. Die mäßige Mundhygiene und Compliance des Patienten war während der gesamten Multibandphase (nach Entfernung des Distal Jets) problematisch. Die Behandlung konnte nach 24 Monaten mit einer Neutralokklusion auf beiden Seiten und guter Frontzahninklination erfolgreich abgeschlossen werden (Abb. 14-36 bis 14-40).

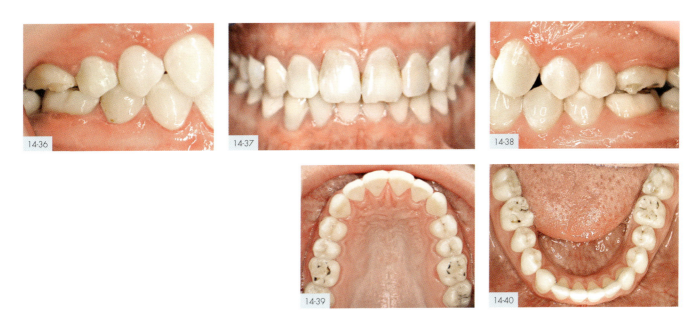

Abb. 14-36 bis 14-40 Endbefund: beidseits stabile Neutralokklusion, eingeordneter Zahn 23 und korrigierte Mittellinie im Oberkiefer.

14.1.8 Zusammenfassung

Bei vielen Distalbissen ist die kieferorthopädische Distalisation der Oberkiefermolaren Grundvoraussetzung für eine erfolgreiche Therapie. Dem Kieferorthopäden steht für die Behandlung neben herausnehmbaren und extraoralen Geräten inzwischen eine Vielzahl von festsitzenden Apparaturen zur Verfügung. Der Distal Jet ist ein rein intraorales Gerät und gehört zur Jet-Familie. Die Grundstruktur bilden vier kieferorthopädische Bänder, eine Nance-Pelotte und ein Teleskopmechanismus mit Nickel-Titan-Feder. Eingliederung und Aktivierung des Gerätes gehen schnell und einfach. Die Apparatur wird seitens der Patienten gut toleriert und deren ästhetischen Ansprüchen gerecht. Der Distal Jet ermöglicht es auch bei einem Minimum an Mitarbeit des Patienten, die Oberkiefermolaren schnell und kontrolliert zu distalisieren. Dieses Gerät eignet sich darüber hinaus hervorragend zur Korrektur von dentalen Asymmetrien und erleichtert deren häufig beschwerliche Therapie erheblich. Während der Distalisation wird aufgrund des tiefen Kraftansatzes eine nahezu körperliche Bewegung der Molaren erzielt. Die Verankerungseinheit, bestehend aus zwei Prämolaren und der Nance-Pelotte, fängt die reziproken Kräfte weitestgehend ab, sodass es nur zu einem geringen bis mäßigen Verankerungsverlust kommt, der im Laufe der sich anschließenden Multiband-Therapie vollständig ausgeglichen wird. Nach erfolgter Distalisation kann der Distal Jet umgehend in eine klassische Nance-Apparatur umgestaltet werden. Für den Praktiker ist entscheidend, dass trotz des anfänglich auftretenden Verankerungsverlustes die kieferorthopädische Behandlung in der Regel mit einer stabilen Neutralokklusion und guter Frontzahninklination abgeschlossen werden kann.

Zur Herstellung des Distal Jets ist eine kooperative Zusammenarbeit zwischen Praxis und Labor mit ständiger Kommunikation sowie fundiertem Fachwissen und Können eine wesentliche Voraussetzung. Präzise Labortechnik und sachgerechte Handhabung seitens des Kieferorthopäden gewährleisten eine optimale und zügige Molarendistalisation mithilfe des Distal Jets.

Literatur

1. Antonarakis G, Kiliaridis S. Maxillary molar distalization with noncompliance intramaxillary appliances in Class II malocclusion. A systematic review. Angle Orthod 2008;78:1133–1140.
2. Bolla E, Muratore F, Carano A et al. Evaluation of maxillary molar distalization with the distal jet: a comparison with other contemporary methods. Angle Orthod 2002;72:481–494.
3. Bowman S. Class II combination therapy (distal jet and Jasper Jumpers): a case report. J Orthod 2000;27:213–218.
4. Carano A, Testa M. The Distal Jet for upper molar distalization. J Clin Orthod 1996;30:374–380.
5. Carano A, Testa M. Clinical applications of the Distal Jet. Universitätsschrift, Ferrara; 1997.
6. Carano A, Testa M. Nuove metodiche ortodontiche: La Jet family. Universitätsschrift, Chieti; 1999.
7. Carano A, Testa M. Clinical application of the Distal Jet in class II non-extraction treatment. Virtual Journal of Orthodontics 2001;3(4):[6 screens].
8. Carano A, Testa M, Siciliani G. The lingual distalizer system. Eur J Orthod 1996;18:445–448.
9. Diedrich P. Verschiedene orthodontische Verankerungssysteme. J Orofac Orthop 1993;54:156–171.
10. Doll G, Geis A, Carano A. Der Distal Jet – ein effizientes intraorales Distalisationsgerät. Kieferorthop 2000;14:91–100.
11. Franke J, Krey T, Schön M. Festsitzender Distal-Jet zur Compliance-unabhängigen Molarendistalisation. Kieferorthopädische Nachrichten 2009; 7/8:14–16.
12. Jonas I. Alternativen der Molarendistalisation. In: Diedrich P, Hrsg. Praxis der Zahnheilkunde, Kieferorthopädie III. 4. Aufl. München: Urban & Fischer; 2002. S. 31–47.
13. Kinzinger G, Diedrich P. Biomechanics of a Distal Jet appliance. Theoretical considerations and in vitro analysis of force systems. Angle Orthod 2008;78:676–681.
14. Kinzinger G, Eren M, Diedrich P. Treatment effects of intraoral appliances with conventional anchorage designs for non-compliance maxillary molar distalization: a literature review. Eur J Orthod 2008;30:558–571.
15. Kinzinger G, Gülden N, Yildizhan F et al. Anchorage efficacy of palatally-inserted miniscrews in molar distalization with a periodontally/miniscrew-anchored Distal Jet. J Orofac Orthop 2008;69:110–120.
16. Kinzinger G, Wehrbein H, Byloff FK et al. Innovative anchorage alternatives for molar distalization – an overview. J Orofac Orthop 2005;66: 397–413.
17. Krey T, Schön M. Distal-Jet-Apparatur. In: Frass K, Hrsg. Grundwissen für Zahntechniker XIV, Die Kieferorthopädie. 2 Aufl. München: Neuer Merkur Verlag; 2008. S. 424–430.
18. Schön M. Die festsitzende Distal-Jet-Apparatur zur kooperations-unabhängigen Molarendistalisation im Oberkiefer. KFO Zeitung 2006;1:13-15.
19. Testa M, Carano A, Francioli D et al. Der Distaljet - eine neue Methode zum Distalisieren von Molaren. Quintessenz Zahntech 1997;23:353–363.
20. Velo S, Rotunno E, Cozzani M. The Implant Distal Jet. J Clin Orthod 2007;41:88–93.
21. Wilmes B. Enorme Erweiterung des kieferorthopädischen Behandlungsspektrums: Kleines Hilfsmittel - große Wirkung. Kieferorthop Nachr 2009;4:4–6.

SKELETTAL VERANKERTE APPARATUREN

15

Britta A. Jung, Martin Kunkel und Heiner Wehrbein,
Benedict Wilmes, Heinz Winsauer, Clemens Winsauer,
Julia E. Vlachojannis

*Britta A. Jung, Martin Kunkel
und Heiner Wehrbein*

15.1 Gaumenimplantatgestützte Therapiemöglichkeiten zur Klasse-II-Behandlung: das Orthosystem

15.1.1 Einführung und Konzept

Die dentale und skelettale Klasse II gehört zu den häufigsten Dysgnathien im europäischen Raum[5,17]. Ursachen für eine Distalverzahnung sind u. a. der Platzmangel bzw. Mesialstand im Bereich der oberen Seitenzähne oder die distobasale Relation der Kieferbasen. Gängige Therapieoptionen basieren je nach Befund u. a. auf dem Konzept der Molarendistalisation oder der Camouflagebehandlung durch Extraktion.

In diesem Zusammenhang stellt die Verankerung für kieferorthopädische Zahnbewegungen ein zentrales Problem dar: Zusätzliche konventionelle intraorale (Nance-Apparatur oder Lingualbügel) und/oder extraorale (Headgear, konventionelle Pendulum-Apparatur) Verankerungselemente sind notwendig, um die gewünschten Zahnbewegungen durchzuführen. Aufgrund der rein dentalen Abstützung dieser Apparaturen kommt es jedoch in Abhängigkeit des vorhandenen biologischen Verankerungspotenzials häufig zu schwer abschätzbaren reaktiven Kraftgrößen und Momenten und damit zu unerwünschten Zahnbewegungen.

Zu diesem Zweck wurden Anfang der 1990er-Jahre temporäre orthodontische Verankerungsimplantate (Gaumenimplantate) speziell für den Bereich des Oberkiefers entwickelt. Die entscheidende Voraussetzung für den Erfolg von Gaumenimplantaten ebenso wie für enossale Implantate ist die Osseointegration[9].

Zwischenzeitlich belegen umfangreiche klinische und experimentelle Daten die hohe Zuverlässigkeit und Erfolgsaussicht von Gaumenimplantaten[1,6,7,15,20,22,27,28,30,41,49,50,52–55,57]. Die Erfolgsraten liegen zwischen 85 und 100 %[9,11,41,49], die Knochen-Implantat-Kontaktrate zwischen 34 und 93 %[10,54] (Abb. 15-1a und b).

In diesem Buchkapitel werden speziell zur festsitzenden Therapie von Klasse-II-Fehlstellungen moderne Behandlungskonzepte zur Molarendistalisation und Camouflagebehandlung vorgestellt, die vor allem auf der skelettalen Verankerung mittels Gaumenimplantaten basieren. Es werden dazu die einzelnen Behandlungsschritte von der chirurgischen Insertion bis zur Laborherstellung der Suprakonstruktion und der Entfernung des

Abb. 15-1a, b (a) Histologie eines explantierten Gaumenimplantates nach Abschluss der orthodontischen Behandlung (Färbung: Toluidinblau, Vergrößerung: 25x); (b) Die Ausschnittsvergrößerung (Färbung: Toluidinblau, Vergrößerung: 100x) zeigt exemplarisch den Knochen-Implantat-Kontakt im Bereich des ersten und zweiten Gewindeganges.

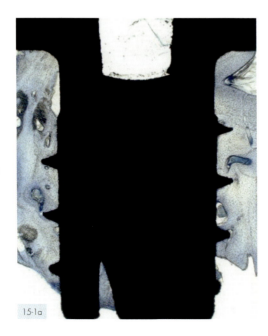
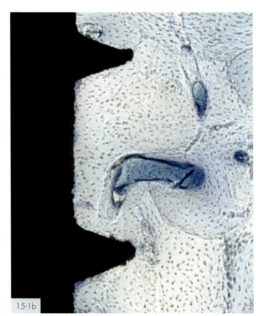

Monomaxilläre Apparaturen

Implantates nach Abschluss der aktiven orthodontischen Behandlung beschrieben.

15.1.2 Bestandteile und Aufbau der Apparatur

Beschreibung des Orthosystems

Unter Berücksichtigung des Knochenangebotes im vorderen Abschnitt des Hartgaumens wurde das Gaumenimplantat der ersten Generation als verkürzte Version des 3,3 mm durchmessenden prothetischen Straumann-Implantates entwickelt. Mit einer enossalen Länge von 4 bzw. 6 mm und einem Durchmesser von 3,3 mm standen damit Implantatdimensionen zur Verfügung, deren enossaler Anteil dorsal des N. incisivus zu inserieren war. Mit dem Ziel, die Anlagerungsfläche zur Osseointegration zu vergrößern, erhielt das Implantat die Form eines Stufenzylinders, dessen horizontaler Stufenanteil auf der kongruent aufbereiteten Oberfläche des Gaumens aufheilen sollte.

Das Durchtrittsprofil des einteiligen Implantates wurde bei dieser ersten Generation, abweichend von der Konzeption des prothetischen Implantates, gerade und nicht auskragend gestaltet (Abb. 15-2a). Die chirurgische Lagerbildung erfolgte nach der Festlegung der Insertionsstelle und der Vorkörnung mittels Rosenbohrer einzeitig durch eine Profilfräse, die sowohl den enossalen Lageranteil als auch den horizontalen Lageranteil bildete. Technisch gesehen handelt es sich um eine Variante des sogenannten Kanonenbohrers, der nur eine Schneide aufweist.

Mit der heute verfügbaren, zweiten Generation des Gaumenimplantates (Abb. 15-2b) wurden einige konstruktive Merkmale dem prothetischen Implantat des Herstellers angepasst. Der Durchmesser wurde mit 4,1 mm dem Standardimplantat des Herstellers angepasst und auch das Gewinde und das Durchtrittsprofil entspricht nun dem prothetischen Implantat. Die Konzeption des Stufenzylinders wurde verlassen, nachdem eine Osseointegration des horizontalen Stufenanteils einerseits regelmäßig nicht erreicht werden konnte, andererseits auch offensichtlich nicht erforderlich war. Analoge Entwicklungen vollzogen

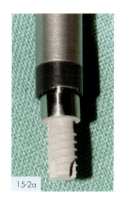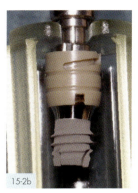

15-2a   15-2b

Abb. 15-2a, b Gaumenimplantat der (a) ersten Generation (Straumann® Orthosystem; Straumann, Basel, Schweiz; Dimension: 3,3 mm x 6 mm) und (b) zweiten Generation (Palatal Implant; Straumann; Dimension: 4,1 x 4,2 mm). Zudem ist das Implantat der zweiten Generation auch in der Dimension 4,8 x 4,2 mm erhältlich.

sich auch an anderen Implantatsystemen, bei denen Stufenzylinder zugunsten gerader oder konischer Schraubendesigns verlassen wurden. Die Aufbereitung des Implantatlagers erfolgt bei der zweiten Generation analog der prothetischen Implantate mittels Spiralbohrern. Eine Besonderheit stellt der Implantat-Einbringpfosten dar, der für die Anforderungen der geschlossenen Insertion am Gaumen zum einen eine gut sichtbare Graduierung zur präzisen Bestimmung der Insertionstiefe aufweist und zum anderen einen völlig lastfreien Auslösemechanismus beinhaltet.

Präoperative Diagnostik

Für die Insertion von Gaumenimplantaten sind neben der üblichen klinischen und radiologischen (OPG/FRS) Diagnostik keine aufwendigen Bildgebungsverfahren erforderlich. Insbesondere kann auf ein zusätzliches DVT oder CT im Regelfall verzichtet werden[31].

Implantatinsertion

Die chirurgische Insertion erfolgt typischerweise in Lokalanästhesie etwa auf Höhe der ersten bzw. zweiten Prämolaren senkrecht zur Knochenoberfläche (Abb. 15-3b). Die exakte, individuelle Zielposition des Gaumenimplantates wird präoperativ am Fernröntgenseitenbild (FRS) ermittelt. Der Abstand zu den Inzisalkanten der Schneidezähne kann unmittelbar auf den OP-Situs übertragen werden (Abb. 15-3a). Die Implantatinsertion erfordert, wie sämtliche implantierbaren Medizinprodukte, ein steriles Arbeitsumfeld und hier speziell eine sterile Kühlwasserzuführung. Der enossale Implantatanteil darf bei der Überführung in den OP-Situs nicht berührt werden.

Abb. 15-3a–e Insertion eines Gaumenimplantates: (a) klinische Situation präoperativ. Der Abstand zu den Inzisalkanten der Schneidezähne kann unmittelbar auf den OP-Situs übertragen werden. (b) Das postoperative Fernröntgenseitenbild zeigt das inserierte Gaumenimplantat auf Höhe der ersten Prämolaren. (c) Spiralbohrer des Ortho-Instrumentariums in aufsteigender Reihenfolge. (d) Implantatschablone zur Überprüfung der Tiefe der Bohrung. (e) Inseriertes Gaumenimplantat mit Einheilkappe.

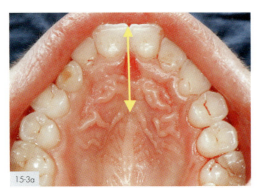

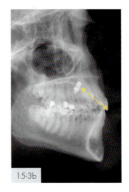

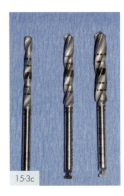

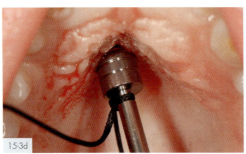

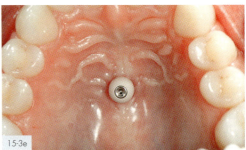

In der Abfolge der Arbeitsschritte wird zunächst die palatinale Schleimhaut an der geplanten Insertionsstelle mit einer Mukosa-Stanze entnommen. Die definitive Implantatposition wird durch die Ankörnung der palatinalen Kortikalis festgelegt. Hierbei empfiehlt es sich, eine Kugelfräse etwa bis zum halben Durchmesser in den Knochen zu versenken. Die definitive Aufbereitung des Implantatlagers erfolgt in aufsteigender Reihenfolge mit den Spiralbohrern des Ortho-Instrumentariums (Abb. 15-3c) bis zu einem Durchmesser von 3,5 mm.

Die Tiefe der Bohrung wird durch eine Implantatschablone überprüft. Die Graduierung der Implantatschablone (Abb. 15-3d) entspricht dabei der Graduierung auf dem Einbringpfosten, sodass eine Übertragung der Tiefe in Referenz zur Schleimhautoberfläche exakt möglich ist.

Das selbstschneidende Implantat wird mit einer Ratsche eingebracht, wobei vor allem auf eine stabile Zentrierung geachtet werden muss und eine seitliche Auslenkung streng zu vermeiden ist. Im Gegensatz zu längeren prothetischen Implantaten zentriert sich das Implantat unter der Insertion nicht spontan. Durch einen Löseschlüssel wird der Einbringpfosten anschließend ohne Krafteinwirkung auf das

Implantat entfernt. Für die Einheilphase wird eine Deckkappe aufgeschraubt (Abb. 15-3e).

Chirurgische Komplikationen sind bei der Insertion von Gaumenimplantaten extrem selten. Die in der Literatur teilweise angesprochene Perforation zur Nase ist bei der medianen Insertion eher eine theoretische Überlegung, da hier nach kranial die solide Knochenbasis des Septums eine Perforation nahezu unmöglich macht. Bei der paramedianen Insertion ist eine Perforation durchaus möglich, sie wirkt sich aber, wie bei der prothetischen Implantation am Sinusboden nicht relevant aus, da das Implantat die Perforation verschließt. Eine klinisch relevante Problematik könnte nur durch die Kombination einer Perforation mit einem frühen Implantatverlust entstehen. In diesem seltenen Fall wäre dann eine lokale Schleimhautplastik erforderlich. Andere lokale Komplikationen wären die Verletzung des N. incisivus oder die Verletzung einer Zahnwurzel. Bei typischer Implantatlokalisation sind solche Ereignisse aber ebenfalls eher theoretischer Natur und haben bislang kaum Eingang in die Literatur gefunden.

In den Kliniken der Autoren wird den Patienten empfohlen, innerhalb der ersten 10 Tage postoperativ mit einer Chlorhexidindigluco-

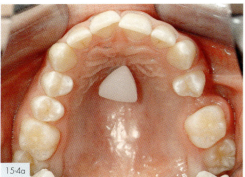

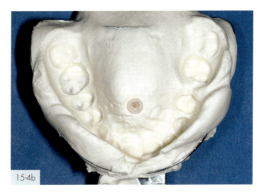

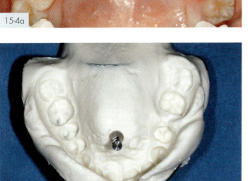

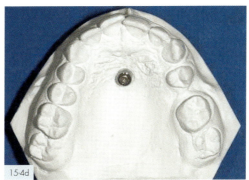

Abb. 15-4a–d Gaumenimplantatabformung: (a) Die intraorale Aufnahme des Oberkiefers zeigt die applizierte Abformkappe des Ortho-Systems, zweite Generation. (b) Abformung aus Alginat mit Abformkappe und (c) fixiertem Laborimplantat. (d) Arbeitsmodell mit integriertem Laborimplantat und verschraubter Stahlkappe.

nat-Lösung zu spülen. Danach sollte das Implantat zirkulär mit einer weichen Zahnbürste gereinigt werden.

Abformung und Suprakonstruktion

Das Implantat kann nach ca. 10 Wochen mit Alginat und konfektionierten Abformkappen abgeformt werden (Abb. 15-4a bis c). Unter Berücksichtigung der Verankerungssituation wird eine individuell konfigurierte palatinale Suprakonstruktion auf dem Arbeitsmodell (Abb. 15-4d) gefertigt.

Mögliche Komplikationen während der kieferorthopädischen Belastung

Implantatverlust und -lockerung

Die Verlustrate von Gaumenimplantaten während der Einheilphase oder auch unter funktioneller Belastung liegt unter Berücksichtigung der Literaturdaten zwischen 0 und 15 % [28,30,41,49].

Weichgewebsirritationen

Oftmals zeigen sich bei der Verwendung von Gaumenimplantaten sowohl während der Ein-

heilphase als auch unter Funktion diskrete lokale Entzündungszeichen und eine Hyperplasie der periimplantären Mukosa[28,30]. Dies stellt aber in der Regel keine klinisch relevante Problematik dar. Weder die Mukositis noch die hyperplastische Reaktion im periimplantären Bereich führen zu Schmerzen oder zu einer Störung der Implantatstabilität.

Verankerungsverlust

Grundsätzlich können unter funktioneller Belastung Verankerungsverluste durch die Deformation der Suprakonstruktion insbesondere bei indirekten Verankerungssituationen über gaumenimplantatgestützte Transpalatinalbögen, beispielsweise bei der bogengeführten Molarendistalisation, auftreten. Die Größenordnung wird hier von den Materialeigenschaften der Bögen bestimmt und liegt in einer Größenordnung von 0,5 bis 1 mm. Durch Voraktivierung der Komponenten können solche Verankerungsverluste kompensiert werden[56].

Bei direkten Verankerungen beispielsweise bei Distalisierungsapparaturen (s. Abschnitt 15.1.4) lassen sich Verankerungsverluste vollständig vermeiden.

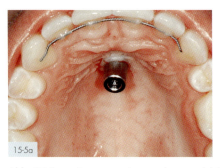 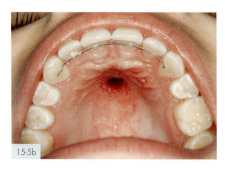 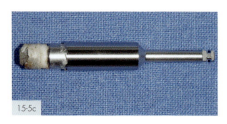

Abb. 15-5a–c Gaumenimplantatentfernung: (a) Gaumenimplantat mit Führungszylinder. Dieser dient als Führungshilfe für die Explantationsfräse (Trepanbohrer) des Ortho-Instrumentariums. (b) Die Kortikalis wird bis zu 2/3 der Implantatlänge geschwächt und das Implantat anschließend mit einem Hebel nach Bein oder mittels Extraktionszange entfernt. (c) Explantiertes Gaumenimplantat mit entnommener Knochenmanschette.

Jedoch bleiben Gaumenimplantate insbesondere unter funktioneller Belastung absolut positionsstabil[57].

Implantatentfernung

Nach Abschluss der aktiven kieferorthopädischen Behandlung werden Gaumenimplantate wieder entfernt (Abb. 15-5a bis c). Hierzu wird die Kortikalis durch einen geführten Trepanbohrer geschwächt und das Implantat anschließend mit einem Hebel nach Bein oder mittels Extraktionszange entfernt. Auch bei der Entfernung wäre eine Perforation zur Nase grundsätzlich vorstellbar, hat aber klinisch nahezu keine Relevanz. Für den seltenen Fall einer Perforation wäre zum Verschluss eine lokale Schleimhautplastik erforderlich.

15.1.3 Wirkungsweise der Apparatur

Möglichkeiten der implantatgestützten Molarendistalisation

Suprakonstruktionen von Gaumenimplantaten sind nicht an eine spezifische Apparatur der Molarendistalisation gebunden. In Abhängigkeit der individuellen kieferorthopädischen Behandlungsaufgabe können folgende Apparaturtypen zur Anwendung kommen:

- implantatgestützte Pendulum-Apparatur (Mono-, Bi- oder Quadpendulum)
- implantatgestützte palatinale Druckfedersysteme (Distal-Jet-Apparatur oder bogengeführtes Druckfedersystem)
- implantatgestützte Distalisierungsapparatur auf Palatinalbogen-Basis

Diese Apparaturen können je nach Indikation sowohl uni- als auch bilateral verwendet werden und sind jederzeit mit anderen kieferorthopädischen Behandlungsaufgaben im Sinne einer multifunktionellen Behandlungseinheit (Abb. 15-6a und b) kombinierbar. Sie sind überwiegend ossäre Modifikationen konventioneller Apparaturen und stehen für eine palatinale bzw. bukkale ästhetische Korrektur in der Mehrzahl der Klasse-II-Fehlstellungen zur Verfügung.

Implantatgestützte Distalisierungsapparaturen [36,37,38], wie Pendulum, Distal-Jet oder bogengeführte Druckfedersysteme, basieren auf zwei unterschiedlichen biomechanischen Konzepten: Bei den Pendulum-Apparaturen werden die zu distalisierenden Molaren auf pendelartigen Bogenradien bewegt. Bei den Distal-Jet-Apparaturen oder bogengeführten Druckfedersystemen dienen starre Führungsstäbe bzw. -bögen als Leitschiene für palatinal bzw. bukkal angebrachte Druckfedern und geben dadurch eine geradlinige Zahnbewegung vor.

Verankerungstechnisch stellen Pendulum-, Distal Jet und spezielle Distalisierungsapparaturen auf Palatinalbogen-Basis (Abb. 15-7a

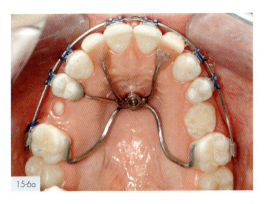

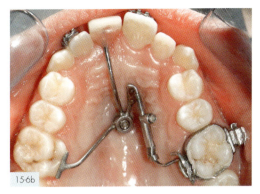

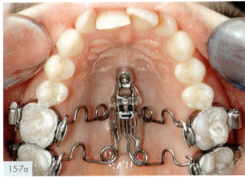

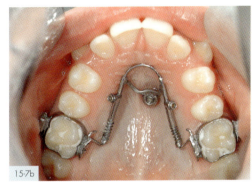

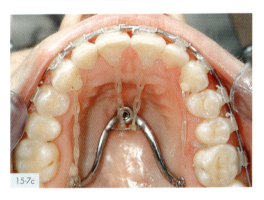

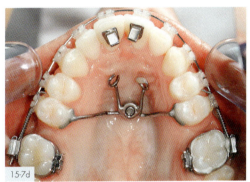

Abb. 15-6a, b Intraorale Oberkieferaufnahme zeigt Suprakonstruktionen für multifunktionelle Behandlungsaufgaben: (a) Indirekte Implantatverankerung zum Halten der Zähne 14, 16 und 26 im Rahmen der Einstellung des verlagerten Zahnes 15. Intrusions-, Rotations- und Kippeffekte sind dadurch nicht zu erwarten. Die Suprakonstruktion diente zusätzlich zum temporären Ersatz der Nichtanlagen in regio 12 und 22. (b) Kombinationsform aus direkter und indirekter Implantatverankerung: Die Suprakonstruktion dient gleichzeitig zum temporären Halten von Zahn 16, zum Distalisieren von Zahn 26 und als temporärer Zahnersatz nach Verlust von Zahn 11.

Abb. 15-7a–d Möglichkeiten der implantatgestützten Molarendistalisation: (a) Implantatgestützte Quadpendulum-Apparatur. (b) Implantatgestützte Distal-Jet-Apparatur. (c) Implantatgestützte Distalisierungsapparatur auf Palatinalbogen-Basis zur En-masse-Retraktion der gesamten maxillären Dentition. (d) Bogengeführte Molarendistalisation zum Distalisieren der ersten bzw. zweiten oberen Molaren.

bis c) Kraftsysteme zwischen Gaumenimplantat und den zu bewegenden Zähnen zur direkten Implantatverankerung dar.

Implantatgestützte Pendulum-Apparatur (MIP)

Im Vergleich zu einer konventionell dental abgestützten Pendulum-Apparatur (Abb. 15-8a) besteht speziell das Mainzer Implantat Pendulum (MIP, Abb. 15-8b) aus einem skelettierten Gerätekörper und den Pendelfedern. Der Pendulumkörper besteht aus der Distalschraube, die direkt durch Laserschweißung an der Stahlkappe des Gaumenimplantatsystems fixiert und mit Kunststoff ummantelt wird. Die

Retentionselemente der Pendelfedern mit Distalisierungsfunktion werden in den posterioren Kunststoffanteil des Gerätekörpers einpolymerisiert. Auf okklusale Drahtauflagen zur dentalen Abstützung im Bereich der anterioren Dentition (z. B. Prämolaren) oder auf eine herkömmliche Gaumenpelotte (Abb. 15-8a) wird zugunsten von Hygienefähigkeit, Tragekomfort und Aussprache verzichtet (Abb. 15-8b). Die Pendelfedern können aus Stahl oder TMA gefertigt werden. Um trotz pendelartiger Bogenradien eine möglichst geradlinig verlaufende Zahnbewegung zu erzielen, sollten folgende biomechanischen Besonderheiten[36,37] beachtet werden:

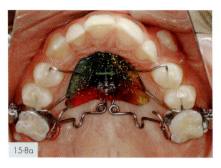
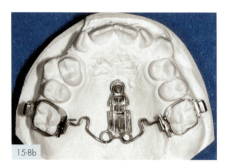
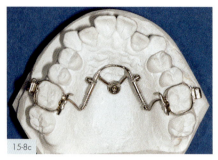

Abb. 15-8a–c (a) Konventionelle Pendulum-Apparatur zum Distalisieren der oberen ersten Molaren mit dentaler Abstützung im Bereich der oberen Prämolaren und Gaumenpelotte. (b) Mainzer Implantat-Pendulum und (c) implantatgestützte Distal-Jet-Apparatur mit rein enossaler Abstützung.

- Die Helices der TMA- bzw. Stahl-Federn sollten möglichst nah im Bereich der Gaumenmitte liegen, um den Radius der Kreisbögen, auf denen sich die Molaren bewegen, zu vergrößern.
- Unmittelbar vor dem Eingliedern der Apparatur sollten folgende Aktivierungen in die Pendelfederendstücke eingebogen werden:
  a) Distalaktivierung um circa 40 bis 45°
  b) Aufrichteaktivierung zur Vermeidung einer distalen Kronenkippung
  c) Toe-in-Biegung zur Vermeidung einer Molarenrotation in distobukkaler Richtung

Die intraorale Aktivierung der Distalschraube (ca. 6- bis 8-mal pro Sitzung) verursacht eine Verlagerung des horizontalen Drehmittelpunktes und eine Neuanpassung des Kreisbogens. Dadurch wird eine überwiegend körperliche Distalisierung der Molaren erreicht. Durch die rein ossäre Abstützung der Pendulum-Apparatur werden reaktive Kräfte, beispielsweise die Mesialisierung der anterioren Dentition verhindert.

Implantatgestützte Distal-Jet-Apparatur

Die implantatgestützte Distal-Jet-Apparatur (Abb. 15-8c) besteht üblicherweise aus einer konfektionierten Feder-Teleskop-Steckverbindung. Diese wird über eine kleine Drahtverbindung direkt an der Stahlkappe des Gaumenimplantates durch Laserschweißung fixiert. Auf konventionelle okklusale Auflagen im Bereich der Prämolaren oder eine Gaumenplatte zur zusätzlichen Verankerungs-

präparation wird verzichtet. Reziproke Kräfte werden auch hier rein ossär abgefangen.

Bogengeführte Molarendistalisation

Die bogengeführten Distalisierung (Abb. 15-7d) besteht aus einer indirekten TPA-Verankerung (rigide Verbindung – orthodontischer Draht – zwischen Verankerungsimplantat und den Verankerungszähnen) im Bereich der ersten oder zweiten Prämolaren und konfektionierten Druckfedern von vestibulär, die auf einen relativ starren Führungsbogen aus Stahl (Abb. 15-7d) appliziert werden. Der Transpalatinalbogen (TPA) wird aus rundem Stahl der Stärke 1,5 mm gefertigt und über eine Laserschweißverbindung an der Stahlkappe des Orthosystems fixiert. Die Vorteile dieser Art der Molarendistalisation liegen in der einfachen Handhabung und dem relativ geringen labortechnischen Aufwand.

Distalisation durch implantatgestützte Palatinalbögen (PA)

Die implantatgestützte Distalisierungsapparatur auf PA-Basis (Abb. 15-7c) setzt die Applikation einer Multibandbracketapparatur von lingual oder vestibulär voraus. Sie besteht bei der bilateralen Distalisation aus jeweils einer Drahtextensionen (Stainless Steel) pro Seite. Zusätzlich werden im Bereich der freien Drahtenden kleine Ösen als Attachment angebracht; im Bereich der anterioren Dentition (Eck- und zentrale oder seitliche Schneidezähne) werden palatinale Komposit-Buttons geklebt. Durch Einhängen elastischer Gummiketten oder NiTi-Zugfedersysteme (ca. 150 p pro Seite) zwi-

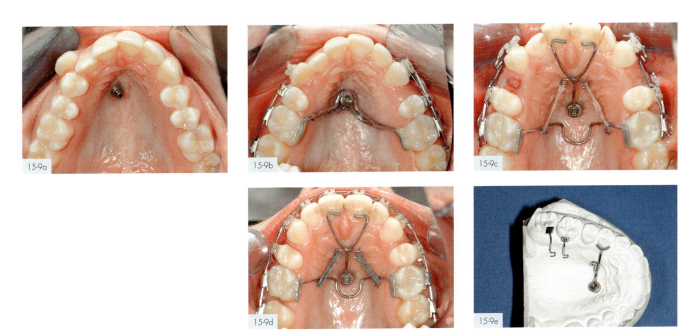

Abb. 15-9a–e Camouflage-Behandlung in Extraktionsfällen: (a und b) bei ausgeprägten maxillärem sowie (c und d) mittelgradigem Engstand. (a) Die intraorale Aufnahme des Oberkiefers zeigt einen Eckzahnaußenstand, beidseitige Molarenvorwanderung und dentale Mittellinienverschiebung. (b) Nach Extraktion der oberen ersten Prämolaren und Therapiebeginn. (c) Die intraorale Aufnahme des Oberkiefers zeigt den Zustand nach Extraktion der oberen ersten Prämolaren und den Beginn der isolierten Eckzahnretraktion mittels Segmentbögen. (d) Restlückenschluss von distal. (e) Arbeitsmodell mit Suprakonstruktion und individuell gefertigten Hebelarmen für einen unilateralen Lückenschluss.

schen Eckzähnen und dorsaler Öse der Suprakonstruktion kommt es zur Distalisierung von Front- und Seitenzähnen. Um während der Distalisierung eine Kippung der Okklusionsebene und damit der Entstehung eines tiefen Bisses vorzubeugen, werden gleichzeitig elastische Gummiketten mit geringen Kräften (ca. 75 p) zwischen den Komposit-Buttons der mittleren oder seitlichen Schneidezähne und dem halbmondförmigen Attachment im anterioren Bereich der Suprakonstruktion eingehängt.

Camouflagebehandlung in Extraktionsfällen

Die Basis des Therapiekonzeptes einer Camouflagebehandlung besteht u. a. in der schnellen Platzgewinnung im Bereich der Front- oder Seitenzähne, in der Korrektur der Frontzahnproklination und der Korrektur einer dentalen Mittellinienverschiebung.

Soll eine Camouflagebehandlung bei ausgeprägten Engständen (Abb. 15-9a und b) durchgeführt werden, wird im Rahmen einer Extraktionstherapie eine implantatgestützte TPA-Suprakonstruktion gewählt. Dies ermöglicht ein regelrechtes Einstellen der Zähne im Bereich des Engstandes nach Platzgewinn ohne Verankerungsverlust im Bereich der Molaren.

Geringgradige oder mäßig ausgeprägte Engstände im frontalen Bereich werden zunächst durch eine isolierte Eckzahnretraktion nach distal aufgelöst, der Restlückenschluss erfolgt von distal unter Berücksichtigung von Profil und Ästhetik (Abb. 15-9c und d). Elastische Gummiketten oder NiTi-Zugfedern zwischen den Häkchen der Suprakonstruktion und den Ösen des konventionellen Transpalatinalbogens ermöglichen ein Mesialisieren der Seitenzähne.

Im Falle eines unilateralen Lückenschlusses werden Hebelarme im Bereich der Molaren von palatinal geklebt. Der Lückenschluss erfolgt durch das Einhängen von elastischen Gummizügen oder NiTi-Zugfedern zwischen Hebelarm und zusätzlichem Attachement (Haken) der unilateral gestalteten Suprakonstruktion (Abb. 15-9e).

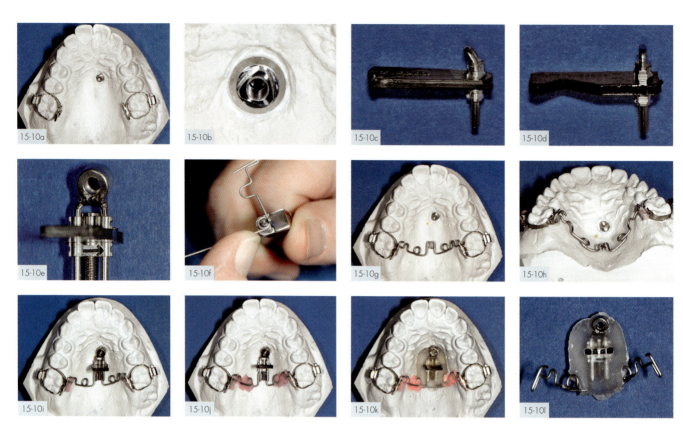

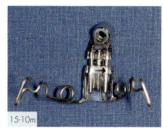

Abb. 15-10a–m Herstellung einer implantatgestützten Bipendulum-Apparatur (Mainzer Implantat-Pendulum, MIP): (a und b) Arbeitsmodell mit Sechsjahrmolarenbändern und entfernten Gipsüberständen im periimplantären Bereich. (c und d) Auswahl der Distalschraube (skelettierte Sektorenschraube): (c) bei dorsal ansteigendem Gaumendach abgewinkelt, (d) bei flachem Gaumendach ohne Abwinkelung. (e) Stahlkappe mit fixierter Distalschraube (Laserschweißung). (f) Herstellen einer Pendelfeder. (g) Retentionselemente der Pendelfedern und Pendel-Loops nahe der Gaumenmitte. (h) Fixierung der Pendelfeder-Endstücke in den Palatinalschlössern der Molarenbänder; Mindestabstand der fixierten Pendelfedern zur Gaumenschleimhaut ca. 1 mm. (i und j) Ausblockung von U-Schlaufen, Pendel-Loops und Pendelfederendstücken mit Wachs. (k und l) Pendulum-Apparatur nach dem Streuen. (m) Ausarbeitung.

15.1.4 Labor- und Herstellungsphase von Suprakonstruktionen

Für die Labor- und Herstellungsphase von allen Suprakonstruktionen hat sich auf dem Arbeitsmodell mit integriertem Laborimplantat die Entfernung vorhandener Gipsüberstände im periimplantären Bereich bewährt (Abb. 15-10a und b), um eine exakte Passung der Stahlkappe und damit der späteren Suprakonstruktion auf dem Implantatabutment zu gewährleisten.

Indikationsabhängig können die nachfolgend beschriebenen Suprakonstruktionen sowohl

uni- als auch bilateral hergestellt und eingesetzt werden.

Möglichkeiten der implantatgestützten Molarendistalisation

Implantatgestützte Pendulum-Apparatur (Mainzer Implantat-Pendulum, MIP)

Die Abbildungen 15-10a bis m zeigen den Herstellungsprozess einer Bipendulum-Apparatur zum Distalisieren der ersten oberen Molaren. Vor der Abformung mit Alginat sollten in der Regel zunächst die Bänder auf den oberen Sechsjahrmolaren angepasst werden, später in die Abformung in die richtige Position reponiert und mit Klebewachs fixiert werden.

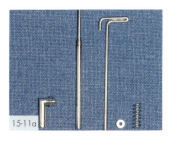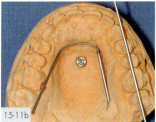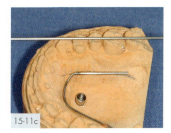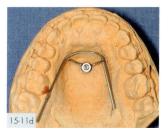
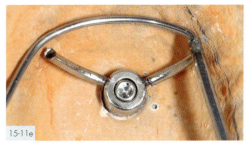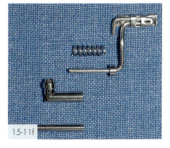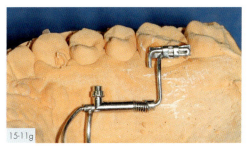

Abb. 15-11a–g Herstellung einer implantatgestützten Distal-Jet-Apparatur: (a) Bestandteile einer konventionellen Distal-Jet-Apparatur (von links nach rechts): Aktivierungsschloss mit Schraube, Außenteleskop, Innenteleskop, Stopp und Druckfeder. (b und c) Arbeitsmodell mit Laborimplantat und verschraubter Stahlkappe. Positionierung der Teleskope parallel zur Okklusionsebene und Fissurenlinie im Bereich des Widerstandszentrums des Molaren (Höhe Trifurkation). (d und e) Fixierung der Kontaktflächen, Außenteleskop und Stahlkappe durch Laserschweißung. (f) Gebogenes Innenteleskop im Palatinalschloss exemplarisch fixiert mit Stopp, Aktivierungsschloss und Druckfeder. (g) Implantatgestützte Distal-Jet-Apparatur nach der Ausarbeitung bei leichter Aktivierung.

Nach Herstellung des Arbeitsmodells empfiehlt sich aus der Erfahrung der Autoren die Auswahl einer geeigneten Distalschraube (skelettierte Sektorenschraube): Bei einem nach dorsal ansteigenden Gaumendach hat sich eine abgewinkelte Distalschraube bewährt (Abb. 15-10c), bei einem flachen Gaumen empfiehlt sich die Auswahl einer geraden Schraube (Abb. 15-10d).

Durch Laserschweißung wird der Verbund zwischen Distalschraube und Stahlkappe hergestellt (Abb. 15-10d). Die Pendelfederarme werden aus rundem TMA oder Stahl gebogen (Abb. 15-10f). Auf einen ausreichenden Abstand zwischen Pendelfeder, Distalschraube und Gaumenschleimhaut von ca. 1 mm sollte geachtet werden (Abb. 15-10h).

Anschließend wird das Gerüst, bestehend aus Stahlkappe und verbundener Distalschraube, mit der Abutmentkomponente des Laborimplantates verschraubt (Abb. 15-10i). Die U-Schlaufen und Pendelfeder-Loops werden schließlich mit Wachs ausgeblockt (Abb. 15-10j).

Nach Isolierung des Arbeitsmodells werden die einzelnen Bestandteile (Retentionselemente der Pendelfeder und Distalschraube) zu einem Pendulum-Gerätekörper mit handelsüblichem Kunststoff durch den üblichen Streuvorgang mit Kaltpolymerisat verbunden (Abb. 15-10k und l). Dabei hat sich das Streuen des Gerätekörpers im Überschuss bewährt, damit für die sich daran anschließende Ausarbeitung und Politur des implantatgestützten Pendulums eine ausreichend große Kunststofffläche zur Verfügung steht. Abbildung 15-10m zeigt das Bipendulum nach der Ausarbeitung und Politur.

Implantatgestützte Distal-Jet-Apparatur

Die Abbildungen 15-11a bis g zeigen den Herstellungsprozess einer implantatgestützten Distal-Jet-Apparatur zum Distalisieren der ersten oberen Molaren.

Für die Herstellung kann man eine konfektionierte Feder-Teleskop-Steckverbindung (Abb. 15-11a und f) verwenden: Die Außenteleskope dienen zur Aufnahme der konfektionierten

Abb. 15-12a, b Beispiel für die Herstellung eines gaumen-implantatgestützten Transpalati-nalbogens (TPA): (a) Der TPA in diesem Beispiel wird aus zwei Drahtanteilen gebogen; die Kontaktflächen orthodontischer Draht und Stahlkappe werden durch Laserschweißung verbun-den. (b) Transpalatinalbogen nach Fertigstellung und Politur.

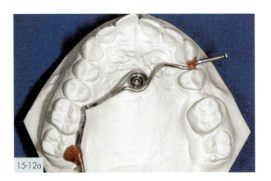

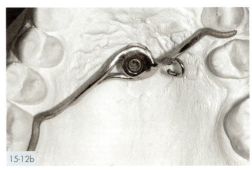

Innenteleskope; die Innenteleskope dienen als Führung für die Druckfedern.

Bei der Positionierung der Teleskopverbin-dung (Abb. 15-11b bis d) sollten folgende biomechanische Besonderheiten beachtet werden:

- Die Innenteleskope sollten möglichst ei-nen Kraftansatz im Bereich des Wider-standszentrums des Molaren (Höhe Tri-furkation) ermöglichen.
- Verlauf der Innenteleskope parallel zur Okklusionsebene mit einer eingebauten 5°-Anti-Rotation palatinal zur Fissurenli-nie im Bereich der Retentionsarme.
- Einbiegen einer Bajonett-Biegung (ca. 2 mm) im rechten Winkel zum Palati-nalschloss, um Druckstellen im Bereich der Gaumenschleimhaut zu verhindern (Abb. 15-11g).

Um die Teleskope der Distal-Jet-Apparatur auf dem Arbeitsmodell wie oben beschrieben positionieren zu können, sollte zunächst die Drahtverlängerung des Außenteleskops im Bereich der Stahlkappe angepasst werden (Abb. 15-11b). Zusätzliche Drahtelemente dienen der Verbindung Drahtverlängerung Au-ßenteleskop und Stahlkappe (Abb. 15-11d).

Die einzelnen Kontaktflächen werden durch Laserschweißung verbunden (Abb. 15-11e). Die Außenteleskope werden anschließend über die Innenteleskope geschoben und ent-sprechend gekürzt.

Die Retentionsarme der Innenteleskope wer-den im rechten Winkel zum Palatinalschloss des jeweiligen Molarenbandes gebogen. Klei-ne Stopps im Bereich der Innenteleskope

dienen als Widerlager. Abbildung 15-11g zeigt die fertiggestellte Distal-Jet-Apparatur in der Seitenansicht.

Bogengeführte Molarendistalisation

Eine vorherige Bandanpassung auf den zu di-stalisierenden Zähnen ist bei der Herstellung dieser Suprakonstruktion vor der Abformung des Gaumenimplantates in der Regel nicht notwendig (Abb. 15-12a und b).

Auf dem Arbeitsmodell wird nach Überprü-fung der korrekten Passung der Stahlkap-pe auf dem Gaumenimplantat zunächst ein individueller Transpalatinalbogen gebogen (Stainless Steel, rund, 1,5 mm; Abb. 15-12a).

Die Kontaktfläche zwischen Draht und Stahlkappe sollte durch Laserschweißung (Abb. 15-12b) verbunden werden. Die Enden des Transpalatinalbogens (TPA) werden sand-gestrahlt und durch Adhäsivtechnik mit einem handelsüblichen Bracketkleber an den Zähnen, die nicht bewegt werden sollen, von palatinal befestigt. Druckfedern von vestibulär oder bei Anwendung einer Lingualapparatur von palati-nal bewirken die Distalisierung (s. Abb. 15-7d). Die unerwünschte reziproke Wirkung der Druckfeder wird rein ossär abgefangen.

Distalisation durch implantatgestützte Palatinalbögen (PA)

Dieser Typ von Suprakonstruktion ist ohne jeglichen dentalen Kontakt. Die Apparatur setzt eine Nivellierung des oberen Zahnbo-gens und das Einligieren einen Stahlbogens hoher Dimension (mindestens 0,17 x 0,25 ss) voraus (s. Abb. 15-7c).

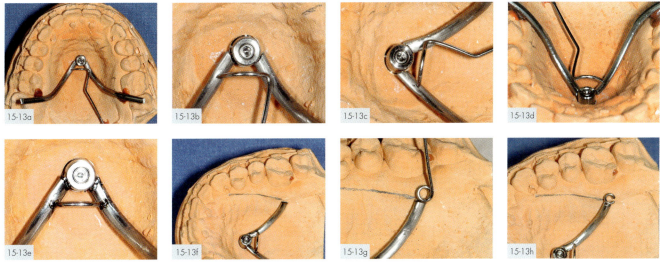

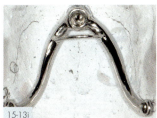
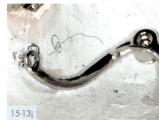

Abb. 15-13a–j Herstellung eines implantatgestützten Palatinalbogens (PA): (a bis d) Arbeitsmodell mit verschraubter Stahlkappe, gebogenen Drahtextensionen mit dorsaler Verlaufsrichtung und halbmondförmigem Attachement. (e) Durch Laserschweißung verbundene Kontaktflächen. (f) Einkürzen der dorsalen Drahtextension. (g und h) Applikation der Drahtöse. (i und j) Implantatgestützter PA nach Fertigstellung und Politur auf dem Arbeitsmodell.

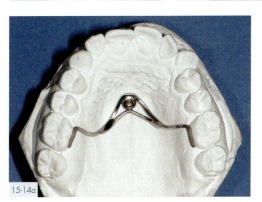
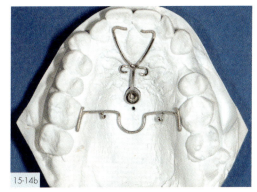

Abb. 15-14a, b Beispiele für palatinale Suprakonstruktionen im Rahmen einer Camouflage-Behandlung in Extraktionsfällen (a) zur indirekten Implantatverankerung der Sechsjahrmolaren (b) zum Halten der oberen mittleren Schneidezähne und Restlückenschluss von distal.

Im Falle einer geplanten bilateralen Distalisation empfiehlt es sich, zunächst Drahtextensionen aus Stahl zu beiden Seiten nach dorsal (Dimension: 2,4 x 1,4 mm h) und anschließend ein halbmondförmiges Attachement (Stainless Steel, rund, 0,8 mm) im posterioren Bereich der Stahlkappe zu biegen (Abb. 15-13a bis d). Die Lage des Attachements soll später beim Einhängen der elastischen Gummiketten im anterioren Bereich ein Einschneiden in die palatinale Gaumenschleimhaut verhindern.

Die einzelnen Kontaktflächen werden durch Laserschweißung verbunden (Abb. 15-13e). Die Drahtextensionen sollten in der Nähe des Widerstandszentrums des Sechsjahrmolaren gekürzt und mit einer Öse verbunden werden (Abb. 15-13f bis h). Die Abbildungen 15-13i und j zeigen die Suprakonstruktion nach der Ausarbeitung und Politur.

Camouflage-Behandlung in Extraktionsfällen

Sollen die oberen Sechsjahrmolaren bei starkem frontalen Engstand positionsstabil gehalten werden, so entspricht die Herstellungsphase der Suprakonstruktion einer TPA-Konstruktion (Suprakonstruktion zur bogengeführten Molarendistalisation, Abb. 15-14a).

Soll der Restlückenschluss nach Auflösung des frontalen Engstandes von distal erfolgen, so besteht die palatinale Suprakonstruktion aus kleinen Häkchen, die im anterioren Bereich der Stahlkappe aufgebracht werden. Ein konventioneller TPA mit kleinen Ösen und dentaler Abstützung dient zur Mesialisierung der posterioren Dentition (Abb. 15-14b). Sollen zusätzlich die Frontzähne (Abb. 15-9c und d, 15-14b) positionsstabil gehalten werden, kann die Suprakonstruktion jederzeit nach anterior erweitert werden.

15.1.5 Indikation und Kontraindikation

Die klinischen Anwendungsmöglichkeiten von Gaumenimplantaten sind grundsätzlich vielfältig. Speziell aber im Fall von Klasse-II-Fehlstellungen können die beschriebenen implantatgestützten Distalisierungsapparaturen oder Transpalatinalbögen (TPA) bei Camouflagebehandlung sowohl im erwachsenen Gebiss (z. B. bei Patienten mit verminderter parodontale Belastbarkeit der Verankerungszähne) als auch bei Patienten im Wachstumsalter uni- oder bilateral zur Anwendung kommen, da sie ohne jegliche dentale Verankerungspräparation auskommen.

Aufgrund der einfachen und vielfältigen Möglichkeiten der Befestigung im Bereich der Stahlkappe können grundsätzlich sämtliche beschriebenen Suprakonstruktionen ohne jegliche Einschränkung verwendet werden. Die Auswahl der jeweiligen Behandlungsapparaturen richtet sich nach den Vorlieben des jeweiligen Behandlers.

Gaumenimplantate bieten vor allem den Vorteil der Multifunktionalität und der absoluten Kontrolle der Verankerung in der sagittalen, vertikalen und transversalen Dimension. Aufgrund der Lokalisation im Bereich des anterioren Gaumens können durch Austausch oder Modifikation der jeweiligen Suprakonstruktion auch komplexe Behandlungsaufgaben gelöst werden.

Kontraindikationen für die Insertion eines Gaumenimplantates bestehen lediglich in anatomischen Limitationen, beispielsweise bei Patienten mit einem unzureichenden Knochenlager (Knochenhöhe in der Implantatachse < 4 mm). Bei solchen Patienten sind andere Verankerungsarten, z. B. Bone Anchor, indiziert.

15.1.6 Behandlungsbeispiele

Fall 1

Die Patientin stellte sich im Alter von 12 Jahren und 2 Monaten zur Behandlung einer Klasse II,1 in der Poliklinik für Kieferorthopädie vor. Vorstellungsgrund war der Wunsch nach ästhetischer Verbesserung der bestehenden Zahnfehlstellung. Die klinische Untersuchung und röntgenologische Auswertung (Panoramaschichtaufnahme/Fernröntgenseitenbild; Abb. 15-15a bis e) ergab skelettal eine leichte distobasale Kieferbasenrelation bei einer beidseitigen dentalen Klasse-II-Verzahnung um eine halbe Prämolarenbreite. Die sagittale Stufe betrug 7 mm und der Overbite lag bei 4,2 mm. Die Therapieoption der sagittalen Vorverlagerung des Unterkiefers durch eine funktionskieferorthopädische Apparatur in der Vergangenheit zeigte aufgrund mangelnder Compliance der Patientin keinen Erfolg. Das Tragen einer extraoralen Apparatur in Form eines Headgears wurde seitens der Patientin strikt abgelehnt.

Behandlungssystematik

Das kieferorthopädische Behandlungskonzept sah im Einzelnen folgende Behandlungsmaßnahmen vor:

- chirurgische Insertion eines Gaumenimplantates (Durchmesser: 3,3 mm, Länge: 6 mm, Straumann Orthosystem; Straumann, Basel, Schweiz)
- orthodontische Behandlung mittels gaumenimplantatgestützter Pendulum-Apparatur zur direkten Verankerung und Multi-

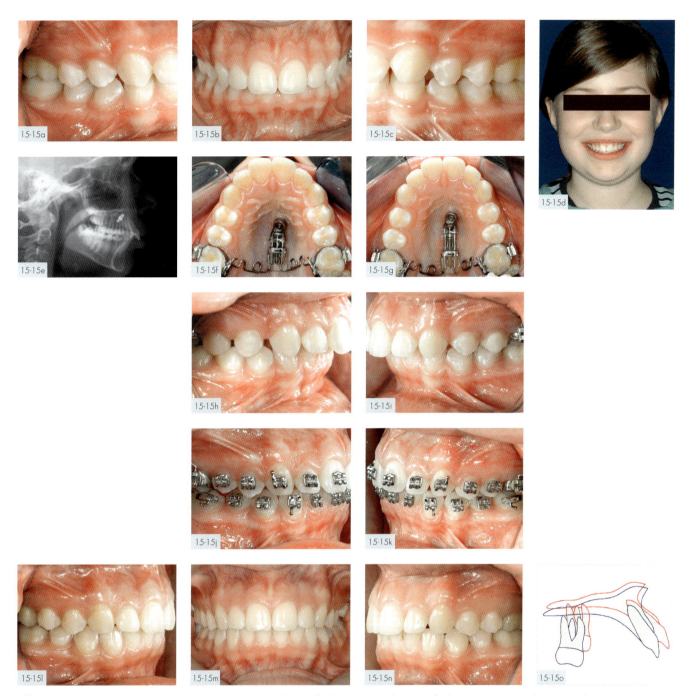

Abb. 15-15a–o Klinischer (a bis d) und radiologischer (e) Anfangsbefund: Die intraoralen Fotoaufnahmen zeigen eine Klasse-II-Verzahnung im Seiten-zahnbereich um eine halbe Prämolarenbreite. (f) Klinische Situation nach Eingliederung der implantatgestützten Bipendulum-Apparatur von okklusal und (g) während der Distalisierungsphase; es zeigen sich Lücken im Bereich der oberen Prämolaren und Eckzähne sowie eine Distalmigration der Prämolaren. (h und i) Seitenansicht der Okklusion kurz vor Abschluss der Distalisierung. (j und k) Bimaxilläre Zahnbogenausformung mit Multibandbracketapparatur von vestibulär. (l bis n) Der klinische Endbefund zeigt eine stabile Frontzahnabstützung bei neutraler Eckzahn- und Molarenrelation. (o) Durchzeichnung des Oberkieferkomplexes und Überlagerung der Fernröntgenseitenbilder (nach Implantatinsertion/Ende der aktiven Behandlung).

bandbracketapparatur mit folgenden Behandlungszielen:

1. Distalisieren der posterioren Dentition (erste und zweite Molaren)
2. Retraktion der Oberkieferfront mit Okklusionskorrektur und bimaxillärer Intrusion

- postorthodontische Phase mit einer permanenten Retention (3–3-Kleberetainer, Tiefziehschienen)

Behandlungsverlauf

Die Behandlung erfolgte in Teilschritten (Abb. 15-15f bis k): Zunächst wurde eine gaumenimplantatgestützte Bipendulum-Apparatur eingegliedert. Die Pendulumfedern wurden pro Seite mit ca. 200 p auf Distalisierung aktiviert, die Dehnschraube wurde pro Sitzung 6- bis 8-mal aktiviert (1/4 Drehung = 0,1 mm). Mittels Teilbögen und aktiven Lacebacks wurden die ersten und zweiten Prämolaren distalisiert. Im weiteren Behandlungsschritt erfolgte mit zeitlicher Latenz die maxilläre und mandibuläre Zahnbogenausformung.

Behandlungsergebnis

Durch die Anwendung einer ossären Verankerung mittels Gaumenimplantat wurden unerwünschte Nebenwirkungen, insbesondere eine zusätzliche Protrusion und Mesialisierung der anterioren Dentition vermieden. Das Behandlungsergebnis (Abb. 15-15l bis n) zeigt eine stabile Frontzahnabstützung bei neutraler Eckzahn- und Molarenrelation. Abbildung 15-15o zeigt die Durchzeichnung des Oberkieferkomplexes und Überlagerung der Fernröntgenseitenbilder vor und nach der kieferorthopädischen Behandlung.

Fall 2

Der Patient (Abb. 15-16a bis f), 23 Jahre, stellte sich mit dem Wunsch einer kieferorthopädischen Behandlung vor. Hauptbeweggrund für sein Erscheinen war die ästhetische Beeinträchtigung durch einen ausgeprägten frontalen Engstand im Oberkiefer. Die weitere klinische intraorale Untersuchung ergab neben dem frontalen Engstand ein konservierend versorgtes Gebiss mit Distalokklusion sowie eine leichte Proklination der Oberkieferfrontzähne mit einer sagittalen Stufe

von 8 mm bei sonst weitgehend harmonisch geformtem Unterkieferzahnbogen. Der Overbite betrug 4 mm. Nach Angaben des Patienten sollte die bestehende Zahnfehlstellung mit einer möglichst unauffälligen Apparatur bei kurzer Zeitdauer behandelt werden. Das Tragen einer extraoralen Apparatur in Form eines Headgears sowie die Therapieoption einer kombinierten kieferorthopädisch-kieferchirurgischen Intervention wurde seitens des Patienten strikt abgelehnt.

Behandlungssystematik

Unter Berücksichtigung des Patientenwunsches sah der Behandlungsplan folgende Behandlungsmaßnahmen vor:

- mediane Insertion eines Gaumenimplantates (Durchmesser: 3,3 mm, Länge: 6 mm, Straumann Orthosystem) zur maximalen Verankerung des posterioren Segmentes
- Extraktion der Zähne 14 und 24
- orthodontische Behandlung mit indirekter Implantatverankerung zur isolierten Retraktion mit palatinalem Wurzeltorque des Front-/Eckzahnblockes (Abb. 15-16h bis j)
- postorthodontische Phase mit einer permanenten Retention

Behandlungsverlauf

10 Wochen nach Implantatinsertion wurden die ersten oberen Prämolaren extrahiert. 2 Wochen später erfolgten die Implantatabformung und die Herstellung einer TPA-Suprakonstruktion. Die Behandlung erfolgte in mehreren Teilschritten (Abb. 15-16g bis j): partielle isolierte Eckzahnretraktion (1,5 N pro Seite) um ca. 3 mm zur anterioren Engstandsauflösung; En-masse-Retraktion der Frontzähne (2 N pro Seite); anschließend palatinaler Wurzeltorque der Zähne 11 und 21.

Behandlungsergebnis

Die Abbildungen 15-16n und o zeigen die Durchzeichnung des Oberkieferkomplexes und Überlagerung (ANS/PNS) der Fernröntgenseitenbilder (nach Implantatinsertion/ Ende der aktiven Behandlung): keine röntgenologisch nachweisbare Veränderung der Implantatposition, Verankerungsverlust der

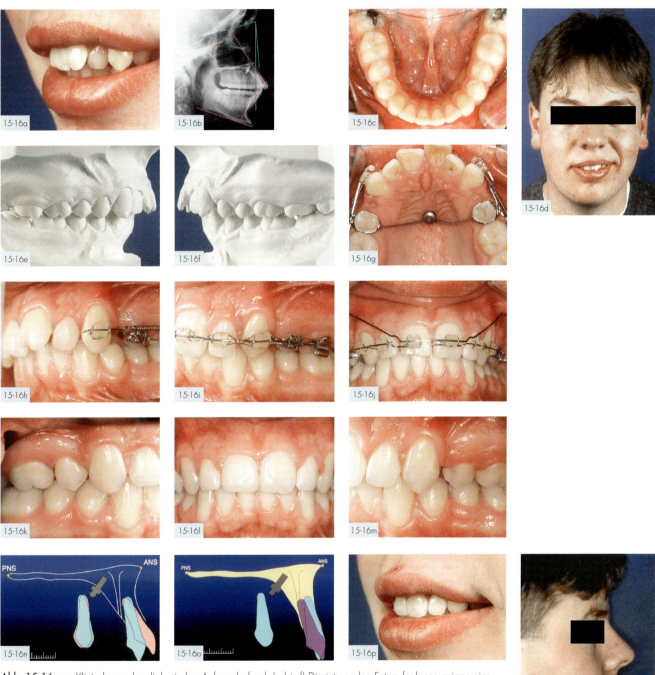

Abb. 15-16a–q Klinischer und radiologischer Anfangsbefund: (a bis f) Die intraoralen Fotoaufnahmen zeigen eine Klasse-II-Verzahnung im Seitenzahnbereich um eine halbe Prämolarenbreite. (g bis i) Klinische Situation kurz nach Extraktion der ersten oberen Prämolaren, Eingliederung der palatinalen Suprakonstruktion (TPA) und Beginn der isolierten Eckzahnretraktion über Segmentbögen. (j) Palatinaler Wurzeltorquebogen der Zähne 11 und 21 im aktivierten Zustand und posteriorer Verankerung mittels Gaumenimplantat. (k bis m) Der klinische Endbefund zeigt eine stabile Frontzahnabstützung bei neutraler Eckzahn- und distaler Molarenrelation. Überlagerung (ANS/PNS) der Fernröntgenseitenbilder (nach Implantatinsertion/Ende der aktiven Behandlung) (n) nach Retraktion der anterioren Dentition und (o) nach palatinalem Wurzeltorque. (p und q) Dentofaziale Ästhetik des Patienten nach Abschluss der Behandlung.

Implantat-/TPA-gestützten Seitenzähne um ca. 0,5 mm und Frontzahnretraktion um ca. 8 mm. Das Behandlungsergebnis (Abb. 15-16k bis m) zeigt eine stabile Frontzahnabstützung bei neutraler Eckzahnrelation und 1 Pb distal im Molarenbereich. Die Abbildungen 15-16p und q zeigen die dentofaziale Ästhetik des Patienten nach Abschluss der Behandlung.

15.1.7 Zusammenfassung

Die klinischen Einsatzmöglichkeiten von osseointegrierten Gaumenimplantaten sind vielfältig. Speziell für Klasse-II-Fehlstellungen stehen verschiedene moderne gaumenimplantatgestützte Behandlungskonzepte zur Molarendistalisation und Camouflagebehandlung zur Verfügung. Die Laborherstellung der verschiedenen Suprakonstruktionen und deren Handling sind sicher und unkompliziert. Das Risikopotenzial von Gaumenimplantaten ist bei korrekter Anwendung sehr gering. Auch unter funktioneller Belastung bleiben sie nach der üblichen Einheilphase von 12 Wochen absolut positionsstabil und ermöglichen vorhersagbare Behandlungsergebnisse auch bei komplizierten Verankerungsbedingungen.

Danksagung

Wir bedanken uns herzlich bei Herrn Stefan Löblein aus dem kieferorthopädischen Labor der Poliklinik für Kieferorthopädie der Universitätsmedizin Mainz für die Anfertigung der Labortechnischen Arbeiten.

Monomaxilläre Apparaturen

Benedict Wilmes

15.2 Compliance-unabhängige Molarendistalisierung mittels Benefit-Technik

15.2.1 Einführung und Prinzip

Skelettale Klasse-II-Abweichungen sind relativ häufig. Hierbei können der Unterkiefer, der Oberkiefer oder auch beide Kiefer Grund für die Dysgnathie sein. Beim wachsenden Patienten besteht die Möglichkeit der Therapie mittels Funktionskieferorthopädie, die beim erwachsenen Patienten nicht mehr möglich ist. Ist kein Restwachstum mehr zu erwarten und liegt eine ausgeprägte skelettale Klasse II vor, ist in der Regel eine kombiniert kieferorthopädisch-kieferchirurgische Therapie indiziert. Bei einer gering ausgeprägten Klasse II mit einem akzeptablen Gesichtsprofil oder der Ablehnung von operativen Maßnahmen kann eine Camouflage-Behandlung im Sinne einer dentoalveolären Kompensation erfolgen. Diese Kompensation kann durch eine Extraktions-Therapie oder eine Distalisierung der oberen Dentition erfolgen. Insbesondere bei Vorliegen eines tiefen Bisses empfiehlt sich jedoch die Distalisierung, um eine Bisshebung zu erreichen.

Konventionelle Geräte zur Molarendistalisierung sind in ihrer Leistungsfähigkeit oft begrenzt und teilweise von der Mitarbeit des Patienten abhängig[16,25]. Des Weiteren wird bei vielen Geräten ein Verankerungsverlust mit Mesialwanderung der Prämolaren beobachtet[11,19]. Die skelettale Verankerung hat sich daher in den letzten Jahren nicht zuletzt wegen ihrer Unabhängigkeit von der Patientencompliance durchgesetzt. Neben den chirurgisch invasiveren skelettalen Verankerungssystemen wie dem Orthosystem[52] und den Miniplatten[39] haben in den letzten Jahren vor allem die orthodontischen Miniimplantate aufgrund ihrer vielseitigen Einsatzmöglichkeiten, ihrer geringen chirurgischen Invasivität und der relativ geringen Kosten große Aufmerksamkeit gewonnen[17,18,33,42,45,59,60].

Dabei erweist sich die retromolare Region aufgrund ungünstiger anatomischer Gege-benheiten (schlechte Knochenqualität/dicke Schleimhaut) als ungeeignet für die Insertion eines Verankerungs-Miniimplantates[59]. Dementsprechend ist eine Distalisierung mittels einfacher Zugmechanik mit distalständig angebrachten Miniimplantaten nicht ratsam. Zur Distalisierung von Molaren im Oberkiefer bietet sich daher der anteriore Gaumen als Insertionsregion an. Als Vorteil muss die gute Knochenqualität ohne Risiko einer Zahnverletzung gepaart mit der befestigten Schleimhaut genannt werden. Um das Risiko einer Implantat-Kippung bzw. eines Verlustes weiter zu verringern, kann eine Verblockung von zwei Miniimplantaten in Belastungs-Richtung, also in sagittaler Richtung bei gewünschter Distalisierung, erfolgen[59].

Vom mechanischen Standpunkt aus betrachtet, ist die so genannte direkte Verankerung empfehlenswert. Der Nachteil der Geräte, die auf dem Prinzip der indirekten Verankerung beruhen, ist die Notwendigkeit eines zweiphasigen klinischen Verfahrens: a) Distalisierung der Molaren, b) Molarenverankerung und Distalisierung des anterioren Zahnsegmentes. Dabei ist zur Phase b) eine Rekonstruktion der Mechanik notwendig (Abb. 15-17).

Folglich ist ein Distalisationsgerät, welches die direkte Verankerung auf Miniimplantaten etabliert, aus folgenden Gründen vorteilhaft:

- Die Behandlungsaufgabe kann in einer Phase durchgeführt und somit der Umbau der Apparatur vermieden werden.
- Ein Nance-Button oder ein ähnliches Element ist nicht mehr erforderlich, auf diese Art können der Komfort und die Hygiene verbessert werden.
- Da Zähne nicht in die Verankerung einbezogen werden, kann ein Verankerungsverlust vermieden werden.

Um von diesen Vorteilen der direkten Verankerungsmechanik zu profitieren, empfehlen sich Distalisierungsmechaniken, der sich auf einem oder zwei Miniimplantaten im anterioren Gaumen abstützen. Eine sichere Kopplung vom Miniimplantat zur kieferorthopädischen Apparatur kann erreicht werden, wenn Kappen bzw. Abutments fest auf ein Miniimplantat aufgeschraubt werden können.

Abb. 15-17 Indirekter (zweiphasig) und direkter (einphasig) Distalisierungsmodus im Vergleich.

Abb. 15-18 Benefit-System: (a) Mini-Implantat, (b) Labor-Implantat, (c) Abdruck-Kappe. Abutments: (d) Abutment mit Bogen (0,8 oder 1,1 mm), (e) Abutment mit Bracket, (f) Standard-Abutment, (g) Abutment mit Schlitz, (h) Handansatz.

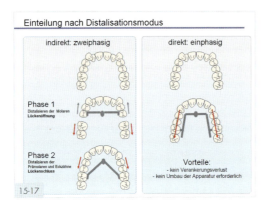

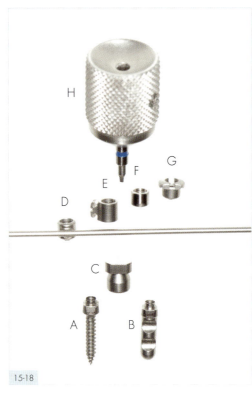

15.2.2 Das Benefit-System: Miniimplantate mit auswechselbaren Abutments

Bei den herkömmlichen Miniimplantat-Systemen stößt man bisweilen an Grenzen, wenn es um die Verbindung vom Miniimplantat zur kieferorthopädischen Apparatur geht. Hier bot das Orthoimplant[52] der Firma Straumann aufgrund der Möglichkeit der Fixierung eines Abutments (Stahlkappe) auf dem Implantat eine Vielfalt an individuellen Nutzungsmöglichkeiten im Oberkiefer: Die Molarenverankerung und -distalisierung sowie die Verankerung der anterioren Dentition bei Lückenschluss im Oberkiefer nach mesial sind hier als wichtige Indikationen zu nennen. Jedoch ist der chirurgische, finanzielle und organisatorische Aufwand größer als bei der Verwendung von Miniimplantaten. Weiterhin muss nach Insertion des Orthoimplants eine Einheilzeit von 3 Monaten abgewartet werden.

Hier lagen die Gründe zur Entwicklung eines auf einem Miniimplantat basierenden Verankerungs-Systems, das die Vorteile von Miniimplantaten und Orthoimplant vereinigt, sowohl bei der Insertion als auch bei der Entfernung einen minimalinvasiven Eingriff darstellt und somit auch vom Kieferorthopäden inseriert und sofort benutzt werden kann. Das Benefit-Miniimplantat (PSM, Tuttlingen)[61] gibt es in den Längen 7, 9, 11, 13 und 15 mm (Spitze bis zur Vierkant-Plattform, Abb. 15-18). Diese Länge stellt den Teil dar, der nach Insertion intraossär sowie im Bereich der Schleimhaut liegt. Das Miniimplantat wird also so weit inseriert, bis die Vierkant-Plattform auf der

Schleimhaut aufliegt. Als Durchmesser stehen 2,0 sowie 2,3 mm zur Verfügung.

Das Benefit-Miniimplantat kann auch in zahnlose Areale im Ober- und Unterkiefer eingesetzt werden, zum Beispiel im Rahmen einer präprothetischen Pfeilerverteilung oder einer Molarenaufrichtung. Aufgrund der verschiedenen aufschraubbaren Abutments (Abb. 15-18) ergeben sich insbesondere für den Oberkiefer viele neue Verankerungslösungen. Als großer Vorteil erweist sich, dass die Abutment-Fixierschraube fest in das Abutment integriert ist. So kann ein Verlieren sowie eine mögliche Aspiration des Fixier-Schräubchens verhindert werden.

15.2.3 Das Beneplate-System: Möglichkeit zur Kopplung von zwei Miniimplantaten

Um die Miniimplantat-Stabilität zu verbessern und ihre Kippung bzw. den Verlust zu verhindern, empfiehlt sich bei einer hohen Anforderung an die Verankerung die Kopplung von zwei Miniimplantaten in Belas-

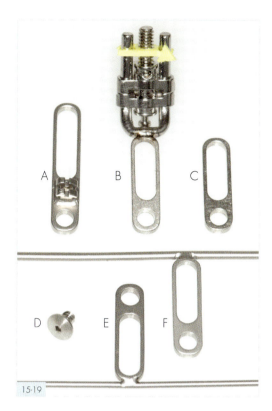

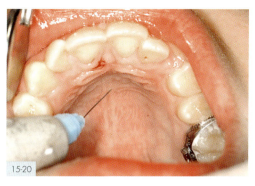

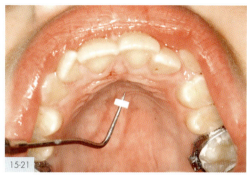

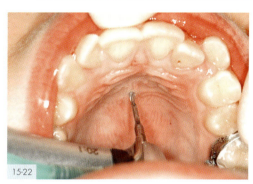

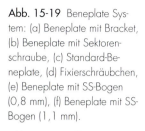

Abb. 15-19 Beneplate System: (a) Beneplate mit Bracket, (b) Beneplate mit Sektorenschraube, (c) Standard-Beneplate, (d) Fixierschräubchen, (e) Beneplate mit SS-Bogen (0,8 mm), (f) Beneplate mit SS-Bogen (1,1 mm).

Abb. 15-20 Infiltrationsanästhesie in der Insertionsregion.

Abb. 15-21 Schleimhautdicken-Messung mittels einer zahnärztlichen Sonde und einem Gummistopper aus der Endodontologie.

Abb. 15-22 Vorbohrung.

tungsrichtung mit einer passenden Verbindungsplatte, der Beneplate[62] (Abb. 15-19). Auf diese Weise gelingt die einfache Kopplung von zwei Miniimplantaten auch ohne Schweiß- oder Lötverbindung, welche einen Abdruck sowie einen größeren Laborprozess erfordern würde. Um die Verbindung zum kieferorthopädischen Gerät herzustellen, werden je nach Indikation Beneplates mit einem Stahlbogen (1,1 mm oder 0,8) oder einem Bracket eingesetzt. Die Beneplate kann durch wenige Biegungen des Beneplate-Körpers sowie des Bogens an zwei Benefit-Miniimplantate angepasst werden.

15.2.4 Klinisches Management und Anwendung

Aufgrund der sehr guten Knochenqualität ist der vordere Gaumen die bevorzugte Insertionsregion. Zunächst wird eine Infiltrationsanästhesie direkt in der Insertionsregion durchgeführt (Abb. 15-20). Wenn der Patient Angst vor einer Spritze hat, kann auch eine Oberflächenanästhesie angewendet werden. Anschließend erfolgt die Schleimhautdicken-

Messung. Es empfiehlt sich hier, eine zahnärztliche Sonde mit einem Gummistopper aus der Endodontologie zu verwenden (Abb. 15-21).

Die geeignete Insertionsstelle hat eine dünne Weichgewebsschicht (ca. 1 mm) und liegt in der Nähe des zweiten und dritten Gaumenfaltenpaares. Beachtet werden sollte die ungeeignete dickere Schleimhautschicht weit anterior in der Nähe der Papilla incisiva/ersten Gaumenfalte (Abb. 15-25). Ziel ist, dass das Implantat möglichst tief im Knochen verankert ist. So können eine ausreichende Primär-Stabilität erreicht und zu starke Kippmomente vermieden werden[10,63].

Abb. 15-23 Manueller Ansatz (PSM, Tuttlingen) mit einem Winkelstück zur Insertion von Mini-Implantaten im anterioren Gaumen.

Abb. 15-24 Insertion des Benefit-Implantates im anterioren Gaumen.

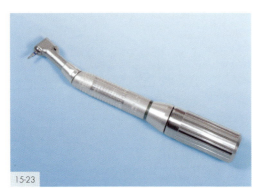

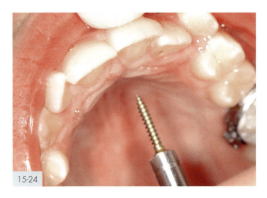

Abb. 15-25 Die geeignete Insertionsstelle hat eine dünne Weichgewebsschicht (ca. 1 mm) und liegt in der Nähe des zweiten und dritten Gaumenfaltenpaares. Anterior in der Nähe der Papilla incisiva ist die Schleimhautschicht zu dick und somit ungeeignet für eine Mini-Implantat-Insertion.

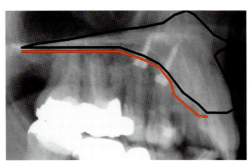

Die Benefit-Miniimplantate sind selbstbohrend, können also prinzipiell auch ohne eine Vorbohrung (Pilotbohrung) inseriert werden. Jedoch liegt im anterioren Gaumen insbesondere bei Erwachsenen eine hohe Knochenqualität vor, die eine Knochenschwächung mittels Vorbohrung erforderlich macht, um die Eindrehmomente bei der Implantatinsertion etwas zu reduzieren. Je nach Alter des Patienten und dementsprechender Knochenqualität sollte also eine Vorbohrung durchgeführt werden (Abb. 15-22). Als Vorbohrer wird ein Durchmesser ca. 0,5 bis 0,7 mm kleiner als der Implantat-Durchmesser gewählt[63,65]. Bezüglich der Vorbohrtiefe reicht die Schwächung der Kompakta mit einer Tiefe von ca. 3 bis 4 mm[65]. Bei sehr jungen Patienten (unter 12 Jahren) ist eine Pilotbohrung in der Regel nicht notwendig.

Die Insertion des Benefit-Implantates erfolgt im anterioren Gaumen mit einem Winkelstück. Hier empfiehlt sich die Verwendung eines dazu passenden manuellen Ansatzes (PSM, Tuttlingen; Abb. 15-23) oder eines Chirurgie-Gerätes mit untersetztem Winkelstück, um die Eindreh-Geschwindigkeit von 30 U/min zu erreichen (Abb. 15-24). Im Bereich der Sutura palatina mediana (Höhe zweite und dritte Gaumenfalte) sind das Knochenangebot sowie die

Knochenqualität sehr gut[32]. Die Miniimplantate erreichen hier eine ausgezeichnete Primärstabilität (Eindrehmomente: 8 bis 25 Ncm)[62]. Die in Studien diskutierte Wachstumshemmung durch zwei Orthosystem-Implantate im Bereich der Sutur von Versuchshunden[3] wurde bei unseren Patienten nicht beobachtet. Falls gewünscht, kann jedoch auch leicht lateral der Sutur inseriert werden.

In vielen Fällen reicht die Insertion eines Benefit-Miniimplantates für den Beneslider aus. Dann wird ein Miniimplantat mit der Dimension 2,3 x 11 mm gewählt und ein Abutment mit Bogen der Stärke 1,1 mm verwendet (Abb. 15-17d). Für die Pendulum-Apparatur sowie bei hohem Verankerungsbedarf werden zwei Miniimplantate mit einem Durchmesser von 2 mm und Längen von 11 mm (anterior) 9 mm (posterior) inseriert. Optimal ist ein Abstand der beiden Implantate von ca. 5-10 mm (Abb. 15-25). Werden zwei Miniimplantate eingesetzt, empfiehlt sich die Verblockung zweier Abutments. Stark vereinfacht wird die Verblockung von zwei Miniimplantaten mittels der Beneplate (Abb. 15-19f). Sie weist ein Rund- und ein Langloch auf und ist somit sehr einfach auf verschiedene Miniimplantat-Abstände adaptierbar.

In vielen Fällen kann das Abutment bzw. die Beneplate auch ohne Abdrucknahme direkt intraoral angepasst werden, was natürlich etwas Stuhlzeit erfordert (Abb. 15-26). Als Alternative kann mithilfe der Abdruckkappen (Abb. 15-18 c) und der Labor-Implantate (Abb. 15-18 b) vom Benefit-System das Übertragen der intraoralen Situation auf ein Gips-Modell erfolgen (Abb. 15-27 und 15-28). Ein Alginatabdruck liefert hierbei adäquate Genauigkeit, um das Gerät auf einem Gipsmodell anzufertigen (Abb. 15-29).

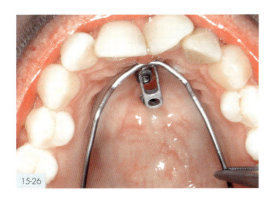

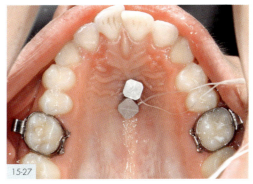

Abb. 15-26 Direktes intraorales Anpassen der Beneplate ohne Abdrucknahme.

Abb. 15-27 Zwei Abdruckkappen zum Übertragen der intraoralen Situation auf ein Gips-Modell. Die Kappen können mit Zahnseide gesichert werden.

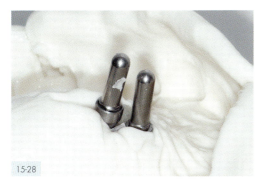

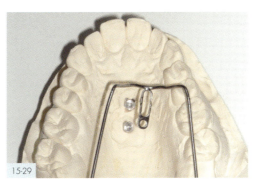

Abb. 15-28 Zwei Laborimplantate sind auf die Abdruckkappen aufgesteckt, die sich im Abdruck befinden.

Abb. 15-29 Anpassen der Beneplate auf dem Gipsmodell.

15.2.4 Miniimplantat-getragene Klasse-II-Apparaturen

Beneslider

Der Beneslider[61,62,64] hat sich als Standard-Distalisierungsapparatur sehr bewährt (Abb. 15-30). Anterior fixiert ist der Beneslider mittels eines Abutments mit 1,1-mm-Bogen auf einem Miniimplantat oder einer Beneplate mit 1,1-mm-Führungsbogen auf zwei Miniimplantaten. Der Bogen sollte so gebogen werden, dass er sich der Gaumenform gut anpasst und zur Gaumen-Mukosa ca. 1 mm Abstand hat. Im Bereich der Molaren sollte er idealerweise in der Höhe des Widerstandszentrums zu liegen kommen. In der Regel erfolgt die Kraftapplikation auf die Sechsjahrmolaren. Sind die Weisheitszähne bereits durchgebrochen, werden jeweils Bänder auf die zweiten Molaren gesetzt. Die posteriore Kraftübertragung erfolgt über Gleitreiter, die mit den Molarenbändern verbunden sind. Hier haben sich folgende Mechaniken bewährt:

- Verwendung von Headgear-Tubes vom Teuscher-Aktivator, wie sie auch beim Keles-Slider[34] eingesetzt werden (Abb. 15-

31a). Die Headgear-Tubes werden eingekürzt und an dem Molarenband mittels Löten oder Punktschweißen befestigt. Der Vorteil dieser Mechanik besteht in der Stabilität und dem hohen Patientenkomfort. Als nachteilig erweist sich, dass zum Abschluss der Behandlung neue Bänder eingesetzt werden müssen.

- Als Alternative zu den Headgear-Tubes können auch Benetubes nach Banach verwendet werden (Abb. 15-31b). Diese werden mittels Säureätztechnik und Komposite an den Palatinalflächen der Molaren oder Prämolaren befestigt (Abb. 15-31c).
- Die Benetubes sind auch für das Einsetzen in ein normales Palatinalschloss erhältlich (Abb. 15-31d).
- Sie werden von mesial in die Schlösser eingesteckt (Abb. 15-31e). Die Benetubes können auch in der Lingualtechnik zur Anwendung kommen (Abb. 15-31 f-g).

Beim Einsetzen des Gerätes wird das Abutment aufgeschraubt oder die Beneplate mit zwei kleinen Befestigungsschrauben (Abb. 15-19 d) fixiert (Abb. 15-32). Danach werden die mit den Headgear-Tubes bestückten Bänder von

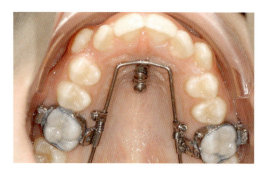

Abb. 15-30 Der Beneslider mit Beneplate in situ.

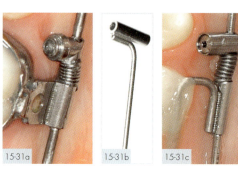

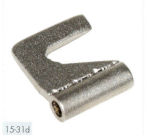

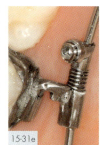

hinten auf den 1,1-mm-Führungsbogen aufgesetzt. Werden das MIA-Schloss-System und entsprechende Benetubes verwendet, können die Bänder auch vor Einsetzen des Benesliders eingesetzt werden. Abschließend erfolgt die Aktivierung durch das Schieben der Aktivierungsreiter nach distal (Abb. 15-30). Eine Kontrolle und Nachaktivierung erfolgt alle 6 Wochen. Wegen der transdentalen Fasern wandern die Prämolaren und Eckzähne nach distal, und viele kleine Lücken entstehen.

Der Beneslider zeigt, verglichen mit anderen Distalisierungsmechaniken, eine sehr hohe Effektivität und eine ausgezeichnete körperliche Führung der Molaren. Der Vergleich von prä- und posttherapeutischen Fernröntgenseitenanalysen ergab eine durchschnittliche Molarenkippung von weniger als 2°[64]. Bei anderen Mechaniken wurden Molarenkippungen von bis zu 20° gemessen[35]. Diese körperliche Distalisierung führt jedoch bei Verwendung der normalen Distal-Jet-Federn (240 g) zu einer relativ langen Distalisierungszeit von 8 bis 10 Monaten für ca. 4 bis 5 mm[64]. Bei erwachsenen Patienten mit durchgebrochenen zweiten Molaren empfiehlt sich daher die Applikation von etwas höheren Distalisierungskräften (bis zu 500 g pro Seite). Es sollte berücksichtigt werden, dass bei Gleitmechaniken immer ein Teil der Kraft durch Friktion verloren geht.

Pendulum B

Pendulum-basierte Distalisierungsgeräte haben den Vorteil, dass die Mechanik friktionsfrei ist und somit effektiver sein soll. Als nachtei-

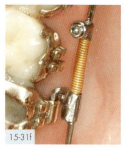

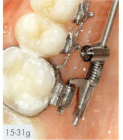

Abb. 15-31a–f (a) Headgear Tubes als posteriorer Reiter, (b) Benetube nach Banach, (c) Benetube nach Banach mit Kunststoff an einen Molaren geklebt, (d) Benetube, (e) Benetube in ein normales Molarenschloss eingesetzt, (f) Benetube in das TPA-Schloss einer Incognito-Apparatur eingesetzt.

lig erweist sich jedoch die Tatsache, dass eine gute Führung der Molaren nicht gewährleistet ist. So werden die Molaren oft nur nach distal gekippt und mesial rotiert. Voraktivierungs-Biegungen sollen diese Nebenwirkungen aufheben, sind jedoch in dem erforderlichen Ausmaß nur sehr schwer zu realisieren[35]. Daher sehen die Autoren die Hauptindikation für das auf zwei Benefit-Miniimplantaten basierende Pendulum B[15] zur Distalisierung und Aufrichtung von nach mesial gekippten Molaren (Abb. 15-33a). Zur Verwendung kommt eine Beneplate mit einem 0,8-mm-SS-Bogen (Abb. 15-19 E), der so angepasst wird, dass er posterior in die MIA-Schlösser gesteckt werden kann. Nach 4 Monaten ist bereits ein guter Distalisierungseffekt zu erkennen (Abb. 15-33b und c).

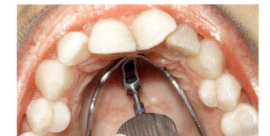

Abb. 15-32 Einsetzen des Gerätes: Die Beneplate wird mit zwei kleinen Befestigungsschrauben fixiert.

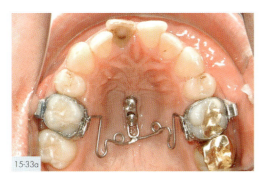

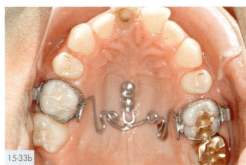

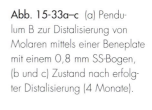

Abb. 15-33a–c (a) Pendulum B zur Distalisierung von Molaren mittels einer Beneplate mit einem 0,8 mm SS-Bogen, (b und c) Zustand nach erfolgter Distalisierung (4 Monate).

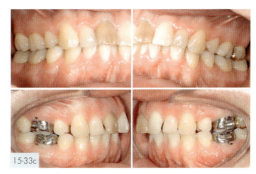

Als nachteilig erweist sich jedoch, dass Pendulum-basierte Apparaturen nach erfolgter Distalisierung im Rahmen der Prämolaren- und Frontretraktion zur Verankerung der Molaren umgebaut werden müssen.

15.2.5 Behandlungsbeispiel

Dargestellt wird der Therapieverlauf eines 16-jährigen Patienten mit einer Angle-Klasse II,1 sowie einer beidseitigen Distalverzahnung von einer Prämolarenbreite (Abb. 15-34 bis 15-36). Mittels eines Headgears wurde jahrelang versucht, die Molaren im Oberkiefer zu distalisieren, um den Frontengstand aufzulösen sowie im Seitenzahnbereich eine Klasse-I-Verzahnung zu etablieren. Aufgrund mangelnder Compliance ist dies jedoch misslungen,

sodass eine Compliance-unabhängige Distalisierung avisiert wurde. Nach Insertion von zwei Miniimplantaten (Abb. 15-37) im anterioren Gaumen wurden ein Beneslider eingebracht und die Oberkiefer-Molaren distalisiert (Abb. 15-38). Aufgrund der interdentalen Fasern wandern die Prämolaren zu einem gewissen Anteil mit nach distal. Die Apparatur wurde von dem Patienten sehr gut toleriert, insbesondere aufgrund der Tatsache, dass sie von außen unsichtbar ist. Nach 10 Monaten wurden die Sechsjahrmolaren ca. 7 mm distalisiert, röntgenologisch ist die angestrebte körperliche Distalisierung erkennbar (Abb. 15-39 und 15-40). Anschließend erfolgten die Bebänderung, die Nivellierung und das Einbringen von zwei Aufbissen an die Palatinalflächen der oberen mittleren Inzisivi

Abb. 15-34a, b Extraorale Fotos eines 16-jährigen Patienten.

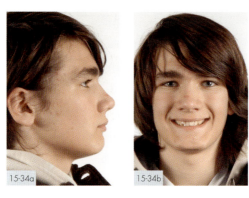

Abb. 15-35a–d Diagnose: Angle-Klasse II,1 mit einer beidseitigen Distal-Verzahnung (1 Prämolarenbreite).

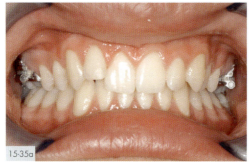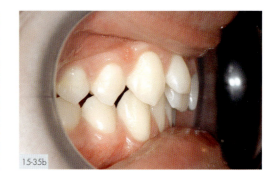

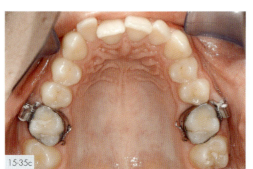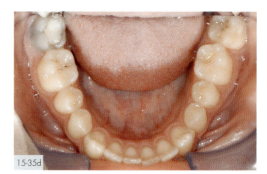

Abb. 15-36 Fernröntgenseitenbild: bimaxilläre Orthognathie. WITS: 2,1 mm.

Abb. 15-37 Zustand nach Insertion von zwei Mini-Implantaten 2 x 11 mm im anterioren Gaumen.

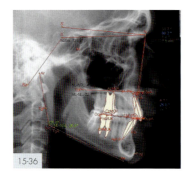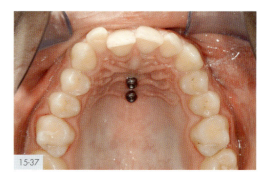

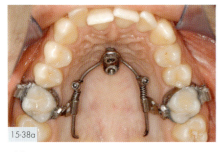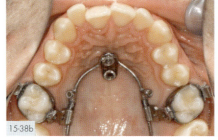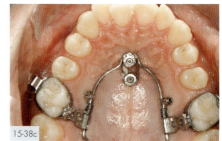

Abb. 15-38a–c Verlauf der Distalisierung: (a) Einsetzen des Benesliders, (b) nach 4 Monaten, (c) nach 10 Monaten.

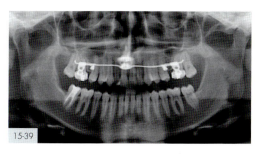

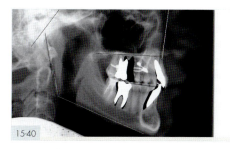

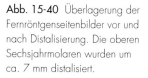

Abb. 15-39 Das Orthopan-tomogramm zeigt eine gute körperliche Distalisierung.

Abb. 15-40 Überlagerung der Fernröntgenseitenbilder vor und nach Distalisierung. Die oberen Sechsjahrmolaren wurden um ca. 7 mm distalisiert.

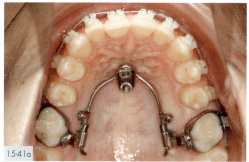

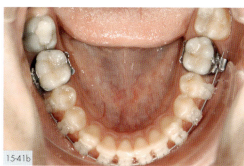

Abb. 15-41a–d Zustand nach Bebänderung, Nivellierung und Einbringen von zwei Aufbissen an die Palatinal-Flächen der oberen mittleren Inzisivi. Man erkennt eine Bissöffnung.

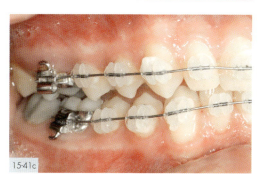

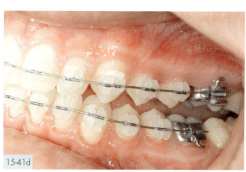

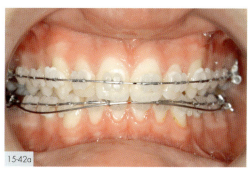

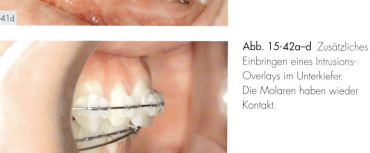

Abb. 15-42a–d Zusätzliches Einbringen eines Intrusions-Overlays im Unterkiefer. Die Molaren haben wieder Kontakt.

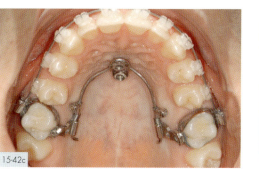

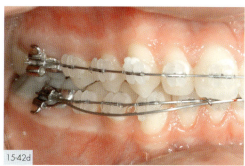

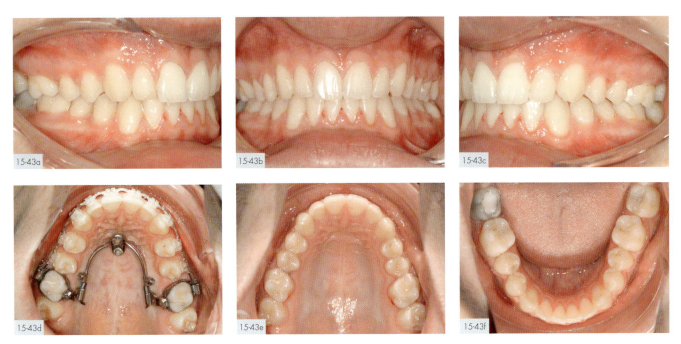

Abb. 15-43a–f Retraktion der Prämolaren und der Inzisivi mittels elastischer Ketten.

Abb. 15-44a, b Zustand nach Entbänderung. Man erkennt eine sehr gut eingestellte Klasse-I-Verzahnung beidseits.

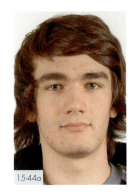
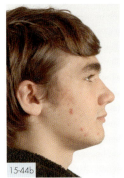

(Abb. 15-41a bis d). Zur weiteren Bisshebung wurde im Laufe der weiteren Behandlung ein Intrusions-Overlay eingebracht (Abb. 15-42a bis d). Nach Ende der Nivellierung erfolgte auf einem 16/22"-Stahlbogen die simultane Retraktion der Prämolaren sowie der Inzisivi (Abb. 15-43) mittels einer elastischen Kette. Der Beneslider bleibt dabei zur Verankerung in situ. Nach einer Behandlungsdauer von 2 Jahren und 1 Monat wurde der Patient entbändert und mit zwei Kleberetainern versorgt (Abb. 15-44).

15.2.6 Zusammenfassung

Die Compliance-unabhängige Molarendistalisierung mittels Miniimplantaten ist bei korrekter Indikationsstellung ein etabliertes Mittel zur Korrektur einer Klasse-II-Verzahnung. Der Beneslider zeigt eine ausgezeichnete körperliche Führung der Molaren und kann auch zur anschließenden Retraktion der Front zur Verankerung verwendet werden. Mittels Miniimplantaten mit Abutments ist eine elegante und stabile Kopplungsmöglichkeit zwischen den Miniimplantaten und der kieferorthopädischen Apparatur gewährleistet.

Heinz Winsauer, Clemens Winsauer
und Julia E. Vlachojannis

15.3 Das TopJet-Konzept

15.3.1 Einführung und Konzept

Aus einer 1998 in den USA durchgeführten epidemiologischen Studie geht hervor, dass bei bis zu 60 % der Bevölkerung eine kieferorthopädische Behandlung durchgeführt werden sollte[47]. Ursache dafür war eine mehr oder weniger ausgeprägte Malokklusion der Klassen II und III, während ein tiefer oder offener Biss eher seltener gesehen wurde. Bei etwa 15 % der Bevölkerung waren durch die abnormale Zahnstellung die soziale Integration und die Lebensqualität so nachhaltig beeinträchtigt, dass eine Gaumennahterweiterung oder eine Zahnextraktion durchgeführt werden sollte. Um dies zu umgehen, wurden verschiedenartige kieferorthopädische Apparaturen angewendet.

15.3.2 Entwicklung und Geschichte

Zur Behandlung der skelettalen Fehlbisslage bei Klasse-II-Verzahnung eignen sich verschiedene kieferorthopädische Apparaturen (FKO-Geräte[23], Herbst-Gerät[46]). Sie können, wenn vor der Pubertät angewandt, die Dysgnathie beheben, ohne dass eine orthognathe Operation durchgeführt werden muss. Stellt die Wachstumskorrektur nur mehr eine eingeschränkte oder keine Therapiemöglichkeit mehr dar, kann versucht werden, über dentale Korrekturen die Einstellung einer Regelverzahnung oder – als Kompromiss – eine Camouflage zu erzielen. Zur reziproken Zahnbewegung werden intermaxilläre Geräte verwendet, die in Zug- oder Druckmechaniken eingeteilt werden. Die bekanntesten Vertreter der Zugmechaniken sind die Klasse-II-Gummizüge, zu den bekanntesten Druckmechaniken gehören z. B. der Jasper Jumper[58], der Flex Developer[66], die SUS (Sabbagh Universal Spring)[48] oder die Forsus Feder[26]. Die ausschließlich intramaxilläre Distalisation von Oberkiefer-Seitenzähnen erfolgt in klassischer Weise durch Headgear[8] oder Lipbumper.

Eine molare Klasse-II-Situation entsteht häufig durch zu weit nach mesial gewanderte Oberkiefermolaren. Dies kann mehrere Ursachen haben, wie z. B. einen Stützzonenverlust nach Verlust eines Milchmolaren, wodurch die ersten Molaren ein- oder beidseitig in eine Klasse-II-Verzahnung aufwandern. Häufig wird zwischen Ober- und Unterkiefer-Milchmolaren auch eine Zahnbreitendiskrepanz gesehen. Dadurch sind die Stützzonen im Oberkiefer a priori zu kurz, um ausreichend Platz für die nachfolgenden bleibenden Zähne bereitzustellen und die oberen Eckzähne brechen dann oft im Hoch- und Außenstand durch. Auch können zum Beispiel palatinal verlagerte, retinierte Prämolaren daraus resultieren.

Um den Behandler nicht mehr von der Kooperation des Patienten abhängig zu machen, werden seit vielen Jahren auch intraorale (parodontal und gingival verankerte) Non-Compliance-Distalisationsgeräte verwendet. Diese Geräte haben aber den Nachteil, dass durch reziproke Kräfte unerwünschte Effekte an den beteiligten Zähnen und den Verankerungsstrukturen auftreten können. Die Autoren zweier Reviews sahen als Ursache für das Ausmaß der unerwünschten Effekte das Konstruktionsprinzip der jeweiligen Apparaturen und die insuffiziente Verankerung an (Tab. 15-1 bis 15-3)[1,35].

Im Rahmen der Einführung orthodontischer Implantate wurden diese anfangs zusätzlich noch parodontal bzw. gingival verankert[21]. Eine neue Ära der Molarendistalisation leiteten ausschließlich an einem Gaumenimplantat der Firma Straumann (Orthosystem) befestigte Modifikationen des Distal Jet[20] oder des Keles Sliders[34] ein. Aufgrund der Notwendigkeit zur chirurgischen Im- und Explantation des Orthosystems und der damit verbundenen hohen Kosten, werden heute vor allem Behandlungsgeräte favorisiert, die mithilfe selbstbohrender und selbstschneidender Minischrauben verankert sind. Diese Minischrauben können vom Behandler direkt eingesetzt werden und sind unkompliziert zu entnehmen. Von den so verankerten Behandlungsgeräten sind der Beneslider[59,61,64] und das MISDS-Gerät (Miniscrew Implant Supported Distalization System)[44] populär, die beide Elemente des Distal Jet und des Keles Slider verwenden. Da beide Geräte im Labor indivi-

Tab. 15-1 Molarenbewegung[35]: Apparaturen zur intraoralen Molarendistalisation; initiale Kraft, Patientenzahl (N); Behandlungszeit (MW Mittelwert); Distalisation relativ zu den Referenzlinien [a] PTV (Vertikale perpendikulär vom Pterygoid als Bezugspunkt zur Frankfurter Horizontalen) und [b] Olp V (Okklusallinie perpendikulär; vertikal von der Sella als Bezugspunkt); Intrusion (–) / Extrusion (+) der Molaren relativ zur Maxillarebene; Distalkippung relativ zur anterioren Schädelbasisebene (SN).

Apparatur	Initiale Kraft (cN)	N	Behandlungszeit (MW, Monate)	Distalisation (MW, mm)	Intrusion (–)/Extrusion (+) (MW, mm)	Distale Kippung (MW, Grad)
Hilgers Pendulum	200–250	233	ca. 4–7	4,5 [a]	–0,6	11 [3]
Pendulum K	180–200/200–250	182	ca. 5,5	3,3 [a]	1,1	4 [4]
Magnete	215	36	6	2,8 [b]	1,0 [1]	5 [5]
Jones Jig	75–150	116	2,5 –> 6	2,25 [a]	–0,3 [2]	7
Supercoils	225	36	6	2,9 [b]	0,9	1 [6]
Nickel-Titan-Coils	180–200	21	6,5	2,5 [b]	#	9 [7]
Distal Jet	180–240	85	10	2,5 [a]	0,5	3 [8]
First Class Appliance	?	17	2,4	4,0 [b]	##	5

\# keine Daten vorhanden
\#\# bei anderer Referenzebene Extrusion
Verwertbare Studien: [1] 2 von 4, [2] 3 von 5, [3] 2 von 6, [4] 5 von 8, [5] 2 von 4, [6] 1 von 2, [7] relativ zur Maxillarebene, [8] 2 von 3

Tab. 15-2 Unerwünschte Effekte auf Prämolaren und Frontzähne[35]: Apparaturen zur intraoralen Molarendistalisation; Mesialwanderung relativ zu den Referenzlinien [a] PTV oder [b] Olp V; Intrusion (–) / Extrusion (+) der Prämolaren relativ zu PP; Distalkippung relativ zu SN.

Apparatur	Prämolaren			Schneidezähne		
	Mesialwanderung MW (mm)	Intrusion(–) / Extrusion (+) (MW, mm)	Mesiale Kippung (MW, Grad)	Mesialwanderung MW (mm)	Intrusion(–)/ Extrusion (+) (MW, mm)	Mesiale Kippung (MW, Grad)
Hilgers Pendulum	1,9 [a]	1,3	3 [5]	1,4 [a]	5,5	3,7 [5]
Pendulum K	1,1 [a], [1]	0,6 [1]	–1 [6]	1,2 [a]	0,6 [1]	4 [11]
Magnete	1,8 [b], [1]	#	7 [7]	1,8 [b]	#	5 [12]
Jones Jig	2,0 [a], [2] / 1,0 [b], [3]	1,4 [4]	6	2,1 [a], [2]	1,4 [4]	3 [13]
Supercoils	#	#	#	1,9 [b]	#	4 [14]
Nickel-Titan-Coils	1,2 [b]	#	2 [8]	1,5 [b]	#	5 [8]
Distal Jet	2,8 [a]	1,3	–4 [9]	3,7 [a], [10]	1,3	6 [9]
First Class Appliance	1,7 [b]	##	2	1,3 [b]	##	3

\# keine Daten vorhanden
\#\# bei anderer Referenzebene Extrusion
Verwertbare Studien: [1] 1 von 4, [2] 4 von 6, [3] 1 von 6, [4] 3 von 5, [5] 2 von 6, [6] 1 von 8, [7] 1 von 3 aber relativ zur Maxillarebene, [8] relativ zur Maxillarebene, [9] 2 von 3, [10] 1 von 3, [11] 4 von 8, [12] 2 von 4, [13] 4 von 5, [14] 1 von 2

Monomaxilläre Apparaturen

Unerwünschte Effekte	Verankerung	
	bukkal	palatinal
Molare distale Kippung (°)	8,3	3,6
Mesiale Wanderung der Schneidezähne (mm)	1,9	1,8
Mesiale Kippung der Schneidezähne (°)	5	2,9
Prämolare Wanderung (mm)	2	1,3
Prämolarenkippung (°)	7	0,1
Molare vertikale Bewegung (mm)	0,2	-1,4
Vertikale Bewegung der Schneidezähne (mm)	0,2	0,7
Vertikale Bewegung der Prämolaren (mm)	0,7	1

Tab. 15-3 Unerwünschte Wirkungen unter bukkaler bzw. palatinaler Verankerung[1]

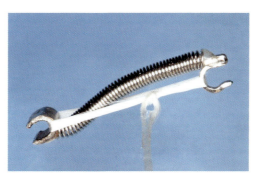

Abb. 15-45 TopJet-Prototyp mit C-Clip als Verbindung zum Schraubenkopf und geschlitztem Rohr als scharnierartige Verbindung zum TPA.

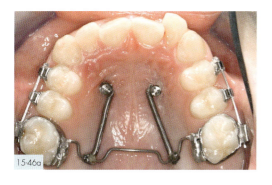
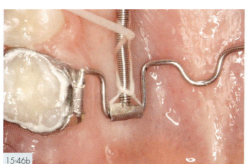

Abb. 15-46a Während des Einbaus wird die Feder mit Zahnseide gesichert und verhindert so auch gleichzeitig ein Verschlucken.

Abb. 15-46b Ein modifizierter TPA verhindert durch zwei U-förmige Biegungen das posteriore Abrutschen der Feder. Dadurch entsteht auch eine größere Distanz zwischen Schraubenkopf und TPA, was den Einbau einer längeren TopJet-Feder ermöglich.

duell hergestellt und angepasst werden müssen, entstehen weiterhin zusätzlicher Zeitaufwand und erhöhte Kosten. Zur Einsparung von Zeit und Kosten wäre es erforderlich, dass der Kraftapplikator schnell und unkompliziert, einfach reversibel sowie rotations- und kippstabil an der Mini-Ankerschraube befestigt und sofort an die individuelle Länge des Gaumens angepasst werden kann.

15.3.3 Bestandteile und Aufbau der Apparatur (TopJet-Prototyp)

Als Kraftapplikator wurde eine Druckfeder verwendet, in der zwei das Lumen der Feder ausfüllende Drähte parallel angeordnet sind (0,017 x 0,025 Inch, SS, Abb. 14-45).

Das Ende des einen Drahtes ist als C-Clip geformt, um nach dem Aufschieben am Kopf der Dual-Top-Schraube eine dreh- und winkelstabile Verbindung zu bilden. Am Ende des anderen Drahtes ist posterior ein geschlitztes Rohr angeschweißt, mit dem eine scharnierartige Verbindung zum Transpalatinalbogen (TPA) hergestellt wird (Abb. 15-46).

Dieser TopJet-Prototyp kann ein- oder doppelseitig eingesetzt werden. Die Blue-Elgiloy-Druckfeder (0,008 x 0,09 Inch) kann je nach Länge bis zu 250 cN abgeben und sich bis um

Abb. 15-47 Dual Top-Jet-schraube (Æ 2 mm, Schaftlänge 10 mm, Gewindelänge 7 mm), an die die weiterentwickelte Molaren-Distalisationsapparatur angeklippt ist.

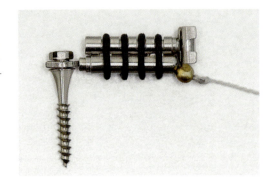

das Doppelte der komprimierten Einbaulänge ausdehnen.

15.3.4 Wirkungsweise der Apparatur

Mit der TopJet-Distalisationsmechanik kann eine körperliche Molarendistalisation erzielt werden, weil die in der Widerstandsebene liegende Druckfeder ihre Kraft direkt auf den TPA und somit auf den Molaren appliziert. Dadurch werden eine Kippung des Molaren und unerwünschte Effekte auf andere Zähne, wie Kippung, Rotation und Mesialbewegung der Prämolaren oder eine Proklination der Frontzähne, vermieden. Dieses Prinzip wurde durch Weiterentwicklung zum TopJet für den Alltagsgebrauch optimiert (Abb. 15-47).

Die vier wesentlichen Vorteile des TopJet-Distalisationsprinzips sind die Möglichkeit des schnellen und zuverlässigen Anklippens der Druckfeder an der Minischraube über den C-Clip sowie die individuelle Längenanpassung durch Kürzen der beiden inneren Drähte und der Druckfeder. Die Kraftübertragung erfolgt dabei völlig reibungsfrei. Zusätzlich zur idealen Kraftapplikation in der Widerstandsebene verhindert die scharnierartige Verbindung mit dem TPA die Kippung der Molaren. Durch Verwendung eines TPAs wird die Rotation der Molaren während der Distalisation verhindert, die bei der Verwendung anderer Distalschubmechaniken notwendige Derotation der Molaren nach erfolgter Distalisation ist somit nicht notwendig. Der Einbau eines vorexpandierten Palatinalbogens sorgt dann für die leichte Expansion der Molaren während ihrer Distalisation. Da die mediane anteriore Gaumengegend

sowohl bei einseitiger als auch bei beidseitiger Anwendung absolut frei bleibt, ist die Sprachbildung bei der Verwendung der TopJet-Distalisationsmechanik völlig ungestört.

Ein gewisser Nachteil des TopJet-Prototyps besteht darin, dass beim Nachaktivieren der Feder lichthärtender Kunststoff als Distanzhalter aufgebracht werden muss. Beim Nachfolge-Modell (Abb. 15-47) wurde konstruktionsseitig die Möglichkeit zum 3- bis 4-maligen kurzhubigen Nachaktivieren geschaffen, was Sicherheit und Bedienungskomfort deutlich verbessert.

Schrauben mit Längen unter 8 mm (Durchmesser 1,2 mm oder kleiner) bieten keine stabile Verankerung[14]. Die von den Autoren verwendete Dual-TopJet-Schraube hat eine Länge von 10 bzw. 12 mm und einen Durchmesser von 2 mm. Diese Länge ist ausreichend, um die Schraube fest im Knochen zu verankern. Enossär verankerte Miniimplantate haben eine Verankerungs-Erfolgsrate von mehr als 90 %, bei Platzierung im Bereich der Gingiva propria des Oberkiefers sogar 98 %[2], was auch durch die Beobachtungen der Autoren bestätigt werden kann.

Die Implantation der Minischraube in der M4-Position (Abb. 15-48) ist empfehlenswert, weil diese Gaumenregion ausreichend Knochen enthält und frei ist von Nerven und Gefäßen[24].

Diese Region wurde mit einer mittleren vertikalen Knochendicke von ca. 9 mm als der Ort im Gaumen mit dem besten Knochenangebot verifiziert[40]. Sehr selten einmal kommt es beim Setzen der Lokalanästhesie zu einer unkomplizierten Blutung, die von selbst zum Stehen kommt. Die paramediane Position der Schraube bietet zusätzlich den Vorteil, dass die Richtung des Distalisationsvektors parallel zu den Seitenzähnen liegt. Je nach Bedarf kann durch Variation der Höhe des Schraubenkopfes die distalisierende Kraft auch gleichzeitig intrudierend oder extrudierend auf den/die Molaren genutzt werden. Vielfach wandern die restlichen Zähne bei der körperlichen Molarendistalisation schon spontan in die gewünschte Richtung, sodass sich die Behandlungszeit für die abschließenden Korrekturen verkürzt.

15.3.5 Klinisches Management und Anwendung

Nach dem Einsetzen von Standard-Molarbändern mit gefensterten Goshgarian-Schlössern wird nach der von Goshgarian beschriebenen Vorgehensweise ein TPA aus 0,036 Inch Blue Elgiloy R hergestellt (mit oder ohne Omega-Loop, Abb. 15-46) und individuell angepasst. Zusätzlich werden seitlich je eine U-förmige Ausnehmung eingebogen. Hier wird das hintere Ende des TopJet-Prototyps mit dem sogenannten T-Connector befestigt und ist so gegen ein Verrutschen gesichert. Zusätzlich ist so der Abstand zwischen Schraubenkopf und Palatinalbogen vergrößert, was den Einbau einer längeren TopJet-Druckfeder zulässt. Es ist ratsam, zusätzliche 2 bis 3 mm Expansion einzukalkulieren, da der Zahnbogen nach hinten breiter wird. Die zur verbesserten Retention mit kleinen Einkerbungen versehenen Enden des TPA werden dann mit lichthärtendem TriadR-Gel im Schloss fixiert.

Die Implantation der Minischraube erfolgt unter sterilen Bedingungen (Mundschutz, gründliches Händewaschen, sterile Handschuhe). Die 10 mm bzw. 12 mm Dual-Top-Schraube (Durchmesser 2 mm) wird im Gaumen in der M4-Position, paramedian in Höhe des ersten Prämolaren eingeschraubt (Abb. 15-48). Nach Oberflächenanästhesie (Xylanest-Spray 2 %) wird die Lokalanästhetikum-Lösung sehr langsam perfundiert, ohne Quaddelsetzung, damit die Originaldicke der Schleimhaut erhalten bleibt, um den Schraubenkopf korrekt platzieren zu können. Die Dual-Top-Schraube wird für 4 bis 5 Drehungen perpendikulär zur Oberfläche eingedreht, um die Gaumenmukosa zu durchdringen. Danach erfolgt ein Aufrichten, um so ein vertikales Eindrehen der Schraube in den Gaumenknochen zu ermöglichen. Eindrehgeschwindigkeit etwa eine Umdrehung pro 3 Sekunden, bis der Schraubenhals die Gaumenmukosa berührt.

Der Abstand zwischen Schraube und TPA wird gemessen. Die im TopJet-Prototyp innen liegenden Drähte sowie die Feder werden auf die entsprechende Länge gekürzt, sodass die Apparatur samt komprimiertem Federmodul der individuellen Situation entspricht. Um einen problemlosen Einbau zu ermöglichen, wird die Feder mittels Zahnseide zusammen-

gebunden (Abb. 15-45). Der C-Clip wird in die Kerbe des Schraubenkopfes geklippt, das geschlitzte offene Rohr (T-Connector) am TPA eingehängt und mit einer Weingart-Zange geschlossen. Die Verbindung von C-Clip und Schraubenkopf ermöglicht vor der Verklebung sowohl die freie Rotation als auch ein Heben oder Senken des TopJet-Prototyps um etwa 4°. Um eine dreh- und winkelstabile Verbindung zu erzielen, wird der C-Clip mit dem Schraubenkopf abschließend durch Aufbringen von TriadR-Gel verklebt. Das Restspiel wird aus der scharnierartigen Verbindung des T-Connectors/TPA ebenfalls durch Einbringen von TriadR-Gel entfernt. Der Klebstoff kann im Fall der Entnahme des C-Clips mit dem Ligaturen-Cutter leicht entfernt werden, sodass der C-Clip wieder vom Schraubenkopf abgeschoben werden kann.

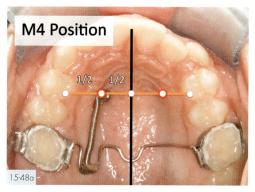

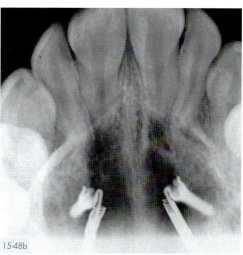

Abb. 15-48a Die M4-Position befindet sich in der Hälfte zwischen dem palatinalen Höcker des ersten Prämolaren und dem Schnittpunkt mit der Medianlinie. In dieser Region befindet sich in vertikaler Richtung ein dickes Knochenangebot (frei von Nerven und Gefäßen). Durch den ausreichenden Abstand zum Canalis incisivus und zu den Zahnwurzeln besteht keine Verletzungsgefahr.

Abb. 15-48b Obwohl die im Bild rechte Schraube nicht ideal positioniert ist, wird der sichere Abstand zu den Zahnwurzeln sichtbar. Median sichtbar der Canalis incisivus.

15.3.6 Indikationen und Kontraindikationen

Indikationen:

- Molare Klasse-II-Verzahnung bei aufgewanderten Molaren (Platzmangel im Oberkiefer-Seitenzahnbereich, z. B. nach fehlenden oder zu schmalen Milchzähnen, bei retinierten Prämolaren, hypoplastischen seitlichen Schneidezähnen)
- Platzmangel im Oberkiefer bei retinierten Eckzähnen (vor Setzen der Schraube Aufbissröntgen zur genauen Positionsbestimmung empfohlen)
- Engstand im Oberkiefer-Frontzahnbereich bei ausreichend langen Kiefern
- Protrudierte Oberkieferfrontzähne
- Bei jugendlichen Patienten ist gegebenenfalls primär die Entfernung der zweiten Molaren anzudenken, wenn die Kronengrößen der Weisheitszähne und der zweiten Molaren einander entsprechen. Die Spontaneingliederung der 8er erfolgt im Oberkiefer immer achsengerecht. Bei erwachsenen Patienten sollte vor einer Distalisation der ersten Molaren im Oberkiefer die Entfernung der Weisheitszähne überdacht werden.

Kontraindikationen:

- Kurzer Oberkiefer, wenn die zweiten Molaren deutlich distal gerichtet sind
- Paradontal geschädigte Molaren, wenn die Druckkraft zu hoch sein könnte

15.3.7 Behandlungsbeispiele

Fall 1: Einseitige Verwendung des TopJet-Prototyps

Bei dem 16 Jahre und 6 Monate alten Patienten ist eine gut sichtbare Oberkiefer-Mittellinienabweichung um ca. 3 mm nach links erkennbar (Abb. 15-49). Die Ausgangssituation ist der Abbildung 15-50 zu entnehmen. Rechts besteht eine Klasse-II-Verzahnung um eine volle Prämolarenbreite. Die Oberkiefer-Mittellinienabweichung beruht auf der Mesialwanderung der nach mesial gewanderten Seitenzähne (Abb. 15-50b). Dadurch ist die

Position der Eckzähne asymmetrisch und die sagittale Stufe vergrößert.

Nach einseitigem Einbau des TopJet-Prototyps kam es nach 8 Monaten zu einer sichtbaren Auflockerung des Zahnbogens mit Lückenbildungen durch spontanes Mitwandern der Prämolaren und des rechten Eckzahnes (Abb. 15-51). Die Feder wurde durch Einfügen von lichthärtendem Kunststoff nachaktiviert. Zu diesem Zeitpunkt wurde entschieden, den Zahn 17 zu extrahieren, wodurch es nach weiteren 5 Monaten zu einer Distalisation der Seitenzähne in eine korrekte Regelverzahnung kam. Der rechte obere Eckzahn wurde nun an einem Teilbogen geführt und so weitere 4 Monate forciert gegen den verankerten Zahn 16 distalisiert.

Die gesamte Behandlungsdauer betrug inklusive der Feineinstellung mittels Schienen-Positionern 19 Monate (Abb. 15-52). In Abbildung 15-53 ist die Zahnsituation nach Abschluss der Behandlung dargestellt. In Abbildung 15-49 wird deutlich, dass der Patient hypoplastische seitliche Schneidezähne aufwies. Nach Erreichen der Regelverzahnung und Einstellung einer korrekten Mittellinie im Oberkiefer wurden deshalb die entstandenen feinen Lücken im Bereich der seitlichen Schneidezähne durch Komposit-Schultern geschlossen.

Abb. 15-54 zeigt die seitlichen Fernröntgen-Aufnahmen vor und nach Behandlung. Die Panoramaschichtaufnahmen zu Behandlungsbeginn, während der Distalisation nach 10-monatiger Behandlung und am Ende der Behandlung finden sich in Abb. 15-55. Bemerkenswert bei der Panoramaschichtaufnahme nach 10 Monaten ist, dass durch die Position des TopJet-Prototyps in der Ebene des Widerstands eine körperliche Distalisation erfolgte und keine unerwünschten Wirkungen auf Zahn 16 eingetreten sind.

Fall 2: Beidseitige Verwendung des TopJet-Prototyps

Bei dieser Patientin im Alter von 10 Jahren und 8 Monaten bestand eine skelettale Regellage (Abb. 15-56). Zu Behandlungsbeginn: Oberkieferengstand (–5 mm) durch aufge-

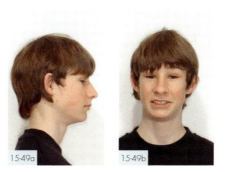

Abb. 15-49a, b Abweichung der Oberkiefer-Mittellinie um ca. 3 mm nach links.

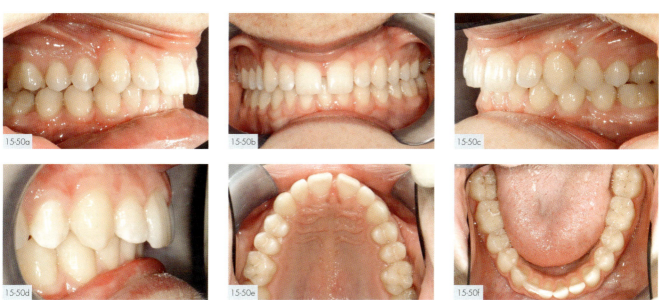

Abb. 15-50a–f Durch die Mesialwanderung der Seitenzähne ist die Mittellinie im Oberkiefer verschoben und die sagittale Stufe vergrößert.

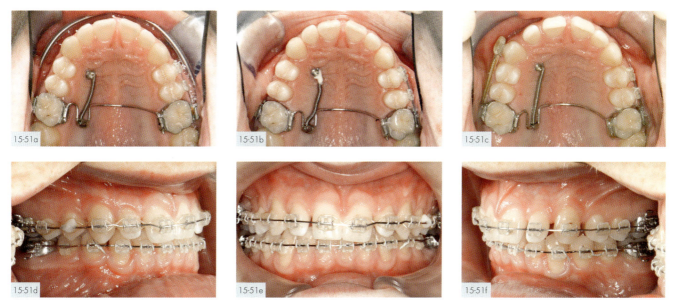

Abb. 15-51a–f Einbau des TopJet-Prototyps und Auflockerung des Zahnbogens im Verlauf der Behandlung mit zunehmender Spontankorrektur der Oberkiefer-Mittellinie. 3 Monate vor Aufnahme der Abbildung 15-51c wurde der Zahn 17 entfernt, da ein gleichwertiger Zahn 18 angelegt war. Die Situation wurde abschließend stabilisiert (Multibandbehandlung).

Abb. 15-52a, b Porträtfoto nach Abschluss der Behandlung mit korrigierter Oberkiefer-Mittellinie.

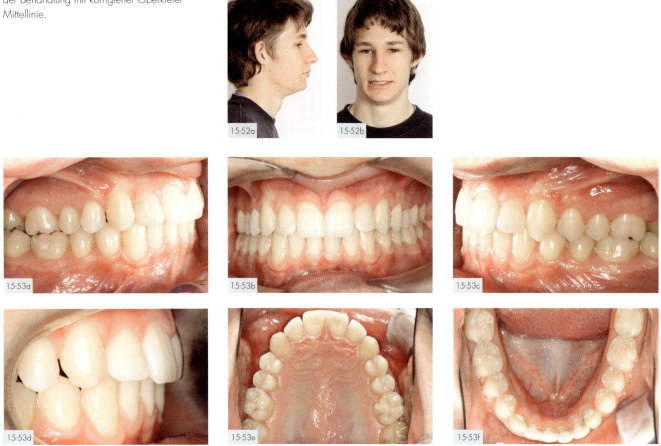

Abb. 15-53a–f Nach Abschluss der Behandlung war die Oberkiefer-Mittellinie korrigiert und die ehemalige Klasse-II-Verzahnung um eine volle Prämolarenbreite korrigiert.

Abb. 15-54a, b Seitliche Fernröntgenaufnahmen vor und nach der Behandlung.

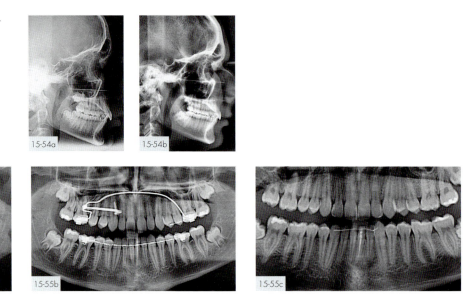

Abb. 15-55a–c Panorama-Aufnahme zu Beginn, nach 10 Monaten (nach erfolgter körperlicher Distalisation der Molaren) und am Ende der Behandlung.

wanderte Seitenzähne, Unterkieferengstand (–3 mm, Leeway-space) (Abb. 15-57). Beide Eckzähne im Hoch- und Außenstand durch Klasse-II-Verzahnung links 2/3 PB, rechts 1/2 PB (Abb. 15-58).

Anstelle der in solchen Situationen üblichen Oberkieferprämolaren-Extraktionen wurde in diesem Fall entschieden, die Molaren zu distalisieren. Daher wurde auf beiden Seiten ein TopJet-Prototyp mit einer Kraftabgabe von je 250 cN eingebaut (Abb. 59a). Nach nur 14 Wochen waren beide Molaren um je 3,5 mm distalisiert. Nach Entnahme der beiden Distali-

sationsfedern wurden zur Verankerung der Molaren Distanzelemente zwischen den Minischrauben und dem TPA eingebracht. Die Länge dieser Distanzhalter wurde mit lichthärtendem Kunststoff fixiert (Abb. 15-59b). Bis zu diesem Zeitpunkt waren die Prämolaren bereits von selbst mitgewandert. Bei diesem Termin wurden Brackets zur Nivellierung und Einbeziehung der restlichen Zähne geklebt. Nach 7,5 Monaten konnten mit Abschluss der Zahnbogenausformung die Distanzhalter mit den Miniankerschrauben entfernt werden. Im Rahmen der UK-Multibandbehandlung richteten sich die Seitenzäh-

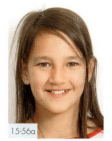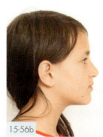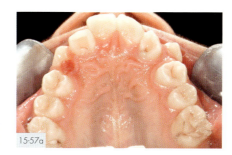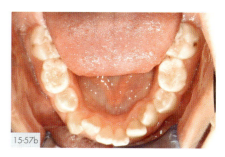

Abb. 15-56a, b Porträtfoto mit skelettaler Regellage.

Abb. 15-57a, b Engstand im Ober- und Unterkiefer (im Unterkiefer vor Leeway-Space-Auflösung.

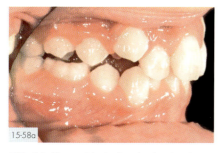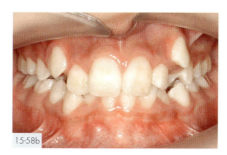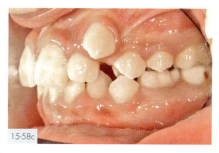

Abb. 15-58a–c Oberkiefereckzähne beidseits im Hoch- und Außenstand durch Klasse-II-Verzahnung links 2/3 PB, rechts 1/2 PB.

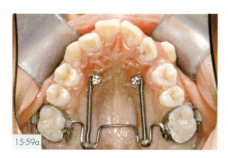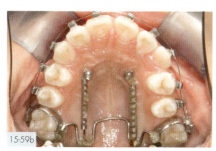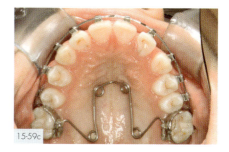

Abb. 15-59a-c Beidseitiger Einbau des TopJet-Prototyps (links). Nach 14 Wochen Einsetzen von Distanzhaltern und Beginn mit Multiband-Behandlung (Mitte). Nach 7,5 Monaten Einsetzen einer Quadhelix zur kompensierenden Expansion des Oberkiefers aufgrund von Spontanexpansion bei der Behandlung im Unterkiefer (rechts).

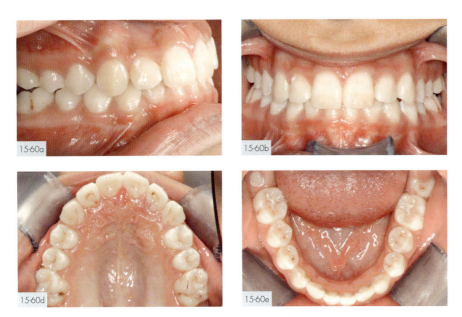

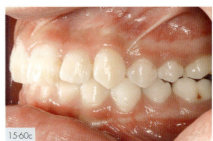

Abb. 15-60a–e Behandlungserfolg nach 18 Monaten Gesamtbehandlungszeit.

Abb. 15-61a, b Seitliche Fernröntgenaufnahmen vor und nach Behandlung.

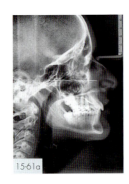

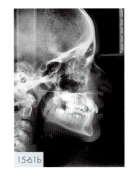

Abb. 15-62a, b OPTG nach 3-monatiger Distalisation und am Ende der Behandlung. Bemerkenswert, dass auch hier aufgrund der körperlichen Distalisation keine Kippung der Molaren eingetreten ist.

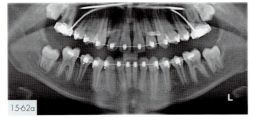

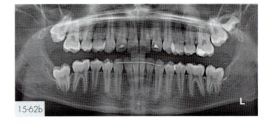

ne spontan etwas auf, wodurch auch der Oberkiefer mittels Quadhelix nachexpandiert werden musste (Abb. 15-59c). Abbildung 15-60 zeigt den Behandlungserfolg nach 18 Monaten Gesamtbehandlungszeit: Einstellung einer beidseitigen Regelverzahnung.

Abbildung 15-61 zeigt die seitlichen Fernröntgen-Aufnahmen vor und nach Behandlung. Die Panoramaschichtaufnahmen nach Molarendistalisation sowie am Ende der Behandlung sind in Abbildung 15-62 zu sehen. Bemerkenswert ist bei der Panoramaschichtaufnahme nach 10 Monaten, dass durch die Position des TopJet-Prototyps in der Ebene des Widerstands eine körperliche Distalisation erfolgte und keine unerwünschte Wirkungen auf Zahn 16 eingetreten sind.

15.3.8 Zusammenfassung

Das TopJet-Konzept vereinfacht die körperliche Distalisation der Molaren. Kraftapplikator ist eine Druckfeder (250 cN), die zwei in ihr liegende Drähte auseinander schiebt. Das anteriore Ende des einen Drahtes wird über eine Clip-Verbindung mit der Minischraube dreh- und winkelstabil verbunden. Das posteriore Ende des anderen Drahtes geht eine scharnierartige Verbindung mit dem Palatinalbogen ein, wodurch ein Kippen der Molaren während der Distalisation verhindert wird. Die Apparatur wird durch Kürzen der Drähte und der Feder individuell angepasst und kann in einer Sitzung eingebaut werden.

Die Vorteile des TopJet-Distalisationsprinzips sind das komfortable Anklippen der Druckfeder an der Minischraube, die individuelle Längenanpassung, die konstruktionsbedingte Stabilität gegen Kipptendenzen der Molaren während der Distalisation und die reibungsfreie Übertragung der Druckkraft, wodurch Kosten und Stuhlzeit eingespart werden.

Literatur

1. Antonarakis GS, Kiliaridis S. Maxillariy molar distalization with non-compliance intramaxillary appliances in Class II malocclusion. A systematic review. Angle Orthod 2008;78:1133–1140.
2. Antoszewska J, Papadopoulos MA, Park HS, Ludwig B. Five-year experience with orthodontic miniscrew implants: a retrospective investigation of factors influencing success rates. Am J Orthod Dentofacial Orthop 2009;136:158.e1–10.
3. Asscherickx K, Hanssens JL, Wehrbein H, Sabzevar MM. Orthodontic anchorage implants inserted in the median palatal suture and normal transverse maxillary growth in growing dogs: a biometric and radiographic study, Angle Orthod 2005;75:826–831.
4. Bantleon HP, Bernhart T, Crismani AG, Zachrisson BJ. Stable orthodontic anchorage with palatal osseointegrated implants. World Journal of Orthodontics 2002;3:109–116.
5. Basdra EK, Kiokpasoglou M, Stellzig A. The class II division 2 craniofacial type is associated with numerous congenital tooth anomalies. Eur J Orthod 2000;22:529–535.
6. Bernhart T, Freudenthaler J, Dortbudak O, Bantleon HP, Watzek G. Short epithetic implant for orthodontic anchorage in the paramedian region of the palate. A clinical study. Clin Oral Impants Res 2001;12:624–631.
7. Borbély P, Miklós P, Dunay DVM, Jung BA, Wehrbein H, Wagner W et al. Primary loading of palatal implants for orthodontic anchorage- an experimental animal study. J Craniomaxillofac Surg 2008;30:552–557.
8. Bos A, Kleverlaan CJ, Hoogstraten J, Prahl-Andersen B, Kuitert R. Comparing subjective and objective measures of headgear compliance. Am J Orthod Dentofacial Orthop 2007;132:801–805.
9. Brånemark PI, Hansson BO, Adell R, Breine U, Lindström J, Hallen O et al. Osseointegrated Implants in the treatment of the edentulous jaw. Scand J Plast Reconstr Surgery 1977; 11:1–7.
10. Büchter A, Wiechmann D, Koerdt S, Wiesmann HP, Piffko J, Meyer U. Load-related implant reaction of mini-implants used for orthodontic anchorage. Clin Oral Implants Res 2005;16:473–479.
11. Bussick TJ, McNamara JA. Jr. Dentoalveolar and skeletal changes associated with the pendulum appliance, Am J Orthod Dentofacial Orthop 2000;117:333–343.
12. Carano A, Testa M, Bowman SJ. The distal jet simplified and updated. J Clin Orthod 2002;36:586–590.
13. Carano A, Testa M, Siciliani G. The lingual distalizer system. Eur J Orthod 1996;18:445–448.
14. Crismani AG, Bertl MH, Celar AG, Bantleon HP, Burstone CJ. Miniscrews in orthodontic treatment: review and analysis of published clinical trials. Am J Orthod Dentofacial Orthop 2010;137:108–113.
15. De Pauw GAM, Dermaut L, de Bruyn H, Johansson C. Stability of implants as anchorage for orthopedic traction. Angle Orthod 1999; 69:401–407.
16. Feldmann I, Bondemark L. Orthodontic anchorage: a systematic review, Angle Orthod 2006;76:493–501.
17. Freudenthaler JW, Haas R, Bantleon HP. Bicortical titanium screws for critical orthodontic anchorage in the mandible: a preliminary report on clinical applications. Clin Oral Implants Res 2001;12:358–363.
18. Fritz U, Ehmer A, Diedrich P. Clinical suitability of titanium microscrews for orthodontic anchorage-preliminary experiences, J Orofac Orthop 2004;65:410–418.
19. Ghosh J, Nanda RS. Evaluation of an intraoral maxillary molar distalization technique. Am J Orthod Dentofacial Orthop 1996;110:639–646.
20. Giancotti A, Arcuril C. The use of implants as absolute anchorage for class II correction. In: Papadopoulos MA, Hrsg. Orthodontic treatment for Class II non-compliant patient: current principles and techniques. Edinburgh: Mosby; 2006. S. 343–375.
21. Glasl B, Ludwig B, Kinzinger G, Wilmes B, Lisson J. Molarendistalisation mit skelettal getragenen Non-Compliance-Geräten unter Einsatz von Miniimplantaten. Kieferorthopädie 2009;23:7–17.
22. Glatzmaier J, Wehrbein H, Diedrich P. Biodegradable implants for orthodontic anchorage. A preliminary biomechanical study. Eur J Orthod 1996;18:465–469.

23. Graber TM. Functional appliances. In: Graber TM, Hrsg. Orthodontics: current principles and techniques. 2. Aufl. St. Louis: Mosby; 1994. S. 383–436.

24. Gracco A, Luca L, Cozzani M, Siciliani G. Assessment of palatal bone thickness in adults with cone beam computerised tomography. Aust Orthod J 2007; 23:109–113.

25. Guray E, Orhan M. En masse retraction of maxillary anterior teeth with anterior headgear, Am J Orthod Dentofacial Orthop 1997;112:473–479.

26. Heinig N, Göz G. Clinical application and effects of the Forsus spring. A study of a new Herbst hybrid. J Orofac Orthop 2001;62:436–450.

27. Heymann GC, Tulloch JFC. Implantable devices as orthodontic anchorage: a review of current treatment modalities. J Esthet Restor Dent 2006;18:68–80.

28. Jung BA, Kunkel M, Göde M, Wehrbein H. Clinical success parameters of paramedian insertion during growth. Z Zahnärztl Impl 2007;23:28–35.

29. Jung BA, Yildizhan F, Wehrbein H. Bone-to-implant contact of orthodontic implants in humans-a histomorphometric investigation. Eur J Orthod 2008;30:552–557.

30. Jung BA, Kunkel M, Göllner P, Liechti T, Wehrbein H. Success rate of second-generation palatal implants. Angle Orthod 2009;25:238–241.

31. Jung BA, Wehrbein H, Wagner W, Kunkel M. Preoperative diagnostic for palatal implants: is CT or CBCT necessary? Clin Implant Dent Relat Res; 2010 Feb 3. [Epub ahead of print]

32. Kang S, Lee SJ, Ahn SJ et al. Bone thickness of the palate for orthodontic mini-implant anchorage in adults, Am J Orthod Dentofacial Orthop 2007;131:S74–81.

33. Kanomi R. Mini-implant for orthodontic anchorage. J Clin Orthod 1997;31:763–767.

34. Keles A, Erverdi N, Sezen S. Bodily distalization of molars with absolute anchorage, Angle Orthod 2003;73:471–482.

35. Kinzinger GS, Eren M, Diedrich PR. Treatment effects of intraoral appliances with conventional anchorage designs for non-compliance maxillary molar distalization. A literature review. Eur J Orthod 2008;30:558–571.

36. Kinzinger G, Fritz U, Diedrich P. Bipendulum and quad pendulum for non-compliance molar distalization in adult patients. J Orofac Orthop 2002; 63:154–162.

37. Kinzinger G, Diedrich P. Pendelapparaturen zur kooperationsunabhängigen Molarendistalisation im Oberkiefer. Inf Orthod Kieferorthop 2002;34:17–34.

38. Kinzinger G, Wehrbein H, Byloff FK, Yildizhan F, Diedrich P. Innovative anchorage alternatives for molar distalization- an overview. J Orofac Orthop 2005;66:397–413.

39. Lai EH, Yao CC, Chang JZ, Chen I, Chen YJ. Three-dimensional dental model analysis of treatment outcomes for protrusive maxillary dentition: comparison of headgear, miniscrew, and miniplate skeletal anchorage, Am J Orthod Dentofacial Orthop 2008;134:636–645.

40. Lai RF, Zou H, Kong WD, Lin W. Applied anatomic site study of palatal anchorage implants using cone beam computed tomography. Int J Oral Sci 2010;2:98–104.

41. Männchen R, Schätzle M. Success rate of palatal orthodontic implants: a prospective longitudinal study. Clin Oral Implants Res 2008;19:665–669.

42. Melsen B, Costa A. Immediate loading of implants used for orthodontic anchorage. Clin Orthod Res. 2000;3:23–28.

43. Pancherz H, Zieber K, Hoyer B. Cephalometric characteristics of class II divison 1 and class II division 2 malocclusions: a comparative study in children. Angle Orthod 1997;67:111–120.

44. Papadopoulos MA. Orthodontic treatment of Class II malocclusion with miniscrew implants. Am J Orthod Dentofacial Orthop 2008;134:604. e1–16.

45. Park HS, Bae SM, Kyung HM et al. Micro-implant anchorage for treatment of skeletal Class I bialveolar protrusion. J Clin Orthod 2001;35: 417–422.

46. Paulsen HU, Papadopoulos MA. The Herbst appliance. In: Papadopoulos MA, Hrsg. Orthodontic treatment of the class II noncompliant patient: current principles and techniques. Edinburgh: Mosby; 2006. S. 35–57.

47. Proffit WR, Fields HW Jr, Moray LJ. Prevalence of malocclusion and orthodontic treatment need in the United States: estimates from the NHANES III survey. Int J Adult Orthodon Orthognath Surg 1998;13:97–106.

48. Sabbagh A. The Sabbagh Universal Spring (SUS). In: Papadopoulos MA, Hrsg. Orthodontic treatment of the class II noncompliant patient: current principles and techniques. Edinburgh: Mosby; 2006. S. 203–216.

49. Tinsley D, O'Dwyer J, Benson P, Doyle P, Sandler J. Orthodontic palatal implants: clinical technique. J Orthod 2004;31:3–8.

50. Triaca A, Antonini M, Wintermantel E. Ein neues Titan-Flachschrauben-Implantat zur orthodontischen Verankerung am anterioren Gaumen. Inf Orthod Kieferorthop 1992;24:251–257.

51. Wehrbein H, Diedrich P. Endosseous titanium implants during and after orthodontic load--an experimental study in dog. Clin Oral Implants Res 1993;4:76–82.

52. Wehrbein H, Merz BR, Diedrich P, Glatzmaier J. The use of palatal implants for orthodontic anchorage. Design and clinical application of the orthosystem. Clin Oral Impl Res 1996;7:410–416.

53. Wehrbein H, Glatzmaier J, Mundwiller U, Diedrich P. The Orthosystem--a new implant system for orthodontic anchorage in the palate. J Orofac Orthop 1996; 57:142–153.

54. Wehrbein H, Merz BR, Hämmerle CHF, Lang NP. Bone-to-implant contact of orthodontic implants in humans subjected to horizontal loading. Clin Oral Impl Res 1998; 9:348–353.

55. Wehrbein H. Implants used for anchorage in orthodontic therapy. In: Lindhe J, Karring T, Lang NP, Hrsg. Clinical periodontology and implant dentistry. 4. Aufl. Oxford: Blackwell Munksgaard; 2003. S. 1004–1013.

56. Wehrbein H, Göllner P. Skeletal anchorage in orthodontics--basics and clinical application. J Orofac Orthop 2007;68:443–461.

57. Wehrbein H, Göllner P. Do palatal implants remain positionally stable under orthodontic load? A clinical radiologic study. Am J Orthod Dentofacial Orthop 2009:136:695–699.

58. Weiland FJ. The Jasper Jumper. In: Papadopoulos MA, Hrsg. Orthodontic treatment of the class II noncompliant patient: current principles and techniques. Edinburgh: Mosby; 2006:126–143.

59. Wilmes B. Fields of Application of Mini-Implants. In: Ludwig B, Baumgaertel S, Bowman J, Hrsg. Innovative Anchorage Concepts. Mini-Implants in Orthodontics. Berlin London: Quintessence; 2008. S. 91–122.

60. Wilmes, B, Drescher D. Verankerung mit Miniimplantaten bei präprothetischer kieferorthopädischer Therapie. Kieferorthopädie 2006;20: 203–208.

61. Wilmes B, Drescher D. A miniscrew system with interchangeable abutments. J Clin Orthod 2008;42:574–580.

62. Wilmes B, Drescher D, Nienkemper M. A miniplate system for improved stability of skeletal anchorage. J Clin Orthod 2009;43:494–501.

63. Wilmes B, Drescher D. Impact of Insertion Depth and Predrilling Diameter on Primary Stability of Orthodontic Mini-implants. Angle Orthod 2009;79:609–614.

64. Wilmes B, Drescher D., Application and effectiveness of the Beneslider. A device to move molars distally. World J Orthod 2010;11:331–340.

65. Wilmes, B, Rademacher C, Olthoff G et al. Parameters affecting primary stability of orthodontic mini-implants. J Orofac Orthop 2006;67:162–174.

66. Winsauer H, Muchitsch AP. The Flex Developper. In: Papadopoulos MA, Hrsg. Orthodontic treatment of the class II noncompliant patient: current principles and techniques. Edinburgh: Mosby; 2006. S. 145–162.

SACHREGISTER